**TABELA DE COMPOSIÇÃO QUÍMICA DOS ALIMENTOS**

9ª edição
**REVISTA E ATUALIZADA**

# TABELA DE COMPOSIÇÃO QUÍMICA DOS ALIMENTOS

## 9ª edição
## REVISTA E ATUALIZADA

**GUILHERME FRANCO**

*Médico Nutrólogo*
*da Escola Central de Nutrição*
*da Universidade do Rio de Janeiro*

INCLUÍDA SEÇÃO ESPECIAL SOBRE
VITAMINA,
SUA FISIOLOGIA, PATOLOGIA E USO TERAPÊUTICO

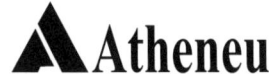

EDITORA ATHENEU

São Paulo — Rua Jesuíno Pascoal, 30
Tel.: (11) 2858-8750
Fax: (11) 2858-8766
E-mail: atheneu@atheneu.com.br

Rio de Janeiro — Rua Bambina, 74
Tel.: (21) 3094-1295
Fax: (21) 3094-1284
E-mail: atheneu@atheneu.com.br

Belo Horizonte — Rua Domingos Vieira, 319 - conj. 1.104

*PLANEJAMENTO GRÁFICO/CAPA: Equipe Atheneu*

**Dados Internacionais de Catalogação na Publicação (CIP)**
**(Câmara Brasileira do Livro, SP, Brasil)**

Franco, Guilherme
    Tabela de composição química dos alimentos / Guilherme Franco, 9ª ed. São Paulo: Editora Atheneu, 2008.

"Contém seção especial sobre vitaminas, sua fisiologia, patologia e seu uso terapêutico".

Bibliografia.

    1. Alimentos – Análise 2. Alimentos — Composição – Tabelas etc. I. Título.

99-1187                                            CDD-641.1

**Índices para catálogo sistemático:**
1. Tabelas: Alimentos: Componentes orgânicos: Nutrição aplicada 641.1
2. Alimentos: Química: Nutrição aplicada 641.1
3. Química de alimentos: Tabelas: Nutrição aplicada 641.1

FRANCO G.
Tabela de composição química dos alimentos - 9ª edição.

© Direitos reservados à EDITORA A THENEU — São Paulo, Rio de Janeiro, Belo Horizonte, 2017.

# Prefácio à 9ª edição

*A presente edição sofreu acréscimos e atualizações destinadas a ampliar os seus horizontes de ensino e de uso, como espécie de guia e roteiro para a saudável prática da nutrição.*

*Neste sentido, foram realizadas as seguintes modificações:*

*→ Seção referente às vitaminas — revisão e atualização com a inclusão de texto inédito, tendo como base a pesquisa bibliográfica até o ano de 1991. Esta pesquisa voltou-se para o que há de mais moderno sobre a fisiologia, a patologia e a terapêutica das vitaminas;*

*→ Inclusão de dados e do teor dos minerais de importância nutricional, assim como dos diversos elementos que integram os demais capítulos;*

*→ Manutenção, pelo seu alto sentido didático e informativo, dos diversos quadros e tabelas, que refletem a composição química dos alimentos e de suas correlatas necessidades nutricionais;*

*Acreditamos que estas modificações serão bem aceitas pelos nossos leitores, aos quais agradecemos, na oportunidade, o carinho e a atenção que vêm dedicando às nossas "Tabelas" desde o seu lançamento.*

**Guilherme Franco**

# Dados Biográficos do Autor

*Médico e nutrólogo de sólida reputação nos meios científicos brasileiros, autor de numerosos trabalhos especializados, nasceu o Professor Guilherme Victorio Emílio Franco no Rio de Janeiro, a 3 de outubro de 1907, filho do casal Vicente de Franco e Maria Domingas de Franco. Fez estudos primários e secundários em sua cidade natal, os últimos no Colégio Pedro II, diplomando-se em medicina pela Faculdade de Medicina da antiga Universidade do Brasil, hoje Universidade Federal do Rio de Janeiro.*

*Dedicando-se desde cedo ao magistério universitário, foi assistente da 5ª Cadeira de Clínica Médica da Faculdade de Medicina, ao mesmo tempo em que se dedicava à atividade profissional no Hospital de São Francisco de Paula. Médico por concurso do Serviço de Alimentação da Previdência Social (SAPS), hoje Escola Central de Nutrição, subordinada ao Ministério da Educação e Cultura, especializou-se em nutrologia, exercendo não só o cargo de Diretor do Departamento de Nutrologia desse órgão, como ainda o de professor Titular da Cadeira de Tecnologia Alimentar, no curso de nutricionistas que ali funciona. São Cadeira de Tecnologia Alimentar, no curso de nutricionistas que ali funciona. São numerosos seus trabalhos especializados, de larga utilização entre professores e alunos interessados na matéria, e intensa sua atividade de pesquisa no exercício do magistério, da medicina e da nutrologia.*

*O professor Guilherme Franco é ainda membro efetivo da Sociedade Brasileira de Medicina do Trabalho, e já participou de várias congressos nacionais e internacionais de sua especialidade, nos quais se revelou sempre na categoria de autêntico cientista em dia com o progresso. Com este livro, aliás, o Professor Guilherme Franco atende a uma necessidade geral de estudantes e mestres de nutrição e nutrologia, acrescentando à bibliografia brasileira sobre o assunto um estudo da maior importância, numa época em que o problema da alimentação humana cada vez mais exige a cooperação de todos os técnicos no assunto, sobretudo num país com o nosso, onde a educação e a correção de hábitos e preconceitos não se poderão fazer sem que se tenha presente, também, a realidade social e econômica de um país em vias de desenvolvimento.*

# Sumário

**Introdução ao estudo da digestão, absorção e metabolismo dos alimentos, 7**

**Vitaminas, 7**
    Histórico, 9
    Sinonímia, 9
    Química, 9
    Formas ativas, 10
    Metabolismo, 10
    Ácido retinóico, 11
    Carotenóides, 11
    Funções, 11
    Retina e o ciclo visual, 11
    Sinais e sintomas de deficiências, 13
    Hipervitaminose, 13
    Terapêutica, 14
    Relações com outras substâncias, 14
    Usos terapêuticos, 14
    Fontes alimentares, 15
    Necessidades humanas, 15
    Conversões, 15
    Interações, 15

**Vitamina D, 15**
    Histórico, 15
    Sinonímia, 15
    Provitaminas D, 16
    Metabolismo, 16
    Funções, 17
    Sinais e sintomas de carência de vitamina D, 18
    Hipervitaminose D, 19

Efeitos tóxicos, 19
Terapêuticas, 20
Fontes, 20
Necessidades nutricionais, 20
Padrões internacionais, 21
Interações, 21

**Vitamina 1, 21**
Histórico, 21
Sinonímia, 21
Metabolismo, 22
Funções, 22
Sinais e sintomas de deficiência, 23
Efeitos tóxicos, 23
Terapêutica, 24
Indicações, 24
Fontes, 24
Necessidades nutricionais, 24
Interações, 24

**Vitamina K, 24**
Histórico, 24
Sinonímia, 24
Química, 25
Metabolismo, 25
Funções, 25
Sinais e sintomas de deficiência, 26
Hipervitaminose e toxicidade, 26
Precauções, 26
Terapêutica, 26
Substâncias empregadas, 26
Fontes, 27
Necessidades nutricionais, 27
Interações, 27

**Complexo B, 28**
Introdução, 28

**Tiamina, 28**
Histórico, 28
Sinonímia, 28
Química, 28

Metabolismo, 28
Funções, 29
Sinais e sintomas de deficiência, 30
Hipervitaminose, 31
Toxicidade, 31
Terapêutica, 31
Formas farmacêuticas, 31
Doses, 31
Vitamina B1 como substância repelente de mosquitos, 31
Fontes, 32
Necessidades nutricionais, 32
Padrões internacionais, 32
Antagonistas da tiamina, 32
Interações com medicamentos, 32

**Riboflavina, 32**
Histórico, 32
Sinonímia, 32
Química, 32
Metabolismo, 33
Funções, 33
Sinais e sintomas de deficiência, 34
Hipervitaminose, 34
Terapêutica, 34
Formas farmacêuticas, 34
Inativação de antibióticos, 35
Interações, 35
Fontes, 35
Necessidades nutricionais, 35

**Niacina, 35**
Histórico, 35
Sinonímia, 35
Química, 36
Metabolismo, 36
Funções, 36
Sinais e sintomas de deficiência, 36
Hipervitaminose, 37
Terapêutica, 37
Fontes, 38
Interações, 38

**Piridoxina, 38**
    Histórico, 38
    Sinonímia, 38
    Química, 38
    Metabolismo, 39
    Funções, 39
    Sinais e sintomas de deficiência, 39
    Terapêutica, 40
    Doses e indicações, 40
    Hipervitaminose, 41
    Fontes, 41
    Necessidades nutricionais, 41
    Interações, 41

**Cianocobalamina — Vitaminas B12, 41**
    Histórico, 41
    Sinonímia, 41
    Metabolismo, 42
    Funções, 42
    Sinais e sintomas de deficiência, 43
    Hipervitaminose, 43
    Terapêutica, 43
    Formas de apresentação, 43
    Indicações, 44
    Antagonistas, 44
    Efeitos tóxicos, 44
    Precauções, 44
    Fontes, 44
    Necessidades nutricionais, 44
    Padrões, 44
    Interações, 44

**Ácido Fólico, 45**
    Histórico, 45
    Sinonímia, 45
    Metabolismo, 45
    Funções, 46
    Sinais e sintomas de deficiência, 46
    Hipervitaminose e toxicologia, 46
    Hipervitaminose, 47
    Terapêutica, 47
    Formas terapêuticas, 47

Precauções, 47
Interações medicamentosas, 47
Antagonistas, 47

**Ácido Pantotênico, 48**
Histórico, 48
Sinonímia, 48
Química, 48
Metabolismo, 48
Funções, 49
Sinais e sintomas de deficiência, 49
Terapêutica, 49
Formas farmacêuticas, 49
Doses, 49
Usos, 49
Precauções, 50
Hipervitaminose, 50
Pesquisas recentes, 50
Antagonistas, 50
Fontes, 50
Necessidades nutricionais, 50
Padrões, 50

**Biotina, 50**
Histórico, 50
Sinonímia, 50
Química, 51
Metabolismo, 51
Funções, 51
Sinais e sintomas de deficiência, 52
Toxicidade, 52
Terapêutica, 52
Necessidades nutricionais, 52
Padrão internacional, 52
Antagonistas, 52

**Ácido Ascórbico, 53**
Histórico, 53
Sinonímia, 53
Química, 54
Metabolismo, 54
Funções, 55

Sinais e sintomas de deficiência, 56
Defeitos bioquímicos no escorbuto, 56
Terapêutica, 57
Formas farmacêuticas, 57
Doses, 57
Usos, 57
Efeitos tóxicos ou indesejáveis e precauções, 57
Fontes, 57
Necessidades nutricionais, 58
Padrões, 58
Interações, 58

**Vitamina B15, 58**
Histórico, 58
Usos, 58

**Vitamina F, 59**
Usos, 59

**Vitamina P, 59**
Histórico, 59
Sinonímia, 59
Química, 59
Metabolismo, 59
Funções, 60
Sinais e sintomas de deficiência, 60
Terapêutica, 60
Doses, 60
Fontes, 60
Vitaminas - Recomendações, 60

**Fatos Principais na História da Investigação Vitaminológica, 63**

**Tabela 1**
**Composição Química dos Alimentos — Vitaminas, 65**
Retinol, 65
Tiamina, 65
Riboflavina, 65
Niacina, 65
Ácido ascórbico, 65

**Tabela 2**
**Composição Química dos Alimentos e Valor Energético, 107**
    Calorias, 107
    Glicídios, 107
    Proteínas, 107
    Lipídios, 107
    Cálcio, 107
    Fósforo, 107
    Ferro, 107

**Tabela 3**
**Composição Química dos Alimentos, 153**
    Sódio, 153
    Potássio, 153
    Colesterol, 153
    Ácido oxálico, 153
    Purinas, 153
    Ácido úrico, 153

**Tabela 4**
**Composição Química dos Alimentos, 169**
    Magnésio, 169
    Manganês, 169
    Enxofre, 169
    Cobre, 169
    Zinco, 169
    Iodo, 169

**Tabela 5**
**Composição Química dos Alimentos, 175**
    Teor de fibras em alimentos, 177
    Colesterol, 185
    Ácidos Craxos, 191
    Aminoácidos, 205
    Teor de Metionina, 211
    Teor de Lisina, 213
    Fenilalanina, 215
    Lipoproteínas, 217
    Triglicérides, 223
    Alimentos Ricos em Folacina, 227
    Minerais, 229
    Arsênio (As), 231

Boro (B), 231
Cádmio (Cd), 232
Cálcio (Ca), 232
Cloreto de Sódio (ClNa), 236
Cloro (Ch), 237
Chumbo (pb), 238
Cobalto (Co), 239
Cobre (Cu), 239
Cromo (Cr), 241
Enxofre (S), 242
Estanho (Es), 244
Estrôncio (Sr), 244
Ferro (Fe), 244
Flúor (F), 247
Fósforo (P), 249
Iodo (I), 251
Lítio (Li), 255
Magnésio (Mg), 256
Manganês (Mn), 258
Mercúrio (Hg), 260
Molibdênio (Mo), 260
Níquel (Ni), 261
Potássio (K), 261
Selênio (Se), 264
Silício (Si), 265
Sódio (Na), 265
Vanádio (Va), 267
Zinco (Zn), 268

**Tabela 6**
**Tabelas e Estatísticas, 271**
    Cotas dietéticas recomendadas, 273
    Avaliação de suprimento adicional, 275
    Tabela de peso e estatura, 276
    Tabela de ingestas recomendadas de nutrientes, 277

**Adendo, 279**
**Sinonímia Brasileira, 291**
**Nomes Científicos, 299**
**Bibliografia, 305**

# Introdução ao Estudo da Digestão, Absorção e Metabolismo dos Alimentos

Existe uma conexão entre os alimentos, a alimentação e o apetite que se acha relacionada com os estímulos sensoriais diferenciados, ocasionados por cada alimento, sua forma de preparação culinária e o apetite, através dos órgãos sensoriais. A alimentação acha-se subordinada a uma atividade reflexa, coordenada pelos centros nervosos cerebrais sobre os centros hipotalâmicos, que possuem dois tipos de estímulos: um, acelerador da necessidade de ingestão de alimento, e outro, inibidor. Assinala-se que a zona lateral hipotalâmica poderia ser denominada zona do apetite ou da fome e é freada na sua ação pelo núcleo médio, pois quando o organismo necessita de alimento, o núcleo médio retarda sua ação frenadora sobre a região lateral hipotalâmica, desencadeando a sensação de apetite, encontrando-se ainda associados reflexos condicionados visuais, olfativos e gustativos.

O apetite é um impulso vital necessário à ingestão de alimentos para satisfazer as necessidades do organismo, havendo certa polêmica entre o que representa e significa para o homem o apetite e a fome, sendo que alguns autores referem que apetite constitui uma manifestação condicionada, agradável, em que os reflexos visuais, olfativos e gustativos condensam-se sobre algum alimento já ingerido e que causa sensação agradável. Seria, assim, uma manifestação intuitiva. Já a fome pode ser considerada como um instinto primário, às vezes doloroso, pelas contrações gástricas, capaz de desencadear manifestações desagradáveis.

Uma sensação oposta à do apetite é a da saciedade, que acha-se relacionada com diversos fatores e depende do estímulo do centro do apetite, pois os alimentos possuem uma ação direta com a função gástrica, tempo de permanência nesse órgão, produção de suco gástrico, tempo de evacuação do bolo gástrico, tempo de permanência nesse órgão e o estado em que se encontram os alimentos a ingerir.

A consistência é um fator importante, pois os alimentos em estado líquido são eliminados mais rapidamente que os sólidos, havendo, portanto, menor sensação de saciedade ocasionada pelos alimentos em estado líquido ou pastoso. Os sólidos encontram-se relacionados com o seu poder de desintegração mecânica e química. Outros fatores também intervêm no mecanismo e quimismo digestivo, como o volume das refeições, a excitação gástrica produzida pelos alimentos, condicionada também a fatores psíquicos, pois alimentos que agradam ao indivíduo exercem maior ação tônica e secretora sobre o estômago, sendo evacuados mais rapidamente que os não apetecidos.

Os lipídios ocasionam maior sensação de saciedade, demorando a evacuação gástrica. A temperatura usada nos alimentos também exerce ação sobre a motricidade, pois alimentos muito quentes ocasionam congestão da mucosa gástrica, aumento da secreção, retardando a evacuação e ocasionando maior saciedade, enquanto que os alimentos muito frios ou gelados promovem espasmo pilórico, retardando o início da evacuação gástrica, tendendo a desaparecer depois de algum tempo.

Os glicídios, proteínas e lipídios devem sofrer uma série de transformações iniciais que se desenvolvem em sequência para realizar a preparação inicial dos alimentos a serem utilizados pelo organismo e exercerem suas funções características.

Os alimentos são formados por moléculas complexas que devem ser transformadas em seus constituintes básicos, mais simples, a fim de torná-los em condições de incorporação ao meio interno.

O aparelho digestivo é constituído por um tudo músculo-membranoso que se inicia na boca e termina no ânus. Dois tipos de ação acham-se envolvidos: o mecânico, ou atividade muscular, que é a motilidade gastrintestinal, e o químico, realizado por enzimas específicas, resultantes das secreções gastrintestinais. Esse tubo é composto pela boca, porção mais proximal, que é a sede dos processos de mastigação e insalivação, destinados a romper a estrutura do alimento em pequenas partículas e envolvê-las com a saliva, facilitando o processo de deglutição, processo acompanhado de movimentos peristálticos controlados por reflexos nervosos, seguida pelos órgãos de deglutição (faringe e esôfago), que transportam os alimentos ao estômago.

Na posição vertical usual, a gravidade e os movimentos esofagianos são fatores que facilitam a passagem do alimento para o estômago, devendo o bolo alimentar formado ser adequado em volume e consistência para evitar obstruções. No ponto de entrada do estômago, o músculo constritor gastroesofagiano relaxa, permitindo a passagem do bolo alimentar e impedindo a regurgitação do conteúdo gástrico para o esôfago. No estômago, a entrada do conteúdo alimentar promove um relaxamento receptivo através da inervação vagal e gástrica.

A regulação da secreção cloridropéptica e o esvaziamento gástrico são realizados pela ação integrada de hormônios gástricos (gastrina, enteroglucagon e 5-hidroxitriptamina), assim como por mediadores químicos do sistema nervoso autônomo (catecolamina e acetilcolina).

Os músculos do estômago podem proporcionar três funções básicas motoras: armazenamento, mistura e repouso da massa alimentar. Gradualmente, as contrações tônicas locais aumentam sua ação de amassar e misturar, proporcionando passagem da massa alimentar e secreções em direção à região do antro pilórico à porção distal final do estômago, local em que as ondas de contração peristálticas transformam a massa em um quimo semifluido. Através de ondas peristálticas, pequenas porções de quimo forçam a válvula pilórica, atuando como uma bomba, controlando o esvaziamento do conteúdo gástrico até o duodeno, pela ação constritora sobre a válvula pilórica, e ao mesmo tempo controlando a velocidade de atividade propulsiva peristáltica no antro que, por sua vez, controla a liberação lenta do quimoácido, o suficiente para que ele possa ser utilizado pelas secreções intestinais alcalinas.

No estômago, dois tipos básicos de glândulas são encontradas na sua parede: as glândulas gástricas e pilóricas, que secretam as substâncias que atuam nos nutrientes específicos. A secreção gástrica é constituída de enzimas, ácido clorídrico e algum muco, secretando as células principais pepsinogênio, que é previamente ativado, formando pepsina e ácido clorídrico para formar a pepsina ativa, que requer um pH médio de 2,0 para ativação de enzima. As células parietais secretam o ácido clorídrico e as células mucosas secretam o muco, que protege a mucosa gástrica.

Outras células enzimo-secretoras produzem pequenas quantidades de uma lipase gástrica que apresenta menor atividade nas gorduras alimentares. As glândulas pilóricas secretam adicionalmente um muco tênue e a superfície celular produz um muco espesso que cobre e protege o estômago. Essas secreções sofrem estímulo através de dois mecanismos: um, pelo estímulo nervoso em resposta à sensação produzida pelo alimento, e outro, pelo estímulo hormonal, devido à entrada de alimentos no estômago através de estímulos produzidos pelo café e pelo álcool. Outro hormônio, a enterogastrona, elaborado pelas glândulas da mucosa duodenal, neutraliza a excessiva atividade gástrica por inibição da secreção ácida e pepsínica, além da motilidade gástrica. O quimo penetra no duodeno já com o seu pH neutralizado pela grande secreção das glândulas do Brünner, o que favorece a imediata ação das enzimas pancreáticas e a ativação do tripsinogênio em tripsina, assim como a colecistocinina, e, no bulbo duodenal, um polipeptídio denominado motilim, que aumenta a motricidade do estômago.

A digestão mecânica no intestino delgado é coordenada pela motilidade intestinal através de três camadas básicas musculares: o músculo plano da mucosa, o músculo circular e o longitudinal pelo controle do sistema intrínseco através dos plexos mesentérico e submucoso e do sistema nervoso autônomo, da pressão da parede sobre o alimento presente ou por estímulos hormonais, produzindo esses músculos vários tipos de movimento que ajudam a digestão mecânica.

A digestão química ou secretória constitui a fase mais importante da digestão e absorção dos alimentos no intestino delgado, que secreta várias enzimas, sendo cada uma específica para cada tipo de nutriente, através das glândulas do pâncreas e intestino.

1 — As glândulas intestinais da mucosa, chamadas criptas de Lieberkühn atuam sobre

os lipídios, proteínas e glicídios neste esquema:

*Lipídios* — a lipase intestinal converte os lipídios em glicerol, glicérides (di e mono) e ácidos graxos;

*Proteínas* — a enteroquinase converte o precursor tripsinogênio inativo em tripsina ativa; a aminopeptidase remove dos polipeptídios e dipeptídios os aminoácidos terminais que contêm o grupo amino livre (NH4); a dipeptidase converte os dipeptídios em monopeptídios e aminoácidos.

*Glicídios* — dissacaridases (maltase, lactase e sacarase) convertem a maltose, lactose e sacarose em glicose, frutose e galactose.

2 — Pâncreas

*Lipídios* — a lipase pancreática converte os lipídios em glicérides a ácidos graxos.

Proteínas — a tripsina cinde inicialmente as proteínas e polipeptídios em polipetídios menores; também o quimotripsinogênio é ativado em quimotripsina que cinde as proteínas e polipeptídios em polipeptídios menores; a carboxipeptidase reúne o carboxil (COOH) terminal dos aminoácidos e transforma os polipeptídios e dipeptídios em aminoácidos; as nucleases convertem os ácidos nucléicos (RNA e DNA) em nucleótides.

*Glicídios* — a amilase pancreática transforma o amido em dissacárides.

Outros fatores também intervêm na digestão dos alimentos, como a secretina, um hormônio liberado pela mucosa da parte superior do intestino delgado. Ela estimula a secreção pancreática e regula o seu pH a fim de manter a alcalinidade necessária para neutralizar a atividade ácida do quimo proveniente do estômago.

A bile constitui outro componente importante no processo de digestão e absorção no intestino delgado, por ser um agente emulsificante para os lipídios, e quando estes penetram no duodeno, o hormônio colescistocinina é secretado pelas glândulas da mucosa intestinal, estimulando a contração da vesícula biliar, que secreta cerca de 600 a 700ml de bile produzidas diariamente, promovendo ainda a passagem de sais biliares para a circulação entero-hepática.

## ABSORÇÃO

Representa a fase final do processo digestivo completo dos nutrientes em seus produtos finais para integrarem o organismo e exercerem suas funções precípuas. Esses produtos incluem os monossacárides, como a glicose, frutose e galactose; dos lipídios são os ácidos graxos e os glicérides, e das proteínas os aminoácidos. Nesse processo também são liberados os minerais e as vitaminas após suas transformações, indo integrar aqueles produtos, assim como os eletrólitos necessários à água de base para a solução e transporte que irá formar a massa final fluida para sofrer a absorção.

A transferência do quimo do lúmen para o meio interno acha-se na dependência do contato com a superfície da mucosa intestinal. O transporte dos nutrientes pode ser passivo ou por simples osmose, quando não requer gasto energético, sendo realizado através dos poros da membrana por difusão facilitada por intermédio de carreadores, quando moléculas maiores não podem atravessar os poros, e por transporte ativo quando, durante a digestão intestinal, nutrientes são transportados "costa acima" contra gradiente de concentração, o que requer gasto energético e presença de carreadores. Descreve-se outro tipo de difusão, a facilitada ou mediada por carreador, que é o caso de compostos hidrossolúveis que não são capazes através dos poros, mas podem atravessar a membrana por processos mediados por carreadores.

## INTESTINO GROSSO — CÓLON

Ao intestino grosso cabe a tarefa de atuar sobre a água, processo no qual intervém outros fatores como a absorção de minerais, vitaminas, aminoácidos, a ação de bactérias intestinais, a coleta de resíduos indigeríveis e a formação e eliminação das matérias fecais. A absorção da água, cerca de 500ml remanescentes do quimo isotônico liberados pelo íleo, penetram no ceco. A válvula ileocecal, que exerce controle sobre a passagem do quimo semilíquido, por meio de movimentos peristálticos sofre relaxamento e então pequena quantidade de quimo é esguichada para o ceco. O mecanismo de controle detém a massa alimentar no intestino delgado bastante tempo para assegurar digestão e absorção adequadas. Essa regulação é necessária porque enzimas não digestivas são secretadas pelo cólon. O quimo continua a mover-se lentamente no intestino grosso por meio da secreção de muco e pelas contrações musculares. A água é absorvida na metade proximal do cólon (350-400ml) e o restante forma e facilita a eliminação fecal. Minerais, principalmente o sódio, são transportados à corrente sanguínea pelo cólon. O cólon contém grande número de bactérias, predominando as de espécie *Escherichia coli*, que são eliminadas pelas fezes. O cólon sintetisa a vitamina K e algumas do complexo B (principalmente biotina e ácido fólico), que são absorvidas por ele em teores suficientes para as necessidades diárias.

As bactérias intestinais interferem na coloração e no odor das fezes, sendo a cor marrom dada pelos ácidos biliares, e o odor característico resultante de aminas, como o indol e o escatol, formadas por enzimas bacterianas através dos aminoácidos. Quanto aos resíduos, as fezes contêm cerca de 75% de água e 25% de sólidos, que incluem celulose, bactérias, matérias inorgânicas (cálcio e fosfatos), pequena quantidade de gordura e seus derivados, e muco.

## METABOLISMO

Pode ser considerado como a soma de processos físicos e químicos que se desenvolvem no organismo vivo, pelo qual as células convertem as substâncias nutritivas em energia útil, calor e trabalho à síntese de novos compostos vitais para estruturação e funções celulares. Constitui, assim, um complexo total, contínuo, de trocas químicas que determinam a utilização final dos nutrientes individualmente, pois todas as células requerem permanente fornecimento de nutrientes. Cada um desses processos destina-se a uma finalidade, caracterizando-se pela interdependência.

Os processos são designados para atender a duas necessidades essenciais: produção de energia e manutenção de um equilíbrio dinâmico entre a construção e destruição de tecidos, sendo esses processos controlados pelas enzimas celulares, suas coenzimas, outros fatores e hormônios.

O balanço entre as reações catabólicas e anabólicas nos tecidos orgânicos encontra-se sob controle hormonal através de vários hormônios, como a insulina, o glucagon, a epinefrina e os corticóides supra-renais.

Outro fator importante nos processos metabólicos diz respeito à velocidade de absorção relativa aos nutrientes, ao teor ingerido, e ao indivíduo. Com relação aos nutrientes, a glicose tem seu nível máximo de absorção após uma hora; já para os triglicérides, é de quatro a seis horas, encontrando-se a dos aminoácidos em cerca de três horas. A homeostase metabólica do organismo é regulada pelo tecido adiposo, fígado e músculos, estando relacionada com a disponibilidade de nutrientes como a glicose, ácidos graxos e aminoácidos, tendo a insulina importante papel no metabolismo do tecido adiposo, pois um alto teor de insulina circulante exerce ação de captação da glicose e, secundariamente, da síntese dos triglicérides.

O balanço entre as reações catabólicas e anabólicas nos tecidos orgânicos encontra-se sob controle hormonal. Os vários componentes dos alimentos absorvidos, incluindo a água e metabólitos, são transportados para as células como materiais brutos para produção de grande número de substâncias necessárias ao organismo a fim de atender os processos vitais.

Catabolismo é o processo pelo qual as moléculas dos nutrientes são degradadas, liberando energia, seguido de subsequente eliminação dos produtos de degradação. Anabolismo diz respeito à síntese de novos compostos, dependendo da energia dos processos catabólicos. No anabolismo, todos os nutrientes devem chegar ao protoplasma para a sua atividade vital, as células retirando as substâncias dissolvidas no meio interno. Catabolismo e anabolismo caracterizam-se por se processarem simultaneamente.

O conceito de "erros inatos do metabolismo" foi postulado inicialmente por Sir Archibald Garrod, em 1908, para designar as causas de um grande número de condições conhecidas como doenças genéticas que resultam de uma herança autossômica recessiva, de gene mutante. Diversos erros ou defeitos metabólicos têm sido descritos, como a fenilcetonúria, a galactosemia, o diabete juvenil, a obesidade em crianças, a enfermidade por deficiência de descarboxilase (EDD), a monocistinúria, a histidinemia, entre outras afecções.

**Hormônios Gastrintestinais**

| Hormônio | Local de produção | Modo de ação |
|---|---|---|
| Gastrina | Mucosa do antro pilórico | Estimula a secreção de ácido clorídrico, através das glândulas gástricas |
| Secretina | Pâncreas | Estimula a secreção de fluido muito alcalino pobre em enzimas do pâncreas |
| Colescistocinina | Pâncreas | Estimula a contração da vesícula biliar, com expulsão da bile no duodeno |
| Enterogastrona | Intestino | Inibe a secreção de ácido pelo estômago |

## Digestão dos Glicídios, Proteínas e Lipídios

| Local de produção | Local de atuação | Enzima | Substrato | Produtos resultantes |
|---|---|---|---|---|
| Glândulas salivares | Boca | Amilase salivar (ptialina) | Amido | Dextrinas e maltose |
| Estômago (mucosa gástrica) | Estômago | Pepsina, renina | Proteínas, casefna | Polipeptídios, proteoses coagulação do leite (crianças) |
| Intestino delgado Pâncreas | Int. delgado | Tripsina | Proteínas e polipeptídios | Peptídios e aminoácidos |
| Pâncreas | Int. delgado | Quimotripsina | Proteoses, peptonas, poli e dipeptídios | |
| Borda em escova | Int. delgado | Aminopeptidases | Polipeptídios | Peptídios |
| Pâncreas | Int. delgado | Amilase pancreática | Amido | Maltose |
| Borda em escova | Int. delgado | Maltose | Maltose | Amido |
| Borda em escova | Int. delgado | Inverta se | Sacarose | Glicose e frutose |
| Borda em escova | Int. delgado | Lactase | Lactose | Glicose e galactose |
| Pâncreas | Int. delgado | Lipase | Triglicérides | Diglicérides, ácidos graxos |
| | | | Diglicérides Monoglicérides | Monoglic. e á. graxos Á. graxos e glicerol |
| Pâncreas | . Int. delgado | Fosfolípase A-2 | Fosfolipídios | Lisofosfatídios, á. graxos, bases |
| Pâncreas | Int. delgado | Colesterol-esterase | Ésteres de colesterol | Colesterol livre e á. graxos |

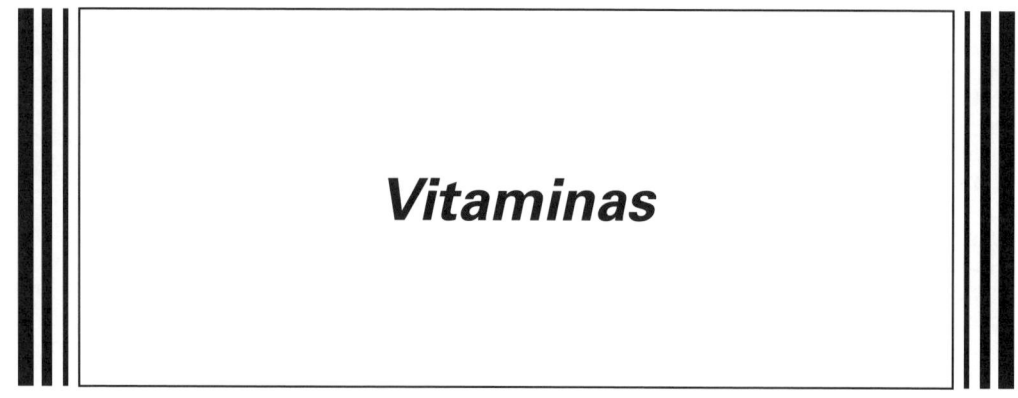

# *Vitaminas*

## INTRODUÇÃO

Um dos capítulos mais importantes da Nutrologia é, indubitavelmente, representado pela Vitaminologia.

Desde as experiências fundamentais de Lavoisier, no século XVIII, até os estudos de Funk, um período de hipóteses, de investigações experimentais e observações clínicas imperou, por etapas, até chegar-se ao ano de 1920, encerrando-se, assim, o que se poderia denominar o primeiro ciclo das investigações vitaminológicas.

No período de 1920 a 1940, a retomada desses estudos, de maneira incrementada, possibilitou a identificação da causa de diversas doenças, hoje reconhecidas como carenciais e a descoberta de novos fatores vitamínicos tais como a distinção entre as vitaminas A e D, a natureza nutricional e avitaminótica da pelagra, a identificação do ácido nicotínico e da piridoxina, a função nutritiva da riboflavina, as diversas funções da tiamina, a descoberta do ácido ascórbico, da biotina, da vitamina K, do ácido fólico, o isolamento da vitamina E, da vitamina B12 e a constatação que, sob a denominação genérica de vitamina B, estavam grupados diversos fatores vitamínicos de estrutura e funções diferentes que compunham o chamado "Complexo B". Nesse período foram tentadas com sucesso as primeiras sínteses vitamínicas e sobremaneira enriquecido o patrimônio vitaminológico com o estabelecimento de sua importância na nutrição, suas fontes alimentares, suas funções fisiológicas e seu emprego em diversas afecções em que elas se mostram, em muitos casos, eficazes.

Dessa etapa até nossos dias, a Vitaminologia alcançou tal vulto que revisões periódicas se fazem, abrangendo certos capítulos de interesse médico e nutricional, enquanto congressos e outras modalidades de reunião de cientistas, especialistas e mesmo homens de governo têm ocasião de apresentar e debater aquisições recentes nesses campos e a formulação da orientação a ser seguida.

Quanto ao nosso país, o assunto é da maior atualidade, tendo em vista não só o número considerável de pesquisas e dosagens vitamínicas realizadas em nossos alimentos, como também sua manifesta deficiência na alimentação de grande parte de nossa população.

O Brasil, em virtude de sua extensão territorial, condições climáticas, sociais e econômicas, densidade demográfica em certas regiões, além de uma série de fatores que interferem direta ou indiretamente em nossas questões alimentares, apresenta situações que tornam complexo e de difícil solução, encarado por esses ângulos e consequentemente, em conjunto, o problema alimentar (18).

A dieta é fonte de cerca de 40 nutrientes para o homem, que são classificados em energéticos e plásticos, diferindo as vitaminas individualmente em sua estrutura, funções e necessidades, além de suas inter-relações, antagonismos entre si e diversos outros elementos. As vitaminas constituem um grupo de substâncias orgânicas de composição química e funções biológicas diversas, que são fornecidas em pequenas quantidades na dieta para a síntese pelos tecidos de cofatores essenciais e diversas e variadas reações metabólicas controladas por enzimas e coenzimas, algumas das quais que consistem em uma vitamina como grupo ativo e um componente prostético como veículo. Quando a vitamina ocorrer em mais de uma forma química (piridoxol, piridoxal e piridoxamina, p. ex.) ou como um precursor (caroteno para vitamina A), esses análogos eram antigamente referidos como vitâmeros.

As vitaminas são agentes essenciais ativos para manutenção das funções biológicas, podendo ocorrer em natureza como tal ou sob forma de precursores, provitaminas, que são ingeridas com os alimentos. O organismo humano pode promover a síntese de algumas vitaminas, necessitando, no entanto, do suprimento alimentar.

As necessidades vitamínicas, em condições normais, são pequenas, em virtude de suas funções no metabolismo celular, que é de natureza catalítica.

As vitaminas são classificadas pela sua ação biológica e em termos de suas características físico-químicas em:
- *Hidrossolúveis:* tiamina, riboflavina, niacina, piridoxina, ácido pantotênico, ácido fólico, cobalamina, biotina e ácido ascórbico.
- *Lipossolúveis:* vitamina A, D, E e K.

## NECESSIDADES

O homem e os animais dependem de fontes externas de vitaminas e, consequentemente, qualquer interrupção do suprimento causa distúrbio no metabolismo. As necessidades vitamínicas variam específica e quantitativamente em função de diversos fatores, tais como: sexo, idade, peso, altura, necessidades calóricas e diversos estados fisiológicos como exercício, gravidez, lactação, evolução biológica conforme se acham assinaladas em outro local em Cotas Dietéticas Recomendadas, revisão, 1980.

## FUNÇÕES

Além de seu importante papel no metabolismo, afecções específicas são causadas por deficiência vitamínica cujo tratamento é realizado por alimentação adequada em nutrientes e em certos casos pela medicação vitamínica.

O estudo da correlação do efeito entre as diversas vitaminas constitui capítulo dos mais importantes com relação às funções das vitaminas.

## METABOLISMO

A assimilação das vitaminas compreende quatro estágios:

1. ingestão de alimentos que contenham vitaminas em quantidades adequadas para suprir as necessidades diárias;
2. absorção no trato gastrintestinal;
3. sua presença no sangue e nos tecidos;
4. excreção.

No que diz respeito ao 1º item, as deficiências podem ser ocasionadas por fatores econômicos (utilização de alimentos pobres em vitaminas; por ingestão de alimentos em quantidades insuficientes; por fatores que levam à inapetência ou anorexia; pela ignorância de alimentos que são boas fontes de vitaminas; pela maneira de tratar os alimentos, de modo a não diminuir o seu teor vitamínico nas preparações culinárias; pelo emprego de dietas especiais que se prolongam muito tempo, sem a administração de preparados vitamínicos; pelos estados psicóticos que são acompanhados de sitiofobia; pela senilidade e outras causas.

No 2º estágio, as causas que interferem na absorção, tais como: modificações na flora intestinal; trânsito intestinal rápido; diminuição da superfície absorvente do intestino; processos ulcerosos e inflamatórios do trato gastrintestinal; disenteria, doenças crônicas do fígado e da vesícula biliar; obstrução intestinal; fatores decorrentes de certas profissões.

Quanto ao 3º estágio, Pett assinala que os pacientes podem gozar de saúde relativamente boa com baixos níveis vitamínicos no sangue. Há fatores que condicionam maior necessidade vitamínica, como o crescimento, gravidez, lactação, intervenções cirúrgicas, febre, a ministração de certos medicamentos, certas afecções, exercícios musculares, trabalho em temperatura elevada e outros fatores.

No 4º estágio, a maior excreção vitamínica pode ser devida à diurese aumentada ou à ação de certos medicamentos e à utilização defeituosa. O estudo das causas acarretadoras de deficiências vitamínicas é complexo, em virtude da diversidade de fatores que nele intervêm, sendo, muitas vezes, como assinala Sydenstricker, obscuro e paradoxal.

# Vitamina A

Na história da vitamina A observa-se que a cegueira noturna foi pela primeira vez descrita no Egito cerca de 1500 a.C, não sendo entretanto associada à deficiência dietética. Hipócrates aconselhava para seu tratamento o emprego tópico com fígado tostado ou frito, assim como a ingestão desse órgão.

Certos sintomas de sua deficiência já eram reconhecidos na metade do século XIX, e sua causa era ligada à alimentação. Dessa forma a condição mórbida conhecida como "oftalmia brasileira", uma afecção ocular que primeiramente atingia escravos malnutridos, foi inicialmente descrita em 1865.

A cegueira noturna, que assolou endemicamente, em 1887, russos católicos, durante o período de jejum, representa um relato expressivo na história da vitamina A, sendo em seguida relatados casos de queratomalacia em várias partes do mundo.

O início das observações clínicas, antes da descoberta da vitamina A, data de 1913, após Osborne Mendell, Mac Collum e Davis, independentemente, relatarem que animais colocados em dietas experimentais com toicinho como única fonte de gordura, desenvolviam uma deficiência nutricional, que sofria correção pela administração de diversas substâncias como manteiga, gema de ovo e óleo de fígado de bacalhau, na dieta.

Esses autores constataram que um sintoma marcante da deficiência nutricional era a xeroftalmia. A simples observação de Steenbock em 1919 de que a vitamina A contida nos vegetais variava sob o ponto de vista alimentar, com o grau de coloração dos mesmos, foi o caminho aberto à natureza química da vitamina A e, mais tarde, Euler e col. e Moore, 1929, demonstraram que o pigmento das plantas, o caroteno já purificado, era uma potente fonte de vitamina A.

*Sinonímia:*
- Vitamina A; retinol; vitamina antiinfecciosa; axeroftol; vitamina antixeroftálmica; vitamina protetora dos epitélios.
- Vitamina A1: retinol.
- Vitamina A2: 3-desidrorretinol; retinol-2; didesidrorretinol.
- Aldeído de vitamina A: retinal, retineno; retinaldeído, axeroftal.
- Acetato de vitamina A: acetato de retinol.
- Palmitato de vitamina A: palmitato de retinol.

## QUÍMICA

A vitamina A1, também conhecida pela designação de retinol (hoje genericamente empregada para designá-la), é um álcool primário, polietilênico, lipossolúvel, de grande capa-

Retinol

O Beta-caroteno apresenta a seguinte fórmula:

B-Caroteno

cidade reativa por molécula insaturada. Instável por oxidação e ainda mais pelo calor. Acha-se presente em forma esterificada nos tecidos animais, principalmente no fígado. Sua fórmula estrutural, estabelecida por Karrer e col. em 1931, é a seguinte:

## FORMAS ATIVAS

— All-trans-retinol livre
— 11–cis-retinol
— ácido retinóico

Outro composto, 3-desidrorretinol (vitamina A2) é obtida dos peixes de água doce, sendo comumente encontrado de mistura com o retinol. Um número de isômeros geométricos do retinol existe face à possível configuração cis-trans da cadeia lateral contendo duplas ligaduras. Os óleos de fígado de peixes contêm misturas de estereoisômeros; o retinol sintético é o isômero cis-trans.

Certas modificações estruturais do retinol são possíveis com destruição de suas atividades.

O ácido retinóico, no qual o grupo álcool foi oxidado, não exerce todas as funções do retinol, sendo mais potente em promover a diferenciação e o crescimento do tecido epitelial na deficiência da vitamina A em animais, mas é ineficaz em restaurar a visão ou funções reprodutivas em certas espécies em que o retinol é eficaz. Éteres e ésteres derivados do retinol também exercem atividade *in vivo*. O anel estrutural do retinol (beta-ionona) é essencial para esta atividade: a hidrogenação destrói a atividade biológica. De todos os derivados conhecidos, o all-trans-retinol e seu aldeído retinal, exibem grande potência in vivo, ainda que o ácido retinóico e seus derivados sejam 1.000 vezes mais potentes em vários sistemas in vitro, como assinalam Newton e col. (45).

Muitos desses retinóides, entretanto, falham por serem transportados no plasma, via específica ligada às proteínas para os tecidos, permanecendo inativos *in vivo* nos tecidos.

## METABOLISMO

A absorção da vitamina A diz respeito à vitamina preformada, do ácido retinóico e do betacaroteno ou outros carotenóides. Com relação à vitamina A preformada, mais de 90% são absorvidos sob forma de ésteres de retinol, comumente como retinil palmitato. Após administração, a absorção é realizada similarmente à das gorduras, e na presença de anormalidades da absorção das gorduras, a absorção do retinol sofre redução.

A absorção é quase integral em condições de normalidade do aparelho gastrintestinal, sendo a absorção do retinol e de seus ésteres mais completa em jejum, se forem administrados sob forma de soluções aquosas. O retinol, formado pela hidrólise dos ésteres do retinil no intestino, sofre rápida absorção, sendo que no caso de sua ingestão em alto teor, certa quantidade é eliminada pelas fezes (49).

Os ésteres de retinil sofrem hidrólise no lúmen intestinal por enzimas pancreáticas dentro da borda de escova da célula intestinal antes da absorção, seguido por reesterificação, principalmente para palmitato. Quantidades apreciáveis de retinol também são absorvidas diretamente na circulação (49).

O armazenamento da vitamina A é feito em forma de ésteres de retinil, e após divisão hidrolítica dos ésteres o fígado liberta continuamente retinol livre na circulação sanguínea e deste modo mantendo uma constante concentração de sua forma ativa na circulação. O transporte do retinol no sangue é realizado em grande parte por um veículo, o RBP (retinol ligado a uma proteína, a alfaglobulina).

Metabolicamente o retinol sofre conjugação com o ácido glicurônico, entrando assim na circulação êntero-hepática, sofrendo oxidação em retinol e ácido retinóico.

A concentração média dos ésteres de retinil no homem é de cerca de 100 a 300mcg no fígado, e a taxa normal de retinol no plasma é de 30 a 700mcg/dl. Outros tecidos como o rim, pulmão, supra-renais e gordura intraperitonial contêm cerca de 1mcg de retinóides por grama, enquanto o pigmento do epitélio retiniano contém 10 vezes mais que aquela concentração.

A administração de pequenas quantidades de vitamina E aumenta o armazenamento do retinol nos tecidos (8). A concentração sanguínea não é um guia recomendável para um estudo individual de vitamina A, mas valores baixos de retinol sanguíneo significam que o armazenamento hepático da vitamina pode ser esgotado. A concentração do RBP no plasma é decisiva para a regulação do retinol no plasma e seu transporte para os tecidos.

A excreção de produtos identificados até o momento inclui o ácido retinóico livre e glucoronatado, ambos como ácido oxorretinóico. O retinol não é fixado na urina e sob forma inalterada é excretado somente em casos de nefrite crônica. Quando altas doses de vitamina A são administradas é que certa proporção sofre excreção sob forma inalterada nas fezes.

## ÁCIDO RETINÓICO

Sua absorção quando dado oralmente é seguida pela passagem na circulação pela veia porta e transporte no plasma como um complexo com albumina. De modo diferente do retinol, o ácido retinóico não é armazenado no fígado, sendo rapidamente excretado. É metabolizado no fígado, sofrendo isomerização em forma de 13-cis; vários produtos de degradação são secretados na bile e excretados na urina e nas fezes.

Na retina, o CRABP (ácido retinóico ligado à proteína) é diferente do CRBP. A afinidade de diversos retinóides pelo CRABP é paralela à sua capacidade de promover o crescimento, à metaplasia mucosa do epitélio queratinizado em animais com deficiência de vitamina A.

O CRABP não se localiza no fígado, mas apenas no timo, pele, baço, olhos, testículos, rim ou pulmão; na retina ele se localiza predominantemente na região dos fotorreceptores (47).

## CAROTENÓIDES

Os carotenóides, de modo diferente da absorção do retinol, apresentam absorção de somente um terço de beta-caroteno e outros carotenóides sofrem absorção que se encontra da dependência da presença da bile. A ingestão de óleo mineral diminui sua absorção.

A conversão do caroteno em retinol é realizada na parede do intestino delgado, sendo sua conversão influenciada pela ingestão de gorduras e proteínas da dieta. Parte do retinol sofre depois oxidação em ácido retinóico.

O caroteno só é biologicamente ativo quando transformado em retinol, sendo seu teor no sangue de 300mcg/dl; a carotinemia que se apresenta após a ingestão de vegetais ricos em carotenos, como a cenoura, desaparece após a suspensão dessas fontes. Seu diagnóstico é feito pela anamnese alimentar, teor de caroteno no sangue e pela ausência da pigmentação amarela da esclerótica, sendo que a hiperpigmentação tende a desaparecer suprimida a causa, assim como a hipervitaminose não costuma ocorrer, talvez por causa de uma limitada conversão em retinol.

## FUNÇÕES

A vitamina A exerce numerosas funções importantes no organismo, como ação protetora na pele e mucosas e papel essencial na função da retina e da capacidade funcional dos órgãos de reprodução.

A vitamina A faz parte da púrpura visual, pois o retinol vai combinar-se com a proteína opsina para formar a rodopsina ou púrpura visual nos bastonetes da retina do olho, que tem por função a visão na luz fraca.

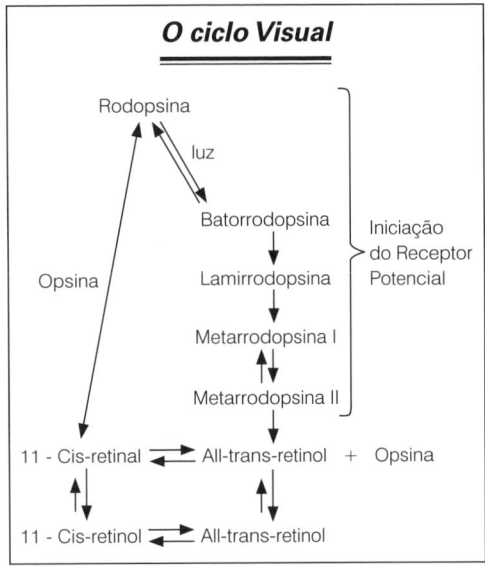

*O ciclo Visual*

## RETINA E O CICLO VISUAL

A deficiência de vitamina A interfere com a visão, acarretando a condição conhecida como cegueira noturna (nictalopia), pois a adaptação ao escuro é uma função específica dos bastonetes e dos cones, sendo a adaptação primária realizada pelos cones e terminada em poucos minutos.

A adaptação secundária constitui função dos bastonetes não sendo completada em 30 minutos ou por mais tempo.

Os bastonetes e os cones retinianos contêm pigmentos visuais denominados rodopsina (púrpura visual) nos bastonetes, e iodopsina nos cones com três variedades. Os cones atuam como receptores de alta intensidade luminosa para a visão colorida, enquanto os bastonetes são especialmente sensíveis à luz de baixa intensidade.

O processo de adaptação é processo químico consistindo na formação de pigmentos fotossensitivos na retina que, após exposição à luz de baixa intensidade, são clarificados e sofrem reações químicas que resultam na iniciação de um receptor potencial.

Estes pigmentos visuais são cromoproteínas consistindo cada uma de uma apoproteína (fotopsina nos bastonetes e opsinas diferentes nos cones) e um grupo prostético que é cromatóforo e consistindo do 11-cis-retinal.

A rodopsina é reunida em suas duas metades no escuro (adaptação) e exposta à luz; de modo igual a rodopsina é clarificada e dessa maneira termina produzindo estimulação do nervo sensorial retiniano e ao mesmo tempo introduz sua fotopsina, a forma clarificada do cromatóforo, que e o all-trans-retinal, com produção de impulsos nervosos.

O all-trans-retinal é isomerizado de volta em 11-cis-retinal diretamente e recombinado com a opsina para formar a rodopsina de novo nas suas duas metades.

Alternativamente, se a exposição à luz é prolongada o all-trans-retinal é reduzido a all-trans--retinol e é parcialmente substituído com o all--trans-retinol na corrente sanguínea.

Dessa forma, o all-trans-retinol acha-se disponível para reisomerização a 11-cis-retinal, reoxidação à 11-cis-retinol e finalmente ressíntese da rodopsina (46).

A maior parte da rodopsina localiza-se nas membranas dos discos situados nos segmentos externos dos rodos.

Os processos que têm lugar nos cones retinianos são similares, exceto que os cones retinianos contêm três pigmentos visuais distintos (iodopsinas) sensíveis ao vermelho, ao verde e à luz azul, respectivamente, com diferente absorbância máxima (435, 540 e 565nm). Essas três iodopsinas têm o mesmo cromatóforo, denominado 11-cis-retinal, e que diferem somente em suas opsoninas.

O olho dos primatas tem quatro pigmentos visuais: a rodopsina e três iodopsinas, conjuntamente cobrindo uma larga extensão do espectro. Quando os seres humanos recebem dietas com teores deficientes de vitamina A, sua habilidade para adaptação ao escuro acha-se grandemente diminuída.

Os bastonetes são mais afetados que os cones visuais.

Sobre a depleção do retinol do fígado e do sangue (via de regra com concentrações abaixo de 20mcg de retinol/dl de plasma), a concentração de retinol e rodopsina diminuem na retina. A menos que a deficiência seja superada, a opsina sem o efeito estabilizante do retinol decai e a deterioração anatômica dos bastonetes externos tem lugar.

Modificações estruturais irreversíveis conduzem à cegueira sobrevinda em ratos mantidos com uma dieta deficiente em vitamina A, processo que leva dez meses. Em curto prazo a privação de vitamina A à adaptação ao escuro pode ser imediatamente restabelecida ao normal pela adição de retinol.

Entretanto, a visão não retorna ao normal por várias semanas do que após a administração de adequadas quantidades de retinol tenham sido supridas. A causa para esta demora é desconhecida.

O retinol também se acha relacionado na síntese dos corticosteróides. Entre suas funções na bioquímica e fisiologia dos processos metabólicos a vitamina A apresenta alguns efeitos que são de natureza farmacológica, não tendo nada diretamente com a eliminação da deficiência da vitamina A.

Na literatura são assinalados vários exemplos nesse sentido em experiências em animais, como na regeneração do epitélio traqueobronquial, lesado por inalação de vapor de aldeído fórmico, apresentando recuperação mais rápida após suplementação com vitamina A que nos animais não controlados (13).

Os efeitos inibidores da vitamina A na queratinização da pele são conhecidos há muito tempo, obtendo alguns autores um significativo decréscimo no número de células após um tratamento por 30 dias com vitamina A no teor de 150.000UI diárias.

A vitamina A acha-se relacionada com os processos de crescimento e desenvolvimento normais dos tecidos ósseos e dentário, sendo essencial para o crescimento no homem e em outros animais.

A vitamina A exerce importante papel na manutenção da integridade de todas as células epiteliais do organismo, achando-se na dependência de um suprimento adequado de retinol, que também é indispensável na indução e controle da diferenciação epitelial no muco secretado ou na queratinização dos tecidos, o que leva à supressão das secreções normais e, consequentemente, irritação e infecção.

A propriedade do retinol de controlar a diferenciação e a proliferação epitelial, tem apresentado remarcado interesse na atuação do retinol e compostos similares na regeneração em ratos normais do epitélio traqueobrônquico destruído por inalação forçada de vapor de aldeído fórmico, cuja regeneração se processa mais rapidamente após suplementação de retinol, do que em ratos de controle não tratados, como assinalamos atrás.

O efeito inibidor da vitamina A na queratinização da pele, tem sido relatado por diversos autores; Pinkus e Hunter descreveram um significativo decréscimo no número de células lesadas após tratamento com altas doses diárias de vitamina A (48).

O papel da vitamina A no controle da diferenciação e proliferação epitelial, também tem sido estudado na carcinogênese, Moon e Itri (43). Dessa forma, a deficiência de vitamina A parece aumentar a suscetibilidade à carcinogênese, mesmo no homem, havendo marcada hiperplasia e síntese de DNA aumentada pelas células de vários epitélios e reduzida diferenciação celular (43).

O efeito exercido pela administração do retinol e outros retinóides em reverter as alterações epiteliais em vários tecidos tem sido assinalado por diversos pesquisadores, porém o mecanismo exato do efeito anticancerígeno permanece não esclarecido, mas apresentando grande interesse, pois o efeito é observado no mesmo nível se o retinol é administrado várias semanas após a exposição ao agente cancerígeno, o que leva a sugerir sua interferência com a produção ou progressão das etapas da carcinogênese (43).

Outros mecanismos têm sido aventados podendo contribuir para o efeito anticâncer que incluem a indução ou diferenciação em células malignas para formar células morfologicamente normais, pela supressão do fenótipo maligno que foi previamente induzido por agente carcinogênico, ou pela melhoria nos mecanismos de defesa do hospedeiro. Além dessas importantes ações, o retinol também parece possuir uma função bioquímica específica na síntese da manose e galactose contidas em glicoproteínas e em glicolipídios.

Outra importante função do retinol é a da sua conversão em retinil fosfato nos tecidos, reação essa catalisada por uma enzima microssomal. Dessa forma, o produto glicosilado derivado do retinol vai mediar a transferência da manose na superfície celular das glicoproteínas, sendo a formação de tais proteínas abruptamente reduzida, quando ocorre deficiência de retinol.

## SINAIS E SINTOMAS DE DEFICIÊNCIA

Os sinais e sintomas de deficiência de vitamina A caracterizam-se por alterações em órgãos e tecidos de origem ectodérmica. As reservas tissulares no adulto normal são amplamente suficientes para atender às necessidades normais do organismo, assinalando-se que a deficiência ocorre em maior difusão em certas regiões da África, Ásia e América do Sul, principalmente em crianças de baixa idade, associada à deficiência proteica.

No Brasil, em regiões do Nordeste, as afecções oculares atingem certa frequência, o que tem levado as autoridades ao emprego de meios visando o fornecimento de vitamina A em forma medicamentosa. Estima-se que cerca de 4 milhões de crianças na infância sofrem de deficiência de vitamina A, podendo ser fatal em crianças sofrendo de Kwashiorkor. Entre adultos a deficiência é comumente encontrada nas doenças crônicas que afetam a absorção, como as afecções dos tratos hepático e biliar, *sprue*, colite ou em regimes dietéticos inadequados. Os sintomas específicos de deficiência da vitamina A são frequentemente reversíveis, providenciada em muitos casos a medicação com vitamina A em doses suficientes e levar em consideração que o paciente não apresente complicação por afecção secundária adicional ou por outras alterações de natureza nutricional, como a deficiência proteica.

Um sintoma precoce é a hemeralopia com elevada sensibilidade à luminosidade, sendo frequente que ela apareça após longo período de tempo para o aparecimento das alterações anatomopatológicas como a queratose conjuntival e a queratomalacia, como também a queratinização da pele e das mucosas.

Sinais e sintomas de deficiência de vitamina A leve são facilmente observados: lesões da pele, como a hiperqueratose folicular e infecções são os sinais mais precoces da deficiência, porém a manifestação mais reconhecível é a cegueira noturna que, como já assinalamos, somente aparece quando a deficiência é grave.

Para o lado dos olhos observa-se que a queratomalacia, caracterizada por dessicação, úlcera exerose da córnea e conjuntivite, é ocasionalmente vista como um sintoma em crianças muito pequenas, recebendo dietas deficientes da vitamina A. Ela é precedida, comumente, pela cegueira noturna, que aparece como sinal precoce e, por último, deficiência grave da visão que culmina com a cegueira.

Acham-se assinaladas manifestações para o lado do epitélio broncorespiratório, com secreção de muco por queratinização, levando à infecção rapidamente. Outras manifestações têm sido descritas para o lado do aparelho genitúrinário, como a frequência de cálculos. Em animais, a deficiência de vitamina A acha-se associada com defeitos do desenvolvimento e modelação dos ossos.

## HIPERVITAMINOSE

A hipervitaminose A pode se apresentar sob forma aguda, subaguda e crônica, via de regra ocasionada pela administração de altas doses de medicamentos que a contém isoladamente ou em associação com outras vitaminas, principalmente a vitamina D, por longo tempo.

A hipervitaminose A ocorre em pacientes com insuficiência renal crônica e não em pacientes com insuficiência renal aguda. No caso da vitamina A ser administrada em solução oleosa, as doses toleradas são muito mais altas do que a administrada em forma dispersada ou emulsificada.

A vitamina A administrada em forma ininterrupta da dose de 5.000UI/kg/peso por dia em preparação oleosa leva cerca de seis meses para a aparição dos sinais de hipervitaminose; quando essa dose é administrada com preparação aquosa esse tempo é reduzido a três meses. Essa ocorrência deve-se ao processo de absorção das preparações.

No rato, a única dose oral de 1.600.000UI de vitamina A pode provocar convulsões que chegam até à morte em poucas horas. Os sintomas de hipervitaminose foram principalmente descritos nos exploradores árticos após alimentação rica em fígado de peixes do mar, apresentando esses indivíduos um quadro de intoxicação vitamínica A aguda (35).

A administração de doses de retinóides em excesso das necessidades, resulta no aparecimento de uma síndrome conhecida como síndrome de hipervitaminose A e em 1984, Kahn e col. (13) assinalaram 600 casos na literatura médica.

Excesso de vitamina E parece exercer proteção contra a hipervitaminose A.

Nos adultos, ela é caracterizada por cefaléia, por aumento da pressão craniana, cansaço, sonolência, náuseas. Superdosagem crônica resulta em fadiga, perda do apetite, descamação da pele, queda do cabelo, prurido, hepatomegalia, papiledema e diplopia e a despeito das dores intensas nos ossos longos e articulações, as modificações clínicas estão ausentes.

Em crianças, o aumento da pressão intracraniana se manifesta pelo aumento das fontanelas (síndrome de Marie-See). A hiperostose cortical nos ossos longos e a soldadura precoce das epífises, são observadas pela radiografia em crianças.

Clinicamente, além dos sinais e sintomas, os níveis acima de 500UI/dl no sangue, constituem indicação adicional da hipervitaminose.

A vitamina A em altas concentrações de gordura pode contribuir para a biossíntese do colesterol e distribuição e deposição na ateroesclerose.

Hipervitaminose A e hipercalcemia têm sido relatadas em indivíduos que tomaram 150.000UI de vitamina por longo período e uma adição de vitamina D (14).

## TERAPÊUTICA

- *Vias de administração*: oral e parenteral (intramuscular, local e retal).
- *Formas farmacêuticas*: cápsulas, pérolas, drágeas, soluções oleosas, dispersões hidromiscíveis, pomadas, emulsões (a vitamina hidrossolubilizada em estado de emulsão é obtida por meio de emulsionantes e dispersantes, e apresenta a vantagem de não necessitar de veículo oleoso para seu uso).
- *Contra-indicações*: litíase urática e oxálica.

## RELAÇÕES COM OUTRAS SUBSTÂNCIAS

A vitamina A mantém equilíbrio fisiológico com as vitaminas E e D e doses elevadas podem romper o equilíbrio com as outras e acarretar o aparecimento de manifestações antagônicas.

O Food Drugs Administration (20) propôs que as preparações contendo grandes doses de vitaminas A e D, como 100.000UI e 400UI, respectivamente, devem ser obtidas somente por prescrição médica. No tratamento da xeroftalmia atualmente dá-se preferência à injeção intramuscular de 100.000UI de palmitato de retinil em solução miscível na água, seguida de outras 100.000UI pela boca em uma solução oleosa de palmitato de retinil ou palmitato de vitamina A no dia seguinte (39).

## USOS TERAPÊUTICOS

- *Específicos*: todas as manifestações de deficiência de vitamina A.
- *Inespecíficos*: a conversão do retinil em vitamina A, ácido e retinóides produzem efeitos terapêuticos como substâncias para uso tópico e oral de condições precursoras dermatológicas, podendo os retinóides exercerem ação antiinflamatória.

O caroteno e seu derivado cantaxantina são adequados para o tratamento da fotodermatose, com administração de altas doses, pois os carotenóides formam a base para uma distribuição extensa dos pigmentos naturais. A tretinoína (ácido retinóico) é empregada para estimular o epitélio a produzir células córneas para diminuir a marcha e reduzir a coesão, provavelmente por alterar a síntese ou a qualidade da substância cimentar que liga a inclusão das células córneas.

A tretinoína é empregada basicamente no tratamento da acne, na hiperpigmentação folicular, que se acha relacionada com a morfogênese da acne, sendo empregada na acne juvenil, na acne vulgar no qual os comedões, pápulas e pústulas predominam.

A síndrome da tensão pré-menstrual pode ser prevenida pelo emprego de vitamina A cerca de 10 dias antes da data de menstruação.

## FONTES ALIMENTARES

Vitamina A preformada: retinol — fígado e rim de animais terrestres e aquáticos, leite integral, creme de leite, queijos, manteiga, peixes, gema de ovos.

Provitaminas (carotenóides) vegetais folhosos, legumes ou frutos. Fontes não alimentares: óleos de fígados de peixes teleósteos, como os de albacora, atum, bacalhau, bonito, hipoglosso e principalmente de várias espécies de cação encontradas no Brasil (11).

Na acne *vulgaris* o uso tópico da tretinoína tem sido recomendado, sendo no entanto o uso oral atualmente mais extensivo pela sua grande efetividade sobre os nódulos císticos recalcitrantes, mas isso deve ser reservado para pacientes que não respondem ao tratamento convencional. A tretinoína tem sido indicada na psoríase e na *ptiriasis vulgaris*.

## NECESSIDADES HUMANAS

Atualmente as necessidades nutricionais de vitamina A são expressas em retinol. Os teores para lactentes acham-se relacionados com as quantidades de retinol no leite humano que contém de 65 a 70UI de vitamina A, ou seja, 19 a 20mcg de retinol por decilitro de leite.

Para as crianças de seis meses até 1 ano de idade as necessidades são de 400mcg de retinol. Para o adulto normal a taxa é de 750mcg de retinol ou 2.500UI de vitamina A. Para as gestantes e lactantes essas doses devem receber um acréscimo de 1.000 a 2.000UI de vitamina A ou a sua conversão em retinol (39).

## CONVERSÕES

I Unidade Internacional de vitamina A é igual:

- 0,3mcg de retinol

- 0,344mcg de retinil (acetato)
- 0,6mcg de beta-caroteno
- 12mcg de outros carotenos que possuem atividade vitamínica A.

Quanto aos teores de vitamina A, os mesmos podem ser convertidos em equivalentes de retinol, desta forma:

- 1 Equivalente de retinol (ER) de vitamina A é igual:

- 1mcg de retinol
- 0,6mcg de beta-caroteno
- 12,0mcg de outros carotenóides de provitamina A
- 3,33UI de retinol
- 10UI de beta-caroteno.

*Nota*: consultar, no final do livro, os Quadros completos das necessidades de todas as vitaminas e outros nutrientes.

## INTERAÇÕES

Constituem um capítulo dos mais importantes não só em terapêutica como em nutrição as diversas interações que podem ocorrer entre medicamentos com medicamentos e medicamentos com alimentos. As interações entre alimentos também apresentam grande importância, sendo seu estudo ainda relativamente pequeno (14).

Interações entre medicamentos e a vitamina A:

A colestiramina pode induzir a deficiência de vitamina A.

A isotretinoína é uma substância estreitamente relacionada com a vitamina A e pacientes em que a droga é administrada podem exibir manifestações de toxicidade da vitamina A, como diarreia, anorexia, irritabilidade, cefaléia, fraqueza muscular, perda de peso, pele escamosa e queda de cabelo.

Kanamicina — pode alterar a absorção das gorduras e acarretar malabsorção das vitaminas A e K.

Óleos minerais — possíveis deficiências de vitaminas A, D e K.

# *Vitamina D*

*Sinonímia*: Calciferol, colecalciferol, vitamina anti-raquítica.

Antes da descoberta da vitamina D, uma alta incidência de crianças morando em zonas urbanas, principalmente em regiões frias e temperadas desenvolvia o raquitismo, acreditando-se que a doença era devida à falta de ar fresco e calor, enquanto outros já acusavam um fator dietético causador da doença, que reconheciam que o crescimento normal dos ossos devia estar relacionado com alguma substância que as gorduras naturais deveriam encerrar.

Em 1920, em seus trabalhos, Mellanby e Huldschinsky demonstraram que suas noções eram corretas ao afirmar que o óleo de fígado de bacalhau ou a exposição à luz tinham por costume prevenir ou curar o raquitismo. O óleo de fígado de bacalhau, no início do século XIX, era um remédio conhecido do povo, e aceito pelos médicos como um agente medicamentoso para o raquitismo. A obtenção do óleo de fígado de bacalhau deve-se ao fato de que as pescas marítimas atravessaram desde o século XI, três fases principais. Do XI ao X século, desenvolveu-se e floresceu a pesca do arenque. A partir do século XVI iniciam-se as expedições transatlânticas à Terra Nova e o bacalhau substitui o arenque, como produto de grande comércio.

A abundância do bacalhau em certas regiões e épocas do ano, e a industrialização da parte muscular, levaram os industriais a aproveitar o óleo do fígado desses gádidas, que apresenta cerca de 63% de seu peso sob forma de óleo.

Em 1929, Steenbock e Hess, independentemente, demonstraram que a propriedade anti-raquítica poderia ser proporcionada por alimentos que continham certas substâncias lipossolúveis pela exposição aos raios ultravioleta, e o que permitiu a obtenção de um preparado de vitamina D concentrada, o viosterol, antes do isolamento da vitamina cristalina pura, o calciferol, em 1935.

Assim, com o estabelecimento da relação entre o raquitismo e a carência solar e o efeito curativo dos raios ultravioleta foi, pode-se dizer, dado um passo definitivo para o reconhecimento da ação protetora e curativa da vitamina D (36).

Sob a denominação genérica de vitamina D são incluídas várias substâncias possuindo a propriedade de prevenir ou curar o raquitismo, sendo, portanto, diversas as vitaminas D assinaladas pelos autores e derivados de esteróis que adquirem propriedades anti-raquíticas quando são expostos à irradiação ultravioleta.

Já foram identificados 11 compostos com atividade vitamina D, mas os mais importantes são o calciferol ou ergosterol ou vitamina D2 e o colecalciferol ou vitamina D3, produzidos respectivamente pela irradiação do ergosterol e do 7-diidrocolesterol e também o calcitriol.

Fórmulas das vitaminas D2 e D3.

Vitamina $D_2$ (ergocalciferol)

Vitamina $D_3$ (colecalciferol)

10 ug colecalciferol = 400 IU de vitamina D

## PROVITAMINAS D

Costuma-se considerar como provitamina D toda substância capaz de ser modificada, isto é, ativada pela exposição aos raios ultravioleta, adquirindo propriedades anti-raquíticas. Pertencem ao grupo dos esteróis e sua molécula tem o esqueleto ciclopentano-peridrofenantreno. Assinala-se que algumas dessas vitaminas podem originar substâncias com atividade anti-raquítica, de estrutura bem conhecida, assim como substâncias ainda pouco conhecidas.

## METABOLISMO

A vitamina D administrada oralmente sofre absorção principalmente no jejuno, sendo a absorção duodenal de menor importância. A absorção do calciferol é realizada em duas etapas: absorção rápida pela mucosa intestinal sendo seguida por transporte lento para a linfa onde a vitamina é encontrada sob forma livre e apenas uma menor proporção se apresenta esterificada com ácidos graxos saturados.

O calciferol para sua melhor absorção necessita da presença do taurocolato, sendo transportado no plasma ligado a lipoproteínas, estas como alfa-globulinas, sendo que a ativação final ocorre no rim. No organismo animal o colesterol é convertido parcialmente, por uma diidrogenase em 7-diidrocolesterol que é então transformado em colecalciferol na pele sob a ação dos raios ultravioleta, sendo similar o mecanismo de conversão do ergosterol em ergocalciferol.

O fígado é o local de transformação da vitamina D em seu derivado 25-hidroxicolecalciferol, que também circula no plasma em combinação com a vitamina D ligado a proteínas. Esse derivado tem uma meia-vida biológica de 19 dias e constitui a maior forma circulante de vitamina D.

A meia-vida do calcitriol no plasma é estimada entre 3 a 5 dias, no homem, e 40% da dose administrada são excretados em 10 dias. O calcitriol é hidrolisado em 1,24,25 (0H3) D3 pela hidroxilase renal.

A rota primária da excreção da vitamina D é a bile e apenas uma pequena quantidade da dose administrada é eliminada pela urina.

Holick e col. encontraram uma substância intermediária na reação fotólise (ação dos raios ultravioleta), a provitamina D3, a 6,7-cis-isômero que se acumula na pele após exposição aos raios ultravioleta. Esta substância se converte lenta e espontaneamente em vitamina D3 por algum tempo, após a referida exposição à luz ultravioleta (38).

A forma ativa da vitamina D acredita-se agora ser o calcitriol (1,25-diidroxi-colecalciferol), que parece ser a forma ativa da vitamina D3 para o processo de absorção e deposição do cálcio. Assinala-se que esse metabólito não é produzido por animais nefrectomizados ou com lesão renal crônica e, dessa forma, o cálcio não é absorvido. Na bile nenhuma vitamina D é fixada, sendo a excreção fecal cerca de 3 a 6% da dose administrada.

De Luca e col. e Kodiek e col. (15) em experiências realizadas em ratos isolaram do fígado desses animais um metabólito polar, o 25-hidroxicolecalciferol que apresenta uma vez e meia maior atividade biológica que o colecalciferol. O referido metabólito parece ser responsável pela indução da síntese do sistema proteico necessário para o transporte do cálcio, o cálcio ligado à proteína, o CaBP, em que ele induz a transmissão da informação genética da estrutura do CaBP para o núcleo DNA, onde esta informação é estocada, sendo que o DNA serve como uma matriz para a síntese dessa proteína específica (29).

Na placenta, a vitamina D aparentemente a atravessa em grande parte sob forma inalterada, pois experiências realizadas em ratas revelaram que após a administração de uma dose-teste de calciferol marcado, a ratas grávidas no 48º dia de gestação ocorreu recuperação de cerca de 20% da radioatividade da quantidade administrada pelos fetos e desses apenas 13% foram transportados pelos metabólitos (20).

## FUNÇÕES

O papel fisiológico da vitamina D é caracterizado como o de um positivo regulador na homeostase do cálcio, sendo o metabolismo do fósforo afetado pela vitamina D da mesma maneira que o cálcio. O metabolismo dessas duas substâncias é dependente do próprio nível da vitamina D, sendo seus níveis sanguíneos influenciados pela absorção intestinal, metabolismo ósseo e excreção renal e predominantemente sob o controle da vitamina D, hormônio paratireoidiano e o calcitriol. Suas concentrações no plasma são essenciais para a coagulação sanguínea, a atividade muscular, o transporte dos impulsos nervosos aos músculos e a permeabilidade das membranas celulares. O corpo humano contém cerca de 1 grama de cálcio, estando a maioria depositada nos ossos.

Acha-se demonstrado que os efeitos farmacológicos da vitamina D devem ser separados dos mecanismos metabólicos em que a vitamina toma parte. Existem opiniões divergentes quanto ao mecanismo de absorção do cálcio, pois Schacther e col. (51) em pesquisas *in vitro* são de opinião que a absorção do cálcio para ser um processo diretamente ativo em oposição a um gradiente elétrico depende de um metabolismo oxidativo e influenciado pela vitamina D.

Em oposição, Harrison e Harrison (29), opinam que o principal efeito da vitamina D é o de incrementar a permeabilidade das membranas celulares para os íons cálcio.

Acha-se também demonstrado que a mudança do pH intestinal para o lado ácido facilita adicionalmente a absorção do cálcio, provavelmente por conversão do cálcio alcalino pouco solúvel em formas ácidas mais facilmente solúveis. Também é possível que a vitamina D possa modificar uma parte mudando o pH do meio intestinal, porque na ausência da vitamina D a absorção do cálcio é drasticamente reduzida.

De outro lado, a absorção do fosfato, que é o mais importante ânion dos sais de cálcio, não depende diretamente da presença da vitamina D. Com relação às concentrações de cálcio e íons fosfato no sangue elas não dependem exclusivamente do total desses dois componentes absorvidos, sendo também afetados por fatores de ordem físico-química e endócrina.

O valor numérico da solubilidade do cálcio produzida varia com a idade no homem e assim a manutenção de uma taxa normal de cálcio e fosfato e a manutenção de uma ótima solubilidade produzida acham-se na dependência de um adequado suprimento de vitamina D.

Para o lado da excreção renal, a vitamina D é também de suma importância na excreção do fósforo inorgânico. Quando da deficiência de vitamina D em animais de experimentação com glândulas paratireóides intactas, acha-se demonstrado um incremento da excreção renal de fosfato inorgânico devida à reabsorção tubular reduzida.

Em oposição, a excreção renal de fosfato inorgânico após paratireoidectomia é incrementada pela administração de vitamina D.

A atividade paratireoidea é, por conseguinte, de se supor que seja responsável para a manutenção normal da calcemia em muitos casos de raquitismo, a despeito da alteração da absorção de cálcio pelo intestino. Além disso, a vitamina é necessária para a perfeita atividade do hormônio paratireoidiano. Outro hormônio que exerce papel importante no metabolismo do cálcio é a tirocalcitonina, secretada pela tireóide, que inibe a liberação do cálcio para os ossos e, desse modo, exerce um efeito hipocalcimiante.

Quanto ao armazenamento, o organismo humano possui a capacidade de armazenar o cálcio, acreditando-se que os tecidos mantêm com tenacidade essa vitamina, sendo encontrada como reserva no fígado, cérebro, pele e ossos.

A eliminação biliar é reconhecida como a maior via para a excreção da vitamina D e seus metabólitos, existindo alguma evidência que a vitamina D ou seus metabólitos passam por conjugação glicurônica, taurina e glicínica.

## SINAIS E SINTOMAS DE CARÊNCIA DE VITAMINA D

A carência de vitamina D, problema dos climas frios e temperados, não é encontrada nos climas tropicais e subtropicais com a mesma frequência, sendo que nos países de clima frio e temperado costuma-se fazer uso de alimentos enriquecidos ou fortificados com vitamina D como o leite, podendo esse enriquecimento ser feito com a adição de vitamina D já formada em quantidades fixadas ou pelo processo de irradiação por lâmpadas de mercúrio ou raios ultravioleta.

Já nos países de clima ensolarado, como o nosso, a fotossíntese da vitamina D, no organismo humano, cobre essas necessidades satisfatoriamente, segundo é corrente. Apesar disso, o raquitismo e manifestações de deficiência de vitamina D são encontrados entre nós, sem a frequência assinalada em outros países.

Vários autores têm focalizado, por diversas vezes, que o raquitismo — que deveria ser raro entre nós, é aqui observado com relativa frequência, sendo a "domesticação", confinamento de crianças de pouca idade em locais habitacionais exíguos, sem possibilidade de se beneficiarem dos raios solares — fator dos mais importantes na sua aparição.

É observação não rara o encontro de crianças nas ruas, nos lactários, nas creches apresentando *genu valgum ou genu varum*, ventre proeminente, sinais — entre outros assinalados como de carência de vitamina D.

A deficiência de vitamina D resulta em uma inadequada absorção de cálcio e fosfato e, dessa forma, falência na manutenção do metabolismo do cálcio, com a resultante mobilização do cálcio dos depósitos ósseos, representa a mais séria desordem durante o período de crescimento ósseo que durante a vida adulta.

Consequentemente, a deficiência de vitamina D na infância, conhecida como raquitismo nas crianças, conduz rapidamente a sérias doenças ósseas metabólicas. O dano ao esqueleto é, face ao esgotamento dos depósitos ósseos, assim duplicado e quando a absorção de cálcio e de fosfato é diminuída, a excreção de cálcio e fosfato nas fezes é aumentada e a ossificação é paralisada.

Se a absorção é seriamente comprometida ou os seus requerimentos são aumentados, como na gravidez e lactação, uma carência de vitamina ou de cálcio dietético pode conduzir à osteomalacia, raquitismo do adulto. A clássica deficiência de vitamina D conhecida sob a denominação de raquitismo, que é uma doença da infância, caracteriza-se pela diminuição ou ausência de ossificação endocondral.

Sob o ponto de vista etiológico, entretanto, o raquitismo pode ser classificado não somente à deficiência de vitamina D, mas também o balanço entre cálcio e fósforo resta independente da vitamina D. O mais sensível e precoce sinal da fase inicial do raquitismo é um incremento na atividade da fosfatase alcalina sérica que pode ser detectada antes do aparecimento das manifestações clínicas.

Os sinais clínicos podem assumir diversas formas de acordo com a severidade da doença, sendo que nos estágios mais precoces e nos casos leves de raquitismo, o quadro clínico em crianças é dominado por sintomas inespecíficos como inquietação, irritabilidade, sudorese, e diminuição do apetite.

O primeiro e típico sinal objetivamente demonstrável afetando o sistema esquelético é um ligeiro engrossamento na demarcação no osso cartilagem das costelas que, na deficiência grave, desenvolve então o rosário raquítico. O fechamento das fontanelas, em crianças, é demorado e o crânio é mole e comumente deformável.

O craniotabes, entretanto, afetando particularmente o osso occipital, não deve ser necessariamente de origem raquítica e se for de observação nos três primeiros meses de vida requer diagnóstico diferencial entre raquitismo, osteogenesia imperfeita e brandura da abóbada da parte parietal do crânio.

No raquitismo, as proliferações osteóides da região da testa pode resultar na deformidade conhecida como *caput quadratum*, ocorrendo alargamento das epífises dos ossos longos devido à proliferação de tecido cartilaginoso, à incorporação diminuída de cálcio, especialmente os ossos da perna são demasiadamente débeis para sua função normal.

É comum a observação das pernas aparecerem deformadas (*genu varum e genu valgum*); as costelas podem estar afundadas pelo diafragma com deformação do esterno em ambos (tórax em funil) ou externo (peito de pombo), assim como deformação da pélvis, sendo porém raras as fraturas espontâneas.

Para o lado da dentição, ela também é afetada pela deficiência de vitamina D, com os dentes de leite e também os dentes permanentes experimentando vários defeitos. Os músculos abdominais apresentam atrofia e são lassos, o que leva a uma protrusão do abdômen (ventre de rã); os ligamentos da coluna vertebral são muito frouxos, proporcionando possível desenvolvimento de cifoescoliose.

Já nos estados avançados, as alterações ósseas são demonstradas radiologicamente como típicas. No sangue, a determinação da calcemia não representa segura informação diagnóstica, porque se encontra marcadamente reduzida apenas na espasmofilia, e, em oposição, a concentração do fosfato inorgânico no soro está sempre abaixo da taxa normal que é: em crianças, menos de 2,1 mval/l = 1,17nmal/l, e o produto resultante do cálcio no soro vezes fosfato do soro está diminuído a menos de 32.

O raquitismo não tratado geralmente cura espontaneamente após o curso de vários meses e diferentemente de outras afecções causadas por deficiência de vitamina D. O raquitismo não é fatal, sendo no entanto as deformações ósseas e os defeitos do esmalte dentário, irreversíveis.

## HIPERVITAMINOSE D

### Efeitos Tóxicos

Sob o ponto de vista alimentar, face o pequeno teor de vitamina D nos alimentos de hábito, a hipervitaminose não ocorre.

Quanto a parte medicamentosa, a dose tóxica de vitamina D em experiências em animais os sintomas de superdosagem são bem conhecidos, mas diferem de acordo com as espécies animais, não havendo concordância geral sobre a relativa toxicidade das vitaminas D2 e D3.

As diferenças entre as espécies estudadas podem ser devidas ao caráter particular de seus tecidos, tendo também influência o modo de administração da vitamina, devido o processo de sua absorção.

A deposição de sais de cálcio, sob forma de carbonato, se localiza nos rins, miocárdio, artérias, paratireóides, alvéolos pulmonares, pâncreas e estômago, sendo os rins mais afetados gravemente, levando à morte por uremia.

No homem adulto a dose tóxica é geralmente de 100.000UI diárias por um ou dois meses e nas crianças cerca de 20.000 a 40.000UI, diariamente.

Assinala-se que essas doses devem merecer cuidados e vigilância, face o seu teor e as manifestações indesejáveis que podem provocar, que se caracterizam por náuseas, lassidão, vômitos, anorexia, perda de peso, sudorese profusa, cefaléia, sede e vertigem. A concentração de cálcio no sangue e na urina é aumentada, enquanto a atividade da fosfatase alcalina no soro permanece em taxa normal. A parede dos vasos sanguíneos e principalmente os tubos renais, são preferencialmente atingidos.

São observados sinais típicos de calcinefrose e aumento da ureia assim como hematúria e cilindrúria, levando à uremia e ao êxito letal. Assinale-se que os indivíduos renais crônicos podem apresentar resistência à vitamina D. Além das manifestações descritas, foram assinaladas lesões distróficas na córnea e na conjuntiva.

A relação entre a exposição a doses excessivas de vitamina D durante a gravidez e o desenvolvimento de crianças como causa de anormalidades cranianas, faciais e dentárias, foi assinalada em alguns casos.

As medidas específicas na terapia da hipervitaminose D constam de descontinuação na medicação, dieta baixa em cálcio, e ampla administração de líquidos. A concentração de cálcio no soro volta lentamente ao normal num período de poucos meses.

Pesquisas recentes referem que além do 1,25-diidroxicolecalciferol outros metabólitos podem ser detectados no organismo e produzidos pela sua hidroxilação em vários locais e por intermédio de mudanças moleculares, como a adição de um átomo de flúor, novas substâncias foram produzidas e testadas, no sentido de estudar não apenas seu efeito sobre o cálcio e o fósforo, mas também de outros eletrólitos, como o zinco e o magnésio.

A absorção oral do cálcio pode ser reduzida pelo emprego oral de sulfato de sódio e a administração de cortisona tem sido preconizada para redução da hipercalcemia, nos casos graves, e ainda como antídotos assinala-se a vitamina A e o benzoato de estradiol.

## TERAPÊUTICA

*Vias de administração medicamentosa:* oral e parenteral.

*Formas farmacêuticas:* cápsulas, soluções injetáveis oleosas, em tabletes, em pomadas para uso tópico cutâneo e ocular.

A principal indicação da vitamina Déa profilaxia e terapêutica do raquitismo e recentemente também no hipoparatireoidismo e em certas condições a osteomalacia. No comércio a vitamina D é encontrada sob forma isolada ou em associação com a vitamina A, vitaminas do complexo B, vitamina B12, ácido ascórbico, sais de cálcio, ferro.

Crianças prematuras e lactentes geralmente constituem grupo de maior risco que crianças alimentadas ao seio. Como norma, entretanto, toda criança em período de crescimento e que não possa ser exposta à luz solar de maneira conveniente, deve ser tratada profilaticamente com vitamina D no teor de 500 a 1.000UI.

Em casos de grande necessidade, doses elevadas são possíveis, face a capacidade do organismo armazenar certa quantidade da vitamina.

Nesses casos, acha-se preconizado o emprego de doses maciças de 10 a 15mg administradas como simples dose, oralmente, que podem proteger a criança por cerca de seis meses.

Aconselha-se, no entanto, que a profilaxia deve ser feita através de pequenas doses, ficando as altas doses para os casos graves.

No raquitismo em crianças pequenas as doses indicadas são de 5.000UI, diárias em casos leves, e de 10.000UI, em casos graves.

Nos casos resistentes são preconizadas doses de 50.000 até 500.000UI diárias, devendo ser salientado que em muitos casos outros fatores estão envolvidos.

Na espasmofilia devida à rápida fixação do cálcio nos ossos e como resultado uma queda da concentração sérica do cálcio, a terapia com vitamina D deve ser associada pela administração oral de cálcio, que nos casos agudos deve ser empregado por via parenteral (intramuscular ou intravenosa).

No hipoparatireoidismo, o emprego de altas doses de vitamina D acarreta fosfatúria, com aumento da calcemia. A vitamina D de escolha deve ser o calciferol, mais efetivo que o diidrotaquisterol.

A osteomalacia requer a administração de vitamina D juntamente com o cálcio e fosfato, nos casos associados com diarreia, insuficiência da função biliar.

Além das vitaminas D2 e D3, o calciferol e o colecalciferol, podem ser usados terapeuticamente em certos casos:

1-a-hidroxicolecalciferol: é ativo quando por via oral; usado em lugar do calciferol e do 1,25-diidrocolecalciferol, em casos de raquitismo, osteomalacia e osteoporose.

Diidrotaquisterol: usado por via oral e em solução oleosa; apresenta ação cumulativa, devendo sua dosagem ser controlada. Como vimos, sua capacidade de aumentar a concentração do cálcio no sangue é equivalente a do calciferol, porém seu efeito anti-raquítico é menor.

## FONTES

A vitamina D é encontrada em grande quantidade no óleo de fígado de peixes teleósteos, principalmente o lambari, (também conhecido como piaba, com 2.000UI), e em teores ainda maiores no óleo de fígado de bacalhau, arenque, atum e principalmente nos óleos de certas espécies de cação.

## NECESSIDADES NUTRICIONAIS

Assinala-se ser difícil precisar as necessidades de vitamina D, considerando a intervenção de certos fatores tais como: fontes alimentares e a exposição à luz solar, sendo fato por demais conhecido a impossibilidade de se obter as quotas de 400 a 800UI diárias com a alimentação normal sem o emprego de alimentos enriquecidos ou fortificados com vitamina D.

De acordo com os dados da Food and Nutrition e da Comissão de Especialistas da OMS, deve-se dar prioridade para os lactentes e crianças pequenas, do nascimento até os seis anos de idade em virtude do baixo teor existente nos leites materno e de animais, de maneira a prevenir o raquitismo e acarretar a absorção de cálcio e de fósforo, visando a formação adequada do tecido ósseo e o crescimento ponderal satisfatório.

A Food Nutrition Board, nas suas recomendações de 1980, fixou de 400UI para todos os estágios de vida, com exceção de indivíduos compreendidos na idade de 23 a 51 anos, de ambos os sexos.

A FAO/OMS recomenda a vitamina D em microgramas de colecalciferol e não em unidades internacionais, da seguinte forma: do nascimento até os seis anos de idade, 10mcg; dos sete anos até a idade adulta, 2,5mcg em ambos os sexos; gestação, na metade final, 10mcg e na lactação, nos seis primeiros meses, 10mcg.

## PADRÕES INTERNACIONAIS

- 1 Unidade Internacional = 0,025mcg de vitamina D3.

## INTERAÇÕES (14)

A *Colestiramina* (redutor do colesterol) pode causar má absorção das gorduras e também das vitaminas A, D, E e K.

- *Corticosteróides* — o uso prolongado de corticosteróides pode ocasionar baixa do cálcio, desde que essa droga reduz a absorção do cálcio e aumenta as perdas dos ossos. A diminuição na absorção é devida a uma incapacidade para produzir vitamina ativa, essencial à absorção do cálcio. A absorção do fósforo também se acha diminuída, que, por sua vez, pode aumentar a baixa do cálcio orgânico.

Aconselha-se por ocasião da administração de corticóides o emprego de 400 a 800UI de vitamina D por dia.

Alimentos que podem diminuir a absorção do cálcio podem ser temporariamente restringidos como o espinafre, cacau, chocolate, beterraba e chá.

Os corticosteróides aumentam a taxa de excreção do potássio. Empregar alimentos ricos em potássio na dieta como laranjas, bananas entre outros.

- *Cloridrato de fenfluramina* (supressor do apetite). Pode causar deficiência das vitaminas A, D, E e K.
- *Glutetimida* (ansiolítico) — acelera a proporção na qual o fígado cinde a vitamina D, permitindo sua excreção antes de estar completamente efetiva.
- *Fenobarbital* — acelera a cisão da vitamina D, criando uma pequena deficiência.
- *Fenitoína* — pode ocasionar deficiência das vitaminas D e K e ácido fólico; doses excessivas de piridoxina diminuem sua potência.
- *Primidona* — aumenta a velocidade da degradação da vitamina D, o que pode ocasionar uma deficiência grave desta vitamina.

# Vitamina E

*Sinonímia:* Vitamina antiesterilidade.

Data da década de 20, o reconhecimento de um fator essencial para a reprodução do rato, pois em 1919-20 se suspeitou da existência de um fator nutricional antiesterilidade, ao observar que dietas apesar de conterem as vitaminas A e D e outras vitaminas então conhecidas permitiam que as ratas ficassem estéreis. Em 1922, Evans e Bishop precisaram esse fator essencial para a reprodução do rato que tomou o nome de vitamina antiesterilidade.

A partir dessa época, numerosos trabalhos foram realizados demonstrando que a deficiência da vitamina ocasionava a destruição das células germinativas dos testículos dos machos e, dessa forma, esterilidade.

Nos animais, os sinais de deficiência incluem anormalidades estruturais e funcionais de muitos órgãos e sistemas, acompanhando estas alterações morfológicas defeitos bioquímicos que envolvem o metabolismo dos lipídios e numerosos outros sistemas enzimáticos.

Quando se realiza o cruzamento de uma rata com deficiência de vitamina E com um macho normal, costuma haver ovulação e implantação do ovo de maneira normal; porém na segunda metade da gestação ocorre a morte e a reabsorção do feto em desenvolvimento.

No homem, sob o ponto de vista clínico, não parece que a vitamina E seja um fator de relevo na reprodução ou na distrofia muscular encontrada em coelhos submetidos a dietas isentas de produtos que contenham essa vitamina. Fato interessante a assinalar é que vários sinais e sintomas observados na sua deficiência em animais assemelham-se de modo superficial com estados patológicos no homem.

Também certas modificações orgânicas assinaladas no homem parecem indicar deficiência de vitamina E, sendo o sistema reprodutor particularmente atingido, assim como os nervos, tecidos musculares e o sistema vascular, de acordo com dados assinalados por diversos autores.

A vitamina E foi isolada por Evans e col., em 1936, no óleo do germe de trigo e oito tocoferóis que ocorrem naturalmente com atividade vitamínica são atualmente conhecidos. O alfa-tocoferol é considerado o mais importante de todos, representando 90% dos tocoferóis nos tecidos animais, manifestando grande atividade biológica em muitos sistemas orgânicos. Foi identificado quimicamente por Fernholtz, em 1938, e sintetizado por Karrer e col. no mesmo ano.

Os tocoferóis são facilmente oxidados, mas quando presentes naturalmente nos óleos e gorduras atuam como antioxidantes, sendo protegidos pela presença de estabilizantes e inibidores. Os tocoferóis se alteram rapidamente quando expostos ao ar ou à luz ultravioleta.

Resistem melhor à cocção em meio não alcalino; parecem exercer ação protetora sobre a vitamina A. Na indústria farmacêutica e alimentar os tocoferóis são usados como agentes antioxidantes.

## METABOLISMO

O tocoferol administrado oralmente é absorvido pelo trato gastrintestinal por um mecanismo provavelmente semelhante ao das outras vitaminas lipossolúveis no teor de 50 a 85%, sendo a bile essencial à sua absorção. É transportado no plasma como tocoferol livre unido à beta e lipo-proteínas, sendo rapidamente distribuído nos tecidos. Armazena-se no tecido adiposo, sendo mobilizado com a gordura.

Administrado em teores elevados é lentamente excretado pela bile e o restante é eliminado pela urina como glicorunídios do ácido tocoferônico, sendo que outros metabólitos são também eliminados pelas fezes. O alfa-tocoferol é considerado como a forma de vitamina E genuína, mas o acetato e o succinato são usados face a grande estabilidade à oxidação; ambos os ésteres sofrem hidrólise no tubo gastrintestinal para libertar a forma ativa, quando dada pela via oral.

Após administração de grandes doses de tocoferol, a urina humana elimina diversos metabólitos (58).

**Fórmula**

Tocoferol
1 IU = 1 mg DL- -tocoferol acetato

## FUNÇÕES

A vitamina E é um antioxidante, usado para prevenir que outras substâncias se combinem com o oxigênio e sejam modificadas por ele, protegendo alimentos, a vitamina A, várias enzimas e hormônios de uma prematura transformação química, sendo que diversas pesquisas referem sua influência sobre as gônadas e consequente fertilidade.

Atuando como um antioxidante a vitamina E presumivelmente previne a oxidação de constituintes celulares essenciais como a ubiquinona (coenzima Q) ou previne a formação de produtos tóxicos da oxidação. Dietas elevadas em ácidos graxos poliinsaturados aumentam em animais as necessidades de vitamina E (27).

Certas substâncias como os antioxidantes sintéticos, selênio, alguns aminoácidos contendo enxofre e o grupo da coenzima Q são capazes de prevenir ou reverter alguns dos sintomas da deficiência da vitamina E em espécies animais. Experiências realizadas em animais assinalam que a adição suplementar de vitamina E proporciona proteção contra diversas drogas, metais e produtos químicos que podem iniciar a formação de radicais livres, porém tal proteção não foi observada no homem.

A absorção da vitamina A é aumentada pela administração da vitamina E e concentrações celulares de vitamina A são aumentadas. Isso pode ser referido pela sua proteção pelas propriedades antioxidantes da vitamina E. De outro lado, a vitamina E parece exercer proteção contra certos efeitos da hipervitaminose A (26).

Coelhos jovens tratados com altas doses de vitamina E alcançaram maturidade sexual mais precoce que os animais de controle, sendo esses resultados similares aos obtidos com os ratos.

Altas doses de vitamina E aparentemente efetuam o balanço endócrino em alguns locais, não sendo seus mecanismos inteiramente conhecidos; provavelmente a vitamina E estimula em ratos a secreção de SFH e ICSH (hormônio folículo-estimulante e hormônio estimulante das células intersticiais, respectivamente).

Acha-se demonstrada sua ação em diversos tecidos como o nervoso e o muscular e a presença ou retardamento da formação de lipídios peróxidos poliinsaturados ou ácidos graxos em animais.

Isso é demonstrado pelo fato de a gordura dos organismos animais sofrendo de deficiência de vitamina E, armazenada após a morte dos animais, experimentarem rancificação rápida sob a ação do oxigênio atmosférico, não sendo isso observado em casos em que a gordura do organismo humano ou de animais receberam uma dieta rica em vitamina E.

A vitamina E impede a intoxicação por oxigênio puro por causa do seu baixo potencial redox, e aparentemente também previne a formação de peróxidos sob condições idênticas, o que foi demonstrado recentemente. No entanto, o completo mecanismo de ação dos tocoferóis permanece pouco conhecido, especialmente como aquele que é o do papel da vitamina E na respiração celular.

De acordo com estudos recentes, o papel na cadeia respiratória e no transporte elétron originalmente descrito para a vitamina E deve ser motivo de novos estudos, visto que a vitamina E apenas protege de modo geral contra a oxidação. A pré-medicação realizada com vitamina E marcada aumentou o limiar de tolerância para preparações digitálicas sem limitar a ação terapêutica dos glicosídios cardíacos.

A vitamina E tem sido empregada com sucesso com uma dosagem de 200mg no tratamento de um limitado número de pacientes com sintomas de intoxicação digitálica.

## SINAIS E SINTOMAS DE DEFICIÊNCIA

Os sintomas e sinais de deficiência no homem são muito raros e assemelham-se aos estados de deficiência experimentalmente produzidos em animais, tendo sido assinalados poucos casos isolados.

Três casos foram relatados por Horwik e Bailey (32) (33), de deficiência de vitamina E apresentando encefalopatia devido à administração parenteral de altas doses de gorduras poliinsaturadas, sendo os sintomas clínicos e histopatológicos semelhantes àqueles observados pela encefalomalacia em pintos.

Kerner e Golbloon (35) em experiências realizadas em tecidos de crianças com deficiência de vitamina E, descreveram a ocorrência de deposição de lipopigmentos como ceróide e lipofucsina em seus tecidos, tendo também sido encontrado pigmento ceróide no músculo elevador do intestino delgado em adultos que apresentam alterações na absorção e esteatorréia.

Outra manifestação de deficiência de vitamina E inclui o depósito de lipoperóxidos nos tecidos, creatinúria, resistência osmótica reduzida, assim como redução do tempo de vida das hemácias e, ocasionalmente, de formação de corpos de Heinz nas hemácias.

Em experiências em animais foram observadas manifestações versáteis de deficiência de vitamina E no sistema nervoso, nos órgãos de reprodução, no aparelho cardiovascular e no sistema hematopoético, que são de grande importância em virtude delas conduzirem a síndromes clínicas passíveis de serem beneficiadas pela terapêutica com tocoferol.

No homem, nos testes de laboratório *in vitro*, a única descoberta consistente foi associada a níveis baixos de tocoferol no plasma e presumivelmente o tocoferol protege os lipídios da membrana da hemácia à peroxidação, que resultam na destruição da membrana e hemólise.

## EFEITOS TÓXICOS

A vitamina E comumente é bem tolerada, não sendo relatados casos de hipervitaminose até o momento. Doses de 800mg por quilo de peso num período de cinco meses foram bem toleradas sem qualquer reação, podendo ocorrer apenas creatinúria em casos raros. A injeção intramuscular pode, ocasionalmente, acarretar irritação local. Também em casos raros têm sido relatadas dermatites de contato, após aplicação tópica.

## TERAPÊUTICA

- *Vias de administração medicamentosa:* oral e parenteral.
- *Formas farmacêuticas:* comprimidos, cápsulas mastigáveis e injeções.

O alfa-tocoferol é a forma de vitamina E que inclui a d ou l-isômeros de alfa-tocoferol, acetato de alfa-tocoferil ou succinato de alfa-tocoferil.

## INDICAÇÕES

A vitamina E pode ser indicada para pacientes com risco de deficiência. Prematuros e recém-nascidos com alta taxa de hemólise podem receber de 10 a 50mg de alfa-tocoferol diariamente, sob supervisão médica. Doses profiláticas de alfa-tocoferol têm sido preconizadas para reduzir a incidência e a severidade da fibroplasia retrolenticular.

Pacientes com alfa e beta-lipoproteinemia podem necessitar de um suprimento adequado de alfa-tocoferol, de cerca de 100mg, por dia.

Deve-se ter muita cautela também em assegurar um adequado suprimento de vitamina E em casos de alimentação parenteral, pelo fato dessas preparações conterem algumas vezes elevado teor de lipídios poliinsaturados.

Certos autores preconizam doses diárias de 400mg de vitamina a pacientes com claudicação intermitente, assinalando certo grau de melhora na deambulação, sendo esse efeito atribuído a um papel economizador da vitamina no metabolismo do oxigênio. Ela também tem sido recomendada na anemia hemolítica causada pela sua deficiência.

Vários autores recomendam a vitamina E como profilático em doenças vasculares, porém os estudos controlados não têm confirmado efeito qualquer.

No aborto habitual, nas desordens da fertilidade e doenças de vários tecidos conectivos a vitamina E tem sido recomendada, baseada em experiências em animais, porém com observações isoladas no homem.

Observa-se que é pequena a evidência que dê suporte à vitamina E no seu papel terapêutico no homem.

## FONTES

A vitamina E é encontrada no germe de trigo e em seu óleo, assim como nos óleos de soja, arroz, algodão, milho, girassol, gema de ovo, vegetais folhosos e legumes, principalmente. Parece haver relação entre o teor de tocoferol em cada tipo de gordura ou óleo e a origem do vegetal, época de colheita, processo tecnológico de extração, refinação e hidrogenação do óleo. Os alimentos de origem animal são relativamente pobres de vitamina, com exceção da gema de ovo, fígado e tecido adiposo.

## NECESSIDADES NUTRICIONAIS

Fixadas em 10mg para o homem adulto e 8mg para a mulher adulta durante a gestação e mais 3mg durante a lactação.

Infantes até meio ano de idade, 3mg; de meio até 1 ano, 4mg; crianças de 1 a 3 anos, 5mg; de 4 a 6 anos, 4mg.

*Equivalência:* 1 equivalente alfa-tocoferol: 1 mg de alfa-tocoferol.

## INTERAÇÕES

A *colestiramina* pode ocasionar deficiência da vitamina E, em tratamentos prolongados.

*Óleos minerais:* deficiência da vitamina E.

Mulher adulta, com mais 2mg durante a gestação e mais 3mg durante a lactação.

Infantes até meio ano de idade, 3mg; de meio ano a 1 ano, 4mg; crianças de 1 a 3 anos, 5mg; de 4 a 6 anos, 4mg.

*Equivalência:* 1 Equivalente alfa-tocoferol = 1 mg de alfa-tocoferol.

# Vitamina K

*Sinonímia:* Vitamina K1 = Fitomenadiona, filoquinona
Vitamina K2 = Menaquinona
Vitamina K3 = Menadiona
Vitamina anti-hemorrágica.

Assinala-se que a vitamina K constitui um princípio dietético essencial para a biossíntese de vários fatores necessários para a coagulação do sangue. Dam, em 1929, observou que pintos colocados em dieta inadequada, mas contendo todos os elementos nutritivos, incluindo as vitaminas então conhecidas, desenvolviam uma doença de deficiência na qual o sinal mais característico era a hemorragia espontânea e que foi interpretada como aparentemente devida a um baixo conteúdo de protrombina no sangue.

Em 1935-36, o mesmo Dam e col. relataram que, embora aquele estado não fosse curado por nenhuma das vitaminas conhecidas, ele podia ser rapidamente aliviado pela ingestão de uma substância não identificada, solúvel nas gorduras, à qual deu o nome de vitamina K ou vitamina da coagulação.

Almquist e Stokstad, em 1935, independentemente, assinalaram a mesma doença hemorrágica e o método para sua prevenção. Essas pesquisas tinham por finalidade procurara causa da tendência à hemorragia em pacientes com icterícia obstrutiva e doenças do fígado.

Quick e col., no mesmo ano de 1935, observaram que o defeito de coagulação em indivíduos ictéricos era devido à baixa da protrombina no sangue. As pesquisas, nesse ano, tiveram incremento, e Hawkins e Whipple assinalaram que animais com fístulas biliares, provavelmente eram propensos a desenvolver excessiva hemorragia.

Hawkins e Brinkhous, em 1936, expuseram que aquela manifestação era devida a uma deficiência de protrombina e que esse estado podia ser suavizado pela ingestão de sais biliares. Em 1937, Smith e col. demonstraram que o dano hepático causado pelo clorofórmio, agente hepatotóxico, levava a uma deficiência da protrombina e excessiva hemorragia nos animais de experiência.

Outros autores constataram que a adição de alfafa e fígado de porco era capaz de restabelecer o tempo normal de coagulação do sangue pela adição dessas substâncias nas dietas experimentais.

Finalmente, em 1939, o coroamento dos estudos experimentais realizados foi dado por Butt e col. e os de Warner e associados, de que a combinação terapêutica da vitamina K com sais biliares constituía processo efetivo no tratamento das diáteses hemorrágicas em casos de icterícia, o que veio provar que a vitamina K e a função hepática adequada achavam-se ligadas a mecanismos fisiológicos atuando na coagulação normal do sangue (12).

## QUÍMICA

Todas as investigações levadas a efeito mostraram que a vitamina K era uma substância solúvel nas gorduras, presente na alfafa e mais tarde foi demonstrado que a vitamina K encontrava-se concentrada nos cloroblastos de folhas de vegetais e em alguns óleos vegetais.

No entanto, o isolamento e o conhecimento da estrutura química da vitamina K foram conduzidos independentemente por diversos grupos de pesquisadores sendo assinalado que a atividade vitamínica K estava associada a duas distintas substâncias: a vitamina K1, ou filoquinona, e a vitamina K2 representando uma série de compostos designados menaquinonas, também conhecida como vitamina K3. A filoquinona é encontrada nos vegetais e é a única vitamina K natural eficaz para uso terapêutico, já sendo sintetizada. Atualmente mais de setenta compostos químicos são conhecidos como possuindo atividade vitamínica K.

## METABOLISMO

A absorção da vitamina K é feita no intestino de modo idêntico ao das gorduras da dieta, necessitando da presença da bile, sendo que a absorção varia muito, dependendo de seu grau de solubilidade, sendo de 10 a 70% a absorção. É transportada do intestino para o sistema linfático e após algumas horas quantidades apreciáveis de vitamina K aparecem no fígado, rim, pele, músculos, coração, apresentando seu máximo de concentração no sangue cerca de duas horas após a administração oral, e isso é seguido por uma rápida queda do índice inicial.

A vitamina K não se estoca no organismo, armazenando-se no fígado em pequena proporção, ocorrendo síntese bacteriana no intestino do homem, assim como no do pinto, fornecendo dessa forma fonte dessa vitamina. O conhecimento dessa síntese é utilizado para promover experimentalmente a carência da vitamina K em pintos, através de dieta adequada e o emprego de sulfas que exerce ação bacteriostática.

Pouco se conhece do destino metabólico da vitamina K, tendo sido detectado o "Simon metabólico" da fitomenadiona na urina, assim como no fígado e nos rins. A considerável quantidade de vitamina K que aparece nas fezes é primariamente de origem bacteriana; isso pode ser grandemente reduzido pela administração de drogas que exerçam efeito bacteriostático no intestino. Estudos recentes mostram que a vitamina K atravessa a barreira placentária.

## FUNÇÕES

É conhecida sua ação como fator importante na coagulação do sangue. Em animais, como no homem, a vitamina K não exerce atividade farmacológica quando sadios, porém tanto no homem como em animais apresentando sua deficiência, a filoquinona exerce funções importantes como na biossíntese da protrombina no fígado. A manutenção do tempo normal da protrombinase é devida ao efeito da vitamina K sobre o fator VII, a proconveetina, o fator IX, fator Christmas, o fator X, fator Stuart e o fator II, a protrombina.

Esses quatro fatores que se acham dependentes da vitamina K, acham-se presentes no sistema de coagulação extrínseco, ativado por traumatismo, e o fator intrínseco, que é ativado pelas plaquetas e na via comum que leva à formação do coágulo, pela conversão do fibrinogênio em fibrina.

Sabe-se que nenhuma outra proteína orgânica tem sido assinalada para poder ser similarmente dependente da presença de vitamina K para sua biossíntese. O mecanismo preciso pelo qual a vitamina K atua na formação daquelas proteínas coaguladoras é ainda desconhecido, presumindo-se que ela goza de algum papel na formação do mensageiro RNA ou na síntese de peptídios precursores.

## SINAIS E SINTOMAS DE DEFICIÊNCIA

A principal manifestação de sua deficiência é o incremento da tendência à hemorragia. Equimoses, epistaxes, hemorragias intestinais, hemorragias pós-operatórias, assim como hematúria são comuns, sendo que a hemorragia craniana pode ocorrer; a hemoptise é rara.

A deficiência aguda de vitamina K pode ser ocasionada pela alteração da absorção devida à obstrução das vias biliares ou pelo emprego de drogas como o dicumarol. Dessa forma, ocorre redução da atividade da protrombina a 15% ou menos, pelo teste de Quick e hipotrombinemia.

Além das manifestações já citadas, uma hemorragia típica tem sido referida em recém-nascidos, que pode ser atribuída a um suprimento insuficiente pela mãe, o que acarreta reservas insuficientes no organismo da criança.

Outra manifestação crítica de avitaminose K é aquela ocasionada pela ingestão acidental de dicumarol por crianças, empregado para matar ratos e camundongos.

Além do dicumarol e seus derivados, antagonistas da vitamina K, certos antimetabólitos, representados por antibióticos, sulfonamidas, por exemplo, podem inibir ou alterar a flora intestinal ou então bloquear as enzimas bacterianas encarregadas da biossíntese da vitamina K.

Na clínica o método empregado para a detecção da deficiência de vitamina K é a determinação do tempo de protrombina; sendo encontrada uma atividade de menos de 70% do normal, que corresponde a um tempo de tromboplastina de mais de 30 segundos, esses resultados são sugestivos de deficiência da vitamina ou de um dano hepático.

Certos medicamentos como antibióticos, sulfonamidas e ácido salicílico e seus derivados causam a denominada deficiência iatrogênica de vitamina K (26).

## HIPERVITAMINOSE E TOXICIDADE

A fitomenadiona assim como seu similar hidrossolúvel, a menadiona, não apresenta toxicidade para animais, mesmo em grandes doses. No homem, a injeção intravenosa de fitomenadiona dada rapidamente pode produzir dispneia, rubor, dores no tórax e até mesmo a morte, sendo tais manifestações raras.

A vitamina K é geralmente bem tolerada e somente com recém-nascidos é que a dose de 5mg não deve ser excedida nos primeiros dias de vida, em virtude da imaturidade dos sistemas enzimáticos no fígado.

Esses efeitos parecem ser incriminados não à vitamina em si, mas aos emulsificantes empregados para solubilização.

No homem, a menadiona pode ser irritante para a pele e o trato respiratório e suas soluções têm propriedades vesicantes. A Food and Drugs Administration, em 1963, fez a recomendação da retirada da menadiona de todos os produtos dietéticos e complementos alimentares, sendo a fitomenadiona permitida em quantidades dosadas.

## PRECAUÇÕES

Têm sido assinalados casos de hiperbilirrubinemia em recém-nascidos cujas mães foram tratadas com menadiona.

## TERAPÊUTICA

*Vias de administração:* oral e parenteral (intramuscular e intravenosa).

*Formas farmacêuticas:* drágeas, drágeas mastigáveis e soluções injetáveis.

## SUBSTÂNCIAS EMPREGADAS

Fitomenadiona e menadiona.

A vitamina K é usada terapeuticamente em todas as desordens da coagulação vitamina K/dependentes; como uso profilático na hemorragia neonatal aconselha-se 1mg de fitomenadiona pela via intramuscular, após o parto. Esses tipos de hemorragias em recém-nascidos podem necessitar de doses de 10 a 20mg após o parto. No tratamento da hemorragia observada em pacientes em uso de anticoagulantes do tipo do dicumarol, aconselha-se o emprego da fitomenadiona.

## FONTES

A vitamina K é encontrada em diversos alimentos, principalmente no fígado de porco, alface, couve, couve-flor, espinafre, repolho e em menor proporção nos cereais, como o trigo e a aveia. Os alimentos de origem animal a contêm em pequena proporção, com exceção do fígado e do leite de vaca que representa melhor fonte do que o leite materno.

## NECESSIDADES NUTRICIONAIS

Acha-se demonstrado que 50% dos depósitos hepáticos são provenientes da dieta e os 50% restantes produzidos pela síntese bacteriana.

As necessidades diárias são satisfeitas pela dieta que fornece apenas 1 mcg, sendo o restante fornecido pela síntese bacteriana.

Recomenda-se cuidado quanto ao uso de antibióticos, sulfas e outras substâncias que reduzem o nível de síntese intestinal. O uso de óleos minerais interfere na absorção da vitamina K, assim como de outras vitaminas lipossolúveis.

Já os lactentes devem merecer atenção especial, pois em face da redução da vitamina K pela placenta, e também porque o intestino do recém-nascido é estéril. Em ambas as situações há necessidade da terapêutica com a vitamina K para evitar hemorragias.

## INTERAÇÕES

*Heparina* — acarreta deficiência de vitamina por um balanço impróprio desta droga e a vitamina K no organismo, podendo acarretar sérias consequências. A heparina pode impedir que a vitamina K produza substâncias coagulantes no fígado, mas uma dieta com elevados teores de vitamina K pode reduzir os efeitos da droga.

*Kanamicina* — pessoas com dietas baixas de vitamina K podem desenvolver deficiência.

*Ácido para-amino salicílico* — em virtude de sua ação antibacteriana pode matar as bactérias produtoras de vitamina K no intestino grosso.

*Penicilina* — pode diminuir os níveis de vitamina K, por matar as bactérias que produzem sua síntese intestinal.

*Fenitoína* — também induz ao uso ineficiente da vitamina K, desde que a droga acelera o nível no qual a vitamina é destruída.

*Warfarin* — um balanço impróprio entre warfarim e a vitamina K no organismo causa problemas inter-relacionados. A droga pode impedir a vitamina K de produzir substâncias coagulantes no fígado.

*Aspirina* — ainda que muito raramente a deficiência de vitamina K pode ocorrer, por hemorragia no organismo.

*Colestiramina* — pessoas com dieta pobre em vitamina K podem experimentar deficiência da vitamina K. Há possibilidade de risco de hemorragia.

*Cicloserina* — pela sua atuação sobre as bactérias sintetizadoras da vitamina K, pode acarretar deficiência.

*Dicumarol* — um balanço impróprio entre a vitamina K e anticoagulantes provavelmente causa problemas de inter-relação. O dicumarol pode evitar que a vitamina K produza substâncias anticoagulantes no fígado, mas uma dieta rica em fontes de vitamina K pode efetivamente reduzir em parte a ação da droga.

*Eritromicina* — diminui a absorção intestinal da vitamina K, acarretando hemorragia nos tratamentos prolongados.

# Complexo B

## INTRODUÇÃO

O Complexo B compreende diversas substâncias que apresentam a característica de se diferenciarem em sua estrutura química, em suas ações biológicas e terapêuticas e no teor de suas necessidades nutricionais. A característica em comum é que são hidrossolúveis e de suas fontes habituais representadas pelo fígado e as leveduras.

Entre os membros desse grupo, sobressaem-se não só pelas pesquisas já realizadas no campo de sua estrutura química, fisiologia, ações farmacológicas e seus usos terapêuticos a tiamina, riboflavina, niacina, cianocobalamina, piridoxina, ácido fólico e ácido pantotênico, além de outras de menor importância nutricional e que face aos estudos até hoje realizados não apresentam características para poderem ser consideradas vitaminas.

## Tiamina

*Sinonímia:* Vitamina B1, aneurina, torulina, orizamina, vitamina antineurítica, vitamina antiberibérica, polineuramina.

Na história da carência de tiamina, vamos encontrar Eijkman com seus estudos sobre deficiência observada em galinhas. Mais tarde, Takaki, oficial da marinha japonesa, em 1880, deu a primeira demonstração de que o beribéri que grassava entre seus subordinados tinha relação com os alimentos recebidos a bordo pelos marinheiros. Fazendo uma experiência das mais conclusivas, preparou um navio em que a tripulação recebia ração composta de alimentos habituais com maior teor de carne, vegetais, leite condensado e menos arroz.

Dessa forma, já se presumia que um fator era importante: o nutricional, pois o acréscimo de carne, leite e vegetais havia ocasionado redução quase total no número de doentes.

Em 1910, Vedder, nas Filipinas, teve ocasião de curar crianças com beribéri adicionando em sua dieta farelo de arroz. Apesar desses avanços não se sabia o mecanismo de ação do farelo de arroz, cujo responsável seria mais tarde isolado por Funk, não só do arroz como da levedura: uma substância cristalina que se mostrava efetiva na prevenção e na cura do beribéri experimental.

Essa substância continha basicamente nitrogênio e acreditava-se ser uma amina, e como também era essencial à vida, Funk denominou-a vitamina e mais tarde vitamina B1.

Em 1926, a vitamina B1 foi isolada em forma cristalina por Jansen e Donath a partir da cutícula do arroz. A designação de aneurina foi proposta por Jansen, evocando a ideia de uma ação específica; entretanto os autores norte-americanos preferem o nome de tiamina, sugerido por Williams, em virtude da presença de enxofre na sua molécula. Williams, em 1936, determinou sua estrutura e mais tarde sua síntese.

## QUÍMICA

A tiamina é constituída por uma molécula orgânica contendo a pirimidina e o núcleo tiazólico, funcionando no organismo na forma ativa da coenzima pirofosfato de tiamina ou TPP. As estruturas da tiamina e do pirofosfato de tiamina são as seguintes:

O processo de conversão da tiamina em sua forma de coenzima é realizado com o trifosfato de adenosina (ATP) com o doador pirofosfato (PP).

## METABOLISMO

A tiamina é absorvida principalmente na parte superior do duodeno e um aumento significativo da concentração tiamínica é observado na secção distal do intestino somente após ingestão de grandes doses. Depois de absorvida, a tiamina, através da mucosa intestinal, é transportada para o fígado, por meio da circulação portal e, dessa forma, parte da vitamina aí encontrada retorna ao lúmen intestinal com a bile, em um ponto bem distante do local de absorção máxima. Na sua quase totalidade, a tiamina é introduzida com os alimentos, em parte sob sua forma livre (especialmente os alimentos de origem animal), e, mais frequente, sob forma de pirofosfato.

A tiamina absorvida pelo intestino delgado sofre fosforilação na mucosa intestinal, sendo absorvida sob essa forma. Quando da administração oral de doses elevadas, alguma tiamina pode ser secretada pela mucosa intestinal dentro do lúmen, aparecendo nas fezes sob forma de tiamina não absorvida.

Assinalava-se que a ingestão diária era normalmente limitada a 8-15mg e que esse teor poderia ser excedido pela administração oral, porém em doses divididas. Em oposição a essa assertiva, atualmente acha-se estabelecido que naquele local não ocorre absorção em bloco, quando da administração oral de grandes doses.

Já nos alcoólatras parece existir uma deficiência de absorção de tiamina que provavelmente em grande parte é responsável pela incidência de déficit tiamínico observado nesses indivíduos.

Derivados da tiamina, como a tiamina dissulfídio, a ditiopropiltiamina e outros, são absorvidos principalmente pela via linfática diretamente na circulação, passando pelo fígado, o que acarreta um breve período de concentração sanguínea de tiamina, antes de sua excreção pela via renal. Acha-se demonstrado que esse aumento transitório não relacionado necessariamente em alta eficácia biológica (2).

Tais derivados após serem convertidos em tiamina, conversão que aparentemente se processa em alguma extensão da mucosa intestinal é realizada por fosforilação em pirofosfato de tiamina, antes que ela possa exercer seu papel metabólico.

A tiamina é encontrada nas células como monofosfato ou pirofosfato e distribuída em todos os tecidos e as mais altas concentrações encontram-se no fígado, cérebro, rim e coração.

Quanto à síntese bacteriana no intestino grosso, acredita-se que muito pouco seja absorvido. A meia-vida da tiamina no organismo humano alcança entre 9,5 e 19,5 dias, sendo degradada em vários metabólitos que são na maior parte excretados na urina. Os produtos de maior excreção são a tiamina, ácido carbônico e piramina juntamente com quantidades pequenas de tiamina inalterada.

Entre os metabólitos eliminados pela urina, porém em pequenas quantidades, assinalam-se o piro e o monofosfato de tiamina, além de cerca de 15 outros compostos ainda não identificados. A taxa de tiamina no soro ou no sangue é de 2,1 mg/dl. O homem elimina pela urina um total de 70 a 300mcg de tiamina. Parece que o máximo de eliminação ocorre à noite, na maior parte sob forma livre, pois as fosfatases urinárias hidrolisam ofosfatodetiamina, atingindo a eliminação fecal cerca de 180mcg diários, isso na dependência da flora intestinal, e encontrando-se quase que exclusivamente como carboxilase.

## FUNÇÕES

*Forma ativa:* pirofosfato de tiamina (TPP) Coenzima do piruvato-descarboxilase e 2-oxo-glutarato-diidrogenase.

Exerce papel importante no processo de descarboxilação e oxidação de 2-oxo-ácidos.

Também é coenzima da transcetolase e, como tal, exerce papel importante da transferência de grupos aldeídos no ciclo da pentose fosfato.

O pirofosfato de tiamina, TPP ou cocarboxilase é a forma fisiológica ativa da tiamina, atuando como uma coenzima em vários sistemas enzimáticos. Assim, ela só pode realizar suas funções após fosforilação quando ingerida com os alimentos para formar o pirofosfato de tiamina, necessitando nesse processo a atividade da tiamina-pirofosfocinase. As coenzimas das quais a tiamina faz parte são as enzimas piruvatooxidase, transcetolase, fosfocetolase e 2-oxo-glutarato-diidrogenase.

O pirofosfato de tiamina é essencial para a descarboxilação oxidativa do ácido pirúvico e do ácido 2-oxo-glutárico dentro da estrutura geral do catabolismo dos glicídios.

A transcetolase presente nas hemácias, sangue, fígado, rins e outros tecidos é importante para a síntese no organismo dos glicídios com cinco carbonos, tais como a ribose, que é encontrada no DNA, RNA e outros nucleotídios.

O pirofosfato de tiamina também exerce papel importante na transferência de grupos aldeído ativos para a coenzima A e ribose-5'fosfato e ortofosfato, e nestas conversões dependentes do TPP, como no metabolismo dos 2-oxo-ácidos, a enzima cinde diretamente a ligadura C-C seguinte ao grupo carboxil com a ajuda do método orbital molecular. Assinala-se que o lugar reativo da ação catalítica do TPP é o átomo de carbono em posição 2 (C2) do anel tiazólico, em razão de sua alta densidade eletrônica. Em altas doses, ao lado de seu efeito bloqueador, a tiamina igualmente suprime a transmissão neural aos músculos esqueléticos.

O pirofosfato de tiamina apresenta importância capital nos processos vitais, dominando todas as reações em que provém o anidrido carbônico respiratório nos organismos animais e que se desenvolvem de acordo com dois tipos fundamentais: descarboxilação direta do ácido pirúvico e do ácido alfa-cetoglutárico ou descarboxilação oxidativa de um ou de outros metabólitos.

O TPP intervém ainda no metabolismo intermediário dos glicídios exatamente numa sua função-chave, que é a da entrada do ácido pirúvico no ciclo tricarboxílico, reação em que atua também a coenzima A por intermédio da condensação do ácido oxalacético na síntese do ácido cítrico.

Várias ações de importância clínica podem ser relacionadas diretamente na ação celular da tiamina; na deficiência tiamínica a oxidação dos ácidos alfaceto é alterada.

Um incremento do ácido pirúvico e do ácido cetoglutárico no sangue poderá ser um dos sinais diagnósticos do estado de deficiência, devendo, no entanto, ser salientado que o aumento desses dois metabólitos não é, necessariamente, um dos sinais clínicos de deficiência tiamínica, mas compreendendo uma anomalia bioquímica, encontrada na deficiência tiamínica.

Trabalhos recentes sobre a estimulação elétrica de nervos colinérgicos referem que ela induz a liberação nas sinapses não somente de acetilcolina, mas também de tiamina e apenas em altas doses é que a tiamina parece exercer um efeito acetilcolina-potenciador através de uma possível inibição da colinesterase. Outros autores explicam o efeito sinaptolítico das altas doses de tiamina na formação de um complexo entre tiamina, acetilcolina, norepinefrina e serotonina. Quanto à presumível ação analgésica da tiamina, essa propriedade é considerada duvidosa.

## SINAIS E SINTOMAS DE DEFICIÊNCIA

A deficiência tiamínica pode se apresentar sob forma branda ou crónica, via de regra acompanhada de deficiência de todo o grupo de vitaminas do complexo B. Dessa forma a deficiência tiamínica pode ser apenas observada sob forma pura somente em estritas condições experimentais.

A deficiência mais grave conhecida é o beribéri, que tem sido descrita como entidade mórbida muito antes do conceito de vitamina ser estabelecido, principalmente nos povos que fazem uso do arroz na alimentação como componente quase exclusivo, como em certas regiões do Oriente.

Os principais sintomas de deficiência tiamínica estão relacionados principalmente com o sistema nervoso e o aparelho cardiovascular. O beribéri pode se apresentar sob forma infantil, que provém dos baixos teores tiamínicos no leite materno. Inicia-se por anorexia, vômitos, insônia, palidez, agitação, na forma subaguda, além de outros sintomas e sinais como edema da face e extremidades, oligúria, convulsões, que podem evoluir para a morte ou tomar forma crônica por certo tempo. Ocorrência a assinalar é que não é comum a presença de sinais de beribéri nas xxxxxx das crianças atingidas.

No adulto e em crianças com mais idade, o beribéri apresenta classicamente três tipos: o subagudo, mais comum e moderado, no qual se encontram alterações nos reflexos tendinosos e parestesias; o segundo é o seco, atrófico, que se caracteriza pela sua cronicidade, atingindo principalmente etilistas idosos e o terceiro grupo é o tipo agudo, úmido, fulminante, porém mais raro.

Entre os sinais e sintomas mais comuns: taquicardia, ritmo de galope, dispneia, dilatação cardíaca que leva à insuficiência cardíaca congestiva, edema nos membros inferiores resultante de hipoproteinemia, devido à ingestão deficiente de proteínas, que representa mais um fator para a função cardíaca deficiente, anormalidades no ECG, caracterizadas por achatamento ou inversão da onda T, taquicardia e um prolongamento do intervalo QT.

A carência tiamínica acompanha-se não raro de deficiência de riboflavina, niacina, ácido ascórbico e retinol. Descrevem-se também outros quadros como a polineuropatia, atingindo principalmente os nervos periféricos, acompanhada de torpor, fraqueza, prisão de ventre, paralisia parcial e dor nas pernas, com diminuição ou ausência de reações motoras e sensitivas.

Outra síndrome importante é a doença de Wernicke, que, de acordo com diversos autores, acha-se associada à síndrome de Korsakoff. A síndrome de Wernicke é geralmente encontrada em alcoólatras crônicos e se caracteriza pela paralisia dos músculos oculares, nistagmo e ataxia acompanhada de falta de atenção e de memória, apatia e sonolência. A síndrome de Korsakoff é descrita como afecção que muitas vezes não responde ao emprego de tiamina, caracterizando-se por defeito da memória e confabulação.

O diagnóstico da deficiência ou carência é feito pela avaliação da história dietética, sendo que a deficiência pode ocorrer, entretanto, com uma dieta normal, em que a tiamina não se armazenou no organismo em teor adequado ou por ocasião de diarreias persistentes, necessitando de aumento da quantidade de tiamina da dieta.

Deficiências benignas são encontradas em crianças e na puberdade, caracterizadas por palidez, perda de peso, desassossego, rigidez do pescoço e espasticidade das extremidades.

Entre nós, Dutra de Oliveira (18), Ítalo Viviani Matoso (40) F. M. Campos (44) e outros têm contribuído, de maneira brilhante, para o estudo da tiamina. Quando a tiamina é suprida de modo deficiente ocorre diminuição de sua excreção urinária e concentrações elevadas de piruvato e 2-oxoglutarato são encontradas no sangue, redução do TPP nas hemácias e as atividades das enzimas TPP dependentes são também reduzidas.

## HIPERVITAMINOSE

Efeitos adversos não ocorrem quando a vitamina é fornecida pelos alimentos, face a sua característica de não se acumular no organismo, mesmo quando empregada por via oral em doses elevadas.

Reações tóxicas têm sido produzidas por injeção de 50 e 100mg e mortes súbitas têm sido relatadas após injeção intravenosa de altas doses pela via intravenosa e até mesmo pela intramuscular. O risco de choque anafilático aumenta com a administração repetida pela via venosa (39).

Grandes doses podem interferir no metabolismo de outras vitaminas do complexo B e podem precipitar os sinais e sintomas de outros estados carenciais em indivíduos malnutridos.

## TOXICIDADE

A toxicidade do pirofosfato de tiamina é apenas de um terço daquela do cloridrato de tiamina. Após injeção intravenosa de doses letais de cloridrato de tiamina, o animal morre em condições de aguda fraqueza, sendo a sintomatologia constituída de vasodilatação periférica, queda na frequência respiratória, convulsões asfícticas e após morte por paralisia do centro respiratório.

## TERAPÊUTICA

*Vias de administração:* oral e parenteral.

*Formas farmacêuticas:* cápsulas, comprimidos, solução injetável e xarope.

É empregada isoladamente ou em associação com outros componentes do complexo B e em associação com outras vitaminas, sais minerais, aminoácidos em terapêuticos e dietéticos, tendo o Serviço Nacional de Vigilância Sanitária do Ministério da Saúde, através de sua Divisão Médica, Resolução no 2/78, referente à fixação de níveis de vitaminas nos medicamentos para uso humano e a Resolução no 3/78 com relação à adição de vitaminas e minerais nos produtos dietéticos.

## DOSES

Para o tratamento de sintomas leves de deficiência, como complemento nas neurites, 100mg por via oral, durante a prescrição médica.

As indicações clínicas para a terapia tiamínica são o beribéri dos alcoólatras e a síndrome de Wernicke, em que em ambos os casos são indicadas doses diárias de 50 a 100mg, oralmente.

Em graves desvios do metabolismo intermediário, como na acidose diabética ou insuficiência grave da função hepática a necessária fosforilação da tiamina não se acha assegurada e, em tais casos, a tiamina pode ser administrada intra-venosamente em sua forma ativa como a do pirofosfato (39).

## VITAMINA B1 COMO SUBSTÂNCIA REPELENTE DE MOSQUITOS

Além de suas características atividades fisiológicas, a tiamina, em virtude de sua composição química, isto é, presença de átomo de enxofre, por ocasião do processo de cisão da tiamina, são produzidos compostos sulfúricos que exalam cheiro característico.

Foi observado que esses produtos de degradação sofrem eliminação parcial pelo suor, donde sua ação repelente contra mosquitos. Referem os pesquisadores que o odor desagradável apresenta-se efetivo somente se esses insetos têm, contudo, uma alternativa fonte de nutrição.

Os mosquitos famintos, apesar disso, podem picar, aconselhando-se por este motivo a necessidade imperiosa de que sejam tomadas medidas profiláticas contra a malária.

Os autores desse trabalho recomendam o emprego de 1.200 a 1.800mg de tiamina diariamente por via oral, começando dois dias antes da permanência nos locais de infestação no sentido de saturar o organismo com a eliminação de produtos sulfurosos. Uma das vantagens desse processo é a de que após o banho, ocorre produção imediata de suor e nesse tempo o repelente tópico para o mosquito deve ser reaplicado depois de cada banho.

## FONTES

A tiamina é encontrada em grande número de alimentos, tanto de origem animal como vegetal, incluindo legumes, raízes, leite, vísceras, pescado, sendo que do ovo só a gema a contém, pois a clara constitui uma das poucas exceções de sua ausência em alimentos. Nos vegetais, sua principal fonte reside nas leguminosas, principalmente o amendoim, entre os cereais o gérmen de trigo, os cereais integrais.

As frutas de modo geral são pobres em tiamina.

## NECESSIDADES NUTRICIONAIS

As necessidades dietéticas acham-se estritamente relacionadas com o seu teor glicídico, face seu importante papel no metabolismo desses elementos nutritivos. Além disso, acha-se demonstrado que uma dieta rica em lipídios, diminui um pouco suas necessidades. Assinala-se que a necessidade humana em relação à tiamina não é constante e está na dependência da quantidade dos outros elementos da dieta, sendo tanto maior quanto mais elevada for a cota de glicídios da alimentação. A FAO/OMS recomenda:

Crianças de menos 1 ano de idade — 0,3mg
- de 1 a 3 anos — 0,5mg
- 4 a 4 — 0,7mg
- 7 a 9 — 0,9mg

Adolescentes masculinos

- 12 — 1,0mg
- 13-15 — 1,3mg
- 16 a 19 — 1,2mg

Homens
- 14 anos 45 Kg peso

## PADRÕES INTERNACIONAIS

- 1 UI = 3mcg de tiamina
- 1 miligrama = 333 UI

## ANTAGONISTAS DA TIAMINA

São vários os antagonistas descobertos, sendo de importância pesquisados em animais e vegetais. Os mais importantes são a piritiamina, oxitiamina, butiltiamina, neopiritiamina e hemotiaminaglicol.

## INTERAÇÕES COM MEDICAMENTOS

*Aspirina* — provoca deficiência tiamínica, aumentando sua excreção urinária. A tiamina também pode ser destruída pelos antiácidos usados na hora das refeições.

*Digital* — o uso de digital pode aumentar as necessidades de tiamina, levando à sua deficiência.

*Diuréticos mercuriais* — aumentam a excreção de tiamina.

# Riboflavina

*Sinonímia:* Vitamina B2, lactoflavina, ovoflavina.

A riboflavina foi pela primeira vez identificada por Blyth, em 1879, sendo até esse tempo denominada lactocromo, em vista de sua coloração amarelo intenso, porém seu significado fisiológico não era conhecido. Mais tarde, compostos pigmentados similares foram isolados de diversas fontes e designados como flavinas, seguido de prefixo de suas origens, designação antiga que lhes foram dadas como lacto, ovo, hépato, sendo demonstrado que as várias flavinas eram idênticas em composição química.

Em 1926, J. Coldberger e Lilie demonstraram que a vitamina B se compunha de dois fatores, facilmente diferenciáveis, segundo sua resistência ao calor. A parte mais sensível à ação do aquecimento — que representava o fator antiberibérico propriamente dito — tornou-se, depois, a vitamina B1, enquanto a parte resistente tomava o nome de G2 ou G.

A falta desta vitamina na ração se traduzia por certas manifestações patológicas da pele, tanto qjue ela foi chamada vitamina antipelagrosa. Em 1933 foi demonstrado que a riboflavina se concentra nos extratos das partes vegetais ou animais, onde se encontra um corante amarelo, solúvel na água, possuindo uma fluorescência verde intensa à luz; a coloração amarela dos extratos obtida era tanto mais reforçada quanto maior sua atividade vitamínica. Kuhn e col. isolaram este corante, pela primeira vez, em estado puro, dando-lhe o nome de lactoflavina.

Pesquisas mais recentes confirmaram a influência da riboflavina sobre o crescimento de ratos jovens, mas não mostraram sua influência sobre a pelagra de animais. O termo riboflavina substituiu, na literatura norte-americana, as outras denominações usadas, devido à existência de flavinas que não possuem função vitamínica.

A riboflavina pertence ao grupo de pigmentos naturais, hidrossolúveis, extremamente dispersos nos reinos animal e vegetal e que se chamam liocromos, em oposição aos lipocromos, que são lipossolúveis. É estável ao aquecimento e aos processos comuns de cocção; é estável no leite, necessitando ser acondicionada em vidros ou caixas escuras protegidas da luz, pois sem esse cuidado pode ocorrer perda de 50% de riboflavina em duas horas de exposição à luz. Também é estável a ácidos e à oxidação, sendo sensível aos álcalis e em solução é rapidamente destruída pela luz.

## QUÍMICA

A riboflavina exerce suas funções no organismo sob forma de uma de suas duas coenzimas, o fosfato de riboflavina ou flavina mononucleotídio (FMN) e flavina-adenina nucleotídio (FAD). A riboflavina sofre conversão em FMN e FAD por duas reações enzima catalisadoras.

$$\text{Riboflavina} + ATP \rightarrow FMN + ADP$$
$$FMN\ ATP + FAD + PP$$

## METABOLISMO

A riboflavina e a riboflavina-5'-fosfato (FMN) são rapidamente absorvidas no trato gastrintestinal através de mecanismo de transporte específico que envolve a fosforilação da riboflavina em FMN, realizando-se a conversão intestinal em outros locais pela flavoquinase, sendo a reação sensível ao hormônio tireoidiano e inibida pela clorpromazina e pelos depressores tricíclicos.

A riboflavina é distribuída uniformemente por todos os tecidos e armazenada em pequena quantidade e fixada principalmente sob forma de flavoproteínas. No globo ocular são encontrados altos teores na lente e na córnea.

Quando a riboflavina é ingerida em teores iguais às necessidades diárias, a excreção urinária atinge cerca de 9% da quantidade ingerida, processando-se a eliminação sob forma de riboflavina livre e parte como riboflavina-5'-fosfato. Alguns metabólitos são também excretados não sendo mais biologicamente ativos.

A meia-vida da riboflavina no fígado do rato é de 5,5 dias. Ela acha-se presente nas fezes, representando provavelmente vitamina sintetizada por microorganismos intestinais desde que a soma total pelas fezes exceda a quantidade ingerida. Esse processo não evidencia que a riboflavina sintetizada pelas bactérias no cólon possa ser absorvida.

## FUNÇÕES

A riboflavina apresenta papel dos mais importantes em diversos processos metabólicos, achando-se envolvida na transformação dos lipídios, proteínas e glicídios.

A riboflavina sob forma de flavinamononucleotídio ou FMN, e principalmente sob forma de flavina-adenina-dinucleotídio ou FAD, forma o grupo prostético de várias enzimas que se caracterizam por atuar como agentes nos processos de transferência de hidrogênio e nos metabolismos de ácidos graxos e aminoácidos.

Ela é constituinte ativo de diversas enzimas entre as quais as que atuam no transporte de oxigênio e, desse modo, na respiração celular e processos de oxidação. Todas as flavinas contêm como grupo prostético as coenzimas FMN e FAD cujo papel é o de catalisação nas reações de vários tipos que diferem não apenas em relação aos substratos, mas também a respeito dos aceptores.

A mais importante dessas reações é a desaminação oxidativa de aminoácidos, oxidação de aldeídos, diidrogenação de cadeias alifáticas e, principalmente, transferência de hidrogênio para as piridino-nucleotídios como as NADH e NADPH em citocromo C.

A riboflavina é um constituinte do grupo prostético das flavoenzimas que apresentam papel de relevo em muitas reações chave no metabolismo intermediário, pois as flavoproteínas acham-se envolvidas em quase todas as áreas do metabolismo intermediário de várias substâncias. Uma de suas principais ações é a de achar-se estreitamente ligada ao metabolismo dos aminoácidos e proteínas, pois na sua deficiência a síntese proteica é grandemente reduzida, o que se manifesta pelo grande aumento da excreção de aminoácidos. De maneira mútua a deficiência proteica também altera o metabolismo da riboflavina pelo fato de o organismo não possuir quantidades adequadas de flavoproteínas, o que traz como resultado a excreção de metabólitos da vitamina na urina. Graças à sua fotossensibilidade, a riboflavina desempenha importante papel nos fenômenos da visão, favorecendo também a diurese aquosa e salina.

A riboflavina é encontrada nos tecidos em forma livre ou conjugada em dois tipos de coenzimas: a riboflavina-5'-fosfato e a 2-adenosina-nucleotídio, que são sintetizadas a partir da riboflavina, em presença do adenosintrifosfatoe iontes Mg (++) por intermédio da flavoquinase.

Numerosas bactérias enterícolas acarretam a síntese de riboflavina nos animais, inclusive no homem, sendo a síntese favorecida pela administração de glicídios e lipídios.

Quanto ao clima, podemos assinalar a sua nenhuma influência sobre as necessidades dessa vitamina. Em virtude de sua participação no metabolismo dos glicídios, é de presumir-se que essas necessidades estejam aumentadas nas regiões onde o consumo desse princípio nutritivo e elevado, como é o caso do Brasil e vários outros países (4).

## SINAIS E SINTOMAS DE DEFICIÊNCIA

As manifestações de arriboflavinose têm sido descritas com maior frequência, naturalmente pelo maior conhecimento das condições que a acarretam e das manifestações que ela promove.

Em Porto Novo do Cunha, técnicos do ex-SAPS constataram consumo deficiente de riboflavina (5). Nos Estados Unidos foi observada grande incidência em algumas regiões, principalmente de casos frustos; ela tem sido assinalada como acompanhando muitas vezes a pelagra. A deficiência de riboflavina no homem é caracterizada por uma síndrome bem definida cujas manifestações são glossite com vermelhidão brilhante (língua magenta, estomatite angular), que de acordo com Rivlin (51) e Lane, são as primeiras manifestações a aparecer, e após queratose folicular seborréica no sulco nasolabial, no nariz e na testa, dermatite na região anogenital e sensação de queimadura nos pés, assim como anemia normocrômica e normocítica, acompanhada de neutropenia; os leucócitos e as plaquetas estão normais.

Certas manifestações oculares como prurido e ardor nos olhos, fotofobia, vascularização corneal, são observadas em larga proporção, porém não em todos os casos. Todos os autores são acordes em afirmar que a arriboflavinose é, talvez, a carência vitamínica mais difícil de combater, pois têm sido observados casos em que determinadas lesões, de que ela é causa, apresentam cura ou melhoria, enquanto que outras se mostram resistentes.

Há casos de arriboflavinose na infância com a coexistência de taxas apontadas como normais no sangue. G. Venkataswamy (57) assinala as manifestações causadas pela deficiência de vitaminas do complexo B, particularmente a riboflavina, incluindo conjuntivite angular, estomatite, bléfaro-conjuntivite, vascularização da córnea, queilose, queratite epitelial, ambliopiae cegueira noturna.

Em ratos foram observadas cataratas assim como em galinhas, camundongos e macacos, após haverem recebido alimentação carente de riboflavina.

Nos animais de experiência, a progênie dos mesmos submetidos à deficiência de riboflavina durante a gestação, são observadas, com frequência, malformações como o encurtamento das extremidades, sindactilia e fenda do palato, sendo o dano embrionário causado em animais de experimentação por deficiência riboflavínica semelhantes aos causados pela talidomida. A administração de riboflavina pode reduzir o aparecimento da incidência de malformação causadas por certas substâncias teratogênicas, assim como a incidência de outras alterações metabólicas (23).

## HIPERVITAMINOSE

A riboflavina é excepcionalmente não tóxica. Ratos e cães toleram doses únicas de 10 gramas/kg de peso e 2g/kg de peso, respectivamente, sem qualquer reação.

## TERAPÊUTICA

*Vias de administração:* oral e perenteral.
*Formas farmacêuticas:* comprimidos e soluções injetáveis.

Aconselha-se na deficiência de riboflavina dose oral de 5 a 10mg diários usualmente suficientes para o completo desaparecimento da sintomatologia, devendo a medicação ser mantida por longo tempo. A eficácia de sua terapêutica na paralgesia e cãibras nas extremidades inferiores com altas doses de riboflavina é controvertida. Sintomas semelhantes dificilmente podem ser atribuídos só à deficiência de riboflavina.

Aconselha-se em casos da síndrome de malabsorção ou de dietas extremamente não balanceadas, considerar que tal estado deve ser devido à deficiência geral de vitaminas do complexo B, que deve então ser prescrito.

## INATIVAÇÃO DE ANTIBIÓTICO

A riboflavina reduz a atividade antibacteriana de soluções de eritromicina, estreptomicina, tirotricina, carbomicina e tetraciclinas. No caso das tetraciclinas, é uma oxidação fotoquímica. Não inativa com o cloranfenicol, penicilina ou neomicina.

## INTERAÇÕES

- Com o *Bussulfan* — pode acarretar queilose, pele seca, glossite.
- *Cloranfenicol* — os mesmos sintomas já assinalados.
- *Dioxirrubicina* — dificulta a conversão da riboflavina em sua forma ativa.
- *Estrógenos* — estimulam muitas reações no organismo que requerem riboflavina, aumentando suas necessidades.
- *Tetraciclinas* — aumentam a excreção de riboflavina, levando à deficiência.
- *Cloridrato de daunorrubicina* — altera a conversão de riboflavina e suas formas ativas, causando deficiência da vitamina.

Pode levar à insuficiência cardíaca em casos graves.

## FONTES

A riboflavina é encontrada em grande número de alimentos animais e vegetais, porém em quantidades pequenas. Suas maiores fontes são representadas pelas carnes, vísceras, leite, queijos, ovo (gema) e vegetais folhosos, legumes e certas frutas. As leguminosas em geral constituem boas fontes.

## NECESSIDADES NUTRICIONAIS

As necessidades de riboflavina estão orçadas em 0,6mg por 1.000 calorias ou 1,6 para a média de homens entre 23 e 51 anos e 1,2 para a média de mulheres entre 23 e 51 anos.

Aconselha-se um acréscimo de 0,3mg para as gestantes e 0,5mg para as nutrizes, por dia.

Para os infantes e crianças as necessidades são de 0,6mg por 1.000 calorias.

O Comitê da FAO/OMS fixou em 0,55mg por 1.000 calorias, para todos os grupos etários e condições fisiológicas.

# *Niacina*

*Sinonímia:* Ácido nicotínico, nicotinamida, niacinamida.

A niacina foi obtida pela primeira vez, por Huber em 1867, oxidando a nicotina por meio do bicromato de potássio e ácido sulfúrico. Vê-se, portanto, que foi a primeira vitamina descoberta, se bem que Huber a considerasse um aminoácido; porém, mais tarde, ele reconheceu que se tratava do ácido piridino-carboxílico.

Em 1873, Weidel constatou que a ação do ácido nítrico sobre a nicotina dava um corpo de reação e sabor fortemente ácidos, ao qual ele deu o nome de ácido nicotínico. Laiblin mostrou a identidade desse ácido com o produto obtido por Huber; Engler em 1894, fez a sua síntese. Desde 1914, Goldberger, só, ou com Waring e Willets, havia constatado que a pelagra atingia apenas certas categorias de pessoas, isto é, aquelas cuja dieta era muito pobre em carne fresca, leite e outros alimentos ricos em proteínas.

De 1922 a 1925, Goldberger e Tanner estudaram o valor preventivo de vários alimentos na língua negra do cão e constataram a eficácia do levedo de cerveja, admitindo daí, a existência nessa substância, de um fator preventivo da pelagra, que designaram de fator PP, e, após várias pesquisas, procurou-se identificar a substância ativa.

Elvehjen, Madden, Strong e Wooley assinalaram a ação curativa do ácido nicotínico sobre a língua negra, assim como o isolamento de sua amida a partir do fígado. Kuhn e Vetter, logo depois, isolam o ácido nicotínico, a partir do coração de boi.

Devemos assinalar que em 1912 Susuki, Shimamura e Odake separaram pela primeira vez, o ácido nicotínico dentre os produtos de hidrólise da orizamina bruta, extraída da cutícula do arroz. Funk determinou que o ácido nicotínico era ineficaz no tratamento da polineurite experimental e dessa forma o interesse por essa substância diminuiu. Warburg e col., em 1935, obtiveram a amida nicotínica (nicotinamida) como uma coenzima isolada das hemácias do cavalo e, no mesmo ano, Euler e col. obtiveram o ácido nicotínico de cozimase e Kuhn e Vetter isolaram o composto do músculo cardíaco. Elvehjen e associados prepararam concentrados de fígado então conhecidos, que se mostraram altamente eficazes no tratamento da língua negra do cão e, em 1937, identificou substância ativa como nicotinamida.

Achava-se pois estabelecido por demonstrar que o ácido nicotínico era eficaz na pelagra humana. Goldberger foi indubitavelmente correto ao assinalar que a língua negra do cão e a pelagra apresentavam etiologia comum, pois a dermatite dos ratos não era aparentemente relacionada com a pelagra e sim com outro fator do complexo B, a piridoxina.

## QUÍMICA

A nicotinamida funciona no organismo após conversão em nicotinamida-adenina-dinucleotídio (NAD) ou nicotinamida-adenina-dinucleotídio fosfato (NADP). Deve ser assinalado que o ácido nicotínico é encontrado nesses dois nucleotídios na forma de sua amida, a nicotinamida.

## METABOLISMO

Tanto a nicotinamida como o ácido nicotínico são completamente absorvidos em todos os segmentos do trato intestinal e após administração terapêutica de doses maciças de nicotinamida apenas traços de nicotinamida inalterada são encontrados na urina e somente após a administração de doses extremamente altas é que a nicotinamida inalterada é o principal produto de excreção.

De modo geral, a nicotinamida sofre processo de metabolização em N-metil-nicotinamida, a qual é então parcialmente oxidada em N-metil-4-piridona-3-carboxamida. Atualmente foram encontrados na urina outros metabólitos como a N-metil-2- piridona-5-carboxamida, a 6-hidroxinicotinamida e a nicotinamida-N-óxido.

Quanto ao armazenamento pouco se conhece sobre sua extensão no organismo, acreditando-se que ela se faça principalmente no fígado.

## FUNÇÕES

A nicotinamida caracteriza-se por exercer importantes funções na regulação do metabolismo dos glícidios, proteínas e ácidos graxos e no metabolismo energético. Experimentalmente sua administração parenteral em altas doses ocasiona redução no plasma dos níveis de ácidos graxos livres, assim como dos triglicerídios e do colesterol, existindo diferença entre o máximo efeito entre as formas de niacina empregadas. Enquanto o máximo efeito do ácido nicotínico é alcançado com teores de 50mg/kg de peso, empregando-se a nicotinamida, o mesmo efeito é obtido com doses 10 vezes maiores, atribuindo-se tal diferença à desaminação da nicotinamida em ácido nicotínico.

As duas coenzimas NAD e NADPH, as duas formas fisiologicamente ativas do ácido nicotínico, das quais a nicotinamida é um constituinte, são grupos prostéticos de diidrogenases e, desse modo, fazem parte nos processos metabólicos que envolvem transferência de íons hidrogênio. Em muitos outros casos, o tipo de reação é determinado pela coenzima, ao passo que o substrato da reação é determinado pela apocoenzima incumbida.

O atual sistema reversível oxidação/redução, no qual o hidrogênio transferido e originado, é a ligadura reversível de hidrogênio do anel piridina, sendo os mais importantes aceptores as flavoenzimas.

Em algumas diidrogenases que têm um papel importante na oxidação biológica e também na produção de energia a coenzima é a NAD, mas a que mais atua é a NADPH. No processo de biossíntese da NAD, inicialmente o ácido nicotínico combina-se com a 5-fosforibose-1-pirofosfato para formar o ácido nicotínico nucleotídio que, por sua vez, se converte em ácido-nicotínico-dinucleotídio que é assim detido, não amidatado. É somente após esta parada que o dinucleotídio e amidatado pela glutamina para formar a NAD, cujo mecanismo de reação da síntese da NAD foi demonstrado tanto no fígado como nas hemácias, sendo a fosforilação em NADPH catalisada pela enzima NAD-pirofosforilase.

Vários autores sugerem que a nicotinamida é provavelmente incorporada na molécula da piridino-nucleotídio, sofrendo desaminação prévia. Também a NAD e a NADPH podem sofrer conversão uma na outra e podendo também permutar do mesmo modo seu nível de oxidação sob catálise por uma trans-hidrogenase, assim:

$$NADPH + NAD^+ \rightleftarrows NADP^+ + NADH$$

## SINAIS E SINTOMAS DE DEFICIÊNCIA

Desde a descrição de Gaspar Casal em 1725 ou, segundo outros, em 1735, vamos encontrar no estudo da etiologia da pelagra referências sobre a possível participação de diversos fatores no seu desencadeamento, tendo a luz solar sido motivo de debate por muito tempo, tanto que na Itália um dos seus nomes mais comuns foi o de *mal del sole*.

Outro fator considerado foi o climático, baseado na significativa distribuição regional da doença. Essas teorias, assim como a maídica, em que a pelagra era mais encontrada em locais onde o milho preponderava nas dietas dessas regiões, foram com o tempo afastadas, achando-se hoje estabelecido que a pelagra é doença, quer niacínica especificamente, quer múltipla, por carência de vários princípios nutricionais, como as vitaminas do complexo B, assinalando-se que ela se dê por defeitos metabólicos.

A clássica deficiência niacínica, a pelagra, é acompanhada de manifestações clínicas e laboratoriais de características simultâneas, como a redução da excreção urinária da N-metil-nicotinamida e da N-Metil-6-piridona-3-carboxamida e as clássicas manifestações premonitórias, consistindo no aparecimento de sinais e sintomas para o lado da pele, trato gastrintestinal e sistema nervoso central.

Essas manifestações deram ensejo à denominação de doença dos 3 D: dermatose, diarreia e demência, representados por anorexia, perda de peso, crises de cefaléia e alterações no psiquismo. O primeiro sinal especificamente clínico se localiza para o lado da pele usualmente exposta à luz, como as extremidades, face, nariz, podendo esses sintomas não coexistirem em casos excepcionais, denominados "pelagra sem pelagra".

Uma erupção cutânea semelhante à queimadura de sol nas costa e nas mãos, sendo as lesões cutâneas caracteristicamente simétricas podendo escurecer, descascar e formar escaras. Os principais sintomas para o lado do aparelho digestivo são estomatite, enterite e diarreia. A língua torna-se vermelha e aumentada de volume, podendo ulcerar. Também se observa salivação excessiva e as glândulas salivares podem estar aumentadas. A diarreia é recorrente. Náuseas e vômitos são comuns; a aquilia gástrica é observada em cerca de 50% dos casos. Para o lado do sistema nervoso central, os sintomas mais comuns são cefaléia, vertigem, depressão, diminuição da memória e em casos severos alucinações e demência podem aparecer. Distúrbios motores e sensitivos dos nervos periféricos são assinalados.

Um grau menor de deficiência tem sido designado "pelagra subclínica", apresentando nervosismo, irritação associada à cefaléia e insônia, além de outros sinais para o lado do aparelho digestivo. A pigmentação da pele pode existirem pequeno grau, dando a sensação de queimadura em certas áreas.

A deficiência de niacina resulta em uma diminuição das concentrações de NAD e NADPH principalmente no fígado e nos músculos, enquanto as concentrações no sangue, coração e rins permanecem frequentemente em níveis normais, representando isso uma boa correlação entre o grau de deficiência de nicotinamida e as concentrações de nicotinamida e ácido nicotínico no sangue e no músculo.

Elvejen assinalou que o triptofano é capaz, melhor do que a niacina, de enriquecer os tecidos de nucleotídios pirimídicos, exercendo mesmo ação superior a própria nicotinamida, em certos casos, no tratamento da pelagra (12). As necessidades humanas de ácido nicotínico ou nicotinamida são cobertas em toda a extensão por cerca de duas terças partes pelo triptofano contido numa dieta com teor normal de proteínas.

## HIPERVITAMINOSE

Sob o ponto de vista dietético, não ocorre, mas sim terapeuticamente, acarretando diversas manifestações desagradáveis, como veremos adiante.

## TERAPÊUTICA

*Vias de administração:* oral e parenteral.

*Formas farmacêuticas:* cápsulas, tabletes, soluções injetáveis isoladamente ou em associação com outras vitaminas, sais minerais, aminoácidos em produtos dietéticos e em associação com outros fármacos, para indicações não nutricionais.

*Doses e indicações:* além do tratamento da pelagra em que são indicadas doses diárias de 300 a 500mg de nicotinamida e de um suprimento adequado na gravidez, assim como em casos de perturbações de absorção, é muito limitado o uso da vitamina.

A literatura assinala bons resultados com o seu uso na enxaqueca e alguns casos de cefaléia vasomotora. No tratamento da esquizofrenia têm sido empregadas altas doses de nicotinamida, com resultados contraditórios.

*Efeitos colaterais ou tóxicos:* o ácido nicotínico apresenta ação vasodilatadora e quando dado pela boca ou por injeção em doses terapêuticas pode causar rubor da face e sensação de calor. Estes sintomas são transitórios e podem ser evitados pela substituição do ácido nicotínico pela nicotinamida.

Altas doses são bem toleradas em coelhos e cães. A tolerância em camundongos acha-se diminuída em casos de deficiência riboflavínica associada.

## FONTES

As melhores fontes de niacina são representadas pela carne, vísceras, pescado, assinalando-se que a carne deve ser utilizada com o suco desprendido porque a niacina sofre extração durante a cocção dos alimentos. Outras boas fontes são representadas pelos ovos e o leite. Entre os vegetais, o amendoim constitui a maior fonte, tanto sob forma crua com a cutícula e sem a mesma; outras fontes: pimentão, leguminosas, além do amendoim, e algumas frutas.

Na prática, admite-se que as exigências de niacina diárias para o homem, recebendo 3.000 calorias são aproximadamente 5mg por 1.000 calorias, o que corresponde a cerca de 10 vezes mais a taxa tiamínica preconizada.

Entre nós são relativamente escassos os dados referentes ao teor niacínico de nossos alimentos, sendo essas pesquisas realizadas em maior escala no SAPS.

*Padrões internacionais:* expressos em miligramas.

## INTERAÇÕES

- *Bussulfan* — pode acarretar deficiência de niacina.
- *Isoniazida* — produz deficiência.
- *Levodopa* — interfere no metabolismo da niacina
- *Mercaptopurina* — têm sido assinalados casos de deficiência de niacina.

# Piridoxina

*Sinonímia:* Adermina.

No período de 1930 a 1935, vários grupos de pesquisadores descreveram um fator vitamina-B6 essencial à alimentação animal, o qual foi depois denominado piridoxina. Contudo, não foi senão depois de 1935 que a natureza complexa da vitamina B havia sido suficientemente esclarecida para permitir a Birch e col. que concluíssem que um particular tipo de dermatite em ratos, ao qual denominaram acrodinia ou dermatite florida, era devido à ausência de uma vitamina específica. Birch e György deram o nome de vitamina B6 à substância e acrescentaram detalhes sobre sua estrutura química, que foi depois identificada quimicamente por outros pesquisadores e após sintetizada.

A piridoxina é um complexo de três compostos químicos, todos fisiologicamente ativos e muito relacionados entre si, e que são encontrados em fontes naturais e cada uma das três formas de vitamina pode ser utilizada pelos mamíferos; sua necessidade nutricional foi primeiramente demonstrada em ratos, estendendo-se depois a outros animais. Esses três compostos são representados pela piridoxamina, piridoxal e piridoxol. A piridoxina sofre grandes perdas pela cocção.

## QUÍMICA

As três formas de piridoxina são as seguintes:

Piridoxina

Piridoxal

Piridoxamina

As três formas de piridoxina são fisiologicamente ativas, diferindo na natureza da substituição de um átomo de carbono em posição 4, do núcleo piridina. A piridoxina constitui um grupo ativo de várias enzimas que se acham envolvidas no metabolismo protéico, na síntese metabólica de aminoácidos. O piridoxol é um álcool primário, o piridoxal é o aldeído correspondente.

## METABOLISMO

As três formas de piridoxina são rapidamente absorvidas pelo intestino, sendo o piridoxol oxidado ou aminado em piridoxamina no organismo, essa transformação é procedida por fosforilação realizada pela enzima piridoxal-alfa-fosfoquinase em piridoxal-5'-fosfato (PALP) e aparentemente também em fosfato de piridoxamina, em que o fosfato é esterificado com o álcool em posição 5, do núcleo piridina. O fosfato de piridoxamina parece ser, juntamente com o piridoxal, uma forma de armazenamento da piridoxina, pelo fato de ela poder sofrer conversão em PALP por desaminação, através de processo ainda não elucidado, pois na formação do PALP, o piridoxol-5'-fosfato é também formado como um produto intermediário, podendo a fosforilação preceder a oxidação na forma de aldeído.

Assinala-se que a absorção do piridoxol normalmente ingerido é muito rápida no intestino, sendo a excreção urinária também rápida. O principal produto de excreção é o ácido-4-piridóxico, que é formado pela ação da aldeído-oxidase hepática em piridoxal livre.

A administração de piridoxol e piridoxamina também resulta em um aumento na excreção do piridoxal no homem, o que indica que ambas substâncias podem ser inicialmente transformadas por via direta ou indireta em piridoxal, que vai ser oxidado em 4-ácido piridóxico. A concentração sanguínea é de cerca de 6mcg/dl. A medida da excreção urinária do ácido xanturênico depois da carga com L-triptofano tem sido de há muito o critério mais antigo e o método simples para o reconhecimento da deficiência piroxínica.

Um método adequado para investigação em série é o da determinação da atividade da glutamato-oxalacetase-transaminase eritrocítica (EGOT) pela técnica da ativação *in vitro* com PALP, porque em distúrbios do metabolismo da piridoxina a atividade EGOT cai a um estágio relativamente cedo.

## FUNÇÕES

O mecanismo de ação da piridoxina e seus análogos acha-se relacionado com a síntese dos aminoácidos, pois o PALP exerce importante papel no metabolismo como uma coenzima para uma grande variedade de processos metabólicos na transformação dos aminoácidos, incluindo descarboxilação, transaminação, racemização e dessulfuração de aminoácidos. A piridoxina é essencial na síntese da porfirina e certas desidratases, racemases, transferases, hidroxilases e sintetases também necessitam do PALP como co-fator.

O fosfato de piridoxal exerce importante papel no metabolismo como uma coenzima para uma grande variedade de processos metabólicos de aminoácidos, incluindo descarboxilação, transaminação e racemização.

A precondição para a atividade biológica dos vitâmeros do grupo piridoxina é a presença do grupo fenólico OH em posição 3. Uma precondição condicional para funcionar como coenzima é a conversão em PALP por fosforilação do grupo $CH_2OH$ em posição 5.

Os mais importantes sistemas enzimáticos nos quais o PALP exerce um papel de relevo são as aminoácido-descarboxilases, aminotransferases, algumas enzimas do metabolismo do triptofano, cistationase e fosforilases.

Em ratos e camundongos a piridoxinina, piridoxol e piridoxal podem prevenir a ocorrência de convulsões fatais provocadas pela semicarbazida ou tiosemicarbazida que atuam aparentemente como antagonistas da piridoxina.

Piridoxol e em grande extensão o PALP podem proteger camundongos de doses letais de exposição aos raios X, mas não previnem a leucopenia induzida pela irradiação.

A piridoxina é um co-fator na conversão do riptofano em 5-hidroxitriptomina; a conversão da metionina em cisteína também depende da piridoxina. Em sua clássica função de co-fator, a piridoxina é capaz de modificar as ações dos hormônios esteróides *in vivo* por meio de interações com os complexos esteróides receptores (17).

## SINTOMAS E SINAIS DE DEFICIÊNCIA

A ingestão de uma dieta deficiente de piridoxina resulta na reduzida concentração do piridoxal-5'-fosfato no organismo, pois ele é a coenzima de muitas enzimas, exercendo importante papel no metabolismo protéico.

Os sintomas referentes à deficiência de piridoxina têm sido produzidos em todas as espécies de mamíferos dos quais foi o rato o primeiro a ser estudado, incluindo o homem, sendo que os sintomas variam com as espécies animais. Os principais caracteres de deficiência constatados na maioria das espécies animais são os da pele, sistema nervoso central e na eritropoese.

*Pele* — No rato, a acrodinia ou dermatite florida, que consiste em hiqueratose e acantose das orelhas, patas e focinho assim como edema do córion, são os sinais proeminentes da deficiência piridoxínica. No homem, observam-se lesões seborréicas semelhantes nos olhos, nariz e boca, acompanhadas de glossite e estomatite que podem ser produzidas dentro de poucos meses por ingestão de dieta deficiente de vitaminas do complexo B mais doses diárias do antagonista da piridoxina, a deoxipiridoxina. As lesões desaparecem rapidamente após a administração de piridoxina, não respondendo, no entanto, aos outros membros do complexo B.

No metabolismo cerebral o piridoxal-5'-fosfato (PALP) apresenta um papel claro na produção de aminas necessárias para a transmissão sináptica de estímulos (epinefrina, norepinefrina, tiramina, dopamina e 5-hidroxitriptaminas), assim como o de um composto transmissor, o ácido gama-aminobutírico (GABA), uma substância farmacologicamente ativa aparecendo somente no sistema nervoso central, a síntese do qual é carreada ao lado pelo ácido glutâmico-descarboxilase, uma enzima piridoxal-fosfato necessária a essa transformação.

Diversos animais — ratos, cães, porcos e o homem — podem apresentar tremor convulsivo quando mantidos em dieta deficiente de piridoxina. Estes tremores podem ser prevenidos ou curados por pequenas doses da vitamina. No porco, alterações degenerativas nos nervos periféricos, células da raiz dos gânglios dorsais e posteriores da coluna e medula espinhal têm sido descritas.

Experimentalmente o eletrochoque limiar para produzir contrações crônicas em ratos é substancialmente diminuído pela deficiência de piridoxina e pode voltar ao normal pela sua administração.

Na eritropoese a atividade da glutamato-oxalacetase-transaminase é reduzida; isso é evidenciado pelo elevado coeficiente de ativação após incubação com PALP. A deficiência piridoxínica acarreta no macaco e no cão anemia hipocrômica, enquanto no homem a deficiência pode acarretar raramente anemia e essa manifestação não é aparentemente devida a um suprimento inadequado de piridoxina.

Assinala-se que os sintomas clínicos da deficiência piridoxínica são vários e nem sempre específicos e quando no aparecimento ao mesmo tempo de sintomas graves de deficiência um desses sintomas é mais pronunciado que os outros.

Em muitos casos de deficiência piridoxínica uma deficiência grave de vitaminas do complexo B acha-se associada. Na gravidez, a deficiência grave pode ocasionar deterioração da capacidade mental do recém-nascido.

## TERAPÊUTICA

*Vias de administração:* oral e parenteral (intramuscular e intravenosa).

*Formas farmacêuticas:* comprimidos e soluções injetáveis.

*Substância empregada:* cloridrato de piridoxina. Isoladamente ou em associação com vitaminas do complexo B, em produtos dietéticos.

## DOSES E INDICAÇÕES

Na gestação, as necessidades de piridoxina são aumentadas, estimando-se em aproximadamente 50% de mulheres grávidas sofrendo de deficiência piridoxínica, sendo que esta deficiência relativa atinge o feto e o recém-nascido em grande extensão. Uma certa proporção de casos de retardamento mental acha-se ligado a uma insuficiente administração de piridoxina.

A questão de saber se alguns dos casos de piridino-dependência acham-se ligados com um insuficiente suprimento de piridixina durante o período fetal encontra-se ainda desconhecido.

Nestes últimos anos, no entanto, vários casos de convulsões piridixina-dependentes têm sido descritos, nos quais a recorrência dos ataques pode ser prevenida somente com altas doses de cloridrato de piridoxol (500mg por dia, em casos extremos).

Os casos geneticamente condicionados de piridoxina-dependentes incluem a anemia piridino-dependente e várias anormalidades do metabolismo dos aminoácidos.

Acha-se provado que vários agentes quimioterápicos, como a penicilamina, a D-ciclosserina agem como antagonistas da piridixina, podendo causar neurites periféricas, parestesias e convulsões cerebrais; esses efeitos podem ser prevenidos por doses de 30 a 100mg de cloridrato de piridoxol, diariamente. O uso de contraceptivos orais pode acarretar alterações no metabolismo da piridoxina, evidenciadas pela baixa do ácido xanturênico após carga de triptofano, assim como reduzida atividade do aspartato eritrocítico, o 2-oxoglutarato-aminotransferase.

Terapeuticamente outras áreas de uso da piridoxina são os vômitos da gravidez que são devidos ao aumento das necessidades de piridoxina, devido aos distúrbios metabólicos, assim como na radioterapia que acarreta um alto teor de proteína catabolizada e, consequentemente, depleção das proteínas de reserva.

A piridoxina também tem sido indicada na distrofia muscular e no alcoolismo, com resultados pouco convincentes. Na esquizofrenia, a piridoxina foi usada na dose de 50mg uma vez diariamente em adição ao tratamento normal (26).

## HIPERVITAMINOSE

Todas as formas de piridoxina apresentam baixa toxicidade. Experiências realizadas em ratos, coelhos e cães demonstraram tolerância a doses de 1 grama de piridoxol por kg de peso, com poucos efeitos colaterais.
- *Antagonismos* — hidrazida do ácido isonicotínico, penicilamina, metoxipiridoxina e a desoxipiridoxina.

## FONTES

A piridoxina é encontrada em maior proporção em alimentos de origem animal (carnes, de porco principalmente), leite e ovos. Entre os vegetais assinala-se a batata inglesa, aveia, banana, gérmen de trigo, que são os mais ricos.

## NECESSIDADES NUTRICIONAIS

Estabelecidas em 2mg diários para os adultos e durante a gestação e a lactação as necessidades são de 2,5mg diários. Por ocasião do crescimento, as necessidades estão relacionadas com o teor de proteínas do leite, pois o seu teor nesse alimento é baixo. Um fator a ser considerado é que os requerimentos de piridoxina dependem do conteúdo de proteína da dieta.

## INTERAÇÕES

- *Bussulfan* — acarreta deficiência de piridoxina.
- *Cloranfenicol* — aumenta as necessidades.
- *Corticosteróides* — alterações no metabolismo da piridoxina.
- *Cicloserina* — antagonista da piridoxina.
- *Eritromicina* — antagonista.
- *Estrogênios* — aumentam as necessidades de piridoxina. Estimulam muitas no organismo que requer a piridoxina. Produção de serotonina. Ginecologistas assinalam que a deficiência piroxínica na mulher em uso de contraceptivos orais pode acarretar depressão, distúrbios emocionais e cefaléia, além das clássicas manifestações para o lado das mucosas e da pele.
- *Etionamida* — antagonista da vitamina B6. Lesões típicas da pele e mucosas, confusão mental, podem ocorrer.
- *EDTA* — deficiência da vitamina.
- *Hidralazina* — aumenta a excreção da tiamina.
- *Isoniazida* — pode inativar a piridoxina e aumentar a excreção.
- *Levodopa* — a piridoxina anula o efeito benéfico da levodopa, no tratamento da doença de Parkinson, induzindo a droga a ser bloqueada fora dos tecidos (sangue, diminuindo sua ação no cérebro).
- *Neomicina* — inativa piridoxina, levando à sua deficiência.
- *Ácido para-amino-salicílico* — inativa a piridoxina, podendo resultar em deficiência.
- *Penicilina* — inativa a piridoxina.
- *Fenobarbital* — possível deficiência piroxínica.
- *Tetraciclina* — inativa a piridoxina, podendo causar deficiência após poucos dias de uso, particularmente na ingestão de bebidas fortes e uso oral de contraceptivos.

# Cianocobalamina — Vitaminas B12

Sinonímia: Vitamina B12, cianocobalamina, fator extrínseco.

A anemia perniciosa foi, durante muito tempo, sob o ponto de vista terapêutico, um dos problemas mais sérios, até a descoberta de que a administração de fígado de porco ou de boi era eficaz no tratamento dessa afecção. A partir dessa constatação, procurou-se obter o princípio ativo, o "fator extrínseco" naquele órgão, acreditando-se que o ácido fólico era a substância responsável, mas a observação clínica demonstrou sua pouca eficácia na melhoria de muitos sintomas da doença.

Em 1948, o isolamento da vitamina B12 do fígado marca um grande passo no tratamento da anemia perniciosa e outros tipos de anemia macrocítica, supondo-se ser a vitamina idêntica ao "fator extrínseco". Seu emprego por via oral é eficiente graças à presença do "fator intrínseco" existente no suco gástrico normal, indispensável para sua absorção. Em terapêutica a vitamina B12 é empregada em outras indicações que não a anemia perniciosa ou perniciosiforme, conforme veremos adiante.

A estrutura da vitamina B12 obtida por Hodhkin, em 1964, revelou ser a mesma um composto complexo, nitrogenado, contendo duas maiores partes: o grupo corínico, que contém cobalto e o nucleotídio ligado. São descritas diversas formas de vitaminas B12 ou cianocobalamina: a vitamina B12 ou hidroxicobalamina; a hidrocobalamina ou vitamina B12b; a nitritocobalamina ou nitrosocobalamina ou B12 c; a vitamina B12 r-Co (II) e a vitamina B12 s ou hidrococobalamina. A vitamina B12 possui coenzimas denominadas cobalamida ou coenzima B12 e a metilcobalamina ou metil-B12.

A cianocobalamina é uma substância contendo cobalto, sendo obtida do fígado ou separada de produtos do metabolismo de vários microrganismos, ou por processo químico. Cerca de 30% da vitamina nos alimentos é destruída pela cocção.

A vitamina B12 constitui fator essencial ao crescimento de diversas espécies animais, achando-se envolvida como uma substância intermediária na formação dos glóbulos sanguíneos, da bainha dos nervos e várias proteínas.

Estritamente, vitamina B12 é a cianocobalamina. O nome é usado para designar um grupo de compostos de cobalamina possuindo atividade biológica.

## METABOLISMO

A cianocobalamina é absorvida pelo intestino por meio de dois mecanismos diferentes, sendo o mais importante, também denominado de absorção ativa, da presença nas secreções gástricas de uma molécula maior ainda que o "fator intrínseco de Castle", uma mucoproteína e, por essa ligação, forma-se um complexo que experimenta passagem pelo intestino delgado até chegar ao íleo, onde o fator intrínseco se combina com as células epiteliais do íleo, sendo que o cálcio também é necessário para essa transformação. O fator intrínseco tem a capacidade de ligar 1,5 a 3mg de vitamina B12 (31).

O segundo mecanismo, também chamado passivo, independe do fator intrínseco, é realizado paralelamente por difusão, porém em quantidade muito pequena, sob forma livre.

A contribuição do fator intrínseco para a absorção parece ser significativa somente quando grandes quantidades de B12 são administradas oralmente e somente 1% pode ser absorvido da dose administrada. A vitamina B12 presente no organismo e não circulante na corrente sanguínea é armazenada somente no fígado e, quando a quantidade total atinge 3 a 5mg, o teor armazenado no fígado alcança até 50 a 90%; outros órgãos armazenam pequena quantidade (rins, coração, cérebro, cerca de 30mcg cada). A medula óssea apresenta a mais baixa concentração de vitamina B12 e as hemácias não a contém.

Sua excreção é pequena, sendo feita apenas com a bile. A vitamina B12 absorvida é convertida no fígado em forma de coenzimas, enzimas cobamida pela substituição de um grupo ciano por um nucleosídeo contendo adenina (principalmente 5'-desoxiadenosil- cobalamina).

No metabolismo dos mamíferos, a 5'-desoxiadenosil-cobalamina é a coenzima da metilmalonil-Co A-isomerase que exerce importante papel na conversão do propionato em succinato.

Na deficiência cianocobalamínica ocorre excreção do ácido metilmalônico na urina que pode ser intensificada pela administração de propionato. A vitamina B12 é excretada pela bile em grande proporção, sendo reabsorvida na porção distal do intestino. A excreção urinária é baixa, no teor de 0 a 25mcg por dia e um incremento na excreção urinária é observado apenas após em excesso de 1 mcg; se a soma total de uma dose parenteralmente administrada de vitamina B12 excede a capacidade de ligação no sangue, no fígado e em outros tecidos, a excreção urinária faz-se por filtração glomerular.

A meia-vida da cianocobalamina no sangue é de 5 a 14 dias, enquanto no fígado é de cerca de um ano.

## FUNÇÕES

A vitamina B12 exerce várias funções importantes no organismo, atuando como coenzima (metilcobalamina ou 5'-de soxiadenosil — cobalamina) em reações químicas celulares. Ela representa fator essencial para o crescimento de várias espécies animais, achando-se envolvida como uma substância intermediária na formação dos glóbulos sanguíneos, bainha dos nervos e a síntese do ácido nucléico e para a maturação das células epiteliais, principalmente as do trato intestinal.

Característica importante é que a cianocobalamina somente exerce suas funções quando em deficiência, não tendo sido conhecidas outras propriedades farmacológicas além desses limites, sendo as únicas indicações farmacológicas a anemia perniciosa ou uma deficiência do fator intrínseco frequentemente causado por anticorpos e, secundariamente, o local provável de transformação de megaloblastos da medula óssea, após instalação da vitamina B12 na cavidade da medula óssea.

As enzimas da vitamina B12 atuam sobre a síntese dos ácidos nucléicos como já acentuamos, assim como o DNA, sendo que o metabolismo do ácido fólico encontra-se relacionado com essas enzimas.

Segundo alguns autores a cianocobalamina toma parte na transferência de grupos metil lábeis na biossíntese da metionina e sua ligação, e do mesmo modo, no metabolismo do ácido fólico. Outra ligação entre a cianocobalamina e o ácido fólico é representada pelo fato de que na deficiência de vitamina B12 a atividade do hidroximetil-tetrafólico-ácido-diidrogenase estar muito reduzida, o que dá à vitamina B12 um papel de co-fator nessa síntese enzimática. O presumível papel da cianocobalamina no metabolismo protéico tem sido discutido até hoje, no sentido de um efeito economizador e a questão de saber se é limitado exclusivamente à metionina, acha-se todavia inteiramente aberta.

## SINTOMAS E SINAIS DE DEFICIÊNCIA

A anemia perniciosa apresenta sintomatologia que se caracteriza por defeitos da hematopoiese com repercussão no quadro hematológico sendo uma anemia macrocítica e a causa dessa deficiência é a insuficiente produção do fator intrínseco pela mucosa gástrica, indispensável à absorção da vitamina B12, visto que uma ingestão insuficiente pode ser a causa de deficiência.

A absorção da cianocobalamina é alterada por transtornos digestivos, como a síndrome da malabsorção e também por processos que lesam a mucosa intestinal como a ileíte regional e após a gastrectomia, gastroenterostomia e na presença de anticorpos auto-imunes. Situações de deficiência podem ser encontradas devido à interferência com a flora intestinal resultante de diverticulose intestinal ou devido à infestação com o *Diphylobotrium latum*.

Como característica da deficiência cianocobalamínica assinala-se o distúrbio da hematopoiese megaloblástica, podendo também ser encontradas alterações da trombocitopoiese e leucocitopoiese ocasionalmente.

Os sintomas da deficiência de cianocobalamina e as alterações hematológicas são similares àquelas da deficiência de ácido fólico, se bem que seja difícil muitas vezes diferenciá-las. Além das alterações hematológicas são comuns as alterações neurológicas em forma de progressiva degeneração dos axônios dos neurônios da medula espinhal, com sintomas de paralisia progressiva.

Laboratorialmente é encontrada redução da cianocobalamina no sangue e no fígado com um concomitante incremento na atividade da lactatodiidrogenase no soro, sendo a excreção do metilmalonato aumentada. No soro, a vitamina B12 já não está ligada ao fator intrínseco, e em vez disso está ligada principalmente a uma específica transcobalamina II, e em menor extensão a uma transcobalamina I. A beta-globulina ligada à cianocobalamina, (transcobalamina II) é considerada como sendo o transporte primário da proteína enquanto a transcobalamina I é vista como o armazenador protéico para a vitamina B12.

No sangue, apenas 1 a 10% acham-se sob forma livre ou em uma forma verdadeiramente ligada. Sua concentração no plasma sanguíneo é de 200 a 900 pg/ml sendo a média 450 pg/ml, considerando que a média capacidade de ligação da vitamina B12 atinge a cerca de 1,850 pg/ml.

## HIPERVITAMINOSE

A tolerância da vitamina B12 é geralmente boa. Ocasionalmente têm sido relatadas reações alérgicas, que podem ter sido causadas por impurezas protéicas levadas pela sua biossíntese. Na literatura têm sido assinalados somente casos esparsos de danos orgânicos tóxicos causados pela cianocobalamina. Gebauer em experiências em ratos administrou intramuscularmente doses de 0,5 a 1mcg de vitamina B12 por rato, observando ligeiras mudanças no baço, incluindo ativação do RES, enfraquecimento das estruturas celulares, especialmente nas zonas marginais, vacualização dos linfócitos, reações que indicam libertação e aumento da depressão dos linfócitos (14).

## TERAPÊUTICA

*Vias de administração:* oral e parenteral.

*Formas de apresentação:* a cianocobalamina é encontrada no comércio sob forma isolada em comprimidos, solução ou injetável em teores variáveis e associada com diversas substâncias destinadas, segundo as indicações, a reforçar sua atividade, mas para outras finalidades, como é o caso da associação com ferro, vitamina A, D e cálcio, além de dipirona e cortisona. Estas últimas ainda associadas às vitaminas B1, B2 e B6, mas agora indicadas no tratamento de neurites, neuralgias, e processos reumatismais ou ósseos, prática que tem merecido severas restrições em alguns países. Também em produtos dietéticos a cianocobalamina é empregada em associação com vitaminas e sais minerais, no teor de 5 até 1.000mcg e em doses maiores para o tratamento das afecções neurológicas e osteoarticulares.

## INDICAÇÕES

Considerando que a anemia perniciosa é raramente devida primariamente a uma insuficiência dietética de vitamina B12, sendo ocasionada pela deficiência do fator intrínseco e dessa maneira à deiciente absorção de vitamina B12, tratamento da anemia perniciosa deve ser realizado de preferência com doses parenterais de 10 a 20mcg, uma ou quatro vezes ao dia, podendo em casos especiais ser dobrada aquela dose.

Acha-se indicada como dose de manutenção mcg diários.

A cianocobalamina é usada no tratamento dos estados de deficiência e anemias macrocíticas associada com gastrectomia, anormalidades de malabsorção pelo trato gastrintestinal.

O ácido fólico, que é o tratamento de eleição nestas condições, deve ser evitado se houver possibilidade de existir anemia perniciosa, por causa do risco de combinação com a degeneração subaguda da medula espinhal. Pacientes com anemia microcítica nutricional não respondem, a menos que a medula óssea seja megaloblástica.

Na dose de 1 mg ou mais (esse mais já atingiu até 25mg...) diariamente ou em dias alternados tem sido preconizada para aliviar a dor da neuralgia do trigêmeo e outras neuralgias, mas em diabéticos, alcoólatras e neuropatias nutricionais resultados conclusivos não foram obtidos. A vitamina B12 tem sido administrada em doses de 5 a 30mcg diários, como suplemento dietético para promover o crescimento de crianças, mas esse uso não tem sido avaliado conclusivamente. Atualmente novas pesquisas se concentram apenas no campo do fator intrínseso e seus anticorpos.

## ANTAGONISTAS

Os antagonistas da vitamina B12 são empregados em experiências bioquímicas, principalmente em bacteriologia.

## EFEITOS TÓXICOS

A cianocobalamina é bem tolerada; reações alérgicas têm sido relatadas após injeção intramuscular. Rápida maturação das células pela administração da vitamina B12 aumenta a degradação do ácido nucléico e incremento do ácido úrico, podendo resultar em manifestações de gota.

## PRECAUÇÕES

A cianocobalamina não deve ser dada antes de um diagnóstico bem fundamentado ser estabelecido, pela possibilidade de mascarar sintomas de degeneração subaguda da medula espinhal.

## FONTES

A vitamina B12 tem suas maiores fontes nos alimentos de origem animal: carnes, fígado, rim, ovos, pescado, leite e queijos, e em oposição, os alimentos de origem vegetal não contêm a vitamina.

## NECESSIDADES NUTRICIONAIS

O Food and Nutrition Council recomenda 3mcg diários, para adultos e durante a gestação e na lactação indica 4mcg diários.

A FAO/OMS refere 2mcg diários para os adultos acima de 10 anos, sofrendo aumento de 1mcg para as gestantes e 0,5mcg para as lactantes.

## PADRÕES

A cianocobalamina é expressada em mcg (microgramas). Sua coenzima, a cobalamida tem sido usada isolada ou em associação com outras substâncias, como a cipro-heptadina, cloridrato de buclizina, carnitina, CABA, DL-lisina, com a indicação de anabolizante não hormonal, orexígero.

## INTERAÇÕES

O *sulfametazol* reduz a absorção da cobalamina.

A *isoniazina* diminui a absorção da vitamina.

A *levodopa* — tanto a cobalamina como a folacina estão indiretamente envolvidos com a levodopa.

O *cloranfenicol* aumenta as necessidades da vitamina B12.

O *fenobarbital* aumenta as necessidades da vitamina B12.

A *colestiramina* pode ocasionar deficiência da cobalamina.

O *ácido para-amino-salicílico* — diminui de maneira significativa a absorção da vitamina B12.

O *clofibrato* pode ocasionar malabsorsão da cobalamina, acarretando deficiência.

O *ferformin* reduz a absorção.

A *cicloserina* reduz a absorção na cobalamina, porém não é geralmente suficiente para provocar deficiência da vitamina.

A *eritromicina* reduz a absorção, promovendo deficiência da vitamina.

Os *estrógenos* podem ocasionar deficiência, reduzindo a absorção da vitamina.

A *kanamicina* pode reduzir a absorção da cobalamina.

O *metotrexato* ocasiona malabsorsão da vitamina.

Certas drogas exercem efeito deprimente no metabolismo da B12. Distúrbios neuropsíquicos observados na terapia anticonvulsivante (primidona, fenobarbital, fentoína) são acompanhados de deficiência de ácido fólico no SNC.

Algumas drogas antidiabéticas orais do tipo guanidina podem exercer ação antagonista com a vitamina B12, aparentemente por absorção diminuída; efeito idêntico é produzido pelo ácido-para-amino-salicílico.

# Ácido Fólico

*Sinonímia:* Folacina, ácido pteroilglutâmico.

Data de 1938 o reconhecimento do ácido fólico como um elemento essencial para a nutrição de galinhas, sendo mais tarde, através de diversas pesquisas, considerado necessário para outros animais. O ácido fólico, cuja denominação original foi dada à substância do tipo da vitamina isolada do espinafre, em 1941, por Mitchell Snell e Williams é reservada para o ácido pteroilglutâmico. O ácido fólico é idêntico ao fator *Lactobacillus casei* do fígado.

Em 1945 Spies empregou a folacina no tratamento de casos de anemia macrocítica em gestantes e síndromes tropicais, tendo esta substância se mostrado efetiva nesses casos.

O ácido fólico não é encontrado sob essa forma nos alimentos e no corpo humano, mas sob a forma de poliglutamatos e como 5-metil-tetra-hidrofolato, que são convertidos no organismo em formas biológicas ativas ou formas de enzimas da folacina, sendo o ácido folínico também chamado "fator *citrovorum*", uma destas formas que possui atividade biológica.

Na natureza são encontrados os folatos ou pteroilglutamatos. O ácido fólico, o folínico, a tiamina junto com a cobalamina são necessários para se chegar à síntese dos ácidos nucléicos, podendo seu déficit ser causado pelo aborto habitual.

O ácido fólico acha-se espalhado em diversos alimentos, vegetais folhosos, fígado, leveduras, tendo sido sintetizado por Augier, em 1945. A cocção dos alimentos diminui seu teor em 50%. Deve ser protegido da luz. Grandes perdas de folatos ocorrem nos alimentos pela cocção, armazenagem e outros processos. Considerando a destruição do ácido fólico no leite em pó, sugeriu-se que deve ser adicionado ácido ascórbico como preservativo desse tipo de leite, antes de seu processamento tecnológico (25).

Constituinte de enzimas denominadas folatos. Conversão da glicina em glutamato ou serina, da citosina em 5-hidroximetil, da hemocisteína em metionina, do ácido desoxiuridílico em ácido timidílico e do uracil em timidina.

## METABOLISMO

O ácido fólico é absorvido em sua forma livre como ácido pteroilglutâmico pela parte proximal do intestino delgado, principalmente sob forma de suspensão e pequena parte é absorvida pelo jejuno distal e no íleo distal, pois ali a absorção depende de energia, parecendo que o folato também seja absorvido por difusão, como no caso de grandes doses. A absorção é considerada como um processo ativo. Em pacientes com doença celíaca a absorção do ácido fólico no jejuno proximal acha-se notavelmente diminuída.

O ácido fólico acha-se presente em muitas substâncias alimentícias, sob forma de poliglutamatos, sendo que em casos idênticos o ácido fólico é limitado por causa de resíduos do glutamato terem sido inicialmente clivados pela conjugase do ácido fólico que se encontram na luz do intestino ou células epiteliais.

Dessa forma a absorção do ácido fólico é controlada por um mecanismo desconjugante que, no entanto, pode ser afetado pela ação de inibidores das conjugases existentes nos alimentos, como por exemplo nas leveduras (6).

O folato que vai ligar-se à proteína sofre transporte no sangue até as células da medula óssea e reticulócitos, acreditando-se que o metilfolato seja a principal forma do ácido fólico nos tecidos ósseos. A absorção do ácido fólico pode ser alterada diretamente por várias substâncias como a fenilidantoína, pirimidina, barbituratos, cicloserina, glicina, hemocisteína e metionina.

O ácido fólico administrado pela boca aparece no sangue portal inalterado e é convertido em 5-metiltetrafolato, principalmente no fígado. A concentração de ácido fólico é mais baixa no sangue de gestantes durante o 1º trimestre de gravidez do que em indivíduos normais.

Logo que é absorvido e principalmente durante a absorção, o ácido fólico sofre conversão em vários derivados metabolicamente ativos e adutores, como:

- $N^5$-formil-tetraidrofólico ácido ($f^5FH_4$)
- $N^{10}$-formil tetraidrofólico ácido ($f^{10}FH_4$)
- formimino-tetraidrofólico ácido ($fi^5FH_4$)
- $N^5$-metenil-tetraidrofólico ácido ($f^5FH_4$)
- $N^5$-10 — metileno-tetraidrofólico ácido
- ($h^{5-10}FH_4$).
- $N^5$-metil-tetraidrofólico ácido ($m^5FH_4$).

Assinala-se que em todos estes derivados e adutores é o ácido tetraidrofólico que sob forma de coenzima atua como aceptor e transferidor de uma unidade de carbono.

O armazenamento do ácido fólico processa-se principalmente no fígado, num teor de cerca de 50%. A excreção é feita através da bile e da urina sob forma de folato. Com a administração de uma dieta normal com 600mgde ácido fólico, seu conteúdo no organismo é estimado, entre 6 e 10mg e com a redução da ingestão alimentar, esse conteúdo sofre depleção no curso de três a quatro semanas. Quando o ácido fólico encontra-se em déficit no organismo é excretado pela urina um produto intermediário, o ácidoformini-glutâmico, que pode ser utilizado como teste para determinar o metabolismo do ácido fólico, através de seus níveis de excreção.

## FUNÇÕES

O ácido fólico atua na formação de produtos intermediários do metabolismo, que por seu turno estão envolvidos na formação de células; ele tem a função bioquímica de transferir uma unidade de carbono a vários compostos durante a síntese de purinas e pirimidinas do DNA e RNA, assim como nos processos de interconversões de aminoácidos (26) durante os processos metabólicos, sendo necessário em várias reações, promovendo a formação de aminoácidos e por isso de genes.

Experimentalmente o ácido fólico demonstrou exercer um certo grau de proteção contra substâncias de ação teratogênica, como a piri- tiamina. A forma ativa mais importante do ácido fólico é o ácido-5-formil-5, 6, 7,8-tetraidrofólico (fator *citrovorum*, ácido folínico).

Ele é necessário para a produção normal das hemácias, incluindo a maturação dos megaloblastos em normoblastos. A histina necessita de ácido fólico para ter sua utilização completa.

## SINAIS E SINTOMAS DE DEFICIÊNCIA

A deficiência de ácido fólico costuma ser classificada de acordo com suas causas em primárias e secundárias; na primária, a ingestão deficiente é que sobressai e na segunda as causas são diversas, sendo as mais importantes as ocasionadas por maior destruição de folatos, interferência na síntese ou ativação de enzimas necessárias para utilização do folato, produção de antifolatos, falhas na absorção do folato alimentar e excreção urinária aumentada de ácido fólico.

Em mulheres grávidas pode ser encontrado um tipo de anemia: a macrocítica assim como em pacientes com síndrome de malabsorção ou ainda em indivíduos que estejam em uso de medicamentos que interferem no metabolismo do ácido fólico, como drogas usadas no tratamento de certas formas de câncer ou pelo emprego de anticonvulsivantes empregados na epilepsia.

Em quase todos os casos de deficiência a concentração de ácido fólico nas hemácias e no plasma sanguíneo é reduzida e concorrentemente a histidina aumenta a excreção do ácido formiminoglutâmico na urina. Os sintomas clínicos observados incluem megaloblastose da medula óssea combinada com anemia macrocítica, leucopenia e hipersegmentação das hemácias.

As modificações hematológicas devidas à deficiência fólica são similares àquelas observadas pela deficiência cianocobalamínica, sendo muitas vezes impossível fazer-se a distinção entre essas duas condições, e em alguns casos, as duas deficiências se apresentam concorrentemente.

A formação das células sanguíneas é alterada em todos os níveis, o que resulta em anemia e distúrbios do crescimento capilar.

## HIPERVITAMINOSE E TOXICOLOGIA

Contrariando a antiga suposição de que o ácido fólico é aparentemente não tóxico para o homem, doses constantes diárias de 5mg são bem toleradas por longos períodos de tempo, com poucas reações. Em ratos, a administração de uma única dose maciça letal resulta em insuficiência renal tóxica e redução do fluxo urinário devido à precipitação de ácido fólico cristalizado.

No tocante à tolerância, experiências realizadas com a ingestão diária de 15mg de ácido fólico revelaram ser ele bem tolerado pelo homem sem alguma reação; outras experiências com doses de 15mg diários por via oral, revelaram que os indivíduos testados apresentaram sintomas gastrintestinais e neurológicos e hipersensibilidade.

Descontinuando o tratamento os sintomas desaparecerão em três semanas, permanecendo as causas dos sintomas neurológicos desconhecidas. Entre as possíveis causas discutidas foram consideradas a depleção de vitamina B12 assim como uma ação neurotóxica direta da piridoxina. Sabe-se que a concentração de ácido fólico do sistema nervoso central é de cinco ou dez vezes mais alta do que no soro, pois o ácido fólico apresenta afinidade para o sistema nervoso central. Dessa forma, o nível de ácido fólico no soro aumenta (até 120mg/dl) no curso da administração prolongada de altas doses e o nível do SNC pode aumentar por um motivo idêntico, podendo ocasionar distúrbios neurológicos.

## HIPERVITAMINOSE

Relativa à ingestão alimentar não ocorre, mas sim sob o ponto de vista terapêutico, conforme veremos adiante.

## TERAPÊUTICA

*Vias de administração:* oral e parenteral.

*Formas terapêuticas:* drágeas, soluções orais e injetáveis associados com outros fármacos, principalmente com sais de ferro, vitaminas do complexo B. São empregados o ácido fólico e o ácido folínico, sob forma cálcica, indicado como antianêmico e para diminuir a toxicidade e para reverter a ação de uma superdose, administrada inadvertidamente, de antagonistas do ácido fólico como a aminopterina e o metotetraxato.

O alívio dos estados de deficiência de ácido fólico ocasionado pela terapia prolongada com os antagonistas do ácido fólico ou então causadas por perturbações de absorção, tornam necessário o emprego de altas doses de ácido fólico, de 5 a 15mg diárias; a administração parenteral é indicada apenas em casos excepcionais, sendo o uso oral suficiente.

O ácido fólico pode ser administrado concomitantemente com a vitamina B12 no tratamento da anemia perniciosa e somente pode acarretar a normalização do quadro sanguíneo estimulando a cura, quando um processo de mielose funicular se acha também presente, podendo ser mascarada e também mascarar o desenvolvimento de sua evolução.

## PRECAUÇÕES

O ácido fólico não deve ser dado só ou em conjugação com doses inadequadas de cianocobalamina no tratamento da anemia perniciosa. Embora ele produza uma resposta hematopoiética, não previne um ataque da regeneração medular aguda.

Igualmente à cianocobalamina, o ácido fólico não deve ser administrado antes do diagnóstico da anemia perniciosa ter sido completamente estabelecido. Grandes e continuadas doses de ácido fólico reduzem a concentração sanguínea de B12. O uso de pílulas anticoncepcionais ou os chamados anovulatórios acarretam apreciável deficiência de ácido fólico, tiamina e ácido ascórbico, conforme veremos em outro local.

## INTERAÇÕES MEDICAMENTOSAS

Os efeitos inibidores de anticonvulsivantes como a difenilidantoína fenitoína no metabolismo do ácido fólico são indesejáveis e o uso dessas drogas apresenta o risco de acarretar deficiência de ácido fólico pronunciada.

Níveis reduzidos de ácido fólico no sangue têm sido observados na gravidez e com o uso de anticoncepcionais. Trabalhos recentes confirmaram que a pirimetamina exerce efeito antagonista direto sobre o ácido fólico, inibindo a incorporação de desoxiuridina no DNA e a deficiência de ácido fólico e os seus antagonistas também diminuem de maneira marcante a absorção intestinal da tiamina, devido à deficiente síntese de DNA.

Pesquisas recentes referentes ao papel exercido pelos antagonistas do ácido fólico em doenças infecciosas e no câncer antes que o próprio ácido fólico, assinalam que os antagonistas geralmente possuem apenas ação bacteriostática, eles desenvolvem, junto com as sulfonamidas, atividade sinergística, a qual é baseada no bloqueio simultâneo de dois estágios sucessivos na síntese bacteriana do ácido tetraidrofólico. Esta dupla ação resulta tanto *in vitro* e *in vivo* em verdadeira potencialização e ação bacteriana.

## ANTAGONISTAS

Desde que a deficiência de ácido fólico induzida por bloqueio enzimático precede a deficiente biossíntese do ácido nucléico, empregando o efeito inibidor dos antagonistas do ácido fólico na quimioterapia da leucemia e tumores, foi dado um grande passo na terapêutica.

A ação de antiinfecciosos, como o trimetropim, é baseada em princípio análogo. Essas drogas podem matar ou sustar o crescimento e multiplicação de vários germes patogênicos pelo bloqueio de enzimas contendo folato.
*Sinonímia:* Vitamina B5.

# Ácido Pantotênico

A identificação do ácido pantotênico deve-se a Williams e col., em 1939, como uma substância essencial ao crescimento de leveduras. O nome, derivado do grego, significa "por toda a parte", indicando a extensão dessa vitamina na natureza. O papel do ácido pantotênico na nutrição animal foi demonstrado experimentalmente em pintos, em uma doença de carência em aves, caracterizada por lesões da pele e que foram conhecidas por serem curadas pelo filtrado de frações preparadas com extrato de fígado. Assim, o ácido pantotênico foi reconhecido primeiramente como essencial para pintos e depois para outros animais. Em 1939, Wooley e col. demonstraram que o fator antidermatite em pintos era o ácido pantotênico. Em animais foi descrita uma deficiência caracterizada por emagrecimento, perda e embranquecimento de cabelo em animais escuros, úlcera gastroduodenal e lesões em vários órgãos internos. Em 1940 foi obtida a síntese completa do ácido pantotênico. Esta substância é relativamente estável nos alimentos durante longos períodos de armazenamento, sendo pouco destruída durante a cocção, e pouco resistente a ácidos e álcalis, por destruir-se o enlace amídico.

## QUÍMICA

É um ácido orgânico opticamente ativo e sua atividade biológica é característica apenas do isômero d. Sua ação vitamínica no organismo resulta de sua incorporação na coenzima A.

A via metabólica pela qual o ácido pantotênico é convertido em coenzima A envolve cinco reações enzima-catalisadoras consecutivas.

## METABOLISMO

O ácido pantotênico administrado pela via oral é completamente absorvido no intestino delgado, e em pequena extensão aparentemente também no estômago, sendo inicialmente convertido em forma livre por subdivisão enzimática. O próprio processo de absorção é aparentemente baseado na difusão passiva, sendo o mesmo processo para a absorção do pantenol que é oxidado em ácido pantotênico no organismo (1).

O ácido pantotênico acha-se presente em todos os tecidos em proporções variáveis, indo de 200 a 400mcg%. Altas concentrações são encontradas no fígado, adrenais, coração e rins. As hemácias contêm ácido pantotênico sob forma de coenzima A, enquanto o ácido pantotênico circulante no plasma sanguíneo acha-se ligado a proteínas, sendo assim a forma de transporte dessa vitamina.

Considerando a entrada e a excreção iguais, pode-se assinalar que o ácido pantotênico não é degradado no organismo, atingindo a excreção urinária cerca de 60 a 70% da quantidade administrada oralmente, sendo o restante excretado pelas fezes.

A biossíntese da coenzima A vincula as seguintes fases:
- ATP pantotenil cisteína
- Ácido pantotênico + cisteína →
- Pantotenil cisteína → panteteína
- Panteteína + ATP → 4-fosfo-panteteína + ADP
- 4-fosfo-panteteína + ATP → defoscoenzima A + pirofosfato
- Defosfocoenzima A + ATP → coenzima A + ADP

O ácido pantotênico é sintetizado no intestino grosso pela flora intestinal.

Desde que o ácido pantotênico acha-se fixado em todas as células, as necessidades são fornecidas pelas quantidades normais de todos os alimentos.

No plasma sanguíneo o ácido pantotênico é encontrado apenas sob forma livre, enquanto nas células do organismo é encontrado sempre sob forma de coenzima A. Sua concentração no sangue em adultos atinge cifra de 10 a

40mcg por cento e altas concentrações, apenas sob forma de coenzima A, são encontradas no fígado, rim, coração, cérebro e pele. A excreção urinária atinge de 2 a 7mg diários em adultos sãos e nas crianças de 2 a 3mg/dl.

## FUNÇÕES

O pantenol, forma alcoólica ativa do ácido pantotênico do grupo da coenzima A, é uma substância que apresenta papel dos mais importantes na regulação dos processos de suprimento de energia. Ele acha-se fixado em cada célula viva e, por conseguinte, promovendo o desenvolvimento, função e reprodução dos tecidos endoteliais e epiteliais.

A coenzima A apresenta também importância no metabolismo pela liberação de energia dos glicídios, lipídios e proteínas e também na síntese de aminoácidos, ácidos graxos, esteróis e hormônios esteróides, assim como elemento essencial para a formação da porfirina, porção pigmentar da molécula da hemoglobina.

Muitos análogos do ácido pantotênico têm sido estudados em uma tentativa para encontrar um antimetabólito, pois o interesse nesse campo é particularmente grande, por causa de muitos microrganismos patogênicos serem dependentes frente a fonte exógena de ácido pantotênico.

Em pesquisas em ratos, pelo emprego de pantenol, no teor de 25mg/kg de peso, o processo de cura de úlceras gástricas induzidas pela cortisona, acelerou-se; até certo ponto, o ácido pantotênico também atua como um antagonista da tiroxina.

Outras experiências demonstraram que após suplementação de ácido pantotênico, ratos normais e também adrenalectomizados tornaram-se capazes de resistir a situações de estresse de maneira muito superior aos ratos de controle.

No metabolismo das gorduras a imediata degradação dos ácidos graxos pela beta-oxidação dos ácidos graxos ativados pela ligação com a coenzima A mutuamente, proporciona o denominado "ácido acético ativado" (acetil--coenzima A) necessária para a síntese endógena de ácidos graxos de cadeia longa, fosfátides, colesterol e esteróides.

## SINAIS E SINTOMAS DE DEFICIÊNCIA

O ácido pantotênico é essencial para o crescimento de vários microrganismos. Ele atua como grupo prostético da coenzima A que tem a importante função de transferência de ácidos carbônicos. No animal, a deficiência de ácido pantotênico manifesta-se por degeneração muscular, deficiência adrenocortical e hemorragia, dermatite, queratite, parada do crescimento e morte, assim como acromotriquia em ratos, e em cães lesões gastrintestinais com ulcerações.

No homem, a sua deficiência não tem sido reconhecida com uma dieta comum, presumivelmente por causa da grande ocorrência da vitamina nos alimentos comuns. No homem, apenas a denominada síndrome "ardor nos pés", caracterizada por formigamento nos pés e parestesias, hiperestesias e distúrbios circulatórios nas pernas, supõe-se estar ligados à deficiência de ácido pantotênico.

Uma condição similar à síndrome do ardor nos pés pode ser experimentalmente produzida no homem somente pela administração de uma dieta baixa em ácido pantotênico em conjunção com o antagonista do ácido pantotênico, o ácido w-metilpantotênico. Além dessa síndrome, sintomas característicos constam de lassidão, mal-estar, cefaléia, sonolência, náuseas, cãibras na região abdominal, queixas episgástricas e flatulência acompanhadas por ocasionais distúrbios circulatórios e o aumento da incidência de infecções da região do trato respiratório superior.

## TERAPÊUTICA

*Vias de administração:* oral, parenteral e tópico-subcutânea.

*Formas farmacêuticas:* injetável, unguentos, cremes e soluções.

## DOSES

Pantenol ou pantotenol ou dexpantol.

É o análogo alcoólico do ácido pantotênico, sendo rapidamente convertido em ácido pantotênico quando administrado internamente, empregado usualmente sob forma injetável intramuscular e, em certos casos, por via intravenosa.

## USOS

A área do emprego terapêutico do ácido pantotênico é no tratamento de feridas superficiais, inflamação, desordens funcionais da pele e das mucosas, atonia intestinal pós-operatória e íleo paralítico estabelecido, mas relatos clínicos assinalam que o seu valor nessas condições é inconclusivo (21).

A dose diária usada nos casos de estimulação do peristaltismo intestinal é de 500 a 1.000mg intramuscular ou intravenosa. Nas queimaduras, a aplicação tópica de pantenol, sob forma de solução, cremes e unguentos é usada com sucesso para promoção de granulação de tecidos e epitelização.

Nos casos de envolvimento do trato respiratório, a solução é usada sob forma de aerossol e na forma de tampão, para tratamento de inflamação da mucosa vaginal. Tem sido usado para reduzir os efeitos tóxicos do tratamento com estreptomicina e salicilatos.

## PRECAUÇÕES

Pantenol é contra-indicado em hemofílicos e pacientes com íleo devido à obstrução mecânica. Deve ser usado com cautela com ou imediatamente após drogas simpaticomiméticas ou suxametônio.

## HIPERVITAMINOSE

O pantenol é bem tolerado e algumas reações a altas doses são consideradas não tóxicas.

## PESQUISAS RECENTES

Comprimidos de pantenol têm sido administrados oralmente até a dosagem de 300-400mg para diminuir a motilidade intestinal. Os perigos comumente associados aos laxativos com o hábito, diminuição do balanço eletrolítico aquoso, fraqueza muscular e desordens cardíacas, são evitáveis pelos mecanismos naturais do corpo.

## ANTAGONISTAS

Seus antagonistas inibem o crescimento bacteriano.

Como o homem ingere largas quantidades de ácido pantotênico nos alimentos, a ação terapêutica dos antagonistas não se desenvolve.

## FONTES

Encontrado em grande número de alimentos, sendo os mais representativos: fígado, rim, coração, levedura, ovos, leite, língua de boi, trigo, centeio, farinha de soja, brócolis, cogumelos. Encontrado na geléia real em maior proporção entre as vitaminas que ela contém.

## NECESSIDADES NUTRICIONAIS

Não se acha estabelecida uma quota a ser fornecida pela alimentação por dois motivos: a distribuição extensa do ácido pantotênico em alimentos e ao pequeno número de dados sobre o teor dessa vitamina nos alimentos de uso habitual.

## PADRÕES

Padrão internacional: não estabelecido. Unidade de crescimento: levedura, corresponde a 0,008mcg de pantotenato de cálcio.
*Sinonímia:* Vitamina H, coenzima R.

# Biotina

Duas experiências diferentes aproximaram os resultados da descoberta da biotina. Uma, referente ao estudo das manifestações tóxicas, nas quais eventualmente fora demonstrado ser devido uma substância antagonista da biotina e a outra o estudo das necessidades de crescimento das leveduras.

O papel nocivo das altas concentrações de clara de ovo crua nas dietas experimentais foi assinalado, pela primeira vez, por Batemen. A seguir, Boas confirmou o achado em ratos submetidos a uma dieta contendo clara de ovo crua como única fonte proteica que acarretava a síndrome caracterizada por perturbações neuromusculares e dermatite grave e queda de pêlos, denominada a condição estabelecida de *egg white injury* no rato, demonstrando que tais lesões poderiam ser prevenidas pela cocção da proteína ou pela administração da levedura, fígado e outros alimentos.

Em sequência, Parsons e col. também apresentaram contribuição neste campo, produzindo a síndrome em outros animais e estudando a distribuição e a conduta do fator de proteção à síndrome. Tais experiências levaram também Gyorgyi a investigar a síndrome, que o fizeram convencido de tratar-se de manifestação provocada pela administração de clara de ovo e que a síndrome era devida a uma deficiência vitamínica, dando-lhe o nome de vitamina H (em alemão *Haut*, que significa "pele").

A forma cristalina do fator essencial à síndrome foi isolada por Kogl e Tonnis, em 1936, que ao estudarem fatores de crescimento das leveduras, a denominaram "biotina".

Deve ser assinalado que antes, Allison e col. haviam demonstrado que o crescimento de certas linhagens do gênero *Rhizobium* dependia de uma substância à qual denominaram coenzima R, sendo mais tarde demonstrado que a vitamina H, biotina e coenzima R eram a mesma substância.

Du Vigneaud, em 1942, estabeleceu a forma estrutural da biotina, sendo a substância em pouco sintetizada.

Os estudos para a elucidação completa da síndrome foram o de pesquisar o antagonismo da biotina que, soube-se, era uma proteína e que foi isolada por Eakin ecol. em 1940, com o nome de avidina (em húngaro: proteína), que é uma glicoproteína, de peso molecular elevado. A avidina liga-se à biotina com grande afinidade e assim impede a sua absorção.

## QUÍMICA

A biotina é um ativo ácido orgânico, sendo sua forma ativa a d-isômero, apresentando a seguinte fórmula estrutural:

[Estrutura química da Biotina]

Biotina

[Estrutura química do "Ácido carbônico ativado"]

"Ácido carbônico ativado"

Descrevem-se três formas de biotina, além da própria biotina livre, encontradas em substâncias naturais. Essas formas derivadas são a biocitina e as D e L sulfóxidos da biotina, exercendo essas formas proteção sobre o crescimento de alguns microrganismos e a sua eficácia na nutrição humana como substitutos da biotina não foram estudadas. A biocitina representa um produto de degradação de um complexo biotina-proteína, desde que em suas funções como coenzima a vitamina seja convalentemente ligada a um grupo e amino de resíduo da lisina da apoenzima envolvida.

A biotina constitui grupo prostético de enzimas carboxibiotina, como a acetil-CoA-carboxilase, piruvato-carboxilase, propionil-CoA-carboxilase e metilcrotonil-CoA carboxilase, que exercem importantes funções nas síntese endógena dos ácidos graxos, assim como na neoglucogênese e na degradação dos aminoácidos. Tem ação direta na formação da pele.

## METABOLISMO

A biotina ingerida com os alimentos é rapidamente absorvida pelo trato gastrintestinal, sendo que no material biológico a biotina é encontrada principalmente em forma limitada, pois somente o único composto contendo biotina ativo é a biocitina, que apresenta peso molecular baixo, que é um peptídio, consistindo de biotina e lisina.

No metabolismo intermediário, a biotina constitui o grupo prostético de várias enzimas, carboxilantes e nesses processos o $CO_2$ é transferido para as moléculas do aceptor específico pelo mecanismo de formação de um grupo carboxil, como parte do denominado "ácido carbônico ativado".

A biocitina após administração oral é excretada na urina predominantemente sob forma de biotina livre e em menor quantidade como os metabólitos bisnorbiotinae biotina sulfóxido. O sangue humano contém uma enzima, a biocitinase, que promove a utilização biológica da biocitina. Quando a biocitina sintética é administrada ao homem, amostras de sangue e de urina demonstram conter um pouco mais de biotina do que biocitina.

## FUNÇÕES

A biotina exerce uma função essencial como coenzima na fixação do $CO_2$, que ocorre numa operação de duplo passo, o primeiro envolvendo a ligadura de $CO_2$ à metade da enzima biotina e o segundo envolvendo transferência da ligadura-biotina $CO_2$ para um receptor apropriado. Enzimas biotina-dependentes exercem um papel importante em processos de degradação assim como em processos centrais biossintéticos. A acetil-CoA carboxilase catalisa a ligação do $CO_2$ a acetil CoA, com formação de malonil-CoA como um produto intermediário na síntese endógena dos ácidos graxos, enquanto a piruvato-carboxilase catalisa a formação de oxaloacetato em piruvato e bicarbonato, exercendo assim papel-chave na neoglucogênese.

A biotina é mais uma vitamina apresentando efeito direto na formação da pele, sendo também conhecida como "fator pele", participando ainda na degradação dos glicídios e, indiretamente, na síntese de várias proteínas, também.

Exerce ação em todas as células vivas, promove o crescimento de bactérias e leveduras e pode ser sintetizada pelas bactérias intestinais. A síntese intestinal da biotina é, no entanto, inibida pela administração de substâncias de ação anti-microbiana.

Em pacientes que sofreram ressecção gástrica ou que apresentem produção de suco gástrico insuficiente, a absorsão da biotina é alterada. A biotina apresenta conexão funcional com a niacina, piridoxina, riboflavina e tiamina.

## SINAIS E SINTOMAS DE DEFICIÊNCIA

No homem são raros os casos de deficiência espontânea, exceto para os poucos casos da denominada dependência biotínica que constitui uma anormalidade do metabolismo do ácido propiônico e que se manifesta em uma hiperglicinemia cetósica, em que a ingestão de biotina é comumente suficiente para cobrir as necessidades.

A clara de ovo consumida no teor de 30% das necessidades calóricas totais pode induzir no homem uma abiotinose que pode ser curada através de doses terapêuticas de biotina. Sabe-se que o fator determinante é uma proteína da clara do ovo, a avidina, com alto peso molecular. A avidina liga-se à biotina, como vimos, com a formação de um complexo biologicamente inativo que pode ser unido no trato gastrintestinal.

Syndestryker e col. (54) produziram no homem sintomas de deficiência de biotina pela ingestão de clara de ovo crua, que responderam pela administração de pequenas doses de biotina.

Quanto à sintomatologia da deficiência biotínica, rara no homem, a mesma inclui conjuntivite, dermatite exfoliativa, descoloração pardacenta da pele e das mucosas, dores musculares e lassidão, acompanhada de um marcado aumento da glicemia. A síndrome da deficiência espontânea no homem tem sido observada em indivíduos que consumiram claras de ovo cruas durante longo tempo.

Sintomas de deficiência biotínica têm sido assinalados em crianças como na síndrome de Leiner's que apresenta eritrodermia descamativa que pode ser ligada com um distúrbio do metabolismo da biotina (54).

## TOXICIDADE

A biotina é tolerada pelo homem e por vários animais de laboratório sem efeitos colaterais, mesmo em doses altas; também nao foram observadas reações tóxicas.

## TERAPÊUTICA

O tratamento com biotina restabelece não só a concentração de propionato no plasma como a resposta à isoleucina com propionicacidemia e a hiperglicinemia cetósica secundária. Acha-se assinalado que a hipotonia em crianças com a síndrome *floppy infant* apresentou melhoria com o tratamento de seis dias de início da doença com a biotina no teor de 10mg diariamente; os metabólitos anormais, ácido beta--metilcrotônico e o ácido beta-hidroxisovalérico desapareceram da urina. Aconselha-se empregar a biotina em terapêutica somente em combinação com outras vitaminas do complexo B para melhorar o metabolismo da glicose.

Doses de 5 a 10mg diárias têm sido administradas em crianças com seborréia infantil, que têm apresentado resultados conflitantes. Pacientes que recebem por longo tempo nutrição parenteral devem receber formulações vitamínicas que contenham biotina.

Em pacientes sofrendo de acloridria e após gastrectomia a excreção é diminuída, o que leva à conclusão de que a absorção da biotina é insuficiente e que uma terapia biotínica é indicada.

## NECESSIDADES NUTRICIONAIS

As necessidades humanas diárias de biotina são desconhecidas, mas assinala-se que 150 a 300mg são consideradas adequadas; essa quantidade é provida pela ingestão de vegetais e pela flora intestinal, que produz quantidades relativamente elevadas. Crianças de seis meses de idade e adultos excretam mais biotina nas fezes e urina do que a quantidade ingerida.

*Padrão internacional* — ainda não estabelecido.

## ANTAGONISTAS

Existem alguns antagonistas-biotina com uma estrutura similar à da biotina, sendo pouco importantes. De maior importância são os vários tipos de proteína ligados à biotina e podem atuar como antagonistas; a avidina, como já vimos, combina-se com a biotina irreversivelmente e por isso impede a absorção da biotina.

# Ácido Ascórbico

*Sinonímia:* Vitamina C, ácido cevitâmico.

Assinala-se que o escorbuto foi a primeira doença de deficiência alimentar a ser reconhecida como tal. Em *O índio Brasileiro e a Revolução Francesa* há referência ao escorbuto, através de relatos de navegantes e viajantes que "quando a nau francesa regressou em julho de 1504, consentiu Arosca, cacique da tribo Carijó, que seu filho Esosomeriq, jovem de 15 anos, acompanhasse os brancos, sob a guarda de outro índio, por nome Namoa e que ambos foram atacados a bordo pelo escorbuto, tendo o primeiro morrido e o segundo conseguido se salvar" (41).

Uma das mais completas descrições do escorbuto refere que a aplicação mais antiga da designação da palavra escorbuto se encontra pela primeira vez na obra de Botânica Farmacológica, de Enricimus Cordus, em 1534 (16).

Na história do escorbuto são encontradas referências à estranha afecção, que mereceu de Hipócrates, Areteu, Celso, Coelius Aurelianus, Paulo d'Egina, Avicena e outras páginas instrutivas, desde Atenas e Roma no tempo de Augusto, sendo que na medicina da Arábia, não se faz menção ao escorbuto.

No entanto, a história das expedições marítimas do século XV refere alguns exemplos de escorbuto em numerosas viagens, tão longas como prolongadas, indo de 1420 a 1484, através de navegantes portugueses. A aurora do século XVI aclara o grande movimento marítimo que a história faz menção, movimento que se continua, e que aumenta desmesuradamente até o fim desse período extraordinário, entre as quais as mais famosas expedições foram realizadas por Cabral, Cortez, Pizarro, e Almagro, Valdivia, Cavendish, Drake, Sir Hawkins, Jacques Cartier até chegarmos à primeira metade do século XIX, fértil no relato de epidemias de escorbuto marítimo.

Hirsh (16) publicou resumo cronológico das principais epidemias de escorbuto desde 1556-62, tanto no mar como em terra em que o escorbuto achava-se associado a manifestações de carência de vitamina A. A relação específica do escorbuto com o ácido ascórbico não foi esclarecida até o século XX; muito antes já se procurava sua prevenção pelo uso de alimentos frescos e suco de limão, principalmente nas longas travessias marítimas.

O século XX caracteriza-se, não só quanto ao ácido ascórbico como a outras vitaminas e elementos nutritivos, com o início de pesquisas que marcaram etapas importantes na história da Nutrição.

O início experimental do escorbuto data de 1907, por Holts e Frolich que o provocavam em cobaias, ao contrário do rato, galinhas, cães e outros animais e desenvolvendo manifestações semelhantes às encontradas no homem atingido de escorbuto que, assim como as cobaias e os primatas, não possui capacidade de sintetizar o ácido ascórbico, dependendo, unicamente, da vitamina C fornecida com a alimentação. Deve-se a Szent-Györgyi, em 1932, o isolamento de uma substância redutora, à qual denominou ácido hexurônico. Mas somente cinco anos após conseguiu demonstrar que o ácido por ele obtido representava o ácido ascórbico, que dois anos mais tarde foi obtido sinteticamente em forma fisiologicamente ativa.

Uma das características do ácido ascórbico é que ele é suscetível de sofrer a influência desfavorável do calor, oxidação, dessecação, armazenamento, aplicação do frio, alcalinidade do meio, solubilidade em água.

Sob o ponto de vista coquinário, aconselha-se a não adicionar substâncias alcalinas (bicarbonato de sódio) aos alimentos durante a cocção; frutas e vegetais ácidos sofrem menor perda de ácido ascórbico durante a cocção.

Em experiências realizadas no Laboratório de Pesquisas do antigo SAPS (63), em diversos alimentos, foi constatado que muitos deles, após certo tempo de cocção, apresentavam teor de ácido ascórbico na água de cozimento, quase igual ao que havia restado no próprio alimento depois de cozido, assim como o mesmo fato ocorria nos produtos em conserva, cujo líquido de conservação apresentava apreciável teor de ácido ascórbico (37) (10).

Aconselha-se para reduzir a perda da vitamina durante a cocção o emprego mínimo de água de cozimento, menos tempo de cocção e a colocação dos vegetais já cortados e preparados o menos possível na água fervendo. Na oxidação do ácido ascórbico atuam como vetores de oxigênio sobretudo os metais pesados e as oxidases, que são encontrados com frequência no reino vegetal, sendo a oxidação do ácido L-ascórbico inibida pelos antioxidantes, principalmente pelo glutatião. Quanto à aplicação do frio, acha-se provado que a refrigeração e o resfriamento reduzem muito menos o teor de ácido ascórbico de frutas e vegetais, do que a congelação lenta e, em oposição, a congelação rápida a induz menos do que a congelação lenta (60).

## QUÍMICA

O ácido ascórbico é um composto com 6 carbonos, estruturalmente relacionado com a glicose e outras hexoses, sendo reversivelmente oxidado no organismo em ácido diidroascórbico. O último composto possui completa atividade vitamínica C.

As fórmulas estruturais do ácido ascórbico e do ácido diidroascórbico são as seguintes:

```
    O=C―┐           O=C―┐
    HO―C            O―C
        │   O   ⇌       │   O
    HO―C            O―C
    H―C             H―C
    HO―C―H          HO―C―H
       │                │
       CH₂OH            CH₂OH
   Ácido ascórbico   Ácido diidroascórbico
```

O ácido ascórbico possui um átomo de carbono opticamente ativo e a atividade antiescorbútica reside quase totalmente no L-isômero. Outros isômeros, ácido eritórbico (D-ácido ascórbico, D-ácido araboascórbico) têm verdadeiramente fraca atividade antiescorbútica, possuindo, no entanto, similar potencial redox.

Ambos produtos, entretanto, são usados para prevenir a formação de nitrosaminas em produtos cárneos curados.

O ácido ascórbico possui a propriedade de transferir reversivelmente íons e elétrons de hidrogênio, achando-se envolvido em processos de hidroxilação. Exerce importante papel na biossíntese de corticóides e catecolaminas. É um típico composto redox. Participa na síntese e manutenção dos tecidos. Apresenta ação na formação dos ossos, dentes e sangue.

## METABOLISMO

O ácido ascórbico administrado oralmente em altas doses é absorvido na parte superior do intestino delgado, passando para a corrente circulatória e distribuindo-se pelos tecidos em quantidades variáveis; em certas condições, como na diarreia, sua absorção pode ser limitada, assim como na esteatorréia, úlcera péptica ou na ressecção gástrica.

No sangue, o ácido ascórbico acha-se em maior proporção nos leucócitos, e em muitos casos a sua concentração média pode atingir cerca de 50% de seu valor normal. Como norma, a concentração de vitamina C nos leucócitos e nas plaquetas é mais elevada do que aquela no plasma sanguíneo e nas hemácias. Quando administrado em dose-teste, no entanto, sua concentração no plasma aumenta no jejum e de maneira mais marcante do que nas células, sendo isso um reflexo sobre o processo de absorção.

No que respeita à sua absorção, o ácido ascórbico é absorvido em quantidades apreciáveis somente no intestino delgado e que o nível de absorção na parte distal é de apenas a metade da secção proximal. Aventa-se que a possível causa dessa diferença resida em uma menor densidade dos elementos de absorção na secção distal, assim como uma redução do lúmen intestinal, o que proporcionaria uma redução da área da superfície de absorção devida a uma redução do líquido contido na porção distal do intestino delgado.

Esses estudos levam à conclusão de que em casos semelhantes a administração de doses elevadas de vitamina C é desejável e racional igualmente, ainda que altas doses não são proporcionais à dose administrada.

Assim é que em adultos, a dose proporcional absorvida depois da administração de uma dose oral de 180mg é de 75% da dose administrada. Assinala-se que no aumento das doses o índice de absorção declina, mas o nível de absorção absoluta continua em ascensão. Como exemplo: se forem administradas doses de 2.000mg, a absorção relativa sendo de 50%, daria uma absorção de 500mg. Administrado em altas doses, após atingir concentração máxima nos tecidos, o ácido ascórbico sofre eliminação do excesso pelos rins, quando o limiar do plasma excede o limiar que pode variar em diferentes indivíduos e que é de aproximadamente 1.4mg. (76)

As mais altas concentrações encontram-se na córtex supra-renal e na hipófise e em menor teor nos músculos e tecido adiposo.

Os principais metabólitos do ácido ascórbico excretados na urina, além do ácido ascórbico inalterado, são o ácido diidroascórbico, o ácido oxálico e o ácido 2,3-dicetogulônico, sendo que seus teores na urina acham-se relacionados com as espécies animais, e também com o teor de ácido ascórbico administrado.

Em condições normais a excreção diária de vitamina C junto com seus metabólitos, atinge cerca de 3% do total do organismo, porém a quantidade de oxalato originada do ácido ascórbico é limitada, atingindo cerca de 35%, equivalente à metade originada do catabolismo do ácido ascórbico.

Recentemente foi identificado um outro metabólito da vitamina C, denominado ácido ascórbico-2-sulfato, em pequenas quantidades na urina humana e no rato, assim como na bile desses dois animais. A excreção fecal é muito pequena, atingindo apenas % da taxa ingerida (2).

## FUNÇÕES

O ácido ascórbico possui grande número de funções em numerosas reações químicas e é elemento de grande importância não só pela sua função tampão nos processos de oxirredução, como também pelas particularidades de sua estrutura molecular capaz de transferir ambos íons ou elétrons de hidrogênio em processos reversíveis.

É igualmente convertido em ácido diidroascórbico ou ácido monodiidroascórbico, sendo a conversão parcial e limitada pelo estabelecimento de um equilíbrio que se acha na dependência das condições de oxidação do meio. Formado, o ácido diidroascórbico pode ser convertido posteriormente em ácido ascórbico, até certa extensão e assim completando o sistema redox. A redução é feita com participação do glutation e da cisteína. Tanto as formas oxidada e a reduzida são igualmente potentes como ácido ascórbico no escorbuto.

A vitamina C interfere no metabolismo do ferro, da glicose e de outros glicídios, facilitando a absorção das hexoses, assim como a glicogênese hepática. Pode ser rapidamente oxidado pela citocromo-oxidase mais citocromo C, podendo exercer uma função importante na manutenção do sistema de atividade enzima SH na sua forma reduzida, servindo também como um doador de hidrogênio.

Algumas anormalidades metabólicas específicas associadas com a deficiência do ácido ascórbico têm sido descritas, como o metabolismo da tirosina que sofre alteração, assim como nas reações de hidroxilação de aminoácidos e aminas (na síntese das catecolaminas), na síntese da hidroxiprolina necessária para a produção de colágeno e a substância cimento e na síntese de corticosteróides (11-Beta-hidroxilação da desoxicorticosterona; 17-Beta-hidroxilação da corticosterona), atuando ainda sobre os processos de O-metilação. Embora o efeito do ácido ascórbico na síntese do colágeno tenha sido atribuído ao seu papel na hidroxilação da prolina, dados recentes também sugerem que isso é controlado pela estimulação da síntese do colágeno.

A vitamina C atua no metabolismo da fenilalanina e da tirosina, sendo que na tirosina ela exerce papel de relevo na biossíntese da tirosina hidroxilada.

A ação de vitamina C em altas doses, especialmente durante o esforço muscular intenso e de breve duração exerce efeito benéfico sobre a resistência à fadiga. Em experiências realizadas em coelhos mantidos em repouso, recebendo dieta rica em glicídios, suplementada com ácido ascórbico, foi anotado grande aumento da taxa de glicogênio hepático, assim como do ácido creatinfosfórico, tanto do fígado como dos músculos e diminuição do ácido láctico. Quando os animais foram submetidos à prova de fadiga, os que receberam 100mg diários de vitamina C suportaram bem o esforço muscular, o que não acontecia com aqueles que não receberam essa vitamina.

A ação de altas doses de ácido ascórbico, em excesso das necessidades normais em condições não associadas com a sua deficiência, demonstraram sua ação somente em poucas indicações. Doses ditas profiláticas de 1 a 2g podem prevenir o choque cirúrgico ou reduzir a gravidade de suas consequências. Altas doses, de 1 a 3g, intravenosamente, apresentam ação farmacológica na metemoglobinemia idiopática ou causada pela dieta ou por fatores tóxicos, em que tais doses não apenas reduzem a metemoglobina presente, mas previnem sua neoglicogênese.

Com referência ao papel da vitamina no esforço físico causado por altas doses de vitamina C, atualmente o mesmo é considerado como um efeito farmacológico. Howaid e col. (38) realizaram um estudo controlado de um grupo de voluntários saudáveis em condição física média, testando neles o efeito de um prévio curso de tratamento com 1g de ácido ascórbico diariamente por 14 dias na capacidade de realizar esforço numa bicicleta ergométrica com gradual tolerância aumentada após exaustão. Esse estudo demonstrou que no grupo recebendo vitamina C o aumento do pulso era substancialmente menor do que no grupo do placebo, que resultou numa maior capacidade de trabalho. No grupo que recebeu a vitamina a taxa de glicose inicial no sangue causada pelo exercício foi muito mais pronunciada e o aumento nesse limiar para o fim do exercício foi consideravelmente menos pronunciado do que no grupo placebo.

Do mesmo modo, o teste subordinado no grupo da vitamina apresentou uma ascensão significativa na concentração de ácidos graxos livres no sangue durante o teste do exercício, enquanto no grupo placebo essa concentração manteve-se inalterada.

Na urina, no grupo da vitamina, a excreção de catecolaminas, epinefrina e norepinefrina foi baixa, porém o ácido vanililmandélico apresentou-se muito mais alto do que no grupo placebo. Este dado leva à conclusão que, sob condições de grandes dispêndios de energia, as necessidades de vitamina C, através do mecanismo da mobilização de catecolaminas, aumenta o eficaz suprimento de ácidos graxos, que são uma rica fonte de energia maior do que a glicose, refletindo-se isso num aumento da capacidade de trabalho.

Tais conclusões permitem assinalar que a administração de altas doses de ácido ascórbico proporcionam um aumento da eficiência física. Sabe-se que o esforço muscular diminui o teor de ácido ascórbico nos vários órgãos, principalmente na córtex supra-renal, aconselhando-se o emprego do ácido ascórbico aos indivíduos submetidos a trabalho prolongado e exaustivo.

## SINAIS E SINTOMAS DE DEFICIÊNCIA

O escorbuto é a mais grave manifestação da carência de vitamina C no organismo, afetando primariamente o sistema mesenquimal. As principais transformações estruturais na deficiência de ácido ascórbico resultam do fato de que essa vitamina é essencial para a função e manutenção da substância básica intercelular e o colágeno. No estado de deficiência, os feixes de colágeno no cimento intercelular desaparecem e a substância básica colágena se despolimeriza e aparece delgada e aquosa na aparência, considerando-se que como a substância básica é essencial à matriz do tecido conectivo e de outros, constituintes da armação efetiva de todos os órgãos, tais deficiências concorrem para a extensão das lesões.

Os clássicos sintomas e sinais do escorbuto em infantes e crianças pequenas constituem a doença de Moeller-Barlow, sendo os mais importantes sintomas as hermorragias petequiais que podem ocorrer sobre o corpo inteiro, equimoses, sangramento gengival, hiperqueratose acompanhada pelo bloqueio dos folículos pilosos e manifestações da síndrome Sjörden caracterizada por xerostomia, queratoconjuntivite sica e intumescimento das glândulas salivares e ocasionalmente também hemorragias intestinais e sub-periósteas.

O escorbuto é também caracterizado por diversas manifestações como: na fase pré-clônica, por anorexia, lassidão, dores musculares, sensibilidade geral ao toque, dor na boca e nas gengivas que sangram levando à perda de dentes, inchação nos membros inferiores, hemorragias cutâneas puntiformes, articulações dolorosas e tumefactas assim como muitas vezes anemia.

Na fase de deficiência ocorre taquicardia e dispneia e qualquer estresses grave e especialmente infecção podem precipitar os clássicos sintomas do escorbuto. Nas crianças, a parada da função osteoblástica e odontoblástica resulta em retardamento do crescimento ósseo e da dentição, sendo a dentina reabsorvida e atrofiada. A degeneração dos odontoblastos ocorre na polpa.

As mudanças nas células e paredes dos capilares aumentam sua fragilidade e a hemorragia ocorre nas regiões subjacentes por mecanismos de estresse ou trauma, como na pele, músculos e ossos.

Os sintomas clínicos são acompanhados por uma redução na concentração da vitamina C no plasma sanguíneo e nos leucócitos.

## DEFEITOS BIOQUÍMICOS NO ESCORBUTO

Vimos que o homem e outros primatas e igualmente o cobaio são os únicos seres conhecidos que não sintetizam a vitamina C; dessa forma, eles requerem a vitamina pela alimentação para prevenção da deficiência. O rato, uma espécie típica que não requer vitamina C, sintetiza-a da glicose através da formação intermediária de ácido D-glicurônico, ácido L-gulônico e L-gulonolactose.

O homem, o macaco e o cobaio necessitam da enzima hepática necessária para a última reação, que é a conversão da L-gulonolactona em ácido ascórbico. Esta reação é presumivelmente ausente por causa de uma enzima gene-reguladora deficiente. Várias drogas conhecidas aumentam o nível com o qual o ácido ascórbico é sintetizado através da glicose no rato, incluindo-se os ansiolíticos, clorobutanol, meprobamato e barbital, aminopirina e orfenadrina, os anti-histamínicos defenidramina e clorcidizina. Entretanto, no homem e no cobaio, espécies que não sintetizam o ácido ascórbico, drogas estimulam a formação e aumento do ácido-D-glicurônico e ácido L-gulônico.

O mecanismo pelo qual tais drogas estimulam a síntese do ácido ascórbico e seus precursores ainda não é conhecido, sendo possível que os efeitos dessa droga podem representar resposta de adaptação da parte do organismo para estes estranhos produtos. Isto é sugerido pela observação de que drogas que possuem potente estimulação de síntese do ácido ascórbico também aumentem a atividade microssomal hepática que metaboliza vários compostos estranhos.

## TERAPÊUTICA

*Vias de administração:* oral e parenteral.

*Formas farmacêuticas:* comprimidos simples e efervescentes, de ação lenta, xaropes, soluções, dropes. O ácido ascórbico é empregado isolado ou em associação com outras vitaminas, principalmente a rutina, o retinol em produtos farmacêuticos e dietéticos. Também é empregado como um antioxidante e sinergista em medicamentos e antioxidante em produtos alimentícios e dietéticos.

## DOSES

Variam de acordo com as indicações de comprimidos efervescentes; comprimidos solúveis; forma injetável; solução oral; em soluções aerossol, comprimidos associados com analgésicos, antitérmicos, anti-histamínicos e com diversas vitaminas.

## USOS

O uso terapêutico específico é na profilaxia e no tratamento do escorbuto. Que a deficiência de ácido ascórbico tenha um relacionamento causal com outras síndromes clínicas, isso não se acha bem estabelecido. É aconselhada nos prematuros e neonatos em geral, que têm elevadas necessidades de vitamina C durante os primeiros meses de vida, cujas necessidades podem ser aumentadas silenciosamente por distúrbios transitórios do metabolismo da tirosina. São vários os estudos que referem que as necessidades diárias de vitamina C de neonatos e durante o crescimento de crianças e adolescentes devem orçar no teor de 6mg/kg de peso. Para adultos, doses de 100 a 200mg diários são consideradas satisfatórias nos casos de deficiência ascórbica, sendo que na gravidez, lactação, processos infecciosos e hemodiálise, requerem doses de 500mg diários. Doses de 1.000mg são indicadas nos casos de distúrbios da absorção entérica e para melhorar a absorção do ferro.

Na metemoglobinemia acham-se recomendadas doses de 500 a 1.000mg diários para crianças e jovens. Nos exercícios musculares, doses diárias de 1 g são recomendadas. O uso de altas doses de vitamina C na profilaxia ou tratamento do resfriado comum é, todavia, controverso, apesar de alguns resultados recentes referirem indicações para seu emprego como na sua profilaxia e tratamento. Esse assunto tem sido motivo de opiniões controversas, provavelmente ligadas na definição e sintomatologia dos resfriados. Excessivas doses de ácido ascórbico podem causar deficiência da absorção do ferro.

## EFEITOS TÓXICOS OU INDESEJÁVEIS E PRECAUÇÕES

Apesar do ácido ascórbico ser bem tolerado, grandes doses podem causar diarreia e a formação de cálculos renais, devendo, dessa forma, serem dadas com cuidado em pacientes com oxalúria. Doses de mais de 600mg têm efeito diurético. Casos de alergia são excepcionais.

Trabalhos têm assinalado que altas doses podem induzir pacientes à tolerância, como o possível aumento do metabolismo do cálcio, fosfato e matriz óssea em animais e a possibilidade dessas doses produzirem efeitos adversos no metabolismo ósseo, o que deve ser considerado para o homem (30).

Outro capítulo interessante refere-se aos efeitos de outras drogas, em indivíduos idosos com sinais clínicos de hipovitaminose C; a administração de tetraciclina no teor 250mg, quatro vezes ao dia, durante cinco dias, resultou na redução da concentração do ácido ascórbico nos leucócitos a menos da metade do valor inicial.

A aspirina, álcool, nicotina dos cigarros, anoréxicos, ferro, fenitoína, e algumas drogas anti-convulsivantes ou contraceptivos e tetraciclina induzem a dessaturação do ácido ascórbico nos tecidos. O ácido ascórbico destrói a cianocobalamina *in vitro;* o efeito destrutivo é afetado pela concentração de ambos no alimento fonte de cianocobalina (68). Nas determinações bioquímicas o ácido ascórbico pode causar interferência em testes laboratoriais para o sangue ou urina de creatina, glicose e ácido úrico.

## FONTES

Acham-se no reino vegetal as fontes quase exclusivas do ácido ascórbico, representadas pelos vegetais folhosos, legumes e frutas. Nos vegetais folhosos o ácido ascórbico encontra-se em quantidades variáveis, mas sempre apreciáveis, sobressaindo-se percentualmente a bertalha, brócolos, caruru, couve, folhas de inhame, pontas de folhas de mandioca, folha de mostarda, nabiça e de nabo, além de várias outras espécies vegetais.

Entre os legumes ou frutos destacam-se os pimentões, principalmente o amarelo, no qual pesquisadores do ex-SAPS encontraram o teor de 334mg%, seguindo-se outras variedades de pimentões e vários legumes. Nas frutas o teor de vitamina C é apreciável, incluindo-se percentualmente a cereja, do Pará, com o teor de 1.790mg%, a seguir o caju, com suas variedades amarela e vermelha, a goiaba, a manga, as frutas cítricas e um grande número de outras frutas.

Muitos fatores influem sobre o teor de vitamina C nos alimentos, quer em estado fresco ou após processamento caseiro ou industrial, tais como: espécie, variedade, estado de evolução biológica (tamanho, maturação natural ou acelerada por meios diversos), época de colheita, tratamento do solo; colheita, transporte, armazenamento, conservação, áreas geográficas, influência da luz e dos raios solares e estações do ano.

Fato digno de menção é que nas análises que se vêm empreendendo em frutas e vegetais tipicamente regionais, vamos encontrar taxas de ácido ascórbico, assim como de outras vitaminas, que são verdadeiramente surpreendentes no teor apresentado.

Nesse sentido devemos externar nossas felicitações e agradecimentos a todos os nossos pesquisadores que à custa de ingentes esforços conseguiram proporcionar o acervo que faz parte deste trabalho e especialmente aos técnicos do Departamento de Nutrologia do ex-SAPS, grupo que sempre marchou na vanguarda da Nutrologia no Brasil e que muito nos orgulhamos de haver nele pertencido a ele.

## NECESSIDADES NUTRICIONAIS

São preconizados 45mg diários, para os adultos, e 60mg durante a gestação e 80mg no período de lactação, diariamente. Crianças em crescimento necessitam de até 100mg diários.

O grupo de especialistas da FAO/OMS recomenda 30mg diários para adultos de ambos os sexos, de 13 a 50 anos; 50mg durante a gestação e lactação e, para crianças recém-nascidas e crianças até a idade de 13 anos, 20mg diários.

## PADRÕES

- 1 Unidade Internacional = 0,05mg de ácido L'ascórbico cristalizado.
- 1mg = 20UI

## INTERAÇÕES

- *Acetaminofem* — altas doses de vitamina C podem prevenir o organismo de excretar acetaminofem.
- *Aspirina* — causa menor retenção de vitamina C alimentar no organismo.
- *Barbituratos* — aumentam as necessidades de vitamina C e levam à deficiência da vitamina.
- *Corticosteróides* — aumentam a excreção da vitamina, assim como aumentam a taxa de várias reações no organismo, das quais a vitamina C toma parte.
- *Estrógenos e contraceptivos* — aumentam as necessidades ascórbicas e conduzem à sua deficiência.
- *Tetraciclinas* — aumentam a excreção urinária da vitamina, levando à sua deficiência se o antibiótico for usado por vários dias.

# Vitamina B 15

*Sinomínia:* Ácido pangânico.

Encontrado por Krebs em 1951 nas sementes do damasco e sintetizado em 1955. É destruído a 70-75°C. Intervém como biocatalisador nos processos de transmetilação, como antianóxico na anoxia histiotóxica. Sua forma estrutural não é conhecida.

Não têm sido descritos quadros carenciais, assim como hiperdosificação. Suas necessidades parecem orçar em 2mg diários para o adulto e é encontrado juntamente com outros fatores do complexo B.

## USOS

Doses de 50 a 150mg têm sido recomendadas em anoxia hística *(angor pectoris,* infarto do miocárdio e como base de ensaio em pacientes com afecção hepática e na enxaqueca). Administrado por via oral ou parenteral (22).

# Vitamina F

Designa a atividade de vários ácidos graxos essenciais poliinsaturados, atuando especialmente na prevenção da aterosclerose em animais. Desde que são substâncias vitais e o organismo depende de um suprimento externo, lhe é correspondida uma atividade de vitamina.

Sua deficiência tem sido assinalada em animais, porém não no homem. Acha-se adstrita ao ácido linoléico, araquidônico e outros ácidos graxos não saturados. É considerada fator necessário a animais superiores a fim de formar no fígado, com o concurso da piridoxina, outros lipídios de maior complexidade molecular.

Terapeuticamente o ácido linoléico é mais útil que os ácidos linolênico, araquidônico ou vacêmico, sendo o ácido linoléico e o araquidônico usados no tratamento do eczema. O ácido linoléico, assim como outros ácidos graxos insaturados é encontrado em certas sementes (linho, girassol, soja). O ácido vacêmico é encontrado na manteiga fresca (0,5% dos ácidos graxos que a compõem).

# Vitamina P

*Sinonímia:* Bioflavonóides, citrina.

A observação de Szent-Györgyi e col. de que as preparações brutas de ácido ascórbico obtidas de sucos de frutas naturais eram mais efetivas no alívio de lesões capilares e que prolongavam a vida de animais escorbúticos do que quando se administrava o ácido ascórbico purificado, constitui um marco no conhecimento das características dessa vitamina.

A substância desconhecida que protegia os capilares foi isolada do limão e denominada citrina. Depois, outras fontes do princípio ativo foram descobertas, principalmente da páprica e desde então a substância ativa foi relacionada com a resistência dos capilares e que atuava reduzindo sua permeabilidade, levou a acreditar ser ela uma substância diética essencial distinta da vitamina C.

A designação vitamina P (permeabilidade: P), dada em 1937 por Szent-Györgyi foi mais tarde abandonada por causa de todas as substâncias possuindo atividade vitamínica P serem derivadas das flavonas e descritas geralmente como bioflavonóides e ainda porque o estudo desses compostos como vitaminas não era muito demonstrativo, sendo sua natureza vitamínica questionável. Largamente distribuída em vários vegetais. Sua deficiência é desconhecida no homem e nos animais.

Essas substâncias se caracterizam por constituírem um grupo de compostos que contribui para a manutenção das condições normais dos vasos sanguíneos pela diminuição da permeabilidade capilar.

## QUÍMICA

Os bioflavonóides são quimicamente glicosídios flavonas ou combinados com congêneres afins. Três substâncias foram extensamente estudadas: rutina (quercitina glucosídio), quercitina, que possui a fração ativa (polifenol) e a hesperidina. Os compostos são pigmentos amarelos, insolúveis, que se encontram largamente distribuídos em frutos e folhas de plantas verdes. Existe evidência de que a hesperidina ocorre em frutos em forma instável, num derivado altamente solúvel, a hesperidina chalcona e outro derivado solúvel e estável deste composto, a hesperidina metil-chalcona.

## METABOLISMO

A literatura a esse respeito mostra considerável discrepância entre as diferentes espécies animais, dieta, dosagem e preparações de flavonóides que foram empregadas. Após administração de rutina na dieta de ratos, coelhos, cobaios e do homem, o ácido homovanílico, o ácido 3,4-diidrofenilacético e o ácido 3-hidroxi-fenilacético têm sido encontrados na urina. Uma especial diferença existe no metabolismo da hesperidina, desde que o homem excreta o ácido-3-hidroxi-4-metoxifenilidracrílico, ao passo que o coelho excreta os ácidos 3-hidroxifenilpropiônico e o 3-hidroxicinâmico.

A flora intestinal parece gozar de importante papel na formação destes metabólitos, os quais podem dificultar a estimativa da absorção oral dos flavonóides, por causa da excreção de seus produtos metabólicos.

## FUNÇÕES

São escassos os dados de que os bioflavonóides apresentem função fisiológica ou que possam ser classificados como vitaminas. Demonstrou-se que nem a rutina nem a hesperidina são capazes de corrigir a anormalidade vascular da deficiência de vitamina C no cobaio em qualquer extensão até hoje conhecida.

## SINAIS E SINTOMAS DE DEFICIÊNCIA

Não se achando estabelecida a categoria dos flavonóides entre as vitaminas, torna-se evidente que os sinais e sintomas de deficiência não tenham sido revelados no homem.

## TERAPÊUTICA

Uma extensa literatura médica indica que os flavonóides apresentam uma atividade constritora direta sobre o leito capilar, diminuindo a permeabilidade e a fragilidade vascular. O mecanismo pelo qual os flavonóides diminuem a permeabilidade capilar tem sido objeto de controvérsia, pois eles formam sistema de oxirredução e também são agentes quelantes.

Demonstrou-se que a quercitina e, possivelmente, outros flavonóides gozem da propriedade de bloquear o metabolismo da epinefrina in vivo, acreditando-se que isso ocorra por inibição competitiva da O-metil transferase. Por isso é possível que os flavonóides reduzam indiretamente a permeabilidade capilar in vivo atuando no metabolismo da epinefrina e, dessa forma, também tem sido aventado que eles possam exercer ação vasoconstritora direta nos capilares diminuindo-lhes a permeabilidade, podendo esse mecanismo explicar os efeitos sobre a fragilidade capilar.

*Vias de administração:* oral e parenteral.

*Formas farmacêuticas:* comprimidos, solução injetável. São empregadas três formas de bioflavonóides: rutina, troxerutina e hesperidina (39).

## DOSES

Variam, de acordo com o bioflavonóide.

## FONTES

Largamente distribuídos na natureza entre vegetais, em pigmentos de flores e frutas, córtex da laranja e do limão e nos pimentões. A rutina é obtida comercialmente sob forma de pó do trigo sarraceno *(Fagopyrum esculentum,* L.) ou de outras fontes que incluem botões de flores da árvore pagode-chinês *(Sophora japonica)* e das folhas de algumas espécies de eucalipto.

## VITAMINAS — RECOMENDAÇÕES

**VITAMINA A — Retinol; Carotenos (Via Oral)**

|  | Idade (anos) | U.I./dia |
|---|---|---|
| Lactentes | 0,0 - 0,5 | 1.250 |
|  | 0,5 - 1,0 | 1.250 |
| Crianças | 1 - 3 | 1.300 |
|  | 4 - 6 | 1.600 |
|  | 7 - 10 | 2.300 |
| Homens |  | 3.300 |
| Mulheres |  | 2.600 |
| Gestação |  | 2.600 |
| Lactação | (1a semestre) | 4.300 |
|  | (2o semestre) | 4.000 |

Equivalência de 1 mcg dos compostos de vitamina A:
1 mcg de retinol = 333U.I.
1mcg de acetato de retinol = 2,90U.I.
1 mcg de palmitato de retinol = 1,82U.I.
1 mcg de beta-caroteno = 1,67U.I.

**VITAMINA D — Ergocalciferol (D2)/Colecalciferol (D3) (Via Oral)**

|  | Idade (anos) | U.I./dia |
|---|---|---|
| Lactentes | 0,0 - 0,5 | 300 |
|  | 0,5 - 1,0 | 400 |
| Crianças | 1 - 10 | 400 |
| Adultos | 11 - 24 | 400 |
|  | 25 - 50 | 200 |
|  | mais de 51 | 200 |
| Gestação |  | 400 |
| Lactação | (1º semestre) | 400 |
|  | (2º semestre) | 400 |

## VITAMINA E — Tocoferol
### (Via Oral)

|  | Idade (anos) | mg/dia |
|---|---|---|
| Lactentes | 0,0 - 0,5 | 3 |
|  | 0,5 - 1,0 | 4 |
| Crianças | 1 - 3 | 6 |
|  | 4 - 6 | 7 |
|  | 7 - 10 | 7 |
| Homens | 11 - 14 | 10 |
|  | mais de 15 | 10 |
| Mulheres |  | 8 |
| Gestação |  | 10 |
| Lactação | (1o semestre) | 12 |
|  | (2o semestre) | 11 |

## VITAMINA K — Filoquinona (K1), Menaquinona (K2) e Menadiona (K3)
### (Via Oral)

|  | Idade (anos) | mcg/dia |
|---|---|---|
| Lactentes | 0,0 - 0,5 | 5 |
|  | 0,5 - 1,0 | 10 |
| Crianças | 1 - 3 | 15 |
|  | 4 - 6 | 20 |
|  | 7 - 10 | 30 |
| Homens | 11 - 14 | 45 |
|  | 15 - 18 | 65 |
|  | 19 - 24 | 70 |
|  | 25 - 50 | 80 |
|  | mais de 51 | 80 |
| Mulheres | 11 - 14 | 45 |
|  | 15 - 18 | 55 |
|  | 19 - 24 | 60 |
|  | 25 - 50 | 65 |
|  | mais de 50 | 65 |
| Gestação |  | 65 |
| Lactação | (1o semestre) | 65 |
|  | (2o semestre) | 65 |

## VITAMINA B1 — Tiamina
### (Via Oral)

|  | Idade (anos) | mg/dia |
|---|---|---|
| Lactentes | 0,0 - 0,5 | 0,3 |
|  | 0,5 - 1,0 | 0,4 |
| Crianças | 1 - 3 | 0,7 |
|  | 4 - 6 | 0,9 |
|  | 7 - 10 | 1,0 |
| Homens | 11 - 14 | 1,3 |
|  | 15 - 18 | 1,5 |
|  | 19 - 50 | 1,5 |
|  | mais de 51 | 1,2 |
| Mulheres | 11 - 18 | 1,1 |
|  | 19 - 50 | 1,1 |
|  | mais de 51 | 1,0 |
| Gestação |  | 1,5 |
| Lactação | (1o semestre) | 1,6 |
|  | (2o semestre) | 1,6 |

## VITAMINA B2 — Riboflavina
### (Via Oral)

|  | Idade (anos) | mg/dia |
|---|---|---|
| Lactentes | 0,0 - 0,5 | 0,4 |
|  | 0,5 - 1,0 | 0,5 |
| Crianças | 1 - 3 | 0,8 |
|  | 4 - 6 | 1,1 |
|  | 7 - 10 | 1,2 |
| Homens | 11 - 14 | 1,5 |
|  | 15 - 18 | 1,8 |
|  | 19 - 50 | 1,7 |
|  | mais de 51 | 1,4 |
| Mulheres | 11 - 14 | 1,3 |
|  | 19 - 50 | 1,3 |
|  | mais de 51 | 1,2 |
| Gestação |  | 1,6 |
| Lactação | (1o semestre) | 1,8 |
|  | (2o semestre) | 1,7 |

## VITAMINA B3 — Niacina
### (Via Oral)

|  | Idade (anos) | mg/dia |
|---|---|---|
| Lactentes | 0,0 - 0,5 | 5 |
|  | 0,5 - 1,0 | 6 |
| Crianças | 1 - 3 | 9 |
|  | 4 - 6 | 12 |
|  | 7 - 10 | 13 |
| Homens | 11 - 14 | 17 |
|  | 15 - 18 | 20 |
|  | 19 - 50 | 19 |
|  | mais de 51 | 15 |
| Mulheres | 11 - 24 | 15 |
|  | 25 - 50 | 15 |
|  | mais de 51 | 15 |
| Gestação |  | 17 |
| Lactação | (1o semestre) | 20 |
|  | (2o semestre) | 20 |

## VITAMINA B5 — Ácido Pantotênico
### (Via Oral)

|  | Idade (anos) | mcg/dia |
|---|---|---|
| Lactentes | 0,0 - 0,5 | 2 |
|  | 0,5 - 1,0 | 3 |
| Crianças | 1 - 3 | 3 |
|  | 4 - 6 | 3-4 |
|  | 7 - 10 | 4,5 |
|  | acima de 11 | 4,7 |
| Adultos |  | 4,7 |

### VITAMINA B6 — Piridoxina
(Via Oral)

| | Idade (anos) | mg/dia |
|---|---|---|
| Lactentes | 0,0 - 0,5 | 0,3 |
| | 0,5 - 1,0 | 0,6 |
| Crianças | 1 - 3 | 1,0 |
| | 4 - 6 | 1,1 |
| | 7 - 10 | 1,4 |
| Homens | 11 - 14 | 1,7 |
| | 15 - 18 | 2,0 |
| | acima de 19 | 2,0 |
| Mulheres | 11 - 14 | 1,4 |
| | 15 - 18 | 1,5 |
| | 19 - 50 | 1,6 |
| | mais de 51 | 1,6 |
| Gestação | | 2,2 |
| Lactação | (1o semestre) | 2,1 |
| | (2o semestre) | 2,1 |

### VITAMINA B7 — Biotina
(Via Oral)

| | Idade (anos) | mcg/dia |
|---|---|---|
| Lactentes | 0,0 - 0,5 | 10 |
| | 0,5 - 1,0 | 15 |
| Crianças | 1 - 3 | 20 |
| | 4 - 6 | 25 |
| | 7 - 10 | 30 |
| | maior de 10 | 30-100 |
| Adultos | | 30-100 |

### VITAMINA B9 — Ácido fólico, folacina, ácido pteroilglutâmico (Via Oral)

| | Idade (anos) | mcg/dia |
|---|---|---|
| Lactentes | 0,0 - 0,5 | 25 |
| | 0,5 - 1,0 | 35 |
| Crianças | 1 - 3 | 50 |
| | 4 - 6 | 75 |
| | 7 - 10 | 100 |
| | 11 - 14 | 150 |
| Homens | 15 - 18 | 200 |
| | 19 - 50 | 200 |
| | mais de 51 | 200 |
| Mulheres | 11 - 14 | 150 |
| | 15 - 18 | 180 |
| | 19 - 50 | 180 |
| | mais de 51 | 180 |
| Gestação | | 400 |
| Lactação | (1º semestre) | 280 |
| | (2º semestre) | 280 |

### VITAMINA B12 — Cianocobalamina
(Via Oral)

| | Idade (anos) | mcg/dia |
|---|---|---|
| Lactentes | 0,0-0,5 | 0,3 |
| | 0,5 - 1,0 | 0,5 |
| Crianças | 1 - 3 | 0,7 |
| | 4 - 6 | 1,0 |
| | 7-10 | 1,4 |
| Homens | 11-18 | 2,0 |
| | 19-50 | 2,0 |
| | mais de 50 | 2,0 |
| Mulheres | 11-18 | 2,0 |
| | 19-50 | 2,0 |
| | mais de 50 | 2,0 |
| Gestação | | 2,2 |
| Lactação | (1o semestre) | 2,6 |
| | (2o semestre) | 2,6 |

### VITAMINA C —Ácido Ascórbico
(Via Oral)

| | Idade (anos) | mg/dia |
|---|---|---|
| Lactentes | 0,0 - 0,5 | 30 |
| | 0,5 - 1,0 | 35 |
| Crianças | 1 – 3 | 40 |
| | 4 – 6 | 45 |
| | 7-10 | 45 |
| Homens | 11-14 | 50 |
| | 15-18 | 60 |
| | 19 - 51 | 60 |
| | mais de 51 | 60 |
| Mulheres | 11-14 | 50 |
| | 15-18 | 60 |
| | 19 - 51 | 60 |
| | mais de 51 | 60 |
| Gestação | | 70 |
| Lactação | (1o semestre) | 95 |
| | (2o semestre) | 90 |

# Fatos Principais na História da Investigação Vitaminológica

1534 — Na obra de Enricimus Cordus *Botânica Farmacológica*, é assinalada a palavra escorbuto.

1556-62 — Hirsh publica resumo cronológico das principais epidemias de escorbuto, desde 1556-62.

1862 — A colina é identificada pela primeira vez como um componente da lecitina.

1867 — Huber obtêm pela primeira vez o ácido nicotínico, oxidando a nicotina pelo bicarbonato de potássio e ácido sulfúrico.

1879 — Blyth identifica pela primeira vez a riboflavina.

1880 — Observa-se que indivíduos com diabete melito, em contraste com indivíduos normais, excretam grandes quantidades de inositol pela urina.

1883 — O ácido paraminobenzóico é sintetizado pela primeira vez.

1894 — Engler sintetiza o ácido nicotínico.

1907 — Holts e Frolich obtêm o escorbuto experimental induzido em cobaias.

1914 — Funk encontra a amida do ácido nicotínico na cutícula do arroz.

1913 — Osborne e Mendell, Mc Collum e Davis — Início das observações clínicas sobre a vitamina A.

1919 — Steenbock observa que a vitamina A contida nos vegetais sob o ponto de vista biológico variava com o grau de coloração dos mesmos.

1920 — Reconhecimento de um fator essencial para a reprodução do rato.

1920 — Mellanby e Huldschinsky demonstram que o óleo de fígado de bacalhau ou a exposição à luz tinham por costume prevenir ou curar o raquitismo.

1922 — Evans e Bishop precisam o fator essencial para a reprodução do rato, que tomou o nome de vitamina E.

1920 — Veder, nas Filipinas, cura crianças com beribéri, adicionando à dieta farelo de arroz.

1924 — Steenbock e Hess demonstraram, independentemente, que a atividade anti-raquítica poderia ser induzida em alimentos que continham certas substâncias lipossolúveis pela exposição à luz ultravioleta.

1924 — Evans reconhece a existência de um fator dietético essencial para a reprodução do rato, dando-lhe o nome de vitamina E.

1926 — Jansen e Donath, isolamento da tiamina em forma cristalina a partir da cutícula do arroz.

1928 — Goldberger e Lillie demonstram que a riboflavina se compunha de dois fatores.

1928 — H. Von Euler assinala que as manifestações de carência de vitamina A podem ser evitadas pela administração de caroteno.

1929 — Euler e col. e Moore demonstram que o pigmento purificado de vegetais, o caroteno, era uma potente fonte de vitamina A.

1929 — Dam observa que pintos colocados em dieta inadequada, desenvolviam uma doença de deficiência, na qual o sinal mais importante era a hemorragia espontânea.

1929 — W. C. Castle assinala que o "fator intrínseco" do estômago e o "fator extrínseco", formam o princípio antianêmico.

1931 — A. Windauss isola a vitamina D2, calciferol.

1932 — Szent-Györgyi isola o ácido hexurônico.

1933 — P. Karrer determina a constituição química da vitamina A.

1933 — W. N. Haworth, Hirst e Reichsteins esclarecem a constituição e síntese do ácido ascórbico.

| | |
|---|---|
| 1933 — | R. J. Williams realiza o isolamento do ácido pantotênico. |
| 1933 — | Kuhn, P. Györgyi e Wagner-Jaureg isolam a riboflavina. |
| 1933 — | Demonstra-se que a ribloflavina se concentra nos extratos das partes vegetais e animais. |
| 1934 — | H. Dam. Descobrimento do fator vitamina K. |
| 1935 — | P. Györgyi procede a diferenciação entre piridoxina e a vitamina antipelagrosa. |
| 1935 — | Kuhn e Morris realizam a síntese da vitamina A. |
| 1935 — | E. Fernholz determina a estrutura química dos tocoferóis. |
| 1935 — | Birch e col. concluem que um particular tipo de dermatite em ratos era devido à ausência de uma vitamina específica. |
| 1935 — | Quick e col. relatam que o defeito de coagulação do sangue nos indivíduos ictéricos era devido à baixa de protrombina no sangue. |
| 1935 — | Almquist e Stokstad assinalam a mesma doença hemorrágica e o método para sua prevenção. |
| 1935-36 — | Dam. As manifestações por ele descritas em 1929, podiam ser rapidamente aliviadas pela ingestão de uma substância não identificada, solúvel nas gorduras, a qual lhe deu o nome de vitamina K. |
| 1936 — | R. R. Williams realiza a síntese da tiamina. |
| 1936 — | Evans e col. isolam a vitamina E do óleo de gérmen de trigo. |
| 1935 — | Warburg e col. obtêm a amida nicotínica como coenzima isolada. |
| 1936 — | Birch e Györgyi dão o nome de vitamina B6 à substância causadora da dermatite particular em ratos devida à ausência de uma vitamina específica. |
| 1936 — | Kögl e Tönnis isolam a forma cristalina do fator essencial à prevenção da síndrome de egg white injury, no rato, dando-lhe o nome de biotina. |
| 1937 — | Elvehjen identifica a nicotinamida como a substância ativa no tratamento da pelagra. |
| 1938 — | R. Kuhn e outros realizam o isolamento da piridoxina. |
| 1938 — | P. Karrer realiza a síntese dos tocoferóis. |
| 1939 — | R. J. Williams. Descobrimento da constituição do ácido pantotênico. |
| 1939 — | R. Kuhn, Harris e Folkers — Esclarecimento da constituição química e síntese da piridoxina. |
| 1939 — | H. Dam e Karrer. Isolamento da vitamina K1 a partir da alfafa. |
| 1939 — | E. A. Doisy. Isolamento da vitamina K2 a partir da farinha de peixe podre. |
| 1940 — | V. du Vigneaud e P. György. Isolamento da biotina a partir do fígado. |
| 1941 — | Mitchell, Snell e Williams. Obtenção do ácido fólico a partir das folhas do espinafre. |
| 1941 — | Eakin e col isolam a avidina. |
| 1942 — | Du vigneaud estabelece a forma estrutural da biotina. |
| 1945 — | Spies emprega o ácido fólico no tratamento de casos de anemia macrocítica em gestantes. |
| 1945 — | R. Augier determina a constituição química e síntese do ácido fólico (ácido pteroilglutâmico). |
| 1947 — | M. S. Shorb o lactobacillus lactis Dorner necessita para seu desenvolvimento o princípio antianêmico. |
| 1948 — | E. L. Rickes e K. Folkers. Isolamento da vitamina B12 a partir do Streptomyces griseus. |
| 1948 — | L. E. Smith e L. F. Parker. Extração da vitamina B12 a partir do fígado de boi. |
| 1947 — | Goetsch descobre a torulina. |
| 1951 — | Krebs encontra o ácido pangânico nas sementes do damasco. |
| 1955 — | O ácido pangânico é sintetizado. |
| 1955 — | A. R. Todd. Determina a estrutura da vitamina B12 (análise com raios X). |
| 1960 — | Szabo e col. encontram a vitamina U. |
| 1964 — | Hodhkin determina a estrutura da vitamina B12. |

# Tabela 1

## Composição Química dos Alimentos — Vitaminas

Retinol
Tiamina
Riboflavina
Niacina
Ácido Ascórbico

OBS.: O sinal + nos teores vitamínicos dos alimentos indica que os dados assinalados são de proveniência nacional, sendo em sua grande maioria oriundos de pesquisas realizadas no antigo SAPS. Quando não se encontrarem essas anotações, significa que os dados assinalados são de proveniência estrangeira. Quando a coluna correspondente a um ou vários componentes da substância alimentar não estiver preenchida, isto significa que não se obtiveram dados a respeito desse ou desses componentes.

| SUBSTÂNCIA ALIMENTAR (Composição centesimal) | Retinol mcg | Tiamina mcg | Riboflavina mcg | Niacina mg | Ácido Ascórbico mg |
|---|---|---|---|---|---|
| ABACATE comum | 20 | 70 | 100 | 0,800 | 10,2+ |
| ABACATE Guatemala | 35 | 80 | 120 | 1,500 | 11,0+ |
| ABACATE de pescoço | 29 | 67 | 109 | 0,765 | 9,7 |
| ABACATE roxo | 28 | 60 | 327+ | 1.500 | 16,0 |
| ABACAXI, fruto | 5 | 80 | 128+ | 0,820 | 27,2+ |
| ABACAXI cristalizado | 3 | 22 | 65 | 0,254 | 3,9+ |
| ABACAXI em compota, fruto | 13 | 45 | 48 | 0,257 | 4,1+ |
| ABACAXI em compota, calda | | | | | 4,4+ |
| ABACAXI em conserva | 2 | 75 | 25 | 0,138 | 14,0+ |
| ABACAXI envasado em xarope | 12 | 53 | 51 | 0,127 | 12,7+ |
| ABACAXI, suco fresco caseiro | 4 | 51 | 17 | 0,245 | 10,9+ |
| ABACAXI, suco envasado em garrafas | 3 | 52 | 18 | 0,180 | 19,0+ |
| ABACAXI, suco envasado em latas | 3 | 29 | 25 | 0,180 | 8,5+ |
| ABIU | 46 | 22+ | 196+ | 0,580 | 13,2+ |
| ABÓBORA crua | 280 | 55 | 100 | 0,700 | 9,5+ |
| ABÓBORA cozida, o vegetal | 100 | 33 | 59 | 0,356 | 6,2+ |
| ABÓBORA cozida, água de cozimento | | | | | 2,8+ |
| ABÓBORA, brotos de | 250 | 140 | 170 | 1,800 | 58,0 |
| ABÓBORA, flores de | 156 | 160 | 200 | 0,980 | 3,9 |
| ABÓBORA, folhas tenras e pontas | 600 | 90 | 60 | 3,200 | 80,0 |
| ABÓBORA, sementes de | 5 | 230 | 160 | 2,900 | 0 |
| ABÓBORA, farinha de | 38 | 165 | 198 | 1,976 | 3,0 |
| ABÓBORA, doce em pasta | 35 | 98 | 95 | 0,234 | 5,7 |
| ABÓBORA, torta de (PIE) | 26 | 37 | 38 | 0,123 | 1,9 |
| ABÓBORA-CHEIROSA ou MELÃO | 300 | 50 | 40 | 0,600 | 15,0 |
| ABÓBORA-DOCE, o vegetal | 23 | 30 | 30 | 0,400 | 17,0 |
| ABÓBORA-DOCE, semente | 5 | 230 | 160 | 2,900 | 0 |
| ABÓBORA-DÁGUA | 23 | 230 | 80 | 0,156 | 2,9 |
| ABÓBORA-ITALIANA | 380 | 70 | 50 | 0,800 | 10,8+ |
| ABÓBORA-MORANGA | 5 | 230 | 160 | 2,900 | 11,0 |
| ABOBRINHA verde crua, com casca | 2 | 187 | 123 | 1,543 | 5,8 |
| ABOBRINHA verde crua, sem casca | | | | | 1,5 |
| ABOBRINHA verde cozida, o vegetal | | | | | 1,7+ |
| ABOBRINHA verde cozida, água de cozimento | | | | | 1,0 |
| ABOBRINHA verde, flores | 65 | 20 | 110 | 0,600 | 18,0 |
| ABOBRINHA verde, folhas e talos | 270 | 140 | 170 | 1,800 | 58,0 |
| ABRICÓ | 30 | 67 | 57 | 0,400 | 13,1+ |
| ABRICÓ-DO-PARÁ | 32 | 37 | 37 | 0,400 | 7,6+ |
| AÇAI, fruto | 0 | 360 | 10 | 0,400 | 9,0 |
| AÇAI, suco de | | 36+ | | | 8,9+ |
| AÇAFRÃO em pó | 0 | 740 | 1.030 | 5,400 | 25 |
| AÇAFROA | 23 | 34 | 156 | 0,234 | 6,5 |
| ACARÁ (peixe) cru | 0 | 30 | 50 | 1,500 | 0 |
| ACARÁ (peixe) salgado | 0 | 80 | 610 | 5,800 | 0 |
| ACARAJÉ | 15 | 300 | 130 | 1,400 | 3,0 |
| ACARI (peixe) cru | 85 | 100 | 40 | 2,200 | 0 |
| ACARI (peixe) salgado | 0 | 140 | 40 | 2,200 | 0 |
| ACELGA crua, folhas | 290 | 30 | 90 | 0,400 | 42,0+ |
| ACELGA cozida, folhas | | | | | 12,7+ |

| SUBSTÂNCIA ALIMENTAR (Composição centesimal) | Retinol mcg | Tiamina mcg | Riboflavina mcg | Niacina Mg | Ácido Ascórbico mg |
|---|---|---|---|---|---|
| ACELGA cozida, água de cozimento | | | | | 2,8+ |
| AÇÚCAR granulado (CANDE) | 0 | 0 | 0 | 0 | 0 |
| AÇÚCAR refinado | 0 | 0 | 0 | 0 | 0 |
| AÇÚCAR MASCAVO | 0 | 20 | 110 | 0,300 | 2,0 |
| ADLAI, grão inteiro | 0 | 280 | 190 | 4,300 | 0 |
| ADLAI, farinha integral | 0 | 156 | 98 | 2,345 | 0 |
| AGRIÃO-D'ÁGUA cru | 173 | 70 | 130 | 1,040 | 45,8+ |
| AGRIÃO-DA-TERRA cru | 187 | 79 | 154 | 1,087 | 43,2 |
| AGRIÃO-DA-TERRA cozido | | | | | 23,7 |
| AGUAPÉ folhas | 223 | 30 | 80 | 0,800 | 16,0 |
| AGUAPÉ-BRANCO, tubérculo | 0 | 170 | 40 | 6,500 | 1,0 |
| AGUARDENTE | 0 | 0 | 0 | 0 | 0 |
| AGULHA (peixe) cru | 16 | 0 | 40 | 3,000 | 0 |
| AGULHA (peixe) em conserva | 7 | 0 | 23 | 2,456 | 0 |
| AGULHÃO-DE-VELA (peixe) cru | 5 | 100 | 60 | 4,500 | 0 |
| AIPIM ou MANDIOCA, raiz crua | 2 | 300+ | 72+ | 2,200+ | 49,0+ |
| AIPIM ou MANDIOCA, raiz cozida | 2 | 50 | 30 | 0,600 | 26,8+ |
| AIPIM ou MANDIOCA, raiz cozida, água de cozimento | | | | | 9,3+ |
| AIPIM ou MANDIOCA, raiz frita | 3 | 90 | 60 | 1,100 | 7,0 |
| AIPO cru, folhas | 105 | 65 | 35 | 0,235 | 26,8 |
| AIPO cru, talos | 77 | 30 | 60 | 0.250 | 1,9+ |
| AIPO cru, folhas e talos | 92 | 48 | 47 | 0,243 | 11,9 |
| AIPO cozido | | | | | 3.0 |
| AIPO em conserva, o vegetal | | | | | 16,1+ |
| AIPO em conserva, água de conserva | | | | | 30.3+ |
| AIPO-RÁBANO cru, folhas | 8 | 38 | 75 | 0,443 | 14,4 |
| AIPO-SILVESTRE, talos | 3 | 20 | 40 | 0,400 | 8.0 |
| ALBACORA (peixe) crua | 285 | 50 | 130 | 3,200 | 0 |
| ALCACHOFRA redonda ou francesa | 20 | 250 | 129 | 0,800 | 7.5 |
| ALCACHOFRA-HORTENSE cozida inteira | 32 | 60 | 70 | 0,800 | 5,0 |
| ALCACHOFRA-DE-JERUSALÉM crua | | | | | |
| ALFACE, cabeça | 1,5 | 200 | 50 | 0,100 | 6,0 |
| ALFACE, folha branca | 102 | 110 | 60 | 0,250 | 7.6+ |
| ALFACE, folha verde | 24 | 88 | 170 | 0,146 | 5,4 |
| ALFACE-CRESPA | 425 | 15 | 125 | 0,250 | 8.7+ |
| ALFACE-REPOLHUDA ou PAULISTA | 21 | 87 | 187 | 0,324 | 10,0 |
| ALFACE-ROMANA | 324 | 50 | 30 | 0,300 | 21.3 |
| ALFAFA | 90 | 80 | 100 | 0,426 | 15,0 |
| ALFAFA, farinha de | 1.040 | 130 | 140 | 0,500 | 162.0 |
| ALFAVACA | | | | | 1.1+ |
| ALGAROBA, vagem e semente | 750 | 80 | 350 | 0,800 | 27,0 |
| ALGAROBA, farinha de | | 82 | | 3.600 | |
| ALGAS marinhas | | 78 | | 2,856 | |
| ALGODÃO, folhas | 25 | 0 | 30 | 0,500 | |
| ALGODÃO, torta de semente | | 82 | | | 64,0+ |
| ALGODÃO, farelo de | 0 | 140 | 30 | 3,600 | |
| ALHO cru | 0 | 189 | 156 | 4,654 | |
| ALHO cozido, bulbo | 0 | 224 | 74 | 0,290 | 14,0+ |
| | | | | | 6,7+ |

| SUBSTÂNCIA ALIMENTAR (Composição centesimal) | Retinol mcg | Tiamina mcg | Riboflavina mcg | Niacina mg | Ácido Ascórbico mg |
|---|---|---|---|---|---|
| ALHO COZIDO, água de cozimento | | | | | 11,3+ |
| ALHO-PORRO, bulbo | 30 | 90 | 60 | 0,500 | 16,0 |
| ALMEIRÃO | 263 | 213 | 120 | 0,400 | 11,0+ |
| AMEIXA amarela | 30 | 60 | 50 | 0,450 | 6,1 |
| AMEIXA vermelha | 200 | 120 | 150 | 0,372 | 6,8+ |
| AMEIXA semi-seca | 7 | 90 | 80 | 0.100 | 1,0 |
| AMEIXA dessecada | 12 | 190 | 300 | 0,246 | 5,0 |
| AMEIXA envasada, fruto | 105 | 24 | 26 | 0,360 | 1,1 |
| AMEIXA envasada, água de conserva | | 18 | 9 | | 0,9 |
| AMEIXA preta dessecada | 20 | 186 | 176 | 0,132 | 1,2 |
| AMEIXA preta dessecada, em calda | 105 | 24 | 26 | 0,360 | 1,10 |
| AMEIXA, purê de | 64 | 26 | 35 | 0,456 | 1,30 |
| AMEIXA, suco de, envasado | 28 | 12 | 13 | 0,132 | 1,30 |
| AMEIXA-DO-JAPÃO | 43 | 20 | 50 | 0,300 | 10,0 |
| AMEIXA-DO-PARÁ | | | | | 2,6+ |
| AMEIXA-DA-PÉRSIA | 18 | 20 | 30 | 0,400 | 8,0 |
| AMEIXA-RAINHA-CLÁUDIA | 7 | 90 | 80 | 0,400 | 10,0 |
| AMÊNDOA-EUROPÉIA, com a pele | 58 | 150 | 500 | 1,800 | 3,6 |
| AMÊNDOA-EUROPÊIA, sem a pele | 52 | 124 | 368 | 1,267 | 2,90 |
| AMÊNDOA-TROPICAL | 0 | 710 | 280 | 0,700 | |
| AMENDOIM cru, com a película | 3 | 910 | 235+ | 17,600 | 1.0 |
| AMENDOIM cru, sem a película | 15 | 860 | 220 | 18,800 | 1,0 |
| AMENDOIM tostado, com a película | tr. | 250 | 260 | 16,800 | 1,0 |
| AMENDOIM tostado, sem a película | tr. | 240 | 140 | 19,000 | 1.0 |
| AMENDOIM amarelo, cotilédone | | 298+ | 136+ | 6,250 + | |
| AMENDOIM roxo, cotilédone | | 255+ | 200+ | 7,250 + | |
| AMENDOIM vermelho, cotilédone | | 245+ | 170+ | 5,850 + | |
| AMENDOIM amarelo, a película | | 5.200+ | 1.314+ | 30,000+ | |
| AMENDOIM roxo, a película | | 2.430+ | 1.800+ | 41,430+ | |
| AMENDOIM vermelho, a película | | 3.860+ | 1,570 | 32,800+ | |
| AMENDOIM caramelizado | 2 | 145 | 86 | 2,654 | |
| AMENDOIM cozido | 3 | 440 | 160 | 1,400 | |
| AMENDOIM, farinha de | 0 | 750 | 220 | 27,800 | |
| AMENDOIM, manteiga de | 0 | 750 | 50 | 18,600 | |
| AMENDOIM, creme de | 0 | 400 | 120 | 13,600 | |
| AMIDO de milho | 0 | 0 | 0 | 0 | 0 |
| AMORA (média), branca, preta e vermelha | 10 | 15 | 40 | 0,173 | 18,0 |
| AMORA preta fresca | 20 | 30 | 58 | 0,435 | 22,1+ |
| AMORA preta em calda | 6 | 16 | 32 | 0,154 | 8,0 |
| ANANÁS | 5 | 80 | 40 | 0,200 | 61,0 |
| ANÇARINHA-BRANCA | 630 | 80 | 190 | 0,300 | |
| ANGUÍLULA (peixe) crua | 30 | 100 | 120 | 3,200 | 0 |
| ANONA | | 57 | | | 25,6 |
| ARAÇÁ | 48 | 60 | 40 | 1,300 | -326,0 |
| ARARUTA | 0 | 130 | 20 | 0,500 | 7,0 |
| ARARUTA, farinha de | 0 | 40 | 40 | 1,000 | 0 |
| ARARUTA, fécula de | 0 | 40 | 0 | 0 | 0 |
| ARATICUM | | 453 | 100 | 2,675 | |
| ARATICUM, geléia de | | 220+ | 249+ | 1,230+ | 4,3+ |
| ARATICUM-APÊ | tr. | 70 | 120 | 0,700 | 30,0 |

| SUBSTÂNCIA ALIMENTAR (Composição centesimal) | Retinol mcg | Tiamina mcg | Riboflavina mcg | Niacina mg | Ácido Ascórbico mg |
|---|---|---|---|---|---|
| ARATICUM-DO-BREJO | 55 | 40 | 70 | 0,600 | 21,0 |
| ARDÍSIA, fruto | tr. | 0 | 10 | 1,600 | 10,0 |
| ARENQUE (peixe) cru | 140 | 20 | 150 | 3,600 | 0 |
| ARENQUE em filé, cru | 154 | 39 | 186 | 4,100 | 0 |
| ARENQUE curtido | 0 | 16 | 103 | 3,654 | 0 |
| ARENQUE defumado | 0 | 10 | 310 | 9,000 | 0 |
| ARENQUE envasado, em salmoura | 70 | 150 | 300 | | |
| ARENQUE envasado, ao molho de tomate | 63 | 165 | 278 | | |
| ARENQUE, ovas cruas | | 30 | | | |
| ARENQUE, ovas defumadas | | | 190 | | |
| AROBON | 0 | 930 | 630 | 0,900 | |
| ARRAIA (peixe) crua | 32 | 150 | 100 | 3,200 | 0 |
| ARROZ integral, cru | 0 | 360 | 60 | 5,200 | 0 |
| ARROZ integral, cozido | 0 | 20 | 40 | 0,400 | |
| ARROZ polido cru | 0 | 88 | 40 | 0,775 | 0 |
| ARROZ polido cozido | 0 | 16 | 82 | 0,700 | 0 |
| ARROZ polido cozido com feijão | 1 | 30 | 0,10 | 0,400 | 0 |
| ARROZ não polido cru | 0 | 98 | 58 | 0,865 | |
| ARROZ "enriquecido" cru | 0 | 440 | 120 | 3,500 | 0 |
| ARROZ "enriquecido" cozido | 0 | 165 | 86 | 2,642 | |
| ARROZ "malekizado" cru | 0 | 432 | 134 | 3,600 | 0 |
| ARROZ pré-cozido dessecado | 0 | 87 | 100 | 0,976 | 0 |
| ARROZ em flocos | 0 | 97 | 103 | 0,765 | 0 |
| ARROZ, farinha de | 0 | 100 | 50 | 2,100 | 0 |
| ARROZ, bolo de, frito | 53 | 80 | 50 | 0,900 | |
| ARROZ, rizoto, à la Grega | 14 | 40 | 80 | 0,700 | |
| ARROZ, farelinho de ou ARROZ, resíduo de polimento | 0 | 1.400+ | 1.100+ | 13,000+ | 0+ |
| ARROZ-AGULHA descascado, com a película | | 120+ | 120+ | 2,800+ | 0+ |
| ARROZ-AGULHA, polido | 0 | | 25 | 1,240 | 0 |
| ARROZ-MOÇAMBIQUE, descascado, com a película | 0 | 66 | | | |
| ARROZ-MIÚDO-DO-PERU ou QUÍNOA, grão inteiro | 0 | 140+ | 80+ | 1,600+ | 0+ |
| ARROZ-MIÚDO-DO-PERU, farinha de | 0 | 360 | 420 | 1,400 | 3,0 |
| ASPARGO branco cru | 0 | 190 | 240 | 0.700 | 0 |
| ASPARGO branco cozido | 97 | 120 | 100 | 0,500 | 8,0 |
| ASPARGO verde cru | 50 | 60 | 90 | 0,800 | 6,4 |
| ASPARGO em conserva, caule | 70 | 130 | 190 | 1,590 | 30,0 |
| ASPARGO em conserva, água de conserva | 50 | 70 | 130 | 0,754 | 16,0 |
| ATUM (peixe) cru | | 65 | 81 | | 11,5 |
| ATUM enlatado, em salmoura | 10 | 100 | 60 | 10,000 | 0 |
| ATUM enlatado, em azeite | 6 | 86 | 50 | 7,500 | 0 |
| AVEIA, grão inteiro cru | 6,5 | 40 | 170 | 11,100 | 0 |
| AVEIA, flocos de, crus | 0 | 500 | 90 | 1,000 | 0 |
| AVEIA, flocos de, cozidos | 0 | 530 | 110 | 0,820 | 0 |
| AVEIA, flocos de, pré-cozidos, enriquecidos | 0 | 100 | | | |
| AVEIA, farinha de, crua | 0 | 654 | 256 | 15,800 | 0 |
| AVEIA, farinha de, cozida | 0 | 600 | 140 | 1,000 | 0 |
| | 0 | 120 | 45 | 0,350 | 0 |

| SUBSTÂNCIA ALIMENTAR (Composição centesimal) | Retinol mcg | Tiamina mcg | Riboflavina mcg | Niacina mg | Ácido Ascórbico mg |
|---|---|---|---|---|---|
| AVELÃ | 25 | 460 | 550 | 5,000 | 7,0 |
| AZEDINHA | 541 | 80 | 110 | 0,560 | 10,8 |
| AZEDINHA-CRESPA | 460 | 60 | 80 | 0,400 | 30,0 |
| AZEITE DE DENDÊ, industrializado | 45.920 | 0 | 0 | 0 | 0 |
| AZEITONA preta, ao natural | 27 | 10 | 15 | 0,250 | 0 |
| AZEITONA preta, em conserva de salmoura | 23 | 6 | 10 | 0,120 | 0 |
| AZEITONA verde, em conserva de salmoura | | | | | |
| BACALHAU fresco | 25 | 8 | 12 | 0,230 | 5,9+ |
| BACALHAU dessecado | 0 | 60 | 70 | 2,200 | 0 |
| BACALHAU dessecado, prensado e salgado | 0 | 360 | 210 | 6,000 | 0 |
| BACON média gordura, em fatias | 0 | 380 | 230 | 6,700 | 0 |
| BACON média gordura, frito | 0 | 360 | 110 | 1,800 | 0 |
| BACURI, polpa crua | 0 | 230 | 90 | 1,300 | 0 |
| BACURI, compota de, fruto | 30 | 40 | 40 | 0,500 | 18,0+ |
| BACURI, compota de, calda | | | | | 5,9+ |
| BACURI, conserva de, fruto | | | | | 3,4+ |
| BADEJO (peixe) cru | | | | | 19,0+ |
| BADEJO cozido | 32 | 60 | 50 | 3,800 | 0 |
| BAGRE (peixe) cru | 24 | 35 | 43 | 2,100 | 0 |
| BAGRE seco ao sol | 32 | 80 | 90 | 1,500 | 0 |
| BAIACU (peixe) cru | 65 | 123 | 143 | 2,300 | 0 |
| BALEIA, carne crua | 5 | 150 | 100 | 3,200 | 0 |
| BALEIA, carne salgada | 35 | 100 | 80 | 5,000 | 0 |
| BAMBU, brotos de | 40 | 145 | 100 | 6,400 | 0 |
| BANANA-BAÉ crua | 2 | 110 | 90 | 0,600 | 9,0 |
| BANANA-CAIANA crua | | | | | 2,3 |
| BANANA-CAIANA cozida | | 2+ | 190+ | 0,643+ | 12,3+ |
| BANANA-D'ÁGUA verde crua | | 2+ | 178+ | 0,526+ | 12,0+ |
| BANANA-D'ÁGUA madura crua | 25 | 40 | 76 | 0,446 | 16,9 |
| BANANA-D'ÁGUA madura, casca | 23 | 57 | 80+ | 1,180 | 6,4+ |
| BANANA-D'ÁGUA frita | | | | | 6,5+ |
| BANANA-FIGO crua | 52 | 100 | 170 | 1,100 | 15,0 |
| BANANA-FIGO frita | | | | | 15,3+ |
| BANANA-MAÇÃ verde crua | 10 | 90 | 70 | 0,600 | 6,5+ |
| BANANA-MAÇÃ madura crua | | | | | 17,9+ |
| BANANA-OURO crua | 5 | 50 | 30 | 0,600 | 13,0+ |
| BANANA-PACAMÃ crua | 27 | 50 | 90 | 0,600 | 9,4+ |
| BANANA-PACOVA crua | | | | | 5,6+ |
| BANANA-PACOVA cozida | | 17 | 190 | 0,763 | |
| BANANA-PRATA crua | | | | | 7,5+ |
| BAMANA-PRATA frita | 10 | 92+ | 103+ | 0,821+ | 17,3+ |
| BANANA-SÃO-DOMINGOS crua | 19 | 80 | 100 | 1,100 | 27,0 |
| BANANA-DE-SEMENTES crua | 30 | 40 | 40 | 0,500 | 33,0 |
| BANANA-DE-SÃO-TOMÉ crua | 12 | 180 | 50 | 0,500 | 8,0+ |
| BANANA-DA-TERRA crua | 20 | 86 | 75 | 0,600 | 41,0+ |
| BANANA-DA-TERRA cozida | 19 | 70 | 90 | 0,550 | 14,1+ |
| BANANA-VINACRE ou ROXA crua | | 20 | | | 15,2+ |
| BANANA, amido de | 15 | 80 | 67 | 0,600 | 6,7 |
| | 1 | 8 | 7 | 0,100 | 1,8 |

| SUBSTÂNCIA ALIMENTAR (Composição centesimal) | Retinol mcg | Tiamina mcg | Riboflavina mcg | Niacina mg | Ácido Ascórbico mg |
|---|---|---|---|---|---|
| BANANA, compota de, fruta | | | | | 8,1+ |
| BANANA, compota de, calda | | | | | 7,9+ |
| BANANA cristalizada | | | | | 4,3+ |
| BANANA, farinha de | 5 | 90 | 40 | 0,800 | 3,6 |
| BANANA, passa de | 2 | 180 | 135 | 1,700 | 4,7+ |
| BANANADA | | 139 | 101 | 1,000 | 4,4+ |
| BANHA de galinha | 290 | 70 | 50 | 0 | 0 |
| BANHA de porco industrializada | 0 | 0 | 0 | 0 | 0 |
| BARBUDO (peixe) cru | 32 | 150 | 100 | 3,200 | 0 |
| BARDANA | 0 | 250 | 134 | 0,300 | 2 |
| BATATA-AIPO amarela crua | 20 | 60 | 40 | 3,400 | 28,0 |
| BATATA-AIPO branca crua | 0 | 70 | 60 | 2,800 | 23,0 |
| BATATA-BARÔA ou MANDIOQUINHA crua | 22 | 90 | 50 | 1,000 | 24,0+ |
| BATATA-BARÔA ou MANDIOQUINHA cozida | | | | | 7,0 |
| BATATA-BARÔA ou MANDIOQUINHA, água de cozimento | | | | | 6,2 |
| BATATA-DOCE amarela, crua | 300 | 110 | 40 | 0,800 | 31,0 |
| BATATA-DOCE amarela assada | 298 | 92 | 102 | 0,100 | 20,0 |
| BATATA-DOCE amarela, ao forno | 300 | | | | 13,7 |
| BATATA-DOCE amarela frita | 630 | 230 | 80 | 1,700 | 7,0 |
| BATATA-DOCE branca crua | 250 | 90 | 100+ | 0,280 | 36,4+ |
| BATATA-DOCE branca cozida, raiz | | | | | 29,6+ |
| BATATA-DOCE branca, água de cozimento | | | | | 2,6+ |
| BATATA-DOCE roxa crua | 350 | 89 | 25+ | 0,400 | 23,0 |
| BATATA-DOCE, folhas de | 975 | 100 | 280 | 0,900 | 70,0 |
| BATATA-DOCE desidratada | 300 | 250 | 360 | 1,600 | 38,0 |
| BATATA-DOCE, farinha de | 300 | 120 | 150 | 1,100 | 26,0 |
| BATATA-DOCE, doce caseiro | 129 | 50 | 20 | 0,300 | 13,0 |
| BATATA-DOCE, doce industrializado | 470 | 50 | 30 | 0,300 | 0 |
| BATATA-DOCE, doce em pasta | | | | | 5,7+ |
| BATATA-INGLESA amarela crua | 6 | 90 | 30 | 1,500 | 17,4+ |
| BATATA-INGLESA amarela cozida | 5 | 45 | 21 | 1,900 | 13,1+ |
| BATATA-INGLESA amarela sem casca, cozida | 0 | 56 | 20 | 0,900 | 14,0+ |
| BATATA-INGLESA branca crua | 5 | 165 | 320 | 1,100 | 15,0+ |
| BATATA-INGLESA roxa crua | 2 | 103 | 150 | 1,340 | 17,3 |
| BATATA-INGLESA assada ao forno | 1 | 190 | 200 | 1,800 | 8,9 |
| BATATA-INGLESA, em purê com leite | 31 | 120 | 80 | 1,600 | 13,0 |
| BATATA-INGLESA, em purê com leite e manteiga | 35 | 120 | 80 | 1,600 | 13,0 |
| BATATA-INGLESA cozida ao vapor | | | | | 13,1 |
| BATATA-INGLESA em conserva | 8 | 80 | 70 | 1,000 | 9,0 |
| BATATA-INGLESA, amido | 0 | 8 | 7 | 0,100 | 1,2 |
| BATATA-INGLESA desidratada | 0 | 210 | 410 | 2,300 | 9,0 |
| BATATA-INGLESA, farinha de | 2 | 210 | 400 | 2,100 | 9,0 |
| BATATA-INGLESA, fécula de | 0 | 420 | 140 | 3,400 | 10,0 |
| BATATA-INGLESA, flocos | 1 | 200 | 300 | 2,300 | 12,0 |
| BATATA-INGLESA frita ("chips") | 0 | 130 | 80 | 3,100 | 10,0 |
| BATE-TESTA, fruto | 250 | 100 | 30 | 1,700 | 43,0 |
| BATIDAS | 6 | 0 | 20 | 0 | 0 |
| BEIJU | 0 | 90 | 80 | 1,700 | 0 |

| SUBSTÂNCIA ALIMENTAR (Composição centesimal) | Retinol mcg | Tiamina mcg | Riboflavina mcg | Niacina mg | Ácido Ascórbico mg |
|---|---|---|---|---|---|
| BEIJU PIRA | 20 | 70 | 70 | 3.000 | 0 |
| BELDROECA | 250 | 20 | 100 | 0,500 | 26,8+ |
| BERINJELA crua | 5 | 60 | 45 | 0,600 | 1,2+ |
| BERINJELA em conserva | 2 | 50 | 50 | 0,500 | 1,1 |
| BERTALHA crua | 693 | 60 | 170 | 0,600 | 109,8+ |
| BERTALHA cozida, o vegetal | | | | | 58,0+ |
| BERTALHA cozida, água de cozimento | | | | 0,380 | 41,9+ |
| BETERRABA crua | 2 | 50 | 50 | 0,245 | 35,2+ |
| BETERRABA cozida | 2 | 20 | 21 | 0,100 | 23,0+ |
| BETERRABA em conserva | 1 | 10 | 20 | 0,100 | 12,0+ |
| BETERRABA, puré de | 1 | 23 | 24 | 0,600 | 12,0 |
| BETERRABA, folhas de | 525 | 70 | 220 | 3,000 | 50,0 |
| BICUDA (peixe) cru | 20 | 70 | 70 | 5,500 | 0 |
| BIQUARA (peixe) cru | 32 | 90 | 130 | 0,400 | 0 |
| BIRU-MANSO, folhas | 0 | 30 | 10 | 0,250 | 7,0 |
| BISCOITOS (média) | 11 | 107 | 65 | 0,400 | 0 |
| BISCOITOS doces | 0 | 180 | 50 | 1,100 | 0 |
| BISCOITOS SALGADOS | 0 | 130 | 130 | 0,900 | 0 |
| BISCOITOS de farinha integral | 0 | 260 | 240 | 0,100 | 0 |
| BISCOITOS de polvilho | 0 | 8 | 10 | 3,200' | 0 |
| BODIÃO (peixe) cru | 32 | 150 | 100 | 0,150 | 0 |
| BOLACHA de "água e sal" | 0 | 30 | 40 | 0,150 | 0 |
| BOLACHA de "água e sal" | 0 | 30 | 45 | 2,900 | 0 |
| BOLACHA DE TRIGO INTEGRAL | 0 | 260 | 240 | 1,000 | 0 |
| BOLACHINHA salgada | 0 | 30 | 40 | | 0 |
| BOLO de forma com farinha, ovos, leite e manteiga | 127 | 160 | 190 | 1,500 3,200 | 0 |
| BONITO (peixe) cru | 92 | 50 | 130 | 1,500 | 0 |
| BONITO assado | 80 | 10 | 40 | 6,200 | 0 |
| BONITO dessecado e salgado | 25 | 70 | 130 | 2,800 | 0 |
| BONITO, ovas cruas | | 70 | 400 | 1,103 | 10,0 |
| BREDO | 850 | 148 | 325 | 0,750 | 77,4+ |
| BRÓCOLOS, folhas cruas | 1.500 | 80 | 200 | 0,350 | 80,0+ |
| BRÓCOLOS, folhas cozidas | 600 | 120 | 110 | | 14,2+ |
| BRÓCOLOS, folhas, água de cozimento | | | | 3,650 | 2,7+ |
| BRÓCOLOS desidratados | 3.500 | 700 | 1.020 | | 623,0 |
| BRÓCOLOS desidratados e reconstituídos | | | 190 | 1,681 | |
| BRÓCOLOS, flores cruas | 350 | 54 | 350 | 0,350 | 82,7+ |
| BRÓCOLOS, flores cozidas | 200 | 120 | 110 | | 24,6+ |
| BRÓCOLOS, flores, água de cozimento | | | | 3,650 | 2,9+ |
| BRÓCOLOS, flores desidratadas | 5 000 | 700 | 1.020 | 1,800 | 629,0 |
| BROTO de abóbora | 250 | 140 | 170 | 0,600 | 58,0 |
| BROTO de bambu | 2 | 110 | 90 | 1,100 | 9,0 |
| BROTO de chuchu | 205 | 80 | 180 | 0,800 | 16,0 |
| BROTO de feijão | 4 | 190 | 150 | 0,200 | 10,0 |
| BUCHA verde | 5 | 30 | 30 | 4,200 | 6,0 |
| BULCOR | 0 | 300 | 100 | 0,700 | 0 |
| BURITI polpa | 6.000 | 30 | 230 | | 20,8+ |
| BURITI, doce em pasta | | | | | 7,3+ |
| BUTIÁ | 30 | 40 | 40 | 0,500 | 33,0 |

| SUBSTÂNCIA ALIMENTAR (Composição centesimal) | Retinol mcg | Tiamina mcg | Riboflavina mcg | Niacina mg | Ácido Ascórbico mg |
|---|---|---|---|---|---|
| BUTIFARRAS (embutido) | 0 | 160 | 200 | 2,600 | 0 |
| BÚZIO (molusco) | 110 | 110 | 280 | 1,600 | 0 |
| CABAÇA | 2 | 30 | 30 | 0,400 | 10,0 |
| CABELUDA | 30 | 40 | 40 | 0,500 | 33,0 |
| CACAU em pó | 29 | 75 | 1,100 | 6,700 | 1,0 |
| CACAU, bebida feita com leite | 5 | 95 | 92 | 0,500 | 0 |
| CACAU, sementes secas | 5 | 170 | 140 | 1,700 | 0 |
| CAÇÃO (peixe) cru | 210 | 40 | 80 | 1,000 | 0 |
| CAÇÃO cozido | 190 | 60 | 95 | 0,900 | 0 |
| CAFÉ, grão cru | 3 | 220 | 60 | 7,300 | 6,0 |
| CAFÉ, grão torrado | 2 | 320 | 100 | 11,800 | 2,0 |
| CAFÉ, grão, casca de | 4 | 145 | 900 | 1,100 | 2,0 |
| CAFÉ em pó | 0 | 170 | 170 | 15,000 | 0 |
| CAFÉ solúvel | 0 | 0 | 210 | 30,600 | 0 |
| CACAITA | 0 | | 421 | 0,370 | 72,0 |
| CAIMITO-BRANCO maduro | 1,5 | 40 | 30 | 1,000 | 11,0 |
| CAIMITO-BRANCO verde | 6,5 | 20 | 10 | 0,900 | 3,0 |
| CAJÁ | | | | | 4,7 |
| CAJÁ-MANGA | 64 | 50 | 40 | 0,260 | 35,9+ |
| CAJÁ-MANGA, doce em pasta comercial | | | | | 14,5+ |
| CAJÁ-MANGA, doce caseiro, fruto | | | | | 23,3+ |
| CAJÁ-MANGA, doce caseiro, calda | | | | | 8,7+ |
| CAJÁ-MANGA, geléia de | 15 | 10 | 20 | 0,100 | 4,5+ |
| CAJÁ-MIRIM | 18 | 52 | 60 | 0,742 | |
| CAJÁ-VERMELHO | 15 | 52 | 45 | 2,340 | 32,5+ |
| CAJU amarelo, pouco maduro | | | | | 189,1+ |
| CAJU amarelo, maduro | 124 | 15 | 46 | 0,539 | 219,7+ |
| CAJU amarelo, muito maduro | 134 | 29 | 60 | 0,750 | 167,8+ |
| CAJU amarelo, verde | | | | | 32,0+ |
| CAJU vermelho, maduro | 16 | 58 | 50 | 2,560 | 35,0+ |
| CAJU-JAPONÊS | tr. | 30 | 30 | 0,300 | 13,0+ |
| CAJU, castanha de, crua | 0 | 850 | 320 | 2,100 | 5,0+ |
| CAJU, castanha de, torrada | 0 | 1.000 | 560 | 4,500 | 1,0+ |
| CAJU, suco de, engarrafado, comercial | 30 | 10 | 35 | 0,125 | 48,5+ |
| CAJU em pasta, caseiro | 54 | 8 | 25 | 0,100 | 63,7+ |
| CAJU em pasta, comercial | 34 | 9 | 30 | 0,160 | 27,4+ |
| CAJU em calda, caseiro, o fruto | | | | | 51,6+ |
| CAJU em calda, caseiro, calda | | | | | 46,6+ |
| CAJU em compota, comercial, o fruto | | | | | 13,4+ |
| CAJU em compota, comercial, calda | | | | | 5,3+ |
| CAJU, passa de | | | | | 13,5+ |
| CAJU, vinho de, com álcool | | | | | 1,3+ |
| CAJU, geléia de | 10 | 10 | 30 | 0,125 | 4,2+ |
| CAJU cristalizado | 25 | 50 | 60 | 0,234 | 7,9+ |
| CAJUI | | 62 | | | |
| CAJUÍNA | | | | | 156,0+ |
| CAJUÍNÁ-DE-ALACOAS | | | | | 76,9+ |
| CALABAÇA ou CABAÇA | 2 | 42 | 30 | 0,400 | 10,0 |

| SUBSTÂNCIA ALIMENTAR (Composição centesimal) | Retinol mcg | Tiamina mcg | Riboflavina mcg | Niacina mg | Ácido Ascórbico mg |
|---|---|---|---|---|---|
| CALABURA, polpa | 5 | 60 | 50 | 0,500 | 90,0 |
| CALAMAR cru | 0 | 20 | 120 | 1,400 | 0 |
| CALAMAR, dessecado | | 60 | 420 | 4,700 | 0 |
| CALDO de cana | 0 | 5 | 40 | 1,120 | 5,9+ |
| CALDO de carne em cubos | 0 | 120 | 250 | 13,000 | 0 |
| CALDO de carne concentrado, envasado | 0 | 110 | 195 | 8,500 | 0 |
| CALDO de carne (consome) concentrado e envasado | 0 | 85 | 95 | 2,000 | 0 |
| CALDO de cebola | 0 | 0 | 10 | 0 | 0 |
| CALDO de galinha, envasado | 0 | 10 | 10 | 0,100 | 0 |
| CALDO de galinha (consome) | 0 | 5 | 6 | 0,080 | 0 |
| CALDO de galinha concentrado e envasado | 0 | 50 | 60 | 0,250 | 0 |
| CAMAPU | | | | | 31,0+ |
| CAMARÃO CRU | 20 | 40 | 80 | 2,300 | 1,0 |
| CAMARÃO cozido | 10 | 20 | 70 | 1,487 | 7,5+ |
| CAMARÃO em salmoura, envasado | 7 | 64 | 150 | 1,800 | 0 |
| CAMARÃO seco e salgado | 0 | 160 | 340 | 9,500 | 0 |
| CAMARÃO em conserva, envasado | 17 | 10 | 30 | 1,800 | 0 |
| CAMBUCÁ | 30 | 40 | 40 | 0,500 | 11,4+ |
| CAMURUPIM (peixe) cru | 32 | 20 | 60 | 5,100 | 0 |
| CANA-DE-AÇUCAR madura | | | | | 0,9+ |
| CANA-DE-AÇÚCAR verde | | | | | 4,1+ |
| CANA-CAIANA | | | | | 1,2+ |
| CANA-CARANGOLA | | | | | 1,0+ |
| CANA-CHITA | | | | | 3,1+ |
| CANA-CRISTAL | | | | | 1,0+ |
| CANA-MANTEICA | | | | | 1,0 |
| CANDIRU (peixe) cru | 32 | 20 | 150 | 3,200 | 0 |
| CANHANHA (peixe) crua | 92 | 50 | 130 | 3,200 | 0 |
| CANJICA (milho branco) crua | 0 | 16 | 115 | 0,785 | 9,0 |
| CANJICA ou MUNCUZÁ, preparação | 14 | 40 | 50 | 0,300 | 0 |
| CANOPI, fruto | 9 | 50 | 20 | 0,700 | 5,0 |
| CAPIM | | | | | 116,5+ |
| CAPIM-ALPISTE | | | | | 56,9+ |
| CAPIM-JARACUÁ | | | | 0,600 | 45,0+ |
| CAPUCHINHA-TUBEROSA, tubérculo | 5 | 60 | 80 | 0,800 | 67,0+ |
| CAQUI | 250 | 50 | 45 | 2,200 + | 17,1+ |
| CARÁ cru | 2 | 660+ | 45+ | 1,000 | |
| CARÁ-DO-AR cru | 66 | 70 | 70 | | 27,0+ |
| CARÁ-CARATINGA cozido | | | | | 1,5+ |
| CARÁ-DO-PARÁ | | | 40 | 0,500 | |
| CARÁ-INHAME | 2 | 50 | 50 | | 12,0+ |
| CARÁ-TREPADEIRA ou MOELA cru | | | | | 55,6+ |
| CARÁ-TREPADEIRA ou MOELA cozido | | | | | 10,7+ |
| CARÁ-TREPADEIRA ou MOELA, água de cozimento | | | | 1,100 | 3,3+ |
| CARÁ, farinha de | 0 | 100 | 80 | 21,000 | 0 |
| CARACUATÁ-ACANCA ou PINGUIM, folhas | 0 | 30 | 40 | 0,344+ | 55,0 |
| CARAMBOLA amarela | 0.5 | 45 | 45+ | | 23,6+ |

| SUBSTÂNCIA ALIMENTAR (Composição centesimal) | Retinol mcg | Tiamina mcg | Riboflavina mcg | Niacina mg | Ácido Ascórbico mg |
|---|---|---|---|---|---|
| CARAMBOLA branca | 0,4 | 40 | 45 | 0,500 | 31,8+ |
| CARAMELOS de leite | 0 | 70 | 60 | 0,145 | 0 |
| CARANGUEJO, carne crua | 213 | 160 | 80 | 2,800 | 2,0 |
| CARANGUEJO, carne envasada ou cozida | 190 | 80 | 40 | 1,540 | 0 |
| CARAPEBA (peixe) cru | 32 | 30 | 80 | 5,300 | 0 |
| CARDO cru, talos e folhas | 3 | 20 | 30 | 0,400 | 22,0 |
| CARDO cozido, talos e folhas | 2 | 10 | 20 | 0,200 | 8,9 |
| CARDO cru, talos somente | 1 | 10 | 15 | 0,100 | 3,7 |
| CARDO cozido, talos somente | 1 | 5 | 8 | 0,090 | 1,8 |
| CARDO-ANANÁS cru | 0 | 40 | 40 | 0,300 | 8,0 |
| CARDOSA (peixe) cru | 32 | 20 | 170 | 9,100 | 0 |
| CARNE de baleia crua | 35 | 100 | 80 | 5,000 | 0 |
| CARNE de baleia, charque | 20 | 250 | 140 | 8,000 | 0 |
| CARNE de bezerro crua | 4 | 100 | 125 | 4,800 | 0 |
| CARNE de boi magra crua | 5 | 130 | 170 | 5,500 | 0 |
| CARNE de boi semi-gorda crua | 6 | 60 | 170 | 4,300 | 0 |
| CARNE de boi gorda crua | 8 | 80 | 170 | 4,700 | 0 |
| CARNE de boi muito gorda crua | 8 | 60 | 140 | 3,200 | 0 |
| CARNE de boi magra cozida | 4 | 85 | 90 | 2,900 | 0 |
| CARNE de boi magra assada | 4 | 100 | 198 | 4,025 | 0 |
| CARNE de boi magra grelhada | 6 | 150 | 200 | 7,200 | 0 |
| CARNE de boi magra frita (bife) | 5 | 290 | 180 | 1,750 | 0 |
| CARNE de boi magra (bife de chapa) | 5 | 230 | 264+ | 0,360+ | 0 |
| CARNE de boi magra, rosbife | 6 | 150 | 200 | 7,200 | 0 |
| CARNE de boi, lagarto redondo cru | 4 | 185 | 240 | 5,600 | 0 |
| CARNE de boi, lagarto redondo assado | 4 | 135 | 195 | 7,000 | 0 |
| CARNE de boi picada, média gordura, crua | 5 | 60 | 170 | 4,300 | 0 |
| CARNE de boi picada, média gordura, cozida | 4 | 45 | 120 | 2,900 | 0 |
| CARNE de boi, lombo cru | 6 | 75 | 185 | 5,340 | 0 |
| CARNE de boi, lombo assado | 5 | 58 | 135 | 5,200 | 0 |
| CARNE de boi, Hamburgercru | 5 | 60 | 170 | 4,400 | 0 |
| CARNE de boi, Hamburger cozido | 4 | 35 | 95 | 2,400 | 0 |
| CARNE de boi, filé mignon cru | 5 | 50 | 135 | 3,600 | 0 |
| CARNE de boi, filé mignon frito | 3 | 25 | 85 | 1,950 | 0 |
| CARNE de boi desidratada | 7 | 350 | 1.100 | 9,650 | 0 |
| CARNE de boi, extrato | 1 | 195 | 345 | 4,560 | 0 |
| CARNE de boi, charque, carne-seca | 0 | 80+ | 950+ | 2,800+ | 0 |
| CARNE de boi, em conserva | 2 | 50 | 90 | 2,540 | 0 |
| CARNE de cabra crua | 0 | 70 | 130 | 4,900 | 0 |
| CARNE de cabrito magra crua | 0 | 75 | 140 | 5,100 | 0 |
| CARNE de cabrito gorda crua | 0 | 70 | 130 | 4,900 | 0 |
| CARNE de cabrito salgada | 0 | 60 | 360 | 13,900 | 0 |
| CARNE de capão crua | 2 | 85 | 120 | 8,400 | 0 |
| CARNE de carneiro magra crua | 0 | 150 | 210 | 4,900 | 0 |
| CARNE de carneiro semigorda crua | 0 | 165 | 180 | 2,950 | 0 |
| CARNE de carneiro gorda crua | 0 | 140 | 200 | 4,500 | 0 |
| CARNE de cavalo crua | 5 | 100 | 100 | 3,500 | 0 |
| CARNE de cobaio crua | 0 | 60 | 140 | 6,500 | 0 |
| CARNE de coelho crua | 0 | 80 | 60 | 12,800 | 0 |

| SUBSTÂNCIA ALIMENTAR (Composição centesimal) | Retinol mcg | Tiamina mcg | Riboflavina mcg | Niacina mg | Ácido Ascórbico mg |
|---|---|---|---|---|---|
| CARNE de cordeiro magra crua | 0 | 290 | 200 | 8,600 | 0 |
| CARNE de cordeiro média gordura crua | 0 | 345 | 135 | 5,700 | 0 |
| CARNE de cordeiro gorda crua | 0 | 450 | 120 | 3,600 | 0 |
| CARNE de cordeiro costeleta crua | 0 | 350 | 140 | 5,350 | 0 |
| CARNE de cordeiro, costeleta assada | 0 | 345 | 185 | 7,350 | 0 |
| CARNE de cordeiro, lombo cru | 0 | 340 | 140 | 5,340 | 0 |
| CARNE de cordeiro, lombo assado | 0 | 348 | 200 | 7,800 | 0 |
| CARNE de cordeiro, perna crua | 0 | 245 | 185 | 5,400 | 0 |
| CARNE de cordeiro, perna assada | 0 | 145 | 175 | 6,400 | 0 |
| CARNE de faisão crua | 0 | 90 | 100 | 3,200 | 0 |
| CARNE de frango crua | 10 | 80 | 160 | 9,000 | 0 |
| CARNE de frango assada | 8 | 180 | 200 | 8,500 | 0 |
| CARNE de frango cozida | 5 | 85 | 120 | 5,400 | 0 |
| CARNE de frango grelhada | 6 | 120 | 185 | 9,600 | 0 |
| CARNE de galinha crua | 25 | 70 | 150 | 8,000 | 0 |
| CARNE de galinha, peito cru | 8 | 100 | 180 | 7,850 | 0 |
| CARNE de galinha, peito frito | 3 | 110 | 195 | 9,000 | 0 |
| CARNE de galinha, coxa crua | 10 | 120 | 185 | 6,700 | 0 |
| CARNE de galinha, coxa frita | 6 | 145 | 156 | 7,600 | 0 |
| CARNE de galinha em conserva, desossada | 6 | 70 | 150 | 8,000 | 0 |
| CARNE de ganso magra crua | 195 | 160 | 220 | 5,400 | 0 |
| CARNE de ganso gorda crua | 200 | 185 | 180 | 5,200 | 0 |
| CARNE de jacaré crua | 0 | 40 | 180 | 2,800 | 0 |
| CARNE de lagarto crua | 209 | 50 | 240 | 8,200 | 0 |
| CARNE de lebre crua | 3 | 340 | 560 | 11,750 | 0 |
| CARNE de ovelha, lombo cru | 6 | 100 | 130 | 7,650 | 0 |
| CARNE de ovelha, pá crua | 3 | 110 | 150 | 8,600 | 0 |
| CARNE de paca crua | 0 | 60 | 140 | 6,500 | 0 |
| CARNE de pato crua | 195 | 100 | 240 | 5,600 | 0 |
| CARNE de pato selvagem crua | 0 | 260 | 260 | 5,000 | 0 |
| CARNE de pato selvagem perna crua | 0 | 230 | 250 | 4,750 | 0 |
| CARNE de perdiz crua | 955 | 460 | 320 | 4,000 | 0 |
| CARNE de perdiz assada | 200 | 350 | 250 | 5,400 | 0 |
| CARNE de perdiz em conserva | 34 | 125 | 185 | 2,500 | 0 |
| CARNE de perdiz perna, magra crua | 32 | 345 | 310 | 4,000 | 0 |
| CARNE de perdiz perna semigorda crua | 300 | 540 | 245 | 3,700 | 0 |
| CARNE de perdiz perna em conserva | 23 | 175 | 200 | 2,850 | 0 |
| CARNE de peru crua magra | 0 | 80 | 140 | 8,000 | 0 |
| CARNE de pombo magra | 240 | 100 | 280 | 5,300 | 0 |
| CARNE de pombo gorda | 250 | 125 | 185 | 4,200 | 0 |
| CARNE de porco magra crua | 0 | 950 | 230 | 5,100 | 0 |
| CARNE de porco média gordura crua | 0 | 1 000 | 320 | 5,300 | 0 |
| CARNE de porco gorda crua | 0 | 810 | 190 | 4,300 | 0 |
| CARNE de porco gorda salgada crua | 0 | 990 | 240 | 5,300 | 0 |
| CARNE de porco salgada crua | 0 | 1.450 | 560 | 9,000 | 0 |
| CARNE de porco assada | 0 | 560 | 230 | 5,670 | 0 |
| CARNE de porco pernil cru | 0 | 965 | 360 | 8,540 | 0 |
| CARNE de porco pernil assado | 0 | 560 | 195 | 5,400 | 0 |
| CARNE de porco costeleta crua | 0 | 430 | 185 | 5,400 | 0 |
| CARNE de porco desidratada | 0 | 1,300 | 760 | 11,500 | 0 |

| SUBSTÂNCIA ALIMENTAR (Composição centesimal) | Retinol mcg | Tiamina mcg | Riboflavina mcg | Niacina mg | Ácido Ascórbico mg |
|---|---|---|---|---|---|
| CARNE de porco do mato crua | 5 | 390 | 110 | 4,000 | 0 |
| CARNE de preá crua | 284 | 70 | 210 | 4,000 | 0 |
| CARNE de quati crua | 0 | 40 | 80 | 1,800 | 0 |
| CARNE de rã, pata crua | 0 | 190 | 100 | 2,700 | 0 |
| CARNE de sol crua | 0 | 450 | 230 | 8,600 | 0 |
| CARNE de tartaruga de rio crua | 0 | 150 | 250 | 4,500 | 0 |
| CARNE de tartaruga,de rio dessecada e temperada | 0 | 355 | 560 | 8,600 | 0 |
| CARNE de tatu crua | 0 | 100 | 400 | 6,000 | 0 |
| CARNE de veado crua | 0 | 230 | 480 | 6,300 | 0 |
| CARNE de veado salgada | 0 | 90 | 340 | 10,000 | 0 |
| "CARNE-VEGETAL" (de soja) | 0 | 40 | 20 | 2,300 | 0 |
| CARNE de vitela magra crua | 0 | 80 | 95 | 3,200 | 0 |
| CARNE de vitela média gordura crua | 0 | 95 | 80 | 3,100 | 0 |
| CARNE de vitela gorda, crua | 0 | 180 | 95 | 4,200 | 0 |
| CARNE de vitela, costela sem osso crua | 0 | 70 | 90 | 3,000 | 0 |
| CARNE de vitela, costela sem osso assada | 0 | 100 | 110 | 3,850 | 0 |
| CARNE de vitela, pá crua | 0 | 95 | 90 | 2,900 | 0 |
| CARNE de vitela, pá assada | 0 | 110 | 115 | 4,200 | 0 |
| CARNE de vitela guisada, sem osso | 0 | 80 | 85 | 2,860 | 0 |
| CARNE de vitela em conserva, enlatada | 0 | 123 | 110 | 3,200 | 0 |
| CAROÇO de jaca | 4 | 180 | 50 | 0,500 | 17,0 |
| CARPA (peixe) crua | 25 | 40 | 50 | 1,900 | 0 |
| CARPA ossada | 23 | 55 | 65 | 2,300 | 0 |
| CARURU cru | 740 | 180+ | 240 | 0,720+ | 74,4+ |
| CARURU cozido, vegetal | | | | | 28,6+ |
| CARURU cozido, água de cozimento | | | | | 11,9+ |
| CARURU-AZEDO, fruto fresco | 42 | 53 | 60 | 0,780 | 18,9 |
| CARURU-AZEDO, fruto dessecado | 7,3 | 120 | 280 | 3,800 | 7,0+ |
| CARURU-AZEDO, folhas cruas | 689 | 170 | 450 | 1,200 | 72,7+ |
| CARURU-AZEDO, folhas cozidas | | | | | 20,6+ |
| CARURU-AZEDO, folhas, água de cozimento | | | | | 30,7+ |
| CASEINATO DE CÁLCIO | 0 | 0 | 0 | 0 | 0 |
| CASTANHA-DE-CAJU crua | 1 | 250 | 340 | 0,240 | 7,0 |
| CASTANHA-DE-CAJU torrada | 1 | 350 | 500 | 0,650 | 3,3+ |
| CASTANHA-EUROPÉIÁ crua | 17 | 175 | 230 | 0,500 | 0 |
| CASTANHA-EUROPÉIA assada | 14 | 210 | 250 | 0,650 | 0 |
| CASTANHA-DO-PARÁ crua | 7 | 1.094+ | 118+ | 7,717+ | 10,3+ |
| CASTANHA de PEQUI crua | 20.000 | 30 | 460 | 0,400 | 12,0 |
| CAVALA (peixe) crua | 32 | 140 | 110 | 8,200 | 0 |
| CAVALA grelhada | 32 | 180 | 155 | 10,230 | 0 |
| CAVALA em conserva, enlatada | 20 | 100 | 80 | 4,200 | 0 |
| CEBOLA verde crua | 2 | 40 | 30 | 0,300 | 13,0 |
| CEBOLA madura crua | 2 | 60 | 45 | 0,360 | 9,7 |
| CEBOLA madura cozida, bulbo | 2 | 35 | 25 | 0,170 | 6,4+ |
| CEBOLA madura cozida, água de cozimento | | | | | 2,5+ |
| CEBOLA desidratada | 3 | 180 | 195 | 0,650 | 3,4 |
| CEBOLA-ESCALOTA crua | 1 | 60 | 20 | 0,180 | 0,8 |

| SUBSTÂNCIA ALIMENTAR (Composição centesimal) | Retinol mcg | Tiamina mcg | Riboflavina mcg | Niacina mg | Ácido Ascórbico mg |
|---|---|---|---|---|---|
| CEBOLA pequena | 2 | 85 | 70 | 0,245 | 50,0 |
| CEBOLA de cabeça miúda, branca | 0 | 60 | 20 | 0,200 | 9,7 |
| CEBOLA branca folhas | 70 | 60 | 90 | 0,400 | 35,3 |
| CEBOLINHA branca, talos crus | 8 | 35 | 45 | 0,230 | 35,0 |
| CEBOLINHA branca, talos cozidos | | | | | 14,2 |
| CEBOLINHA branca, agua de cozimento | | | | | 11,6 |
| CEBOLINHO cru | 200 | 40 | 110 | 0,300 | 22,0 |
| CENOURA, raiz crua | 1.100 | 60 | 50 | 0,600 | 26,8 |
| CENOURA cozida, raiz | 900 | 35 | 40 | 0,350 | 9,5 |
| CENOURA cozida, agua de cozimento | | | | | 3,8 |
| CENOURA em conserva, raiz, envasada | 1.020 | 40 | 40 | 0,180 | 2,8 |
| CENOURA em conserva, liquido de conserva | | 22 | 13 | | 4,4 |
| CENOURA, suco de | | | | | 10,1 |
| CENOURA desidratada | 1.020 | 230 | 250 | 1,950 | 15,0 |
| CENOURA desidratada reconstituída | 560 | 165 | 130 | 0,350 | 8,9 |
| CENTEIO, grão inteiro | 0 | 430 | 220 | 1,600 | 0 |
| CENTEIO, germe de | 0 | 2.200 | 1.800 | 10,100 | |
| CENTEIO, farinha de alta extração (94%) | 0 | 430 | 220 | 1,600 | 0 |
| CENTEIO, farinha de 65% de extração | 0 | 140 | 135 | 1,200 | 0 |
| CENTEIO, farinha de 40% de extração | 0 | 70 | 95 | 0,670 | 0 |
| CENTEIO, broa de | 0 | 180 | 70 | 0,140 | 0 |
| CEREJA fresca | 10 | 50 | 10 | 0,200 | 15,0 |
| CEREJA envasada, comercial | | | | | 6,0 |
| CEREJA envasada, caseira | | | | | 6,0 |
| CEREJA cristalizada | 20 | 150 | 85 | 0,240 | 6,0 |
| CEREJA em calda, envasada | 3 | 35 | 5 | 0,100 | 2,3 |
| CEREJA-DA-JAMAICA | 3 | 30 | 40 | 0,500 | 21,0 |
| CEREJA-DO-PARÁ, fruto maduro | 3 | 30 | 50 | 0,600 | 1.790,0 |
| CEREJA-DO-PARÁ, suco | 4 | 20 | 50 | 0,600 | 1.560,0 |
| CERVEJA branca | 0 | 10 | 30 | 1,800 | 0 |
| CERVEJA preta | 0 | 90 | 70 | 7,200 | 0 |
| CEVADA, grão integral | 2 | 380 | 200 | 4,800 | 0 |
| CEVADA, perlada crua | 0 | 270 | 60 | 9,600 | 0 |
| CEVADA torrada | 0 | 120 | 180 | 10,200 | 0 |
| CEVADA, germe | 0 | 4.200 | 600 | 6,500 | 0 |
| CHÁ preto, folhas dessecadas | 0 | 80 | 730 | 0,100 | 5,0 |
| CHÁ, folhas, infusão com açúcar | 0 | 0 | 40 | 0,100 | 0 |
| CHÁ, folhas, infusão sem açúcar | 0 | 0 | 40 | 0,100 | 0 |
| CHAMEADOREA | 1,5 | 80 | 100 | 0,900 | 14,0 |
| CHERIMÔLIA | 0 | 90 | 130 | 0,900 | 17,0 |
| CHERNE (peixe) cru | 32 | 40 | 40 | 4,300 | 0 |
| CHICÓRIA, folhas cruas | 330 | 70 | 140 | 0,500 | 6,8 |
| CHICÓRIA, folhas cozidas | | | | | 4,6 |
| CHICÓRIA, folhas, água de cozimento | | | | | 1,7 |
| CHOCALHO ou CASCAVEL | 1.140 | 385 | 554 | 2,000 | 98,2 |
| CHOCOLATE sem açúcar | 3 | 20 | 140 | 0,300 | 0 |
| CHOCOLATE com açúcar | 3 | 15 | 125 | 0,230 | 0 |
| CHOCOLATE, bebida feita com leite | 1 | 10 | 45 | 0,100 | 0 |
| CHOCOLATE com açúcar e leite | 1 | 50 | 90 | 0,500 | 0 |

| SUBSTÂNCIA ALIMENTAR (Composição centesimal) | Retinol mcg | Tiamina mcg | Riboflavina mcg | Niacina mg | Ácido Ascórbico mg |
|---|---|---|---|---|---|
| CHOCOLATE lactado | 1 | 65 | 100 | 0,650 | 0 |
| CHOCOLATE em barra | 3 | 20 | 140 | 0,300 | 0 |
| CHOCOLATE em pó | 2 | 150 | 150 | 7,200 | 0 |
| CHOURIÇO | 0 | 930 | 260 | 5,100 | 0 |
| CHUCHU cru | 2 | 30 | 40 | 0,400 | 10,8 |
| CHUCHU cozido | 2 | 15 | 20 | 0,250 | 8,3 |
| CHUCHU muito tenro | 2,5 | 25 | 34 | 0,404 | 20,8 |
| CHUCHU broto de chuchuzeiro | 205 | 80 | 180 | 1,100 | 16,0 |
| CHUCRUTE | 2,5 | 30 | 40 | 0,200 | 27,0 |
| CIDRA | 2 | 60 | 40 | 0,200 | 28,5 |
| CIRIGUELA | 10 | 70 | 30 | 1,000 | 45,0 |
| CLARA de ovo de galinha crua | 0 | 0 | 315 | 0,154 | 0 |
| CLARA de ovo de galinha cozida | 0 | 0 | 185 | 0,134 | 0 |
| CLARA de ovo de galinha desidratada | 0 | 0 | 900 | 3,125 | 0 |
| CLARA de ovo de tartaruga crua | 0 | 50 | 35 | | 0 |
| COALHADA | 0 | 30 | 150 | 0,100 | 0 |
| COBIÔ-DO-PARÁ | 23 | 250 | 0 | 0,500 | 27,0 |
| COCA-COLA | 0 | 0 | 0 | 0 | 0 |
| COCADA | 0 | 40 | 30 | 0,400 | 0 |
| COCO-DA-BAHIA maduro, carne fresca | 0 | 60 | 40 | 0,600 | 8,2+ |
| COCO-DA-BAHIA maduro, carne dessecada | 0 | 170 | 100 | 1,200 | 10,2 |
| COCO-DA-BAHIA maduro, leite caseiro | 0,5 | 50 | 20 | 0,400 | 10,4 |
| COCO-DA-BAHIA maduro, leite industrializado | 0,5 | 50 | 20 | 0,400 | 11,0 |
| COCO-DA-BAHIA verde, água de | 0 | 0 | 0 | 0 | 2,6+ |
| COCO-DA-BAHIA, doce de, comercial | 0 | 65 | 40 | 0,400 | 1,4 |
| COCO-DA-BAHIA ralado, industrializado | 0 | 60 | 40 | 0,500 | 1,6 |
| COCO-DE-BABAÇU | 0- | 320 | 250 | 1,500 | 0 |
| COCO-DE-MACAÚBA | 23 | 140 | 90 | 1,000 | 28,0 |
| COCO-DE-TUCUM | 6.000 | 10 | 20 | 5,000 | 4,0 |
| CODORNIZ | 0 | 180 | 240 | 4,600 | 0 |
| COENTRO, sementes | 533 | 150 | 280 | 1,600 | 75,0 |
| COGUMELOS crus (média) | 1 | 120 | 115 | 1,900 | 8,0 |
| COGUMELOS em conserva | 1 | 85 | 75 | 1,100 | 3,0 |
| COLA | 5 | 10 | 50 | 0,700 | 10,0 |
| COLORAU | 60 | 90 | 190 | 1,700 | 7,0 |
| COMINHO em pó | 6 | 610 | 330 | 4,900 | 0 |
| CONDESSA | | 63 | 100 | 1,184 | 6,9+ |
| CONGRO (peixe) cru | 90 | 35 | 145 | 2,400 | 0 |
| CONCRO-ROSA (peixe) cru | 26 | 40 | 120 | 2,300 | 0 |
| CONHAQUE | 0 | 0 | 0 | 0 | 0 |
| CONSOME concentrado e envasado | 0 | 85 | 95 | 2,000 | 0 |
| CORAÇÃO de boi cru | 5 | 320 | 880 | 5,000 | 4,0 |
| CORAÇÃO de boi frito | 4 | 290 | 750 | 3,900 | 1,0 |
| CORAÇÃO de carneiro cru | 5 | 220 | 130 | 5,000 | 3,5 |
| CORAÇÃO de galinha cru | 4 | 185 | 230 | 4,560 | 1,8 |
| CORAÇÃO de porco cru | 5 | 590 | 1.100 | 4,000 | 1,7 |
| CORAÇÃO de vitela cru | 3 | 245 | 235 | 3,950 | 1,5 |
| CORCOROCA (peixe) cru | 32 | 180 | 175 | 3,200 | 0 |
| CORN-FLAKES | 15 | 450 | 550 | 7,500 | 0 |

| SUBSTÂNCIA ALIMENTAR (Composição centesimal) | Retinol mcg | Tiamina mcg | Riboflavina mcg | Niacina mg | Ácido Ascórbico mg |
|---|---|---|---|---|---|
| CORNED-BEEF picado | 2 | 50 | 90 | 2,540 | 0 |
| CORNED-BEEF, desossado, média gordura | 3 | 75 | 80 | 1,850 | 0 |
| CORNED-BEEF, desossado, envasado, média gordura | 2 | 85 | 95 | 1,865 | 0 |
| CORNED-BEEF, desossado, envasado, carne gorda | 2 | 75 | 75 | 1,450 | 0 |
| CORVINA (peixe) crua | 32 | 40 | 140 | 3,100 | 0 |
| CORVINA em conserva de molho de tomate | 0 | 30 | 60 | 8,000 | 0 |
| COSTELETA de cordeiro crua | 0 | 150 | 210 | 4,900 | 0 |
| COSTELETA de cordeiro assada | 0 | 230 | 270 | 6,000 | 0 |
| COSTELETA de porco crua | 0 | 430 | 185 | 5,400 | 0 |
| COSTELETA de vitela sem osso crua | 0 | 184 | 105 | 3,200 | 0 |
| COSTELETA de vitela sem osso assada | 0 | 200 | 125 | 4,320 | 0 |
| COUVE comum crua | 650 | 200 | 310 | 1,700 | 92,0 |
| COUVE comum cozida | 100 | 90 | 135 | 1,000 | 32,0 |
| COUVE-DE-BRUXELAS crua | 55 | 100 | 160 | 0,900 | 102,0+ |
| COUVE-DE-BRUXELAS, brotos, crus | 100 | 205 | 235 | 1,900 | 56,0+ |
| COUVE-DE-BRUXELAS, brotos, cozidos | 65 | 100 | 125 | 1,000 | 22,5+ |
| COUVE-CHINESA crua | 384 | 70 | 130 | 0,800 | 19,5+ |
| COUVE-CHINESA cozida | 98 | 30 | 67 | 0,430 | 7,6 |
| COUVE-FLOR, flores cruas | 18,5 | 90 | 110 | 0,700 | 72,0+ |
| COUVE-FLOR, flores cozidas | 3 | 25 | 56 | 0,350 | 48,0+ |
| COUVE-FLOR, flores, água de cozimento | | | | | 11,9+ |
| COUVE-FLOR, em conserva | 2 | 50 | 25 | 0,350 | 34,0 |
| COUVE-MANTEICA crua | 750 | 96 | 247 | 0,372 | 108,0+ |
| COUVE-MANTEICA cozida | | | | | 46,4+ |
| COUVE-MANTEICA, água de cozimento | | | | | 21,3+ |
| COUVE-MANTEICA adubada, crua | | | | | 123,3+ |
| COUVE-MANTEICA em conserva, vegetal | | | | | 23,0+ |
| COUVE-NABO crua | 56 | 60 | 30 | 0,400 | 60,0 |
| COUVE-RÁBANO crua | 500 | 30 | 160 | 0,270 | 62,0 |
| COUVE-RÁBANO cozida | 65 | 12 | 65 | 0,085 | 9,0 |
| COUVE-RÁBANO em conserva | | | | | 0 |
| COUVE-RAPA crua | 2,5 | 66 | 38 | 0,316 | 78,5 |
| COUVE-SILVESTRE crua | 8,7 | 40 | 60 | 0,400 | 40,0 |
| COUVE-TRONCHUDA crua | 610 | 160 | 240 | 1,200 | 125,0 |
| CREAM-CRACKER | 0 | 25 | 55 | 0,100 | 0 |
| CREME de leite a 20% de gordura | 68 | 30 | 140 | 0,100 | 1,0 |
| CREME de leite a 40% de gordura | 125 | 30 | 140 | 0,100 | 2,0 |
| CREME de leite "NESTLÉ" | 25 | 35 | 145 | 0,120 | 1,0 |
| CREME Chantilly caseiro | 307 | 20 | 90 | 0,100 | 0 |
| CRUA | 18 | 50 | 40 | 0,800 | 16,0 |
| CRUZ-DE-MALTA | 525 | 40 | 120 | 0,800. | 87,0 |
| CUIEIRA, fruto | 3 | 730 | 120 | 0,900 | |
| CUMARI, amêndoa | 0 | 100 | 90 | 0,100 | |
| CUNDUNDA (peixe) crua | 32 | 150 | 100 | 3,200 | 0 |
| CUNDUNDA salgada | 0 | 185 | 150 | 8,100 | 0 |
| CUPUAÇU, polpa | 30 | 1 800 | 215 | 3,200 | 26,5+ |
| CUPUAÇU, doce em pasta | | | | | 13,4+ |

| SUBSTÂNCIA ALIMENTAR (Composição centesimal) | Retinol mcg | Tiamina mcg | Riboflavina mcg | Niacina mg | Ácido Ascórbico mg |
|---|---|---|---|---|---|
| CUPUAÇU, compota de, fruto | | | | | 9,4+ |
| CUPUAÇU, compota de, calda | | | | | 8,4+ |
| CUPUAÇU, a semente | 0 | 220 | 340 | 1,600 | 0+ |
| CURIMÃ (peixe) cru | 45 | 70 | 150 | 4,600 | 0 |
| CURRY | 0 | 0 | 0 | 5,500 | 0 |
| CURATÁ | | | 25 | | |
| CÚRCUMA | 0 | 150 | 210 | 1,100 | 5,0 |
| CURUBÃ | 6,5 | 0 | 40 | 0,400 | 10,0 |
| DAMASCO fresco | 202 | 40 | 60 | 0,400 | 10,0 |
| DAMASCO cozido em pedaços | | 100 | | | 7,0 |
| DAMASCO em conserva, descascado, comercial | | | | | 5,0 |
| DAMASCO envasado em água | 213 | 19 | 24 | 0,370 | 3,9 |
| DAMASCO, compota de, fruto | | | | | 27.3+ |
| DAMASCO, compota de, calda | | | | | 15,9+ |
| DAMASCO dessecado | 2700 | 170 | 100 | 1,675 | 15,1+ |
| DAMASCO em xarope | 100 | 35 | 18 | 0,135 | 2,9 |
| DAMASCO, geléia de | 100 | 28 | 20 | 0,150 | 3,0 |
| DAMASCO-DO-JAPÃO | 423 | 30 | 30 | 0,410 | 2,5+ |
| DENDÊ, fruto | 11.016 | 244 | 126 | 1,078 | 7,8 |
| DENDÊ.óleo de | 45.920 | 0 | 0 | 0 | 0 |
| DENTE-DE-LEÃO cru | 250 | 190 | 140 | 0,800 | 28,0 |
| DENTE-DE-LEÃO cozido | | | | | 18,7 |
| DENTE-DE-LEÃO, água de cozimento | | | | | 3,8 |
| DEXTROSE anidra ou cristalizada | 0 | 0 | 0 | 0 | 0 |
| DOCE de abacaxi caseiro | 2 | 10 | 35 | 0,120 | 4,1 |
| DOCE de batata-doce caseiro | 129 | 50 | 20 | 0,300 | 13,0 |
| DOCE de batata-doce industrializado | 470 | 50 | 30 | 0,300 | 0 |
| DOCE de buriti | | | | | 7,3 |
| DOCE de feijão industrializado | 3 | 50 | 50 | 0,900 | 1,0 |
| DOCE de frutas caseiro, fruto | 11 | 20 | 20 | 0,200 | 13,0 |
| DOCE de frutas caseiro, a calda | | | | | 3,2 |
| DOCE de legumes | 116 | 20 | 10 | 0,200 | 14,0 |
| DOCE à base de leite | 50 | 30 | 100 | 0,100 | 1.0 |
| DOCE de leite | 8 | 20 | 50 | 0,120 | 1,0 |
| DOCE de limão | 0 | 10 | 5 | 0,025 | 12,0 |
| DOCE de manga | 21 | 15 | 8 | 0,100 | 15,0 |
| DOCE de murici | 2 | 5 | 15 | 0,100 | 18,0 |
| DOCE de pêssego | 4 | 5 | 10 | 0,100 | 10,8 |
| DOCES à base de ovo | 53 | 20 | 30 | 0,100 | 0 |
| DOURADO (peixe) cru | 36 | 20 | 70 | 6,100 | 0 |
| DURIÃO | 3 | 350 | 200 | 0,700 | 24,0 |
| ELEDON em pó | 140 | 320 | 1 600 | 0,800 | 6,0 |
| ELEDON reconstituído | 20 | 64 | 320 | 0,138 | 1,2 |
| ENCHOVA (peixe) crua | 13 | 150 | 150 | 8,000 | 0 |
| ENCHOVA cozida | | 50 | 50 | 2,100 | 0 |
| ENCHOVA em almoura | | 240 | 250 | 9,500 | 0 |
| ENCHOVA, pasta | | 100 | 100 | 3,500 | 0 |

| SUBSTÂNCIA ALIMENTAR (Composição centesimal) | Retinol mcg | Tiamina mcg | Riboflavina mcg | Niacina mg | Ácido Ascórbico mg |
|---|---|---|---|---|---|
| ENCHOVINHA crua | | 80 | 65 | 2,350 | 0 |
| ENGUIA (peixe) crua | 206 | 120 | 250 | | 0 |
| ERVA-DOCE | 0 | 20 | 20 | 0,500 | 5,0 |
| ERVA-MOURA | 76 | 180 | 350 | 1,000 | 61,0 |
| ERVILHA verde inteira crua | 95 | 330 | 160 | 2,330 | 64,2+ |
| ERVILHA verde inteira, cozida, o vegetal | 65 | 120 | 130 | 1,450 | 37,2+ |
| ERVILHA verde inteira, cozida água de cozimento | | | | | 16,2+ |
| ERVILHA, verde, grão cru | 8 | 570 | 142 | 3,000 | 1,0 |
| ERVILHA seca, grão cru | 4 | 910 | 180 | 5,600 | 6,5 |
| ERVILHA seca, grão cozido | 3 | 165 | 50 | 1,870 | 4,1 |
| ERVILHA seca, água de cozimento | | | | | 1,5 |
| ERVILHA amarela, grão cru | 67 | 230+ | 160+ | 1,000+ | 3,4 |
| ERVILHA em conserva (PETIT-POIS), o grão | 81 | 120 | 130 | 1,450 | 10,0 |
| ERVILHA em conserva (PETIT-POIS), água de conserva | | | | | 1,0 |
| ERVILHA, sopa de, desidratada | 80 | 220 | 350 | 5,600 | 23,0 |
| ERVILHA, sopa-creme de, concentrada e envasada | 50 | 10 | 130 | 2,300 | 11,0 |
| ESCAROLA crua | 2.000 | 70 | 250 | 0,401 | 6,0 |
| ESCAROLA adubada, crua | | | | | 36,6+ |
| ESPADA (peixe) cru | 17 | 90 | 140 | 2,900 | 0 |
| ESPADA, grelhado | 15 | 180 | 230 | 3,560 | 0 |
| ESPADA, salgado | 17 | 180 | 290 | 1,900 | 0 |
| ESPAGUETE cru | 0 | 15 | 60 | 0,700 | 0 |
| ESPAGUETE cozido | 0 | 10 | 40 | 0,600 | 0 |
| ESPAGUETE de glúten, cru | 0 | 100 | 160 | 2,300 | 0 |
| ESPINAFRE cru | 585 | 70+ | 100+ | 0,600+ | 15,3+ |
| ESPINAFRE cozido, o vegetal | 570 | 35 | 50 | 0,400 | 7,3+ |
| ESPINAFRE cozido, água de cozimento | | | | | 3,5+ |
| ESPINAFRE em conserva, o vegetal | 400 | 20 | 82 | 0,300 | 8,5+ |
| ESPINAFRE em conserva, líquido de conserva | | 13 | 42 | | 3,2+ |
| ESPINAFRE adubado cru | | | | | 28,6+ |
| ESPINAFRE desidratado | | 1.100 | 2.300 | 4,300 | 155,0 |
| ESPINAFRE desidratado reconstituído | | | 420 | 0,860 | |
| ESPINAFRE, farinha de | 330 | 980 | 1.540 | 7,300 | 68,0 |
| ESPINAFRE, puré, em latas | | 160 | 160 | 1,400 | 12,0 |
| ESPINAFRE-DAS-FILIPINAS cru | 7 | 96 | 174 | 0,402 | 53,8 |
| ESPINAFRE-DA-NOVA-ZELÂNDIA cru | 250 | 18 | 175 | 0,588 | 28,6 |
| ESPINAFRE-CHINÊS cru | 220 | 130 | 102 | 0,645 | 9,2 |
| ESTURJÃO (peixe) cru | 32 | 158 | 185 | 2.30C | 0 |
| ESTURJÃO defumado | 32 | 256 | 268 | 4,300 | 0 |
| EXTRATO de carne em cubos | 1 | 195 | 345 | 4,560 | 0 |
| EXTRATO de malte | 0 | 190 | 10 | 3,600 | 0 |
| FANTA | 0 | 0 | 0 | 0 | 0 |
| FARINHA de abóbora | 1.600 | 210 | 780 | 8,000 | |
| FARINHA constituída por trigo, aveia, cevada e centeio | 0 | 340 | 290 | 3,200 | 0 |
| FARINHA de Adlai integral | | | 163 | | 2,1+ |

| SUBSTÂNCIA ALIMENTAR (Composição centesimal) | Retinol mcg | Tiamina mcg | Riboflavina mcg | Niacina mg | Ácido Ascórbico mg |
|---|---|---|---|---|---|
| FARINHA de alfafa | | | | | X |
| FARINHA de amendoim integrai | 0 | 750 | 220 | 27,800 | 0 |
| FARINHA de araruta | 0 | 40 | 40 | 1,000 | 0 |
| FARINHA de arroz integral | 0 | 100 | 50 | 2,100 | 0 |
| FARINHA de arroz integral | 0 | 100 | 50 | 2,100 | 0 |
| FARINHA de arroz polido | 0 | 30 | 26 | 0,540 | 0 |
| FARINHA de ARROZ-MIÚDO-DO-PERU | 0 | 190 | 240 | 0,700 | 0 |
| FARINHA de aveia estrangeira, crua | 0 | 600 | 140 | 1,000 | 0 |
| FARINHA de aveia estrangeira, cozida | 0 | 120 | 45 | 0,470 | 0 |
| FARINHA de aveia nacional crua | 0 | 430 | 150 | 1,000 | 3,6 |
| FARINHA de banana | 5 | 90 | 40 | 0,800 | 26,0 |
| FARINHA de batata-doce | 300 | 120 | 150 | 1,100 | 9,0 |
| FARINHA de batata-inglesa | 2 | 210 | 400 | 3,400 | 0 |
| FARINHA de camarão | 0 | 440 | 650 | 13,400 | 0 |
| FARINHA de cará | 0 | 100 | 80 | 1,100 | 0 |
| FARINHA de castanha europeia | 17 | 350 | 500 | 2,300 | 19,6 |
| FARINHA de castanha-do-pará | 7 | 3.600 | 560 | 20,100 | 41,0 |
| FARINHA de cenoura | 6.166 | 380 | 330 | 3,200 | 0 |
| FARINHA de centeio integral | 0 | 430 | 220 | 1,600 | 0 |
| FARINHA de centeio65% de extração | 0 | 140 | 135 | 1,200 | 0 |
| FARINHA de centeio 40% de extração | 0 | 70 | 95 | 0,670 | 0 |
| FARINHA de cevada | 3 | 785 | 432 | 11,340 | 19,9+ |
| FARINHA d'água branca | 0 | 44+ | 113+ | 0,448+ | 25,1+ |
| FARINHA d'água amarela | 0 | 42+ | 152+ | 0,480+ | 1,0 |
| FARINHA de ervilhas | 8 | 590 | 170 | 3,100 | 68,0 |
| FARINHA de espinafre | 330 | 980 | 1.540 | 7,300 | 4,0 |
| FARINHA de favas | 3 | 420 | 280 | 2,700 | 1,0 |
| FARINHA de feijão-mulatinho | 0 | 550 | 190 | 2,100 | 1,0 |
| FARINHA de feijão-preto | 0 | 432 | '175 | 2,100 | 0 |
| FARINHA de glúten | 0 | 120 | 170 | 2,300 | 0 |
| FARINHA de grão-de-bico | 3 | 120 | 330 | 0,700 | 0 |
| FARINHA de inhame | | 166+ | 116+ | 3,100+ | |
| FARINHA LÁCTEA | 150 | 360 | 260 | 3,500 | 0 |
| FARINHA de lentilha | 3 | 470 | 340 | 2,400 | 0 |
| FARINHA de macambira | | 168 | 0+ | | |
| FARINHA de mandioca crua | | 74 | 107 | 0,479 | 10,2 |
| FARINHA de mandioca dessecada | | 70 | 100 | 0,432 | 8,7 |
| FARINHA de raspas, de mandioca | | | | 1,800+ | |
| FARINHA de milho amarelo | 68 | 107+ | 170+ | 1,500+ | |
| FARINHA de milho branco | 1 | 240 | 80 | 0,540 | |
| FARINHA de mucunã, semente | | 430+ | 0+ | | |
| FARINHA de mucunã, raiz | | 154+ | 0+ | | |
| FARINHA de peixe (média) | 45 | 976 | 650 | 8,500 | 0 |
| FARINHA de pinhão | | | | | 25,1 |
| FARINHA de rosca | 0 | 50 | 60 | 0,980 | 0 |
| FARINHA de sangue de boi | | | | | |
| FARINHA de soja, baixo teor de gordura | 0 | 590 | 240 | 1,600 | 0 |
| FARINHA de soja, médio teor de gordura | 0 | 380 | 195 | 1,560 | 0 |
| FARINHA de soja, alto teor de gordura | 0 | 245 | 145 | 1,100 | 0 |

| SUBSTÂNCIA ALIMENTAR (Composição centesimal) | Retinol mcg | Tiamina mcg | Riboflavina mcg | Niacina mg | Ácido Ascórbico mg |
|---|---|---|---|---|---|
| FARINHA de tapioca | 10 | 30 | 50 | 1,500 | 1,3 |
| FARINHA de trigo, branca | 0 | 60 | 40 | 0,800 | 0 |
| FARINHA de trigo, integral | 0 | 660 | 150 | 4,000 | 0 |
| FARINHA de trigo com 75% de extração | 0 | 82+ | 80+ | 1,026+ | 0 |
| FARINHA de trigo com 80% de extração | 0 | 102 | 105 | 1,110 | 0 |
| FARINHA de trigo para bolos (florda farinha) | 0 | 25 | 15 | 0,200 | 0 |
| FARINHA de trigo dura | 0 | 120 | 70 | 1,400 | 0 |
| FARINHA de trigo mole | 0 | 60 | 40 | 0,800 | 0 |
| FARINHA de trigo Sarraceno | 0 | 580 | 150 | 2,900 | 0 |
| FAVA, semente crua | 20 | 280 | 170 | 1,700 | 6,0 |
| FAVA, semente tostada | 10 | 310 | 350 | 2,400 | 2,0 |
| FAVELEIRO | 994 | 222 | 526 | 2,000 | 175,5 |
| FEIJÃO, grão verde | 13 | 380 | 70 | 1,500 | 9,0 |
| FEIJÃO, grão seco | 2 | 540 | 190 | 2,100 | 3,0 |
| FEIJÃO-AMARELO cru | 0 | 340 | 210 | 2,200 | 1,0 |
| FEIJÃO-ADZUKI cru | 2 | 60 | 90 | 2,000 | 2,0 |
| FEIJÃO-ARROZ cru | 3 | 580 | 80 | 2,200 | 0 |
| FEIJÃO-ARROZ cozido | 2 | 230 | 40 | 0,400 | 0 |
| FEIJÃO-BRANCO cru | 1,8 | 600 | 300 | 0,650 | 0 |
| FEIJÁO branco, envasado, em conserva | 3 | 50 | 60 | 0,250 | 5,4 |
| FEIJÁO-CAVALO cru | 0 | 310+ | 160+ | 3,200+ | |
| FEIJÃO-ESPADA cru | 2,5 | 220 | 104. | 2,000 | 3,6 |
| FEIJÃO-FRADINHO cru | 3 | 870 | 230 | 1,900 | 3,0 |
| FEIJÃO-DE-LIMA cru | | 340 | 210 | 2,200 | 0 |
| FEIJÃO-MANTEICA cru | 2,5 | 320+ | 166+ | 3,000+ | 3,8+ |
| FEIJÃO-PRETO cru | 6,5 | 245+ | 183+ | 4,000+ | 1,1+ |
| FEIJÃO-PRETO cozido | | 158+ | 107+ | 1,257+ | 0+ |
| FEIJÃO-PORCOcru | 3 | 460 | 150 | 2,100 | 0 |
| FEIJÃO-VERMELHO cru | 1,5 | 300 | 110 | 2,100 | 1,8 |
| FEIJÃO branco com carne, enlatado | 1 | 245 | 156 | 3,250 | 1,0 |
| FEIJÃO branco cozido ao forno, com carne de porco | 2 | 100 | 155 | 0,560 | 0 |
| FEIJÃO, flocos | 1 | 565 | 356 | 4,300 | 0 |
| FEIJOADA completa com feijão branco, enlatada | | | | | 2,3 |
| FEIJOADA completa com feijão preto, enlatada | 1 | 30 | 30 | 1,100 | 2,1 |
| FEIJOADA completa com feijão preto, caseira | 1 | 130 | 80 | 1,100 | 1,0 |
| FERMENTO para pão, prensado | 0 | 850 | 1.998 | 14,400 | 0 |
| FERMENTO em pó, químico | 0 | 0 | 0 | 0 | 0 |
| FÍGADO de boi cru | 3.020 | 235+ | 2.040+ | 16,683+ | 30,0+ |
| FICADO de boi frito | 3.004 | 270 | 2.400 | 13,410 | |
| FÍGADO de carneiro cru | 1.000 | 235 | 3.500 | 13,000 | 44,0 |
| FÍGADO de galinha cru | 4.000 | 230 | 2.560+ | 8,000 | |
| FÍGADO de ganso cru | 5.900 | 345 | 2.350 | 9,500 | 14,3 |
| FÍGADO de ovelha cru | 10.000 | 320 | 4.000 | 17,200 | |
| FÍGADO de porco cru | 2.780 | 225+ | 2.445+ | 22,800+ | 12,2+ |
| FÍCADO de vitela cru | 11.000 | 180 | 2.700 | 16,250 | 30,0 |
| FICO fresco maduro | 10 | 40 | 70 | 0,400 | 7,3+ |

| SUBSTÂNCIA ALIMENTAR (Composição centesimal) | Retinol mcg | Tiamina mcg | Riboflavina mcg | Niacina mg | Ácido Ascórbico mg |
|---|---|---|---|---|---|
| FIGO fresco verde | 33 | 40 | 70 | 0,400 | 20,0 |
| FIGO em calda | | | | | 4,2 |
| FIGO em compota, fruto | | | | | 2,4 |
| FIGO dessecado | 5,5 | 95 | 105 | 1,700 | 0 |
| FIGO cristalizado | 4 | 85 | 90 | 1,432 | 1,7 |
| FLOCOS de cereais | 150 | 450 | 550 | 7,500 | 0 |
| FRAMBOESA preto fresca | 3 | 25 | 40 | 0,500 | 3,5+ |
| FRAMBOESA vermelha fresca | 13 | 25 | 55 | 0,650 | 26,1+ |
| FRAMBOESA vermelha cozida | 10 | 10 | 25 | 0,250 | 4,0 |
| FRAMBOESA vermelha envasada | | | | | 2,0 |
| FRUTA-DE-CONDE, ATA ou PINHA madura | 1 | 63 | 167 | 1,280 | 28,1+ |
| FRUTA-DE-CONDE, ATA ou PINHA verde | | | | | 125,0+ |
| FRUTA-PÃO, semimadura crua | 3 | 120+ | 50+ | 2,500+ | |
| FRUTA-PÃO madura crua | 2 | 99 | 75 | 0,976 | 47,6+ |
| FRUTA-PÃO cozida, fruto | 4 | 65 | 35 | 0,350 | 29,4+ |
| FRUTA-PÃO agua de cozimento | | | | | 3,8+ |
| FRUTA-PÃO, farinha de | 2 | 300+ | 65+ | 2,500+ | 2,0+ |
| FRUTAS — coquetel, envasadas | 15 | 35 | 25 | 0,100 | 30,0 |
| FRUTAS, geléia de | 1 | 10 | 30 | 0,200 | 3,0 |
| FRUTAS, salada de, caseira | 22 | 40 | 30 | 0,200 | 32,0 |
| FRUTAS, doce em calda, caseiro | 11 | 20 | 20 | 0,200 | 13,0 |
| FRUTAS, doce em calda, industrializada | 46 | 20 | 20 | 0,400 | 7,0 |
| FRUTAS cristalizadas, caseiro | 13 | 20 | 20 | 0,100 | 14,0 |
| FRUTAS cristalizadas, industrializada | 1 | 10 | 30 | 0,200 | 2,0 |
| FUBÁ de milho, sem farelo | 4 | 94 | 622 | 1,773 | 1,0 |
| FUBÁ de milho, peneirado | 3,8 | 85 | 720 | 2,075 | |
| GALO (peixe) cru | 32 | 190 | 100 | 5,600 | 0 |
| GAROUPA (peixe) crua | 32 | 60 | 50 | 3,800 | 0 |
| GAROUPA cozida | 23 | 45 | 35 | 2,150 | 0 |
| GELATINA em pó com açúcar | 0 | 0 | 0 | 0 | 0 |
| GELATINA preparada | 0 | 0 | 0 | 0 | 0 |
| CELATINA-ROYAL em pó | 0 | 0 | 0 | 0 | 0 |
| GELATINA simples, em folhas | 0 | 0 | 0 | 0 | 0 |
| GELATINA de frutas (média) | 0 | 0 | 0 | 0 | 0 |
| GELÉIA de cajá-manga | 15 | 10 | 20 | 0,100 | 4,5+ |
| GELÉIA de caju | 10 | 10 | 30 | 0,125 | 4,2+ |
| GELÉIA de goiaba | 15 | 10 | 40 | 0,500 | 5,5+ |
| GELÉIA de laranja | | | | | 11,2+ |
| GELÉIA de manga | | | | | 5,4+ |
| GELÉIA de marmelo | | | | | 4,0+ |
| GELÉIA de mocotó | 0 | 320 | 340 | 1,200 | |
| CELÉIA de pêssego | | | | | 10,4+ |
| GELÉIA de tâmaras | | | | | 18,1+ |
| GELÉIA de frutas (média) | 1 | 10 | 30 | 0,200 | 3,0+ |
| GEMA de ovo de galinha, crua | 816 | 209+ | 555+ | 0,202+ | 0+ |
| GEMA de ovo de galinha, pochê | | 156 | 355 | 0,190 | 0 |
| GEMA de ovo de pata | | 130 | 660 | 0,100 | 0 |
| GEMA de ovo de tartaruga crua | | | 575 | | |

| SUBSTÂNCIA ALIMENTAR (Composição centesimal) | Retinol mcg | Tiamina mcg | Riboflavina mcg | Niacina mg | Ácido Ascórbico mg |
|---|---|---|---|---|---|
| GEMADA | 233 | 60 | 180 | 0 | 0 |
| GENGIBRE, rizoma | 10 | 10 | 30 | 1,700 | 4,0 |
| GENGIBRE, pó | 40 | 160 | 270 | 8,400 | 0 |
| GERGELIM, semente de | 1,5 | 980 | 250 | 5,000 | 1,1+ |
| GERME de trigo | 0 | 2.010 | 680 | 4,200 | 0 |
| GIRASSOL, semente de | 1,5 | 2.000 | 190 | 7,600 | |
| GOIABA branca | 33,4+ | | 156+ | | 80,1+ |
| GOIABA amarela | | 59 | 183+ | 0,770 | 80,2+ |
| GOIABA vermelha | 245 | 190+ | 154+ | 1,200 | 45,6+ |
| GOIABA em calda, comercial | | | | | 21,5+ |
| GOIABA branca em calda, fruto | | | | | 32,4+ |
| GOIABA preparo caseiro | | | | | 32,5+ |
| GOIABA branca em calda, calda, preparo caseiro | | | | | 30,5+ |
| GOIABA vermelha em calda, fruto, preparo caseiro | | | | | 42,2+ |
| GOIABA vermelha em calda, calda, preparo caseiro | | | | | 27,4+ |
| GOIABA vermelha em calda, fruto, comercial | | | | | |
| GOIABA vermelha em calda, calda, comercial | | | | | 10,6+ |
| GOIABA vermelha, doce de | | | | | 14,7+ |
| GOIABA, geléia de | | | | | 5,5+ |
| GOIABADA, comercial | | | 120+ | 0,609+ | 14,7+ |
| GORDURA de boi | 0 | 0 | 0 | 0 | 0 |
| GORDURA de coco-babaçu | 0 | 0 | 0 | 0 | 0 |
| GORDURA de porco | 0 | 0 | 0 | 0 | 0 |
| GRÃO-DE-BICO cru | 5 | 460 | 160 | 1,700 | 4,9+ |
| GRÃO-DE-BICO cozido, grão | 4 | 235 | 120 | 1,235 | 2,7+ |
| GRÃO-DE-BICO cozido, água de cozimento | | | | | 1,1+ |
| GRÃO-DE-BICO em conserva | 13 | 40 | 40 | 0,500 | 1,0 |
| GRÃO-DE-BICO, farinha de | 3 | 760 | 345 | 4,500 | 0 |
| GRÃO-DE-BICO desidratado | 3 | 560 | 235 | 3,450 | 0 |
| GRAPE-FRUIT, fruto | 3 | 50 | 20 | 0,200 | 40,0+ |
| GRAPE-FRUIT, suco fresco | 2 | 20 | 10 | 0,100 | 52,4+ |
| GRAPE-FRUIT, suco envasado | 1 | 25 | 19 | 0,170 | 38,8 |
| GRAPE-FRUIT em conserva, fruto | 1,5 | 26 | 21 | 0,210 | 24,6+ |
| GRAPE-FRUIT em conserva líquido de conserva | | 32 | 4 | 24,0 | |
| GRAVATA | 30 | 40 | 40 | 0,500 | 50,0+ |
| GRAVATÁ-AÇU, flor | 53 | 110 | 50 | 0,200 | 59,0 |
| GRAVATÁ-DE-GANCHO, fruto | 0 | 60 | 20 | 0,300 | 48,0 |
| GRAVIOLA | 2 | 100 | 50 | 0,900 | 26,0 |
| GROSELHA branca fruto | 294 | 20 | 30 | 1,000 | 4,0 |
| GROSELHA preta, fruto | 5 | 10 | 10 | 0,400 | 4,0 |
| GROSELHA preta, envasada, comercial | | | | | 6,0 |

| SUBSTÂNCIA ALIMENTAR (Composição centesimal) | Retinol mcg | Tiamina mcg | Riboflavina mcg | Niacina mg | Ácido Ascórbico mg |
|---|---|---|---|---|---|
| GROSELHA preta, suco de | | | | | 7,0 |
| GROSELHA vermelha, fruto | 12 | 40 | 5 | 0,100 | 30,0 |
| GROSELHA-DA-ÍNDIA fruto | 12 | 50 | 20 | 0,500 | 11,0 |
| GRUMIXAMA | 5 | 44 | 31 | 0,336 | 18,8 |
| GUABIROBA | 30 | 40 | 40 | 0,500 | 33,0 |
| GUAJIRU, polpa | 0 | 40 | 30 | 0,300 | 9,0 |
| GUANDO fresco cru | 53,4+ | 305+ | 148+ | 2,340 + | 10,2+ |
| GUANDO fresco cozido, grão | | | | | 3,7+ |
| GUANDO fresco cozido, agua de cozimento | | | | | 0,70+ |
| GUANDO seco cru | | | 428+ | | |
| GUARANÁ amêndoa | | | | | |
| GUARANÁ, refrigerante | 0 | 0 | 0 | 0 | 0 |
| HADDOCK (peixe) cru | 34 | 100 | 95 | 3,245 | 0 |
| HADDOCK defumado | 36 | 200 | 185 | 5,200 | 0 |
| HALIBUT (peixe) cru | 32 | 140 | 185 | 3,200 | 0 |
| HALIBUT cozido | 20 | 45 | 45 | 1,250 | 0 |
| HORTELÃ, folhas e talos | 360 | 130 | 160 | 0,700 | 64,0 |
| ICE-CREAM simples | | | | | |
| INGÁ, fruto | 47 | 148 | 95 | 1,121 | 19,6+ |
| INGÁ, semente | 0 | 190 | 130 | 1,200 | 13,0 |
| INHAME, folhas cruas | 100 | 77 | 60 | 2,400 | 80,0+ |
| INHAME, folhas cozidas | | | | | 8,2 + |
| INHAME, folhas água de cozimento | | | | | 2,8 + |
| INHAME raiz crua | 5 | 100 | 83 | 1,100 | 9,8 + |
| INHAME raiz cozida | 3 | 30 | 29 | 0,350 | 5,8 + |
| INHAME, talos de | 30 | 20 | 40 | 0,400 | 13,0 |
| INHAME-BRANCO cru | | 77 | | 0,431 | |
| IOGURTE | 0 | 30 | 150 | 0,100 | 0 |
| JABUTICABA | 0 | 60 | 160 | 2,400 | 12,8+ |
| JACA, polpa | 39 | 30 | 60 | 0,400 | 16,1+ |
| JACA, caroço | 4 | 180 | 50 | 0,500 | 17,0 |
| JACARÉ carne crua | 0 | 40 | 180 | 2,600 | 0 |
| JACUNDÁ (peixe) cru | 26 | 30 | 120 | 3,100 | 0 |
| JACUNDÁ, salgado | 0 | 80 | 610 | 5,800 | 0 |
| JACUTUPÉ | 0 | 30 | 30 | 0,300 | 21,0 |
| JAMBO rosa | 25 | 19 | 28 | 0,521 | 04 |
| JAMBO vermelho | 25 | 20 | 30 | 0,600 | 22,0 |
| JAMBO | 392 | 30 | 210 | 1,000 | 20,0 |
| JAMBU | 392 | 30 | 210 | 1,000 | 7,0 |
| JAMELÃO | 0,6 | 8 | 9 | 0,290 | 48,0 |
| JATAÍ | | | 175 | | |
| JATOBÁ | 30 | 40 | 40 | 0,500 | 31,1+ |
| JENIPAPO mesocarpo | 30 | 24 | 275 | 0,560 | 6,8+ |
| JENIPAPO endocarpo | | | | | 4,6+ |
| JILÓ cru | 66 | 70 | 70 | 1,000 | 12,4+ |

| SUBSTÂNCIA ALIMENTAR (Composição centesimal) | Retinol mcg | Tiamina mcg | Riboflavina mcg | Niacina mg | Ácido Ascórbico mg |
|---|---|---|---|---|---|
| JILÓ cozido | | | | | 8,6+ |
| JINJIBIRRA | | | | | 7,8+ |
| JUÁ, fruto | 30 | 40 | 40 | 0,500 | 24,0+ |
| JUJUBA-CHINESA | 3 | 20 | 40 | 0,900 | 66,0 |
| JUNCA crua | | 90 | | | |
| JUNCA dessecada | | 120 | | | |
| JURUBEBA | 148 | 120 | 100 | 0,600 | 43,0 |
| KARO (glicose de milho) xarope | 0 | 0 | 0 | 0 | 0 |
| KETCHUP | 140 | 90 | 70 | 1,600 | 15,0 |
| LABAÇA | 157 | 60 | 80 | 0,400 | 30,0 |
| LACTOCENO | | | 526 | | |
| LAGOSTA crua | 26 | 130 | 60 | 1,900 | 0 |
| LAGOSTA em conserva, enlatada | 20 | 100 | 45 | 1,450 | 0 |
| LACOSTIM cru | | 80 | 150 | 2,400 | 0 |
| LAMBARI (peixe) cru | 25 | 40 | 100 | 2,400 | 0 |
| LARANJA-DA-BAHIA fresca | 13 | 90 | 30 | 0,200 | 47,0+ |
| LARANJA-DA-BAHIA, suco de | 20 | 135 | 150 | 0,275 | 47,5+ |
| LARANJA-DA-CALIFÓRNIA | | | | | 43,2+ |
| LARANJA-DA-CHINA | 13 | 56 | 35 | 0,240 | 56,9+ |
| LARANJA-CRAVO | | | | | 45,0+ |
| LARANJA-LIMA fresca | | | 13 | | 53,3+ |
| LARANJA-LIMA, suco de | | | | | 55,3+ |
| LARANJA-NATAL fresca | 15 | 100 | 125 | 0,245 | 55,1+ |
| LARANJA-NATAL, suco de | 17 | 185 | 135 | 0,345 | 58,0+ |
| LARANJA-PERA fresca | 14 | 40 | 21 | 0,193 | 40,9+ |
| I.ARANJA-PERA, suco de | 25 | 78 | 50 | 0,200 | 40,9+ |
| LARANJA-SELETA fresca | 33,5 | 90 | 95 | 0,320 | 40,6+ |
| LARANJA-SELETA, suco de | 35 | 100 | 75 | 0,350 | 54,1+ |
| LARANJA-DA-TERRA fresca | 7 | 60 | 40 | 0,300 | 42,0+ |
| LARANJA-DA-TERRA, suco de | 7 | 70 | 50 | 0,100 | 42,0+ |
| LARANJA desidratada | | | | | 9,7+ |
| LARANJA, suco de, engarrafado, comercial | | | | | 1,5+ |
| LARANJA, suco de, em lata | 4 | 72 | 22 | 0,250 | 39,4+ |
| LARANJA, suco de, concentrado e congelado | | | | | 76,5+ |
| LARANJA em calda | | | | | 5,5+ |
| LARANJA, doce de | | | | | 11,0+ |
| LARANJA, geléia de | | | | | 11,0+ |
| LARANJA, doce em pasta | | | | | |
| LARANJINHA-JAPONESA | 4 | 90 | 60 | 0,500 | 40,0+ |
| LEGUMES frescos, suco comercial | | | | | 18,0 |
| LEITE de cabra fresco | 28 | 60 | 190 | 0,300 | 1,0 |
| LEITE de búfala fresco | 40 | 40 | 160 | 0,100 | 1,0 |
| LEITE de burra fresco | 28 | 60 | 190 | 0,300 | 1,0 |
| LEITE de jumenta fresco | 28 | 20 | 90 | 0,100 | 2,0 |
| LEITE de mulher fresco | | 20 | 90 | 0,140 | 2,0 |
| LEITE de vaca integral cru | 38 | 40 | 653+ | 0,200 | 1,0 |
| LEITE de vaca integral pasteurizado | 39 | 13 | 190 | 0,240 | 1,0 |
| LEITE de vaca condensado c/ açúcar | 87 | 80 | 380 | 0,200 | 1,0 |

| SUBSTÂNCIA ALIMENTAR (Composição centesimal) | Retinol mcg | Tiamina mcg | Riboflavina mcg | Niacina mg | Ácido Ascórbico mg |
|---|---|---|---|---|---|
| LEITE de vaca condensado, sem açúcar | 83 | 80 | 345 | 0,300 | 1,0 |
| LEITE de vaca desnatado | 0 | 30 | 180 | 0,125 | 1,0 |
| LEITE de vaca evaporado | 77 | 40 | 340 | 0,200 | 1,0 |
| LEITE de vaca maltado, bebida | 1.476 | 920 | 560 | 3,256 | 1,0 |
| LEITE de vaca maltado, em pó | 1.678 | 1.985 | 1.235 | 6,560 | 1,0 |
| LEITE de vaca integral em pó | 270 | 290 | 1.460 | 0,700 | 6,0 |
| LEITE de vaca desnatado em pó | 6 | 350 | 1.800 | 0,900 | 7,0 |
| LEITE de vaca, soro de, fresco | 15 | 30 | 180 | 0,180 | 1,0 |
| LEITE de vaca soro de, desidratado | | | 2.700 | | |
| LEITE em pó "ELEDON" | 140 | 320 | 1.600 | 0,700 | 6,0 |
| LEITE em pó "NINHO" | 270 | 290 | 1.460 | 0,700 | 6,0 |
| LEITE em pó "NANON" | 413 | 40 | 60 | 0,600 | 40,1 |
| LENTILHA fresca crua | 3 | 460 | 330 | 2,400 | 25,0 |
| LENTILHA semi-crua | 7 | 865 | 760 | 5,600 | 7,0 |
| LENTILHA seca cozida, grão | 0 | 100 | 120 | 0,900 | 16,8+ |
| LENTILHA seca cozida, água de cozimento | | | | | 4,8+ |
| LENTILHA-D'ÁGUA | 180 | 60 | 130 | 0,600 | 5,0 |
| LEVEDO de cerveja fresco | 0 | 7.000 | 900 | 10,200 | 0 |
| LEVEDO de cerveja em comprimido | 0 | 16.000 | 4.780 | 58.000 | 0 |
| LEVEDO de cerveja em pó | 0 | 14.500 | 4.612 | 57,000 | 0 |
| LEVEDO para pão, prensado | 0 | 500 | 1.500 | 10,00 | 0 |
| LEVEDURA "Fleischman" | 0 | 0 | 0 | 0 | 0 |
| LICORES | 0 | 0 | 0 | 0 | 0 |
| LIMA-DE-BICO | | | 27+ | 0,131 | 28,0+ |
| LIMA-DA-PÉRSIA fresca | 2 | 40 | 171 | 0,140 | 55,3+ |
| LIMA-DA-PÉRSIA, suco de | 1 | 55 | 180 | 0,150 | 55,3+ |
| LIMÃO verde | 2 | 60 | 20 | 0,100 | 63,2+ |
| LIMÃO maduro | 2,5 | 55 | 60 | 0,309 | 30,2+ |
| LIMÃO, suco de, fresco | 2 | 30 | 10 | 0,200 | 79,0+ |
| LIMÃO, suco de, concentrado | 4 | 105 | 120 | 0,500 | 67,0+ |
| LIMÃO, suco de envasado | | | | | 50,0+ |
| LIMÃO-CAIANA | 18 | 20 | 40 | 0,200 | 35,0 |
| LIMÃO-DOCE | | | 15 | | 50,8+ |
| LIMÃO-FRANCÈS | | | | | 12,2+ |
| LIMÃO-GALEGO | | | | | 11,8+ |
| LIMONADA concentrada | | | | | 8,1+ |
| LÍNGUA de boi crua | 5 | 160 | 280 | 3,900 | 0 |
| LÍNGUA de boi cozida | 5 | 50 | 200 | 2,600 | 0 |
| LINGUADO (peixe) cru | 14 | 70 | 50 | 1,500 | 0 |
| LINGUIÇA de carne de porco, fina, fresca | 0 | 450 | 360 | 4,100 | 0 |
| LINGUIÇA de carne de porco, grossa, fresca | 0 | 430 | 350 | 4,200 | 0 |
| LINGUIÇA de carne de porco, enlatada | 0 | 350 | 250 | 3,200 | 0 |
| LISA (peixe) crua | 10 | 10 | 100 | 5,200 | 0 |
| LOMBO de boi cru | 6 | 75 | 185 | 5,340 | 0 |
| LOMBO de boi assado | 0 | 60 | 130 | 3,400 | 0 |
| LOMBO de porco cru | 0 | 1.700 | 750 | 8,100 | 0 |
| LOMBO de porco cozido | 0 | 750 | 340 | 4,540 | 0 |
| LOMBO de porco defumado, cru | 0 | 2.100 | 900 | 9,170 | 0 |
| LOMBO de porco defumado, cozido | 0 | 760 | 560 | 4,780 | 0 |

| SUBSTÂNCIA LIMENTAR (Composição centesimal) | Retinol mcg | Tiamina mcg | Riboflavina mcg | Niacina mg | Ácido Ascórbico mg |
|---|---|---|---|---|---|
| LOURO, folhas | 170 | 40 | 210 | 1,700 | 54,0 |
| LÚCIO ou SOLHA (peixe) cru | 17 | 150 | 150 | 1,560 | 0 |
| LULA, crua | 0 | 10 | 10 | 1,900 | 0 |
| MACARRÃO sem ovos, dessecado cru | 0 | 90 | 60 | 1,700 | 0 |
| MACARRÃO com ovos, dessecado cru | 22 | 880 | 380 | 6,000 | 0 |
| MACARRÃO com ovos, dessecado cozido | | 270 | 125 | 2,00 | 0 |
| MACARRÃO enriquecido dessecado cru | 0 | 1.700 | 850 | 8,600 | 0 |
| MACARRÃO caseiro fresco cru | | 230 | 110 | 1,600 | 0 |
| MACARRÃO caseiro cozido | 10 | 85 | 35 | 0,530 | 0 |
| MACARRÃO de arroz | 0 | 40 | 10 | 0,300 | 0 |
| MACARRONADA | 58 | 130 | 100 | 1,200 | 4,0 |
| MAÇÃ americana fresca | 4 | 45 | 100 | 0,500 | 8,0 |
| MAÇÃ argentina fresca inteira | 4 | 39 | 49 | 0,238 | 5,9 |
| MAÇÃ argentina fresca descascada | | | | | 4,0 |
| MAÇÃ assada com casca | 3 | 35 | 75 | 0,350 | 3,0 |
| MAÇÃ em pasta, açucarada | 3 | | | | 2,0 |
| MAÇÃ dessecada crua | | | | | 2,0 |
| MAÇÃ, suco de, fresco | | | | | 1,7 |
| MAÇÃ, suco de, envasado | | | | | 1,0 |
| MAÇÃ-SILVRESTRE crua | 9 | 24 | 20 | 0,206 | 6,8 |
| MAÇAMBIRA | | | | | 9,2 + |
| MAIONESE industrializada | 34 | 20 | 30 | 0 | 0 |
| MAIZENA | 0 | 0 | 0 | 0 | 0 |
| MALTE em pó | 0 | 490 | 310 | 9,000 | 0 |
| MALVA, folhas | 1.055 | 230 | 482 | 1,562 | 3,5+ |
| MAMÃO verde cru | 122 | 40 | 40 | 0,200 | 6,6+ |
| MAMÃO verde cozido | | | | | 4,2+ |
| MAMÃO verde água de cozimento | | | | | 1,5+ |
| MAMÃO verde doce caseiro | | | | | 9,6+ |
| MAMÃO fresco maduro cru | | | | | 20,5+ |
| MAMÃO fresco maduro cozido, fruto | | | | | 6,6+ |
| MAMÃO cristalizado | | | | | 5,3+ |
| MAMÃO maduro, já passado | | | | | 83,5+ |
| MANDACARU | | | | | 0,3+ |
| MANDIOCA cozida | 2 | 50 | 30 | 0,600 | 31,0 |
| MANDIOCA frita | 3 | 90 | 60 | 1,100 | 66,0 |
| MANDIOCA farinha de | 0 | 80 | 70 | 1,600 | 14,0 |
| MANDIOCA, polvilho de | 0 | 10 | 20 | 0,500 | 0 |
| MANDIOCA, ponta e folhas | 1960 | 120 | 270 | 1,700 | 290,0 |
| MANDIOQUINHA-SALSA crua | 20 | 60 | 40 | 3,400 | 28,0 |
| MANGA comum verde | 4 | 20 | 30 | 0,200 | 66,5+ |
| MANGA comum madura | 220 | 51 | 56 | 0,504 | 43,0+ |
| MANGA-BOURBON | | | | | 32,9+ |
| MANGA-CARLOTINHA | | 22 | | | 64,6+ |
| MANGA-ESPADA | | 22 | 68 | 0,205 | 36,3+ |
| MANGA-ESPADA, (Sergipe) | | | | | 34,9+ |
| MANGA-FAVO-DE-MEL | | | | | 17,0+ |
| MANGA-MANGUITO | | | | | 43,0+ |

| SUBSTÂNCIA ALIMENTAR (Composição centesimal) | Retinol ncg | Tiamina mcg | Riboflavina mcg | Niacina mg | Ácido Ascórbico mg |
|---|---|---|---|---|---|
| MANGA-ROSA verde | 11 | 23 | 23 | 0,165 | 146,0+ |
| MANGA-ROSA meio madura | | | | | 71,4+ |
| MANGA-ROSA madura | 150 | 10 | 61 | 0,210 | 43,0+ |
| MANGA-ROSA já passada | | | | | 25,0+ |
| MANGA, compota de, fruta | | | | | 18,3+ |
| MANGA, compota de, calda | | | | | 8,3+ |
| MANGA, geleia de | | | | | 5,4+ |
| MANGABA, fruto | 30 | 40 | 40 | 0,500 | 33,0+ |
| MANGABA, compota de, fruta | | | | | 9,6+ |
| MANGABA, compota de, calda | | | | | 11,1+ |
| MANGALÔ, grão | 0 | 440 | 120 | 1,500 | 0 |
| MANGARITO | 2 | 130 | 20 | 6,400 | 7,0 |
| MANJUBA (peixe) crua | 25 | 10 | 80 | 3,500 | 0 |
| MANJUBA salgado | 0 | 20 | 20 | 8,500 | 0 |
| MANTEIGA com sal | 652 | 10 | 20 | 0,100 | 0 |
| MANTEIGA sem sal | 672 | 0 | 10 | 0 | 0 |
| MAPARÁ (peixe) cru | 32 | 60 | 180 | 2,600 | 0 |
| MARACUJÁ | 70 | 150 | 100 | 1,510 | 15,6+ |
| MARACUJÁ, suco de, fresco | 32 | 85 | 178 | 2,100 | 4,2+ |
| MARACUJÁ, suco de, engarrafado | 32 | | | | 17,8+ |
| MARACUJÁ-DE-ESTALO | | | | | 28,1+ |
| MARACUJÁ-MELÃO | 30 | 40 | 40 | 0,500 | 23,8 |
| MARACUJÁ-MIÚDO | | | | | 15,6 |
| MARACUJÁ-VERMELHO | 30 | 40 | 40 | 0,500 | 16,4 |
| MARGARINA vegetal | 924 | 0 | 0 | 0 | 0 |
| MARGARINA vegetal ou animal fortificada | 950 | 0 | 0 | 0 | 0 |
| MARIMBA | 92 | 50 | 130 | 3,200 | 0 |
| MARISCO, carne crua | 430 | 100 | 180 | 1,300 | 10,0 |
| MARISCO, carne dessecada | 0 | 195 | 250 | 1,900 | 0 |
| MARMELO (RJ) cru | 3 | 36 | 21 | 0,708 | 16,1+ |
| MARMELO (RS) cru | | | | | 39,2+ |
| MARMELO, compota de, comercial fruto | | | | | 4,2+ |
| MARMELO, compota de comercial calda | | | | | 1,1+ |
| MARMELO, compota caseira | | | | | 9,2+ |
| MARMELO, doce em pasta, caseiro | 12 | 10 | 30 | 0,200 | 4,7+ |
| MARMELO, doce em pasta comercial | 1 | 10 | 30 | 0,200 | 4,3+ |
| MARMELO, geléia de | | | | | 4,0+ |
| MARMELADA | 1 | 3+ | 129+ | 0,390+ | 5,4+ |
| MASSA para pão | 12 | 120 | 40 | 0,900 | 0 |
| MASSA para pastel | 38 | 120 | 70 | 0,800 | 0 |
| MASSA para torta | 52 | 80 | 60 | 0,500 | 0 |
| MASSA desidratada p/ empada | 1 | 70 | 30 | 1,100 | 0 |
| MASTRUÇO | 400 | 60 | 280 | 0,600 | 11,0 |
| MATE, folhas | 210 | 222 | 404 | 6,920 | 5,9 |
| MATE, infusão c/ as folhas | | | | | 5,6 |
| MATE, infusão com o pó | | | | | 7,8 |
| MAXIXE cru | 0 | 20 | 20 | 0,180 | 5,0 |
| MEL de abelhas | 0 | 10 | 70 | 0,200 | 4,0 |
| MEL de cana | 0 | 20 | 30 | 0,150 | 2,0 |

| SUBSTÂNCIA ALIMENTAR (Composição centesimal) | Retinol ncg | Tiamina mcg | Riboflavina mcg | Niacina mg | Ácido Ascórbico mg |
|---|---|---|---|---|---|
| MELADO | 0 | 20 | 60 | 0,400 | 4,0 |
| MELANCIA | 23 | 20 | 30 | 0,200 | 9,0+ |
| MELANCIA-DA-PRAIA | | | | | 11,8+ |
| MELÃO americano | 280 | 30 | 20 | 0,530 | 27,9+ |
| MELÃO argentino | 230 | 45 | 27 | 0,192 | 12,5 |
| MELÃO japonês | | | | | 58,7 |
| MELÃO nacional | 116 | 40 | 30 | 0,600 | 29,0 |
| MELÃO português | | | | | 9,0+ |
| MELÃO-CABOCLO | | | | | 18,7 |
| MELÂO-DE-SÃO CAETANO | 8,3 | 80 | 60 | 3,300 | 51,0 |
| MERLUZA (peixe) crua | 32 | 100 | 120 | 3,200 | 0 |
| MERLUZA cozida | 23 | 75 | 90 | 1,800 | 0 |
| MERLUZA dessecada | 0 | 80 | 310 | 4,600 | 0 |
| MERO (peixe) cru | 32 | 110 | 50 | 2,800 | 0 |
| MERO cozido | 23 | 70 | 25 | 1,250 | 0 |
| MILHETE ou PAINÇO | | 720 | | | |
| MILHO amarelo, verde, cru | 0 | 140+ | 70+ | 1,400+ | 16,4+ |
| MILHO amarelo, verde, dessecado | ,0 | 230 | 165 | 1,800 | 1,1 |
| MILHO amarelo maduro cru | 23 | 150+ | 203+ | 2,400+ | 1,3+ |
| MILHO amarelo maduro cozido | 20 | 75 | 120 | 1,500 | 0,7 |
| MILHO branco cru | 0 | 16+ | 115+ | 0,785+ | 9,0+ |
| MILHO-DOCE cru | 28 | 160 | | | 10,0 |
| MILHO amarelo americano em conserva, grão | 33 | 90 | 70 | 1,080 | 6,8 |
| MILHO amarelo americano, em conserva, água de conserva | | 35 | 36 | | 7,1 |
| MILHO amarelo nacional em conserva, grão | | | | | 6,0+ |
| MILHO amarelo nacional em conserva, água de conserva | | | | | 4,4+ |
| MILHO verde, sopa de, envasada | | | | | 7.8+ |
| MILHO amarelo, farinha de, crua | 4 | 94 | 720 | 2,075 | 2,3 |
| MILHO amarelo, farinha de, cozida | 3 | 50 | 250 | 1,230 | 1,0 |
| MILHO, angu de fubá de | 12 | 70 | 100 | 0,500 | 1,0 |
| MILHO, bolo de | 68 | 100 | 70 | 0,500 | 1,0 |
| MILHO, fubá de, sem farelo | 34 | 200 | 60 | 1,400 | 0 |
| MILHO, fubá de, peneirado | 38 | 85 | 50 | 2,000 | 1,1 |
| MILHO, flocos de | 0 | 430 | 80 | 2,100 | 0 |
| MILHO para pipoca cru | 0 | 16 | 115 | 0,785 | 9,0 |
| MILHO, xarope de | 0 | 0 | 0 | 0 | 0 |
| "MILO" | 800 | 20 | 40 | 2,000 | 0 |
| MINGAUS | 31 | 60 | 130 | 0,200 | 1,0 |
| MIOLOS de boi, crus | 0 | 230 | 250 | 4,400 | 18,0 |
| MIOLOS de carneiro, crus | 0 | 100 | | | |
| MISTURAS para doces e sorvetes | 27 | 0 | 20 | 0 | 0 |
| MISTURAS para bolos | 3 | 60 | 20 | 0,600 | 0 |
| MISTURAS para "pizzas" | 0 | 60 | 30 | 1,200 | 0 |
| MOLHO branco | 0 | 10 | 20 | 0,200 | 0 |
| MOLHO à bolonhesa | 57 | 130 | 90 | 1,100 | 51,0 |

| SUBSTÂNCIA LIMENTAR (Composição centesimal) | Retinol mcg | Tiamina mcg | Riboflavina mcg | Niacina mg | Ácido Ascórbico mg |
|---|---|---|---|---|---|
| MOLHO de gergelim | 5 | 240 | 200 | 6,700 | 0 |
| MOLHO inglês | 35 | 10 | 10 | 0,300 | 5,0 |
| MOLHO de pimenta | 132 | 40 | 30 | 0,500 | 18,0 |
| MOLHO de tucupi | 0 | 70 | 50 | 0,800 | 0 |
| MOR ANCA, abóbora | 380 | 70 | 50 | 0,800 | 11,0 |
| MORANGO fresco | 3 | 30 | 40 | 0,400 | 72,8+ |
| MORANGO envasado em água | 3 | 25 | 29 | 0,350 | 30,0+ |
| MORANCO envasado em xarope | 3 | 30 | 40 | 0,350 | 37,0+ |
| MORANGO, geleia de | | | | | 25,0+ |
| MORCELA | 6,5 | 20 | 50 | 1,600 | 0 |
| MORÉIA (peixe) crua | 600 | 60 | 90 | 2,700 | 0 |
| MORTADELA | 0 | 110 | 180 | 5,900 | 0 |
| MOSTARDA, folha crua | 700 | 110 | 220 | 0,800 | 57,3+ |
| MOSTARDA, folha cozida | 350 | 65 | 145 | 0,450 | 23,9+ |
| MOSTARDA, folha água de cozimento | | | | | 14,7+ |
| MOUSSE | 38 | 10 | 60 | 0 | 3,0 |
| MUÇUM (peixe) | 72 | 130 | 50 | 2,500 | 0 |
| MURICI, fruto | 7 | 20 | 40 | 0,400 | 38,2+ |
| MURICI-DO-CAMPO | 7 | 20 | 40 | 0,400 | 84,0 |
| NABIÇA, folha crua | 760 | 210 | 390 | 0,800 | 54,8+ |
| NABIÇA, folha cozida | | | | | 30,2+ |
| NABIÇA, folha cozida, água de Cozimento | | | | | 5,8+ |
| NABIÇA em conserva, vegetal | | | | | 13,0+ |
| NABIÇA em conserva, água de conserva | | | | | 19,7+ |
| NABO branco, bulbo cru | 2 | 70 | 70 | 0,850 | 19,3+ |
| NABO branco, bulbo cozido | 2 | 56 | 57 | 0,650 | 10,5+ |
| NABO branco bulbo cozido água de cozimento | | | | | 5,8+ |
| NABO, folhas cruas | 473 | 60 | 130 | 0,520 | 65,9+ |
| NABO, folhas cozidas | 350 | 43 | 95 | 0,340 | 14,0+ |
| NABO, folhas cozidas, água de cozimento | | | | | 1,8+ |
| NABO, bulbo em conserva, enlatado | | 30 | 60 | 0,230 | 1,5+ |
| NABO, flores | 610 | 40 | 20 | 1,210 | 41,6+ |
| NAJURU | 1 | 34 | 15 | 0,356 | 5,6 |
| NAMORADO (peixe) cru | 32 | 150 | 100 | 3,200 | 0 |
| NAMORADO cozido | 28 | 50 | 45 | 1,780 | 0 |
| NANON em pó | 413 | 40 | 60 | 0,600 | 40,0 |
| NANON reconstituído | 59 | 6 | 9 | 0,090 | 5,8 |
| NECTARINA | 165 | 20 | 50 | 1,000 | 13,0 |
| NESCAU | 2 | 110 | 460 | 2,400 | 0 |
| NÊSPERA | 43 | 20 | 60 | 0,220 | 10,0 |
| NHOQUE | 31 | 120 | 80 | 1,600 | 13,0 |
| NIDEX | 0 | 1.180 | 0 | 0 | 0 |
| NIQUIM (peixe) cru | 92 | 50 | 130 | 3,200 | 0 |
| NOPAL, talo | 75 | 30 | 40 | 0,400 | 16,0 |
| NOPAL, fruto | 0 | 10 | 30 | 0,500 | 17,0 |
| NOZ europeia | 3 | 330 | 130 | 0,900 | 2,0 |

| SUBSTÂNCIA ALIMENTAR (Composição centesimal) | Retinol mcg | Tiamina mcg | Riboflavina mcg | Niacina mg | Ácido Ascórbico mg |
|---|---|---|---|---|---|
| OEA, tubérculo | 0 | 50 | 70 | 0,400 | 37,0 |
| OITI, fruto | | | | | 1,2+ |
| ÓLEO de algodão | 0 | 0 | 0 | 0 | 0 |
| ÓLEO de amendoim | 0 | 0 | 0 | 0 | 0 |
| ÓLEO de buriti | 50 000 | | | | |
| ÓLEO de coco-babaçu | 0 | 0 | 0 | 0 | 0 |
| ÓLEO de dendê | 16.400 | 3 | 11 | 0 | 0 |
| ÓLEO de milho refinado | 0 | 0 | 0 | 0 | 0 |
| ÓLEO de peixe | 300 | 0 | 0 | 0 | 0 |
| ÓLEO de pequi | 28.196 | | | | |
| ÓLEO de soja | 0 | 0 | 0 | 0 | 0 |
| ÓLEO de tucumã | 31.300 | | | | |
| OLHO-DE-BOI, vegetal | 0 | 50 | 130 | 0,300 | 72,0 |
| OLHO-DE-BOI, (peixe) cru | 0 | 100 | 120 | 6,400 | 0 |
| OMELETA | 259 | 80 | 280 | 0,100 | 0 |
| ORA-PRO-NOBIS | 250 | 20 | 100 | 0,500 | 23,0 |
| ORÉGÃO, folhas | 165 | 30 | 70 | 0,200 | 12,0 |
| OSTRAS cruas | 52 | 220 | 220 | 1,900 | 3,0 |
| OSTRAS cozidas | 50 | | | | |
| OVAS de peixe, cruas | 84 | 205 | 1.000 | 1,500 | |
| OVEVA (peixe) crua | 36 | 200 | 510 | 3,200 | 0 |
| OVO de codorna inteiro cru | 80 | 130 | 730 | 0,100 | |
| OVO de galinha inteiro cru | 530 | 100 | 300 | 0,100 | 0 |
| OVO de galinha inteiro cozido | 500 | 90 | 185 | 0,095 | 0 |
| OVO de galinha inteiro frito | 341 | 100 | 300 | 0,100 | 0 |
| OVO de galinha inteiro desidratado | 129 | 330 | 1.200 | 0,200 | 0 |
| OVO de galinha inteiro em conserva | 225 | 20 | 210 | 0,100 | 0 |
| OVO de gansa inteiro, cru | 431 | 160 | 400 | 0,200 | 0 |
| OVO de pata inteiro cru | 330 | 130 | 550 | 0,100 | 0 |
| OVO de perua inteiro cru | 530 | 110 | 470 | 0,100 | 0 |
| OVO de tartaruga inteiro, cru | 60 | 280 | 310 | 0,100 | 0 |
| OVO de tracajá inteiro, cru | 0 | 20 | 210 | 0,100 | 0 |
| OVOMALTINE | 482 | 1.010 | 1,700 | 11,500 | 4,0 |
| PABLUM | | | | | |
| PACA, carne de, crua | 0 | 60 | 140 | 6,500 | 0 |
| PACU branco (peixe) cru | 26 | 60 | 180 | 2,600 | 0 |
| PALMA | 45 | 40 | 40 | 0,300 | 17,0 |
| PALMATÓRIA | 0 | 20 | 30 | 0,400 | 25,0 |
| PALMITO cru | 0 | 46 | 89 | 0,716 | 9,7+ |
| PALMITO cozido, caule | 0 | 42 | 89 | 0,650 | 5,1+ |
| PALMITO cozido, caule, agua de cozimento | | | | | 1,7+ |
| PALOMBETA (peixe) crua | 25 | 10 | 80 | 3,500 | 0 |
| PAMONHA | 25 | 160 | 110 | 1,600 | 55,0 |
| PAMPO (peixe) cru | 32 | 150 | 100 | 3,200 | 0 |
| PAMPO salgado | 0 | 80 | 310 | 4,600 | 0 |
| PÂNCREAS de boi, cru | | 320 | 590 | | 15,0 |
| PANQUECA | 58 | 130 | 110 | 1,200 | 4,0 |

| SUBSTÂNCIA LIMENTAR (Composição centesimal) | Retinol mcg | Tiamina mcg | Riboflavina mcg | Niacina mg | Ácido Ascórbico mg |
|---|---|---|---|---|---|
| PÃO de aipim | 3 | 200 | 60 | 1,500 | 4,0 |
| PÃO de batata | 84 | 200 | 60 | 1,500 | 9,0 |
| PÃO de cará caseiro | 138 | 190 | 80 | 1,300 | 18,0 |
| PÃO de centeio claro | 0 | 190 | 80 | 1,100 | 0 |
| PÃO de centeio escuro | 0 | 230 | 120 | 1,900 | 0 |
| PÃO de cevada | 0 | 300 | 230 | 6,400 | 0 |
| PÃO doce | 0 | 100 | 30 | 0,700 | 0 |
| PÃO francês | 0 | 80 | 60 | 1,200 | 0 |
| PÃO de Graham | 0 | 285 | 100 | 1,050 | 0 |
| PÃO integral | 0 | 190 | 130 | 2,200 | 0 |
| PÃO italiano | 0 | 95 | 60 | 1,000 | 0 |
| PÃO de leite | 0 | 250 | 210 | 2,400 | 0 |
| PÃO de milho, caseiro | 18 | 150 | 40 | 1,100 | 0 |
| PÃO de milho, industrial | 0 | 130 | 100 | 1,100 | 0 |
| PÃO de trigo, caseiro | 17 | 170 | 50 | 1,300 | 0 |
| PÃO de trigo, industrial | 0 | 80 | 60 | 1,200 | 0 |
| PÃO de passas | 10 | 160 | 210 | 1,250 | 0 |
| PAPA-TERRA (peixe) cru | 20 | 40 | 150 | 3,700 | 0 |
| PAPA-TERRA salgado | 0 | 30 | 180 | 10,000 | 0 |
| PÁPRICA | 470 | 180 | 1 200 | 5,900 | 93,0 |
| PARGO (peixe) cru | 32 | 140 | 60 | 5,600 | 0 |
| PARGO-VERMELHO (peixe) cru | 40 | 150 | 80 | 5,700 | 0 |
| PARREIRA-BRAVA, raiz, farinha de | | 22+ | 0+ | | |
| PASSAS argentinas | 8 | 105 | 125 | 0,630 | 0 |
| PASSAS tipo americano | 10 | 110 | 150 | 0,860 | 0 |
| PASSAS tipo europeu | 10 | 100 | 145 | 0,975 | 0 |
| PASTELARIAS doces | 30 | 140 | 50 | 1,100 | 0 |
| PASTELARIAS salgadas | 58 | 90 | 160 | 0,900 | 3,0 |
| PATÊ de fígado de boi | 0 | 90 | 550 | 4,000 | 0 |
| PATO, carne crua | 195 | 100 | 240 | 5,600 | 0 |
| PATO SELVAGEM, carne crua | | 260 | 260 | 5,000 | c |
| PÉ de galinha cru | 0 | 510 | 190 | 2,800 | 0 |
| PÉ-DE-MOLEQUE | 2 | 250 | 80 | 4,900 | 1,0 |
| PEGAN | 20 | | | | |
| PEIXE de água doce cru (média) | 32 | 150 | 100 | 3,200 | 0 |
| PEIXE de água doce frito (médio) | | 40 | 370 | 19,900 | 0 |
| PEIXE de água doce em conserva (média) | 44 | 35 | 140 | 4,400 | 0 |
| PEIXE de água doce salgado | | 80 | 310 | 4,600 | 0 |
| PEIXE de água doce cozido | 44 | 210 | 150 | 4,400 | 0 |
| PEIXE de mar cru (média) | 32 | 150 | 100 | 3,200 | 0 |
| PEIXE de mar cozido (média) | 44 | 210 | 140 | 4,400 | 0 |
| PEIXE de mar em conserva com óleo (média) | 25 | 40 | 90 | 10,100 | 0 |
| PEIXE, farinha de | 0 | 350 | 620 | 10,100 | 0 |
| PEIXE-ESPADA cru | 32 | 70 | 120 | 3,300 | 0 |
| PEIXE-ESPADA cozido | 34 | 60 | 100 | 3,000 | 0 |
| PEIXE-GALO cru | 32 | 190 | 100 | 5,600 | 0 |
| PEIXE-REI cru | 30 | 10 | 50 | 4,500 | 0 |
| PEIXE-REI cozido ou grelhado | 30 | 45 | 75 | 5,800 | 0 |

| SUBSTÂNCIA ALIMENTAR (Composição centesimal) | Retinol mcg | Tiamina mcg | Riboflavina mcg | Niacina mg | Ácido Ascórbico mg |
|---|---|---|---|---|---|
| PEIXE-SERRA cru | 32 | 50 | 80 | 3,900 | 0 |
| PELE de porco crua | 0 | 100 | 20 | 2,000 | 0 |
| PELE de porco frita | 0 | 290 | 50 | 2,000 | 0 |
| PELE de porco seca | 0 | 180 | 40 | 3,700 | 0 |
| PEPINO cru | 2 | 30 | 40 | 0,200 | 14,0+ |
| PEPINO em conserva, o vegetal | 2 | 15 | 22 | 0,130 | 3,7+ |
| PEPINO em conserva, líquido conservador | | | | | 5,1+ |
| PEPINO em conserva, picles | 2 | 10 | 20 | 0,200 | 2,0+ |
| PEQUI, fruto maduro, parte amarela | 20.000+ | 30+ | 463+ | 0,387+ | 12,0+ |
| PEQUI, fruto maduro, parte branca | 650+ | 10+ | 360+ | 0,346+ | 6,1+ |
| PERA americana | 3,5 | 40 | 20 | 0,150 | 3,5 |
| PERA-D'ANJOU | 4 | 57 | 73 | 0,156 | 1,1 |
| PERA nacional | | | | | 2,3+ |
| PERA em conserva de água | 2 | 5 | 21 | 0,300 | 1,5 |
| PERA em conserva, caseiro | 2 | | | | 2,0 |
| PERA em conserva, comercial | | | | | 1,5 |
| PERA em calda | | | | | 1,0 |
| PERA em xarope | | | | | 1,0 |
| PERA, suco de | 0 | 20 | 10 | 0,150 | 1,4 |
| PERDIZ, carne crua | 955 | 460 | 320 | 4,00 | 0 |
| PERU, carne gorda | 0 | 80 | 140 | 8,00 | 0 |
| PERU, carne magra | 0 | 80 | 140 | 8,000 | 0 |
| PESCADA (peixe) crua | 32 | 55 | 165 | 2,300 | 0 |
| PESCADA em conserva | 30 | 35 | 90 | 1,670 | 0 |
| PESCADINHA (peixe) crua | 32 | 50 | 100 | 6,00 | 0 |
| PESSECADA | | | | | 9,0 |
| PÊSSEGO fresco | 375 | 40 | 65 | 0,950 | 26,8+ |
| PÊSSEGO envasado, comercial | 175 | 30 | 22 | 0,700 | 4,0+ |
| PÊSSEGO envasado, caseiro | | | | | 3,0+ |
| PÊSSEGO cristalizado | | | | | 2,0 |
| PÊSSEGO dessecado | 295 | 15 | 270 | 1,750 | 20,0+ |
| PÊSSEGO-JAPONÊS fresco | 13 | 34 | 31 | 0,307 | 18,7+ |
| PÊSSEGO-SALTA-CAROÇO fresco | | | | | 4,2+ |
| PÊSSEGO verde para doce, fresco | | | | | 11,7+ |
| PÊSSEGO verde para doce compota de fruta | | | | | 5,4+ |
| PÊSSEGO verde doce, compota, de calda | | | | | 4,9+ |
| PÊSSEGO americano, compota, fruta | | | | 0,700 | 15,6+ |
| PÊSSEGO americano, compota, calda | | | | | 7,9+ |
| PÊSSEGO, geléia de | | | | | 10,4+ |
| PÊSSEGO do RS, doce em pasta | | | | | 13,9+ |
| PÊSSEGO + ABACAXI, doce em pasta | | | | | 7,0+ |
| PIAU (peixe) cru | 32 | 20 | 80 | 2,300 | 0 |
| PICLES, vários vegetais | 2 | 10 | 20 | 0,200 | 2,0 |
| PICLES, só pepino | 2 | 10 | 20 | 0,200 | 2,0 |
| PIMENTA-CAMAPU | 8 | 90 | 40 | 2,400 | 6,0 |
| PIMENTA-CUMARI | 120 | 70 | 90 | 1,100 | 125,0+ |
| PIMENTA-MALAGUETA | 380 | 80 | 85 | 1,200 | 125,0+ |

| SUBSTÂNCIA ALIMENTAR (Composição centesimal) | Retinol mcg | Tiamina mcg | Riboflavina mcg | Niacina mg | Ácido Ascórbico mg |
|---|---|---|---|---|---|
| PIMENTA-PITANGA | 48 | 60 | 60 | 1,000 | 114,0 |
| PIMENTA-DO-REINO | 0 | 70 | 30 | 1,000 | 0 |
| PIMENTA vermelha | 450 | | | | 138,0 |
| PIMENTA em conserva de vinagre | 230 | | | | 125,0 |
| PIMENTÃO sem classificação, cru | 245 | 120 | 150 | 2,200 | 140,0 |
| PIMENTÃO seco | 916 | 220 | 1.040 | 15,000 | 79,0 |
| PIMENTÃO, sementes | 60 | 550 | 670 | 13,000 | 26,0 |
| PIMENTÃO amarelo cru | | | | | 334,1+ |
| PIMENTÃO amarelo cozido, vegetal | | | | | 112,0+ |
| PIMENTÃO amarelo cozido, água de cozimento | | | | | 62,8+ |
| PIMENTÃO doce cru | 44 | 80 | 120 | 10,200 | 44,1 |
| PIMENTÃO picante cru | 123 | 53 | 52 | 0,820 | 170,0 |
| PIMENTÃO verde graúdo cru | 200 | 20 | 30 | 0,200 | 126,0+ |
| PIMENTÃO verde miúdo cru | | 36 | | 0,654 | 191,6+ |
| PIMENTÃO verde miúdo cozido, vegetal | | | | | 74,2+ |
| PIMENTÃO verde miúdo cozido, água de cozimento | | | | | 8,0+ |
| PIMENTÃO vermelho cru | 650 | 25 | 40 | | 180,0+ |
| PIMENTÃO vermelho dessecado | 980 | 160 | 720 | 4,800 | 106,0 |
| PIMENTÃO em conserva, vegetal | | | | | 75,6+ |
| PIMENTÃO em conserva líquido conservador | | | | | 73,7+ |
| PINHÃO cru | 3 | 1,280 | 230 | 4,500 | 23,1+ |
| PINHÃO cozido | 3 | 1.350 | 240 | 4,700 | 13,9 |
| PIPOCA, grão cru | 50 | 110 | 122 | 2,200 | 0 |
| PIPOCA espocada, com sal | | 120 | 50 | 1,200 | 0 |
| PIRÃO de farinha de mandioca | 0 | 30 | 20 | 0,500 | 0 |
| PIRACICA (peixe) crua | 30 | 190 | 250 | 7,000 | 0 |
| PIRAMUTABA (peixe) crua | 32 | 10 | 50 | 1,200 | 0 |
| PIRARUCU (peixe) salgado, cru | 0 | 10+ | 1.120+ | 2,120+ | 0+ |
| PIRARUCU salgado, cozido | 0 | 17+ | 2 072+ | 2,189+ | 0+ |
| PIRARUCU frito | 0 | 26+ | 2.972+ | 2,319+ | 0+ |
| PISTACHO torrado | 36 | | | | 14,0 |
| PITANGA | 210 | 30 | 60 | 0,300 | 14,0+ |
| PITOMBA | 30 | 40 | 40 | 0,500 | 54,0+ |
| PITU cru | 26 | 40 | 130 | 2,000 | 0 |
| PITU salgado | | 80 | 270 | 5,700 | 0 |
| "PIZZA" (média) | 58 | 130 | 100 | 1,200 | 0 |
| PÓ para Chantilly | 125 | 140 | 710 | 0,300 | 0 |
| POLVO cru | 5 | 140 | 110 | 3,000 | 0 |
| PRATIQUEIRA (peixe) crua | 45 | 70 | 150 | 4,600 | 0 |
| PRESUNTADA | 0 | 310 | 120 | 5,100 | 0 |
| PRESUNTO cru | 0 | 820 | 200 | 4,400 | 0 |
| PRESUNTO cozido | 0 | 550 | 200 | 2,900 | 0 |
| PRESUNTO defumado cru | 0 | 1.100 | 200 | 6,500 | 0 |
| PRESUNTO defumado cozido | 0 | 500 | 130 | 3,760 | 0 |
| PRESUNTO envasado, comercial | 0 | 810 | 220 | 3,956 | 0 |
| PROTEIVITAM | 264 | 110 | 110 | 0 | 33,0 |
| PROTENAC | 125 | 110 | 110 | 0 | 33,0 |

| SUBSTÂNCIA ALIMENTAR (Composição centesimal) | Retinol mcg | Tiamina mcg | Riboflavina mcg | Niacina mg | Ácido Ascórbico mg |
|---|---|---|---|---|---|
| PULMÃO de boi cru | 22 | 90 | 320 | 3,100 | 0 |
| PULMÃO de boi cru | 22 | 90 | 320 | 3,100 | 0 |
| PUPUNHA com casca, crua | 1.500 | 60 | 70 | 0,500 | 9,0+ |
| PUPUNHA sem casca, crua | 1.480 | 25 | 57 | 0,430 | 8,2+ |
| PUPUNHA sem casca, cozida | | | | | 5,1+ |
| PURÊ de batatas | 31 | 120 | 80 | 1,600 | 12,0 |
| QUEIJO (média) | 250 | 40 | 300 | 0,800 | 0 |
| QUEIJO de cabra | 200 | 42 | 100 | 0,950 | 0 |
| QUEIJO-CAMEMBERT | 240 | 50 | 470 | 0,400 | 0 |
| QUEIJO-CAVALO | 103 | 10 | 450 | 0,100 | 0 |
| QUEIJO-CHEDDAR | 103 | 10 | 450 | 0,100 | 0 |
| CUEIJO-CREME | 330 | 30 | 150 | 0,150 | 0 |
| QUEIJO-CRESHIRE | | 35 | | | |
| QUEIJO-DUTCH | | 20 | | | |
| QUEIJO-EDAM | 230 | 20 | 610 | 0,200 | 0 |
| QUEIJO fundido | 235 | 20 | 580 | 0,200 | 0 |
| QUEIJO-GORGONZOLA | 230 | 10 | 450 | 0,100 | 0 |
| CUEIJO-CRUYÈRE | 235 | 6 | 450 | 0,100 | 0 |
| QUEIJO-LIENDERKRANTZ | 340 | | | | |
| QUEIJO-LIMBURGUÊS | 200 | 50 | 470 | 0,400 | 0 |
| QUEIJO manteiga do Norte | | | 490+ | | |
| QUEIJO de Minas fresco | 270 | 30 | 1 424+ | 0,100 | 0 |
| QUEIJO de Minas curado | 242 | 40 | 1.276 | 1,379 | 0 |
| QUEIJO de Minas (média)" | 286 | 35 | 1.350 | 0,738 | 0 |
| QUEIJO de ovelha | 300 | 40 | 300 | | 0 |
| QUEIJO-PARMEZÃO | 254 | 25 | 525 | 0,200 | 0 |
| QUEIJO-PETIT-SUISSE | 230 | 20 | 240 | 0,100 | 0 |
| QUEIJO-PRATO | 240 | 40 | 500 | 0,400 | 0 |
| QUEIJO-ROQUEFORT | 300 | 30 | 610 | 1,200 | 0 |
| QUEIJO-DO-SERTÃO | | | 490+ | | |
| QUEIJO-STILTON | | 25 | | | |
| QUEIJO-SUÍÇO | 230 | 55 | 500 | 0,700 | 0 |
| QUIABO cru | 31 | 40 | 80 | 0,600 | 25,8 |
| QUIABO cozido, vegetal | 22 | | | | 12,3+ |
| QUIABO cozido, água de cozimento | | | | | 0,6+ |
| QUÍNOA (Arroz-miúdo-do-peru) | 0 | 350 | 320 | 1,400 | 7,0 |
| QUIPÁ, fruto | | | | | 40,0+ |
| RÃ, perna crua | 0 | 60 | 50 | 1,200 | 0 |
| RABANADA | 130 | 90 | 220 | 0,700 | 0 |
| RABANETE (média) cru | 25 | 30 | 35 | 0,130 | 25,0+ |
| RABANETE branco cru | | | | | 25,0+ |
| RABANETE vermelho, raiz crua | 0 | 30 | 30 | 0,300 | 18,3+ |
| RABANETE vermelho, folhas cruas | | | | | 56,0+ |
| RABANETE ponta branca, folhas cruas | | | | | 67,5+ |
| RABANETE ponta branca, folhas cozidas | | | | | 18,4+ |
| RABANETE ponta branca, água de cozimento | | | | | 46,4+ |
| RÁBANO, folhas cruas | 527 | 140 | 260 | 0,300 | 122,0 |

| SUBSTÂNCIA ALIMENTAR (Composição centesimal) | Retinol mcg | Tiamina Mcg | Riboflavina mcg | Niacina mg | Ácido Ascórbico mg |
|---|---|---|---|---|---|
| RÁBANO, raiz crua | 0 | 30 | 30 | 0,300 | 28,0 |
| RÁBANO branco, folhas cruas | | 36 | 26 | 0,500 | 62,2+ |
| RÁBANO branco, raiz crua | | | | | 15,0+ |
| RÁBANO preto, folhas cruas | | | | | 73,6+ |
| RÁBANO preto, folhas cozidas | | | | | 13,2+ |
| RÁBANO preto, água de cozimento | | | | | 32,0+ |
| RÁBANO preto, raiz crua | | | | | 26,3+ |
| RÁBANO preto, raiz cozida | | | | | 11,9+ |
| RÁBANO preto, raiz cozida, água de cozimento | | | | | 7,4+ |
| RÁBANO-SILVESTRE, raiz crua | 2 | 30 | 70 | 0,400 | 22,0 |
| RAIA crua | 32 | 150 | 100 | 3,200 | 0 |
| RAIA ou ARRAIA (peixe) cozida | 32 | 75 | 80 | 2,900 | 0 |
| RAPADURA | 0 | 10 | 90 | 0,500 | 0 |
| REFRESCO de frutas caseiro | 2 | 70 | 20 | 0,300 | 11,0 |
| REFRESCO de frutas industrial | 20 | 70 | 20 | 0,300 | 40,0 |
| REPOLHO cru | 10 | 110 | 60 | 0,400 | 41,3+ |
| REPOLHO cozido, folhas | 8 | 80 | 35 | 0,250 | 17,6+ |
| REPOLHO cozido, água de cozimento | | | | | 8,3+ |
| REPOLHO branqueado cru | | 70 | | | |
| REPOLHO em conserva | | | | | 22,5+ |
| REPOLHO-CHINÊS cru | 1 | 59 | 37 | 0,674 | 22,7 |
| REPOLHO-DE-BRUXELAS cru | 15 | 45 | 60 | 0,500 | 23,4 |
| REQUEIJÃO | 500 | 10 | 540 | 0,100 | 0 |
| RIM de boi cru | 150 | 440 | 2,290 | 7,400 | 10,0 |
| RIM de boi frito | | 190 | 1,820 | | |
| RIM de carneiro cru | 161 | 230 | | | |
| RIM de ovelha cru | 180 | 330 | | | |
| RIM de porco cru | 100 | 213 | 2,280 | 7,081 | 9,0 |
| RISOTO | 14 | 40 | 80 | 1,800 | 2,0 |
| ROBALO (peixe) cru | 32 | 80 | 70 | 0,900 | 0 |
| RODOVALHO (peixe) cru | 30 | 20 | 140 | | |
| ROMÃ | 0 | 25 | 32 | 0,260 | 12,6+ |
| ROSBIFE | 6 | 150 | 200 | 7,200 | 0 |
| RUIBARBO, talo cru | 5 | 20 | 20 | 0,200 | 11,0 |
| RUIBARBO, talo cozido | | | | | 4,0 |
| RUIBARBO, talo envasado, conserva | | | | | 2,0 |
| RUTABACA | 25 | 70 | 80 | 0,900 | 36,0 |
| SAGU | 0 | 10 | 30 | 0,700 | 9,0 |
| SAGU com leite | 0 | 30 | 40 | 0,600 | 0 |
| SAGU com suco de frutas | 12 | 30 | 10 | 0,700 | 2,0 |
| SAGU com vinho | 0 | 2 | 10 | 0,100 | 0 |
| SAKÊ | 0 | 0 | 0 | 0 | 0 |
| SAL refinado | 0 | 0 | 0 | 0 | 0 |
| SAL com alho | 1 | 70 | 30 | 0,200 | 0 |
| SALADA de frutas, caseira | 22 | 40 | 30 | 0,200 | 32,0 |
| SALADA de frutas, industrial, em latas | 10 | 24 | 20 | 0,200 | 15,0 |
| SALAME | 0 | 250 | 210 | 2,900 | 0 |

| SUBSTÂNICIA ALIMENTAR (Composição centesimal) | Retinol mcg | Tiamina mcg | Riboflavina mcg | Niacina mg | Ácido Ascórbico mg |
|---|---|---|---|---|---|
| SALAMINHO | 0 | 275 | 230 | 3,100 | 0 |
| SALMÃO (peixe) cru | 32 | 30 | 80 | 2,000 | 0 |
| SALMÃO cozido | 30 | 20 | 55 | 1,560 | 0 |
| SALMÃO em conserva, salmoura | 25 | 55 | 200 | 7,810 | 0 |
| SALMÃO em conserva, com azeite | 13 | 30 | 160 | X400 | 0 |
| SALMÃO salgado | 0 | 60 | 100 | 8,000 | 0 |
| SALSA ou cheiro | 7.000 | 120 | 240 | 1,000 | 183,4+ |
| SALSICHA de porco crua | 0 | 700 | 40 | 2,500 | 0 |
| SALSICHA de porco enlatada | 0 | 350 | 40 | 2,000 | 0 |
| SALSICHA tipo Bolonha | 0 | 240 | 40 | 2,000 | 0 |
| SALSICHA tipo Frankfurt crua | 0 | 350 | 30 | 2,100 | 0 |
| SALSICHA tipo Frankfurt cozida | | | | | |
| SALSICHA de fígado | | | | | |
| SALSICHA tipo Viena, enlatada | 0 | 160 | 200 | 2,700 | 0 |
| SANDUÍCHES (média) | 51 | 150 | 170 | 1,500 | 0 |
| SANGUE de porco cru | 22 | 10 | 220 | 1,200 | 0 |
| SAPOTA branca | 5 | 40 | 70 | 0,500 | 23,0 |
| SAPOTI | 8 | 20 | 40 | 0,240 | 6,7+ |
| SARDINHA crua | 80 | 60 | 120 | 9,100 | 0 |
| SARDINHA defumada | 78 | 55 | 100 | 9,000 | 0 |
| SARDINHA salgada em conserva | 20 | 10 | 240 | 7,100 | 0 |
| SARDINHA em conserva no azeite | 5 | 30 | 120 | 5,700 | 0 |
| SARDINHA em conserva de molho de tomate | 8 | 20 | 170 | 6,700 | 0 |
| SARNAMBI (peixe) cru | 40 | 70 | 140 | 1,800 | 0 |
| SAUNA (peixe) cru | 45 | 70 | 150 | 4,600 | 0 |
| SAVELHA (peixe) cru | 20 | 20 | 180 | 5,000 | 0 |
| SAVELHA em conserva de molho de tomate | 35 | 20 | 110 | 3,500 | 0 |
| SAVELHA salgada | 0 | 10 | 310 | 9,000 | 0 |
| SEBO de boi | 168 | | | | |
| SEMENTE de abóbora | 5 | 230 | 160 | 2,900 | 0 |
| SEMENTE de coentro | 533 | 150 | 280 | 1,600 | 75,0 |
| SEMOLA de milho | | 20 | | | |
| SEMOLA de trigo, fina | | 60 | | | |
| SEMOLA de trigo, grossa | | 250 | | | |
| SERRALHA, folhas cruas | 480 | 70 | 120 | 0,430 | 18,5+ |
| SERRALHA, folhas cozidas | | | 30 | 0,200 | 1,9+ |
| SERRALHA, folhas, água de cozimento | | | | | 1,2+ |
| SHOYO | 0 | 20 | 250 | 0,400 | 0 |
| SIRI, carne fresca | 36 | 50 | 80 | 3,000 | 1,0 |
| SIRI, carne salgada | 6 | 80 | 30 | 2,200 | 0 |
| SIRI, carne em conserva | 0 | 80 | 80 | 1,900 | 0 |
| SOBREMESAS infantis industrializadas | 24 | 20 | 20 | 0,200 | 6,0 |
| SOJA | 15 | 50 | 150 | 3,300 | 0 |
| SOJA crua | 2 | 660 | 220 | 2,200 | 0 |
| SOJA cozida | 1 | 260 | 90 | 0,900 | 0 |
| SOJA preta crua | | 650 | | | |
| SOJA, leite de, líquido, caseiro | 0 | 35 | 110 | 0,100 | 0 |
| SOJA, leite de, líquido, industrializado | 0 | 40 | 120 | 0,100 | 0 |
| SOJA, leite de, em pó | 4 | 300 | 250 | 0,400 | 0 |

| SUBSTÂNCIA ALIMENTAR (Composição centesimal) | Retinol mcg | Tiamina mcg | Riboflavina mcg | Niacina mg | Ácido Ascórbico mg |
|---|---|---|---|---|---|
| SOJA, farinha de, industrializada | 8 | 830 | 360 | 2,600 | 0 |
| SOJA, pão de soja (20%) | 0 | 100 | 40 | 0,800 | 0 |
| SOJA, queijo de | 4 | 60 | 140 | 0,500 | 0 |
| SOLHA ou LÚCIO (peixe) cru | 32 | 60 | 75 | 1,400 | 0 |
| SOPA-CREME de aspargo, cogumelo e aipo, enlatada | 30 | 60 | 30 | 0,300 | 2,0 |
| SOPA-CREME de aspargo, cogumelo e aipo, concentrada, enlatada | 35 | 70 | 38 | 0,350 | 3,0 |
| SOPA de carne, enlatada | | | | | |
| SOPA de feijão branco, enlatada | 2 | 60 | 30 | 0,300 | 0 |
| SOPA de feijão branco, preparada para servir | 0 | 20 | 13 | 0,100 | 0 |
| SOPA de feijão branco desidratada | 0 | 150 | 130 | 0,560 | 0 |
| SOPA-CREME de ervilhas enlatada | 3 | 60 | 30 | 0,300 | 2,0 |
| SOPA-CREME de ervilhas desidratada | 8 | 180 | 190 | 1,000 | 1,0 |
| SOPA-CREME de ervilhas concentrada, enlatada | 10 | 200 | 210 | 1,200 | 1,5 |
| SOPA de tomate enlatada | 13 | 20 | 20 | 0,300 | 1,0 |
| SOPA de tomate, concentrada, enlatada | 25 | 60 | 60 | 0,900 | 3,0 |
| SOPA de vegetais enlatada | 30 | 40 | 40 | 0,230 | 6,0 |
| SOPA de vegetais concentrada, enlatada | 32 | 65 | 70 | 0,560 | 8,5 |
| SOPA de tomate, coada, com carne de carneiro | 0 | 5 | 5 | 0,050 | 0 |
| SOPAS desidratadas | 62 | 320 | 220 | 2,800 | 9,0 |
| SOPAS desidratadas à base de carne | 38 | 360 | 190 | 3,100 | 3,0 |
| SOPAS desidratadas à base de vegetais | 86 | 280 | 240 | 2,500 | 14,0 |
| SOPAS infantis com carne | 110 | 70 | 170 | 1,600 | 2,0 |
| SOPAS infantis sem carne | 470 | 50 | 40 | 0,600 | 2,0 |
| SORO DE LEITE DE VACA fresco | 15 | 30 | 180 | 0,180 | 1,0 |
| SORO DE LEITE DE VACA desidratado | | | 2.700 | | |
| SORGO, grão inteiro | 3 | 505 | 120 | 3,200 | 0 |
| SORVETE de frutas (média) | 50 | 50 | 170 | 0,200 | 6,0 |
| SURUBIM (peixe) cru | 0 | 30 | 170 | 3,700 | 0 |
| SURUBIM salgado | 0 | 10 | 120 | 5,600 | 0 |
| SUSPIRO | 0 | 0 | 0 | 0 | 0 |
| SUSTAGEM | 110 | 1.100 | 1.100 | 11,000 | 7,0 |
| TAINHA (peixe) cru | 32 | 90 | 130 | 5,500 | 0 |
| TAIOBA graúda crua | 300 | 180 | 350 | 0,800 | 77,8+ |
| TAIOBA graúda cozida | | | | 0,220 | 33,5+ |
| TAIOBA graúda, cozida, agua de cozimento | | | | | 30,0+ |
| TAIOBA miúda crua | | | 420 | | 75,6+ |
| TAIOBA miúda cozida | | | | | 2,8+ |
| TAIOBA miúda cozida, água de cozimento | | | | | 1,7+ |
| TALO de inhame | 30 | 20 | 40 | 0,400 | 13,0 |
| TÂMARA fresca | 15 | 21 | 35 | 4,000 | 30,0 |
| TÂMARA dessecada | 16 | 70 | 83 | 3,184 | |
| TÂMARA envasada | 6 | 70 | 160+ | 1,500+ | |
| TÂMARA cristalizada | 10 | 6 | | | 110,4 |
| TÂMARA, geléia de | | | | | 18,5 |

| SUBSTÂNCIA ALIMENTAR (Composição centesimal) | Retinol mcg | Tiamina mcg | Riboflavina mcg | Niacina mg | Ácido Ascórbico mg |
|---|---|---|---|---|---|
| TÂMARA, doce seco de | | | | | 3,3+ |
| TAMARINDO, polpa | 7 | 440 | 160 | 2,100 | 6,0+ |
| TANGERINA fresca | 12 | 80 | 40 | 0,300 | 46,8+ |
| TANGERINA, casca da | 42 | 120 | 90 | 0,900 | 136,0 |
| TANGERINA, suco de, fresco | 6 | 70 | 40 | 0,500 | 47,8 |
| TANGERINA, suco de, envasado | 2 | 35 | 20 | 0,350 | 23,8 |
| TAPERIBÁ-DO-SERTÃO | | | | | 3,8+ |
| TAPIOCA, bolo de | 33 | 30 | 50 | 1,500 | 11,0 |
| TAPIOCA, cuscus de | 0 | 0 | 0 | 0,100 | 0 |
| TARANTELA, pimentão em conserva, o pimentão | | | | | 0+ |
| TARANTELA, pimentão em conserva, o líquido conservador | | | | | 73,6+ |
| TARTARUGA, carne crua | 5 | 250 | 500 | 2,600 | 0 |
| TATU, carne crua | 0 | 100 | 400 | 6,000 | 0 |
| TESTÍCULOS de boi, crus | 5 | 380 | 100 | 2,500 | 0 |
| TINCA (peixe) cru | 32 | 150 | 100 | 3,200 | 0 |
| TINTUREIRA (peixe) crua | 0 | 20 | 40 | 4,400 | 0 |
| TIRA-VIRA (peixe) cru | 32 | 150 | 100 | 3,200 | 0 |
| TOMATE verde cru | 10 | 51 | 39 | 0,512 | 18,0+ |
| TOMATE pouco maduro cru | 25 | 56 | 43 | 0,640 | 38,0+ |
| TOMATE maduro cru | 60 | 80 | 113 | 0,450 | 34,3+ |
| TOMATE amarelo cru | | | | | 25,0 |
| TOMATE amarelo cozido | | | | | 20,0 |
| TOMATE em conserva, caseiro | | | | | 20,0 |
| TOMATE em conserva, comercial, fruto . | | | 43 | | 7,8 |
| TOMATE em conserva, comercial, água de conservar | | | 37 | | 1,3 |
| TOMATE, suco de, caseiro | 80 | 57 | 24 | 0,770 | 27,2 |
| TOMATE, suco de, comercial, americano | 85 | 49 | 28 | 0,750 | 16,1+ |
| TOMATE, suco de, comercial, nacional | 80 | 50 | 30 | 0,800 | 16,0+ |
| TOMATE, extrato de | 160 | 90 | 50 | 1,400 | 6,6+ |
| TOMATE, sopa de, enlatada | 13 | 20 | 20 | 0,300 | 1,0 |
| TOMATE, sopa de, concentrada, enlatada | 25 | 60 | 60 | 0,900 | 3,0 |
| TOMATE, flocos de | 1 | 20 | 20 | 0,100 | 1,0 |
| TOMATE, purê de, enlatado | 3 | 50 | 60 | 0,500 | 4,0 |
| TOMATE-CEREJA cru | 110 | 130 | 80 | 0,800 | 36,0 |
| TOMATE-SILVESTRE cru | | | | | 39,6+ |
| TOMATE-JAPONÊS cru | | | | | 4,0 |
| TORANJA, fruto | 5 | 50 | 20 | 0,300 | 43,0+ |
| TORANJA, suco de | 0 | 20 | 10 | 0,100 | 43,0+ |
| TORRADAS | 0 | 50 | 50 | 0,800 | 0+ |
| TORRESMO | 0 | 130 | 2.250 | 1,800 | 0+ |
| TORTA de abóbora (PIE) | 4 | 30 | 20 | 0,500 | 1,0 |
| TORTA de cereja (PIE) | 6 | 30 | 30 | 0,600 | 1,0 |
| TORTA de maçã (PIE) | 1 | 30 | 20 | 0,500 | 1,0 |
| TORTA de morango (PIE) | 6 | 30 | 30 | 0,600 | 1,0 |
| TOUCINHO fresco | 0 | 220 | 50 | 1,200 | 0 |
| TOUCINHO defumado, semi-gordo | 0 | 330 | 90 | 2,300 | 0 |
| TRACAJÁ, carne crua | 5 | 250 | 500 | 2,600 | |

| SUBSTÂNCIA ALIMENTAR (Composição centesimal) | Retinol mcg | Tiamina mcg | Riboflavina mcg | Niacina mg | Ácido Ascórbico mg |
|---|---|---|---|---|---|
| TRACAJÁ, carne-seca | 16 | 810 | 1,620 | 8,400 | 0 |
| TRAÍRA (peixe) crua | 32 | 10 | 30 | 1,200 | 0 |
| TRALHOTO (peixe) cru | 40 | 30 | 70 | 2,600 | 0 |
| TREMOÇO amarelo cru | | 236+ | 361+ | 1.490+ | 8,5+ |
| TREMOÇO amarelo cozido | | 71+ | 222+ | 0,532+ | 2,5+ |
| TRILHA (peixe) crua | 32 | 150 | 100 | 3,200 | 0 |
| TRIGO mole, grão integral cru | 0 | 462+ | 256+ | 4,300+ | 0+ |
| TRIGO mole, grão integral cozido | 0 | 156+ | 118+ | 1,635+ | 0+ |
| TRICO-FRONTANA, grão integral | 0 | 510+ | 265+ | 4,071+ | 0+ |
| TRIGO, flocos de | 0 | 450 | 230 | 4,230 | 0 |
| TRIGO, bolo de | 127 | 160 | 190 | 1,500 | 0 |
| TRIGO, gérmen de | 20 | 810 | 760 | 8,900 | 3,0 |
| TRIGO laminado dessecado | 0 | 450 | 230 | 4,230 | 0 |
| TRICÔ laminado cozido | 0 | 150 | 95 | 1,610 | 0 |
| TRIGO, farinha de, integral | 0 | 660 | 150 | 4,000 | 0 |
| TRIGO, farinha de, 75% extração | 0 | 82 | 80 | 1,026 | 0 |
| TRICÔ, farinha de, 80% extração | 0 | 102 | 105 | 1,100 | 0 |
| TRIGO, farinha para bolos | 0 | 25 | 15 | 0,200 | 0 |
| TRICÔ duro, farinha de | 0 | 120 | 70 | 1,400 | 0 |
| TRIPAS cruas | 23 | 10 | 90 | 0,600 | 0 |
| TRUTA (peixe) crua | 22 | 50 | 40 | 2,800 | 0 |
| TUCUM, fruto | 23 | 140 | 90 | 1,000 | 28,0 |
| TUCUMÂ, fruto | 5.170 | 60 | 70 | 0,500 | 4,0 |
| TUTIRIBÁ | 545 | 120 | 180 | 0,400 | 33,0 |
| UBARANA (peixe) crua | 20 | 90 | 50 | 4,000 | 0 |
| ÚBERE de vaca cru | 0 | 90 | 180 | 1,300 | 0 |
| UCHI | 66 | 130 | 100 | 0,300 | 33,0 |
| UMBU, raiz | | 30 | 0 | | 13,2+ |
| UMBU, fruto verde | | | | | 31,6+ |
| UMBU, fruto maduro | 30 | 40 | 40 | 0,500 | 13,5+ |
| UMBU, fruto passado | | | | | 11,3+ |
| UMBU-CÁJÁ, fruto | | | | | 25,0+ |
| URUCU ou ROCU, polpa fresca | 15 | 20 | 50 | 0,300 | 2,0 |
| URUCU ou ROCU, polpa dessecada | 61 | 90 | 182 | 1,700 | 7,0 |
| URUCU ou ROCU, grão macerado | | | 182 | | |
| UVA branca fresca | 5 | 60 | 60 | 0,560 | 4,6+ |
| UVA preta fresca | | | | | 0 |
| UVA preta, suco de, envasado | 0 | 3 | | | 0 |
| UVA roxa fresca | | | | | 1,0+ |
| UVA-SILVESTRE, fruto | | | 26 | | 0,4 |
| UVA-BACA-DA-PRAIA, fruto | 0 | 30 | 30 | 0,600 | 17,0 |
| UVAIA ou UVALHA, fruto | 30 | 40 | 40 | 0,500 | 200,4+ |
| VAGEM crua | 125 | 215 | 200 | 0,540 | 23,3+ |
| VAGEM cozida, vegetal | | | | | 9,4+ |
| VACEM cozida, água de cozimento | | | | | 1,3+ |
| VAGEM em conserva, vegetal | 29 | 30 | 40 | 0,300 | 10,6+ |
| VAGEM em conserva, líquido de conserva | | | | | 5,8+ |

| SUBSTÂNCIA ALIMENTAR (Composição centesimal) | Retinol mcg | Tiamina mcg | Riboflavina mcg | Niacina | Ácido Ascórbico mg |
|---|---|---|---|---|---|
| VAGEM-CORDA ou METRO crua | 50 | 48 | 67 | 0,360 | 6,0+ |
| VATAPÁ | 463 | 50 | 40 | 1,600 | 1,0+ |
| VEGETAIS, miscelânea em conserva, vegetais | 358 | 50 | 40 | 0,500 | 9,7+ |
| VEGETAIS, miscelânea, em conserva, líquido de conservar | | | | | 9,0+ |
| VEADO, carne crua | 0 | 230 | 480 | 6,300 | 0 |
| VEADO, carne salgada | 0 | 90 | 340 | 10,000 | 0 |
| VERMELHO (peixe) cru | 32 | 60 | 110 | 4,700 | 0 |
| VIEIRA (molusco) cru | 3 | 70 | 80 | 1.700 | 0 |
| VINAGRE | 0 | 0 | 0 | 0 | 0 |
| VINAGREIRA ou CARURU AZEDO | 689 | 170 | 450 | 1,200 | 54,0 |
| VINHO de uva | 0 | 10 | 10 | 0,100 | 0 |
| VINHO de jenipapo | 0 | 10 | 10 | 0,100 | 0 |
| VINHO de maçã | 0 | 10 | 10 | 0,100 | 0 |
| VINHO-MOSCÁTEL | 0 | 10 | 20 | 0,200 | 0 |
| VIOLA (peixe) crua | 210 | 40 | 80 | 1,000 | 0 |
| VÍSCERAS salgadas (média) | 0 | 150 | 3.220 | 15,900 | 0 |
| VITAMINA de frutas com leite | 30 | 30 | 130 | 0,400 | 4,0 |
| VITAMINA de frutas sem leite | 14 | 30 | 40 | 0,200 | 16,0 |
| VOADOR (peixe) cru | 5 | 20 | 80 | 4,000 | 0 |
| XAROPE de milho | 0 | 0 | 0 | 0 | 0 |
| XERELETE (peixe) cru | 32 | 120 | 140 | 6,800 | 0 |
| XIXARRO (peixe) cru | 15 | 160 | 140 | 6,500 | 0 |
| WAFFLES | 3 | 60 | 20 | 0,600 | 0 |
| WHISKY | 0 | 0 | 0 | 0 | 0 |
| YOGURT | 0 | 30 | 150 | 0,100 | 0 |

## Tabela 2

## Composição Química dos Alimentos e Valor Energético

*Calorias*
*Glicídios*
*Proteínas*
*Lipídios*
*Cálcio*
*Fósforo*
*Ferro*

OBS.: Nesta tabela encontram-se incluídos os chamados "princípios imediatos", e os minerais como: o cálcio, o ferro, e o fósforo. As quantidades foram omitidas porque todas substâncias encontram-se expressas em 100g.

## Tabela 2

### Composição Química dos Alimentos e Valor Energético

| SUBSTANCIA ALIMENTAR 100 gramas | Calorias | Glicídios g | Proteínas g | Lipídios g | Cálcio mg | Fósforo mg | Ferro mg |
|---|---|---|---|---|---|---|---|
| ABACATE comum | 162,0 | 6,40 | 1,80 | 16,00 | 13 | 47 | 0,70 |
| ABACATE GUATEMALA | 167,5 | 4,40 | 1,70 | 15,80 | 10 | 42 | 1,00 |
| ABACATE ROXO | 96,0 | 2,86 | 1,38 | 8,80 | 14 | 34 | 0,63 |
| ABACAXI | 52,0 | 13,70 | 0,40 | 0,20 | 18 | 8 | 0,50 |
| ABACAXI em calda | 122,4 | 29,77 | 0,44 | 0,18 | 27 | 11 | 0,75 |
| ABACAXI, conserva ou envasado | 60,1 | 14,90 | 0,40 | 0,04 | 20 | 0,8 | 0,70 |
| ABACAXI, doce em pasta | 393,8 | 72,10 | 0,80 | 0,20 | 31 | 12 | 0,83 |
| ABACAXI, geléia de | 318,4 | 78,83 | 0,40 | 0,17 | 19 | 10 | 0,78 |
| ABACAXI, suco de | 54,0 | 13,00 | 0,30 | 0,10 | 16 | 13 | 0,40 |
| ABIU | 95,0 | 22,00 | 0,40 | 0,20 | 13 | 12 | 0,40 |
| ABÓBORA | 40,0 | 9,80 | 1,20 | 0,30 | 12 | 27 | 0,70 |
| ABÓBORA, brotos de | 17,5 | 1,39 | 2,80 | 0,90 | 149 | 60 | 5,85 |
| ABÓBORA cheirosa ou melão | 27,3 | 5,78 | 1,00 | 0,30 | 37 | 17 | 1,64 |
| ABÓBORA chila | 15,5 | 2,38 | 1,12 | 1,17 | 12 | 32 | 0,75 |
| ABÓBORA D'ÁGUA | 29,5 | 4,55 | 2,30 | 0,14 | 20 | 15 | 0,35 |
| ABÓBORA DOCE | 50,0 | 12,20 | 1,20 | 0,30 | 18 | 141 | 2,27 |
| ABÓBORA, flores de | 18,3 | 2,66 | 1,43 | 0,22. | 29 | 167 | 5,50 |
| ABÓBORA, folhas de, ou Cambuquira | 35,4 | 4,40 | 4,00 | 0,20 | 447 | 136 | 0,80 |
| ABÓBORA MENINA | 21,9 | 3,48 | 1,86 | 0,06 | 50 | 8 | 3,48 |
| ABÓBORA MORANGA | 18,8 | 2,70 | 1,87 | 0,06 | 31 | 19 | 1,77 |
| ABÓBORA, sementes de | 573,4 | 7,45 | 36,90 | 44,00 | 31 | 1.122 | 9,17 |
| ABÓBORA, (pie) torta de | 206,4 | 25,80 | 4,20 | 9,60 | 54 | 81 | 0,80 |
| ABOBRINHA verde com casca | 27,8 | 5,50 | 1,00 | 0,20 | 19 | 32 | 0,60 |
| ABOBRINHA verde sem casca | 29,8 | 6,00 | 1,00 | 0,20 | 15 | 30 | 0,56 |
| ABRICÓ | 47,0 | 12,10 | 0,60 | 0,20 | 13 | 12 | 0,40 |
| ABRICÓ-DO-PARÁ | 22,1 | 3,92 | 0,49 | 0,50 | 19 | 14 | 2,54 |
| ACARÁ (peixe) cru | 101,0 | 0 | 19,70 | 1,90 | 112 | 344 | 3,20 |
| ACARÁ salgado | 334,0 | 0 | 54,3 | 11,3 | 2.406 | 17.66 | 10,40 |
| ACARAJÉ | 278,0 | 23,30 | 13,10 | 15,60 | 51 | 224 | 3,70 |
| ACARI (peixe) cru | 98,0 | 0 | 18,20 | 2,20 | 34 | 116 | 0,20 |
| ACARI salgado | 203,0 | 0 | 45,10 | 1,20 | 140 | 346 | 6,40 |
| AÇAFRÃO | 167,0 | 12,00 | 5,00 | 11,0 | | | |
| AÇAFRÃO em pó | 337,0 | 72,10 | 6,30 | 5,10 | 250 | 116 | 5,60 |
| AÇAFROEIRA | 49,0 | 9,63 | 2,60 | 0,02 | 51 | 111 | 12,2 |
| AÇAÍ | 247,0 | 36,60 | 3,80 | 12,20 | 118 | 0,5 | 11,8 |
| AÇAÍ, suco de | 182,4 | 30,00 | 2,10 | 6,00 | 110 | 46 | 9,30 |
| ACELGA, folhas | 28,6 | 4,30 | 2,40 | 0,20 | 112 | 40 | 2,90 |
| ACELGA, folhas e talos | 19,3 | 2,26 | 2,58 | 0,10 | 94 | 40 | 3,55 |
| ACELGA, talos | 12,5 | 2,10 | 0,80 | 0,10 | 31 | 14 | 0,60 |
| AÇÚCAR CANDE | 391,0 | 97,75 | 0 | 0 | 0 | 0 | 0 |
| AÇÚCAR mascavo | 356,0 | 90,60 | 0,40 | 0,50 | 51 | 44 | 4,20 |
| AÇÚCAR refinado | 398,0 | 99,50 | 0 | 0 | 0 | 0 | 0 |
| AÇÚCAR granulado | 398,0 | 99,50 | 0 | 0 | 0 | 0 | 0 |
| ADLAI descorticado | 368,0 | 66,32 | 12,60 | 5,92 | 0 | 0 | 1,60 |
| ADLAI integral | 379,4 | 69,70 | 11,27 | 6,65 | 114 | 133 | 5,00 |
| AGRIÃO | 23,0 | 3,30 | 1,70 | 0,30 | 168 | 41 | 2,60 |
| AGUAPÉ | 5,4 | 0 | 0,95 | 0,19 | 63 | 37 | 18,47 |
| AGUARDENTE | 231,0 | 0 | 0 | 0 | 0 | 0 | 0 |
| AGULHA (peixe) cru | 94,0 | 0 | 18,60 | 1,60 | 121 | 140 | 1,20 |
| AGULHÃO-DE-VELA (peixe) cru | 129,0 | 0 | 23,4 | 3,20 | 9 | 190 | 0,80 |

| SUBSTANCIA ALIMENTAR 100 gramas | Calorias | Glicídios g | Proteínas g | Lipídios g | Cálcio mg | Fósforo mg | Ferro mg |
|---|---|---|---|---|---|---|---|
| AIPIM ou MANDIOCA | 142,0 | 33,0 | 2,00 | 0,20 | 43 | 140 | 0,50 |
| AIPIM, folhas de | 91,0 | 18,30 | 7,00 | 1,00 | 303 | 119 | 7,60 |
| AIPIM cozido | 119,0 | 28,9 | 0,60 | 0,20 | 35 | 37 | 0,90 |
| AIPIM frito | 352,0 | 55,20 | 1,20 | 14,50 | 54 | 70 | 1,70 |
| AIPIM, pão de | 298,0 | 57,90 | 8,70 | 3,00 | 19 | 141 | 1,10 |
| AIPO, folhas | 21,6 | 4,30 | 1,10 | 0 | 50 | 40 | 0,50 |
| AIPO inteiro | 21,2 | 3,30 | 1,10 | 0 | 72 | 46 | 0,70 |
| AIPO, talos | 20,0 | 4,30 | 0,70 | 0,10 | 70 | 33 | 0,60 |
| ALBACORA (peixe) | 104,2 | 0 | 21,37 | 2,09 | 19 | 180 | 0,90 |
| ALCACHOFRA, coração | 16,7 | 3,22 | 0,92 | 0,02 | | | |
| ALCACHOFRA inteira | 79,0 | 16,70 | 2,60 | 0,20 | 39 | 87 | 1,00 |
| ALCACHOFRA-DE-JERUSALÉM | 76,2 | 15,50 | 3,10 | 0,20 | 22 | 99 | 3,40 |
| ALCAPARRA | 35,2 | 4,85 | 2,70 | 0,56 | 122 | 62 | 3,97 |
| ALFACE | 16,0 | 2,30 | 1,20 | 0,20 | 38 | 42 | 1,10 |
| ALFACE FRANCESA | 15,8 | 1,60 | 1,90 | 0,20 | 67 | 36 | 2,30 |
| ALFACE ROMANA | 14,50 | 2,30 | 1,10 | 0,10 | 30 | 30 | 1,00 |
| ALFAFA | 38,0 | 2,00 | 6,60 | 0,40 | 525 | 155 | 3,89 |
| ALFAFA de sementes espinhosas | 50,0 | 6,67 | 3,52 | 1,03 | | | |
| ALFARROBEIRA | 327,0 | 75,57 | 5,46 | 0,42 | | | |
| ALFAVACA em pó | 305,0 | 45,00 | 20,0 | 5,00 | | | |
| ALCAROBA, vagem | 176,9 | 34,31 | 4,50 | 2,37 | 140 | 57 | 0,10 |
| ALCAROBA, vagem e semente | 168,6 | 30,52 | 6,75 | 2,17 | | | |
| ALCAROBA, farinha de | 199,2 | 42,00 | 6,00 | 0,80 | 76 | 48 | 0,09 |
| ALGAS MARINHAS (média) | 96,0 | 0 | 20,0 | 4,00 | | | |
| ALHO | 134,0 | 29,30 | 5,30 | 0,20 | 38 | 134 | 1,04 |
| ALHO em pó | 337,5 | 67,00 | 14,00 | 1,50 | 98 | 198 | 1,67 |
| ALHO, folha | 44,0 | 9,50 | 2,60 | 0,50 | 58 | 46 | 0,60 |
| ALHO PORRO | 43,2 | 7,50 | 2,40 | 0,40 | 60 | 50 | 1,00 |
| ALIMENTOS INFANTIS "Nestlé" "bebé", preparados: | | | | | | | |
| 1 – Carnes | | | | | | | |
| Carne com arroz e cenoura | 49,23 | 5,23 | 3,69 | 1,46 | | | |
| Carne com arroz e legumes | 44,61 | 5,30 | 4,07 | 0,76 | | | |
| Carne com batata e cenoura | 48,46 | 6,07 | 4,46 | 0,69 | | | |
| Carne com creme de legumes | 50,76 | 7,46 | 3,38 | 0,76 | | | |
| Carne com legumes | 51,53 | 8,00 | 3,46 | 0,61 | | | |
| Carne com legumes e cereais | 61,53 | 8,92 | 3,69 | 1,30 | | | |
| Fígado com legumes | 60,00 | 9,61 | 3,61 | 0,76 | | | |
| Frango com arroz e legumes | 60,76 | 6,00 | 4,30 | 2,07 | | | |
| Frango com creme de legumes | 56,92 | 3,61 | 6,23 | 1,92 | | | |
| Frango com legumes e cereais | 64,61 | 7,38 | 3,69 | 2,30 | | | |
| Galinha com arroz e cenoura | 64,61 | 4,00 | 5,92 | 2,76 | | | |
| Galinha com batata e cenoura | 64,61 | 5,69 | 4,23 | 2,76 | | | |
| Galinha com creme de batata | 66,92 | 7,07 | 4,38 | 2,30 | | | |
| Galinha com legumes | 70,00 | 7,61 | 5,61 | 1,92 | | | |
| Sopas infantis com carne | 87,00 | 6,00 | 7,40 | 3,70 | 13 | 84 | 1,20 |

| SUBSTANCIA ALIMENTAR 100 gramas | Calorias | Glicídios g | Proteínas g | Lipídios g | Cálcio mg | Fósforo mg | Ferro mg |
|---|---|---|---|---|---|---|---|
| 2 - Legumes | | | | | | | |
| Abóbora | 36,92 | 7,76 | 1,30 | 0,07 | | | |
| Cenoura | 27,69 | 6,23 | 0,61 | 0,07 | | | |
| Cenoura e batata | 35,4 | 7,46 | 1,38 | 0 | | | |
| Espinafre e batata | 40,8 | 6,07 | 1,23 | 0,92 | | | |
| Legumes variados | 35,3 | 7,76 | 1,00 | 0 | | | |
| Lentilhas com arroz e legumes | 36,1 | 7,30 | 1,61 | 0,07 | | | |
| 3 – Sobremesas | | | | | | | |
| Ameixa | 91,5 | 22,38 | 0,61 | 0 | | | |
| Cenoura e laranja | 96,1 | 23,61 | 0,61 | 0 | | | |
| Creme de milho verde | 80,76 | 18,30 | 0,61 | 0 | | | |
| Damasco | 91,5 | 22,53 | 0,30 | 0 | | | |
| Frutas sortidas | 111,8 | 27,53 | 0,76 | 0 | | | |
| Maçã | 64,6 | 15,38 | 0,61 | 0 | | | |
| Maçã com cereais | 79,2 | 19,30 | 0,38 | 0,69 | | | |
| Maçã e laranja | 95,4 | 23,15 | 0,61 | 0 | | | |
| Mamão | 86,1 | 20,91 | 0,61 | 0 | | | |
| Pêra | 90,0 | 24,61 | 0,30 | 0 | | | |
| Pêssego | 90,0 | 22,0 | 0,61 | 0 | | | |
| Pudim de laranja | 110,0 | 24,92 | 1,07 | 0,69 | | | |
| ALIMENTOS INFANTIS | | | | | | | |
| "Nestlé", cereais preparados | | | | | | | |
| Arroz | 367,0 | 82,50 | 8,0 | 0,50 | 690 | 570 | 15,60 |
| Aveia | 410,0 | 71,50 | 13,00 | 8,00 | 690 | 570 | 15,60 |
| Centeio | 373,0 | 76,50 | 12,70 | 1,80 | 690 | 570 | 15,60 |
| Cevada | 380,0 | 83,50 | 8,00 | 1,50 | 690 | 570 | |
| ALIMENTOS INFANTIS | | | | | | | |
| "Nestlé" – junior preparados | | | | | | | |
| 1 – Carnes | | | | | | | |
| Carne com legumes | 38,1 | 5,09 | 3,81 | 0,27 | | | |
| Fígado com legumes | 51,3 | 6,91 | 4,36 | 0,68 | | | |
| Galinha com arroz | 62,7 | 6,18 | 3,09 | 2,86 | | | |
| Galinha com legumes | 60,9 | 5,27 | 4,36 | 250 | | | |
| 2 – Legumes | | | | | | | |
| Cenoura e arroz | 33,6 | 5,40 | 1,31 | 0,77 | | | |
| Legumes variados | 30,0 | 6,18 | 1,31 | 0 | | | |
| 3 – Sobremesas | | | | | | | |
| Frutas sortidas | 102,7 | 24,40 | 1,31 | 0 | | | |
| Goiaba | 93,6 | 22,90 | 0,59 | 0 | | | |
| Pudim de arroz | 172,0 | 34,30 | 2,90 | 2,60 | | | |

| SUBSTANCIA ALIMENTAR 100 gramas | Calorias | Glicídios g | Proteínas g | Lipídios g | Cálcio mg | Fósforo mg | Ferro mg |
|---|---|---|---|---|---|---|---|
| ALMECECA | 46,0 | 9,70 | 1,60 | 0,10 | | | |
| ALMEIRÃO | 20 0 | 4,10 | 1,7 | 0,20 | 70 | 23 | 1,70 |
| ALPISTE | 235,2 | 37,30 | 16,67 | 3,52 | | | |
| AMARANTO | 22,0 | 3,03 | 1,67 | 0,36 | 58 | 93 | 1,03 |
| AMEIXA amarela | 89,0 | 20,10 | 1,00 | 0,50 | 24 | 16 | 0.41 |
| AMEIXA branca | 63,0 | 15,00 | 0,70 | 0,10 | 24 | 16 | 0,41 |
| AMEIXA-DA-PÉRSIA | 56,3 | 13,00 | 0,62 | 0,20 | 12 | 14 | 0,42 |
| AMEIXA-DE-MADAGASCAR | 57,9 | 11,28 | 2,22 | 0,44 | 28 | 24 | 3,10 |
| AMEIXA-DE-PORTO NATAL | 59,5 | 12,00 | 0,56 | 1,03 | | | |
| AMEIXA em calda | 117,5 | 28,42 | 0,43 | 0,24 | 12 | 39 | 1,36 |
| AMEIXA envasada | 93,3 | 22,58 | 0,45 | 0,14 | 8 | 13 | 1,00 |
| AMEIXA, passa de | 292,0 | 69,40 | 2,30 | 0,60 | 31 | 64 | 3,25 |
| AMEIXA RAINHA CLÁUDIA | 58,6 | 13,60 | 0,60 | 0,20 | | | |
| AMEIXA seca | 187,0 | 43,15 | 2,37 | 0,44 | 62 | 93 | 3,50 |
| AMEIXA, suco de, envasado | 78,8 | 19,30 | 0,40 | 0 | 25 | 40 | 1,80 |
| AMEIXA preta | 43,0 | 10,10 | 0.40 | 0,10 | 20 | 27 | 0,56 |
| AMEIXA vermelha | 54,0 | 13,50 | 0 | 0 | 11 | 16 | 0,36 |
| AMEIXA, purê de | 172,0 | 45,10 | 0,60 | 0,20 | 19 | 30 | 1,50 |
| AMEIXA-DO-PARÁ | 43,0 | 9,50 | 1,40 | 0,50 | 45 | 20 | 1,50 |
| AMÊNDOA | 640,0 | 19,60 | 18,60 | 54,10 | 254 | 457 | 4,40 |
| AMÊNDOA DOCE | 617,0 | 14,00 | 21,00 | 53,00 | | | |
| AMÊNDOA TROPICAL, amêndoa | 625,0 | 3,85 | 27,25 | 54,60 | 497 | 957 | 2,40 |
| AMÊNDOA TROPICAL, polpa | | | 4,40 | 0,40 | 87 | 24 | 6,95 |
| AMENDOIM amarelo cru | 576,9 | 6,01 | 28,10 | 48,54 | 61 | 365 | 2,04 |
| AMENDOIM preto cru | 569,1 | 4,70 | 28,55 | 48,46 | | | |
| AMENDOIM roxo cru | 579,7 | 5,94 | 29,31 | 48,75 | | | |
| AMENDOIM cozido | 235,0 | 26,30 | 16,80 | 8,30 | 45 | 260 | 5,10 |
| AMENDOIM, torrado com sal | 595,0 | 21,70 | 23,20 | 50,90 | 42 | 354 | 1,60 |
| AMENDOIM caramelizado | 446,0 | 73,80 | 8,10 | 15,70 | 17 | 143 | 1,30 |
| AMENDOIM, creme de | 585,0 | 22,20 | 24,90 | 48,80 | 66 | 380 | 2,40 |
| AMENDOIM, farinha de | 371,0 | 31,50 | 47,90 | 9,70 | 104 | 720 | 3,50 |
| AMIDO de arroz | 351,8 | 87,00 | 0,50 | 0,20 | 0 | 0 | 0 |
| AMIDO DE MILHO | 344,2 | 85,00 | 0,60 | 0,20 | 8 | 16 | 0 |
| AMORA (média), branca, preta e vermelha | 61,0 | 12,60 | 1,20 | 0,60 | 36 | 48 | 1,57 |
| AMORA SILVESTRE | 56,2 | 9,00 | 1,56 | 1,56 | 40 | 39 | 2,99 |
| AMORA, doce em pasta | 267,0 | 65,13 | 1,19 | 0,20 | 37 | 29 | 7,14 |
| AMORA em calda | 82,3 | 19,00 | 0,70 | 0 | 15 | 30 | 0,70 |
| AMORA, geléia de | 233,4 | 57,41 | 0,55 | 0,18 | | | |
| AMORA envasada | 59,9 | 12,40 | 1,00 | 0,70 | | | |
| AMORA envasada açucarada | 248,0 | 56,40 | 0,80 | 2,10 | | | |
| ANANÁS | 56,5 | 13,50 | 0,40 | 0,10 | 21 | 10 | 0,40 |
| ANÇARINHA | 39,9 | 2,12 | 0 | 3,50 | 160 | 42 | 13,80 |
| ANGUÍLULA (peixe) | 300,0 | 0 | 12,00 | 28,00 | 12 | 172 | 9,80 |
| ARAÇÁ | 37,8 | 8,00 | 1,00 | 0,20 | 14 | 30 | 1,05 |
| ARARUTA, farinha de | 344,0 | 84,40 | 1,40 | 0 | 19 | 54 | 3,40 |
| ARARUTA, fécula de | 342,0 | 84,50 | 0,40 | 0 | 7 | 22 | 1,20 |
| ARARUTA, polvilho | 333,1 | 81,41 | 0,88 | 0 | 7 | 27 | 1,95 |
| ARARUTA, tubérculo | 97,4 | 21,74 | 1,50 | 0,50 | | | |

| SUBSTANCIA ALIMENTAR 100 gramas | Calorias | Glicídios g | Proteínas g | Lipídios g | Cálcio mg | Fósforo mg | Ferro mg |
|---|---|---|---|---|---|---|---|
| ARATICUM | 52,0 | 10,30 | 0,40 | 1,60 | 52 | 24 | 2,30 |
| ARATICUM DO BREJO, fruto | 42,1 | 6,53 | 0,36 | 1.62 | 52 | 24 | 2,27 |
| ARENQUE cru (peixe) | 136,0 | 0 | 19,00 | 6,70 | 101 | 272 | 1,05 |
| ARENQUE em filé, cru | 230,0 | 0 | 16,70 | 18,10 | 272 | 1,05 | |
| ARENQUE curtido | 218,0 | 0 | 20,40 | 15,10 | 123 | 355 | 2,20 |
| ARENQUE defumado | 290,0 | 0 | 36,90 | 15,80 | 40 | 240 | 2,00 |
| ARENQUE salgado | 180,0 | 0 | 19,60 | 11,30 | 65 | 278 | 2,16 |
| ARENQUE envasado, simples | 194,0 | 0 | 20,70 | 12,40 | 26 | 267 | 1,30 |
| ARENQUE ao molho de tomate | 173.1 | 3,70 | 15,80 | 10,50 | 87 | 289 | 2,00 |
| AROBON | 390,0 | 90,50 | 3,50 | 0,50 | 300 | 80 | 7,00 |
| AROBOM em pó | 281,0 | 65,50 | 3,50 | 0,50 | | 80 | |
| ARRAIA ou RAIA (peixe), cru | 90,0 | 0 | 19,20 | 0,90 | 64 | 131 | 1,40 |
| ARROZ AGULHA BRUNIDO | 345,7 | 77,72 | 7,58 | 0,51 | | | |
| ARROZ AGULHA integral | 350,4 | 75,13 | 8,06 | 1,96 | | | |
| ARROZ-BANHADO-de-ICUAPE | 363,4 | 78,75 | 7,26 | 2,16 | | | |
| ARROZ CAROLINA | 350,9 | 76,84 | 7,67 | 1,43 | | | |
| ARROZ-DE-MAIO brunido | 347,5 | 79,30 | 6,80 | 0,35 | | | |
| ARROZ-DE-MAIO integral | 352,5 | 75,64 | 7,78 | 2,10 | | | |
| ARROZ-DO-JAPÃO | 356,0 | 78,20 | 7,64 | 1,40 | | | |
| ARROZ MIÚDO DO PERU, farinha | 364,0 | 71,00 | .4,00 | 11,00 | 94 | 129 | 5,60 |
| ARROZ MIÚDO DO PERU, grão | 365,0 | 68,00 | 12,00 | 5,00 | 112 | 286 | 7,50 |
| ARROZ MOÇAMBIQUE brunido | 346,0 | 77,05 | 8,43 | 0,46 | | | |
| ARROZ MOÇAMBIQUE integral | 355,2 | 75,04 | 9,62 | 1,85 | | | |
| ARROZ pardo | 351,4 | 75,76 | 18,25 | 1,91 | | | |
| ARROZ preto de Pindamonhangaba | 342,6 | 76,90 | 6,60 | 1,35 | | | |
| ARROZ selvagem | 298,0 | 60,47 | 13,06 | 0,46 | 18 | 424 | 3,79 |
| ARROZ, bolo de | 281,0 | 55,60 | 5,80 | 3,60 | 13 | 90 | 1,00 |
| ARROZ, bolinho frito | 238,0 | 38,50 | 6,80 | 6,00 | 24 | 112 | 1,10 |
| ARROZ cozido | 109,7 | 24,40 | 2,80 | 0,10 | 20 | 25 | - |
| ARROZ, farelo de | 374,8 | 42,98 | 14,97 | 16,89 | | | |
| ARROZ, farinha de | 353,0 | 79,70 | 7.20 | 0,60 | 9 | 104 | 130 |
| ARROZ, flocos de | 348,7. | 78,90 | 7,80 | 0,10 | | | |
| ARROZ, gérmen de | 153,0 | 0 | 10,65 | 12,30 | | | |
| ARROZ polido cru | 364,0 | 79,70 | 7,20 | 0,60 | 9 | 104 | 1.3 |
| ARROZ POLIDO cozido | 167,0 | 32,30 | 2,30 | 0,50 | 3 | 54 | 0,80 |
| ARROZ, rizoto, à la grega | 171,0 | 21,70 | 10,90 | 3,90 | 9 | 113 | 1,20 |
| ASPARGO cru | 22,7 | 3,30 | 1,80 | 0,20 | 25 | 39 | 1,00 |
| ASPARGO cozido | 18,0 | 2,90 | 1,90 | 0.10 | 18 | 43 | 0,90 |
| ASPARGO em conserva | 16,0 | 2,40 | 1,90 | 0,10 | 14 | 36 | 0,90 |
| ATUM cru (peixe) | 146,0 | 0 | 24,80 | 5,20 | 19 | 195 | 0,90 |
| ATUM em conserva no azeite | 262,5 | 0 | 24,00 | 18,50 | 8 | 230 | 1,20 |
| ATUM envasado, só atum | 194,0 | 0 | 24,20 | 10,80 | 26 | 276 | 1,30 |
| AVEIA, grão cru | 317,9 | 54,20 | 13,80 | 5,10 | 381 | 392 | 3,80 |
| AVEIA, flocos crus | 328,6 | 65,00 | 14,00 | 1,40 | 53 | 405 | 4,50 |
| AVEIA, flocos cozidos | 61,7 | 11,50 | 2,80 | 0,50 | 11 | 65 | xxx |
| AVEIA de preparo instantâneo | 379,0 | 64,80 | 17,40 | 5,80 | 392 | 405 | 3,80 |
| AVEIA, farinha de, crua | 373,8 | 60,30 | 15,60 | 7,80 | 65 | 380 | 4,12 |
| AVEIA, farinha de, cozida | 69,5 | 11,01 | 1,00 | 1,20 | 10 | 65 | 0,63 |
| AVELÃ | 633,0 | 8,20 | 13,80 | 60,56 | 287 | 354 | 4,10 |

| SUBSTANCIA ALIMENTAR
100 gramas | Calorias | Glicídios
g | Proteínas
g | Lipídios
g | Cálcio
mg | Fósforo
mg | Ferro
mg |
|---|---|---|---|---|---|---|---|
| AZEDINHA | 25,0 | 3,40 | 2,10 | 0,30 | 86 | 40 | 5,20 |
| AZEDINHA crespa | 24,1 | 3 51 | 1,87 | 0,29 | 65 | 43 | 4,83 |
| AZEDINHA-DA-HORTA | 27,7 | 3,44 | 2,42 | 0,48 | 0 | 0 | 0 |
| AZEITE DE DENDÊ, industrializado | 878,0 | 0 | 0 | 99,10 | 7 | 8 | 5,50 |
| AZEITONA madura, conserva | 182,0 | 1,10 | 1,60 | 19,00 | 61 | 17 | 1,03 |
| AZEITONA nacional, preta | 200,0 | 3,50 | 3,40 | 17,09 | | | |
| AZEITONA preta, parte comest. | 249,0 | 4,30 | 1,70 | 25,00 | | | |
| AZEITONA preta, todo fruto | 208,6 | 3,50 | 1,40 | 18,01 | | | |
| AZEITONA verde em conserva | 139,6 | 2,80 | 1,50 | 13,50 | 61 | 17 | 1,03 |
| AZEITONA verde, parte comest. | 300,0 | 11,60 | 1,10 | 27,60 | 122 | 14 | 0,29 |
| AZEITONA verde, todo fruto | 219,0 | 8,50 | 0,80 | 20,20 | | | |
| BABAÇU | 334,3 | 13,30 | 3,90 | 19,50 | 30 | 40 | 1,00 |
| BABEURRE, soro de creme de leite ácido | 31,3 | 3,40 | 3,30 | 0,50 | | | |
| BABEURRE, soro de creme de leite doce | 34,8 | 4,42 | 3,51 | 0,35 | | | |
| BACABA | 212,6 | 6,60 | 3,12 | 19,80 | | | |
| BACALHAU cru | 73,8 | 0 | 18,00 | 0,20 | 15 | 242 | 0,50 |
| BACALHAU cru sem espinhas | 94,3 | 0 | 24,90 | 0,30 | 10 | 96 | 1,30 |
| BACALHAU salgado e prensado | 169,3 | 0 | 38,80 | 1.10 | 14 | 188 | 1,50 |
| BACALHAU salgado, prensado e dessecado | 352,4 | 0 | 81,80 | 2,80 | 50 | 891 | 3 60 |
| BACON com pouca gordura | 445,4 | 0 | 15,50 | 42,60 | 13 | 108 | 0.80 |
| BACON com muita gordura, defumado | 569,6 | 0 | 9,50 | 59,40 | | | |
| BACURI | 125,2 | 25,00 | 1,80 | 2,00 | 20 | 36 | 2,20 |
| BADEJO cru (peixe) | 96,5 | 0 | 17,94 | 2,75 | 181 | 268 | 1,10 |
| BADEJO cozido | 130,9 | 0 | 24,30 | 3,88 | 60 | 212 | 1,45 |
| BAGA-DA-PRAIA | 53,3 | 11,61 | 0,87 | 0,38 | 133 | 19 | 0,94 |
| BAGRE cru (peixe) | 178,2 | 0 | 18,90 | 11,40 | 20 | 200 | 0,60 |
| BAGRE seco ao sol | 311,0 | 0 | 30,80 | 20,00 | 30 | 300 | 2,20 |
| BAIACU (peixe) cru | 92,0 | 0 | 20,20 | 0,70 | 18 | 138 | 0,60 |
| BALEIA carne magra crua | 111,8 | 0 | 23,00 | 2,20 | 10 | 147 | 3,20 |
| BALEIA carne salgada | 160,0 | 0 | 24,40 | 6,20 | 30 | 160 | 5,00 |
| BAMBU, brotos de | 35,4 | 6,10 | 2,30 | 0,20 | 32 | 40 | 0,43 |
| BANANA ainda verde | 122,0 | 28,70 | 1,40 | 0,20 | 8 | 35 | 0,90 |
| BANANA D'ÁGUA crua | 95,0 | 22,00 | 1,30 | 0,20 | 21 | 26 | 1,06 |
| BANANA D'ÁGUA frita | 290,0 | 42,40 | 2,30 | 14,80 | 52 | 59 | 2,90 |
| BANANA-DA-TERRA crua | 105,0 | 26,60 | 2,20 | 0,20 | 25 | 31 | 1.40 |
| BANANA, farinha de | 346,0 | 81,10 | 3.90 | 0,70 | 7 | 28 | 0,41 |
| BANANA-FIGO crua | 90,0 | 23,20 | 1,50 | 0,20 | 6 | 29 | 1,00 |
| BANANA MAÇÃ | 114,0 | 26,44 | 1,44 | 0,25 | 30 | 27 | 0,60 |
| BANANA-MAÇÃ frita | 315,0 | 49,10 | 3,20 | 14,40 | 11 | 42 | 2,20 |
| BANANA OURO | 158,5 | 36,80 | 2,39 | 0,20 | 8 | 28 | 0,60 |
| BANANA PRATA crua | 89,0 | 22,80 | 1.30 | 0,30 | 15 | 26 | 0,20 |
| BANANA PRATA frita | 294,0 | 43,50 | 2,50 | 14,60 | 29 | 50 | 2,30 |
| BANANA S. DOMINGOS | 70,0 | 16,00 | 0,80 | 1.10 | 22 | 15 | 2,50 |
| BANANA S. TOMÉ | 97,0 | 20,80 | 2,58 | 0,29 | 6 | 55 | 1,80 |

| SUBSTANCIA ALIMENTAR 100 gramas | Calorias | Glicídios g | Proteínas g | Lipídios g | Cálcio mg | Fósforo mg | Ferro mg |
|---|---|---|---|---|---|---|---|
| BANANA VINAGRE OU ROXA | 108,2 | 25,30 | 1,30 | 0,20 | 10 | 18 | 1,60 |
| BANANA, amido de | 284,5 | 60,00 | 10,00 | 0,50 | | | |
| BANANADA | 288,2 | 67,73 | 3,16 | 0,50 | | | |
| BANHA de «alinha | 900,0 | 0 | 0,30 | 99,70 | 6 | 7 | 0,40 |
| BANHA de porco industrializada | 900,0 | 0 | 0 | 100,00 | 0 | 0 | — |
| BARBUDO (peixe) | 87,0 | 0 | 19,80 | 0,30 | 177 | 148 | 0,20 |
| BARDANA MAIOR | 82,4 | 18,30 | 2,24 | 0,11 | 64 | 39 | 3,90 |
| BATATA AIPO amarela, cabeça | 100,0 | 24,10 | 0,90 | 0,10 | 28 | 70 | 0,80 |
| BATATA-AIPO amarela, raízes | 100,0 | 24,00 | 1,00 | 0,10 | 26 | 60 | 0,70 |
| BATATA-BARÔA ou MANDIOQUINHA | 125,0 | 29,20 | 1.50 | 0,30 | 45 | 101 | 0,67 |
| BATATA-DOCE amarela crua | 125,5 | 28,31 | 1,31 | 0,78 | 43 | 46 | 2,40 |
| BATATA-DOCE amarela assada | 143,4 | 34,47 | 1,13 | 0,12 | 28 | 42 | 1,38 |
| BATATA-DOCE amarela frita | 368,0 | 60,10 | 2,70 | 14,60 | 45 | 58 | 1,60 |
| BATATA-DOCE branca crua | 89,0 | 20,00 | 1,90 | 0,10 | 34 | 52 | 1,00 |
| BATATA-DOCE branca cozida | 125,1 | 27,90 | 1,80 | 0,70 | 30 | 49 | 0,70 |
| BATATA-DOCE roxa, crua | 94,9 | 21,70 | 1,82 | 0,10 | 40 | 62 | 0,90 |
| BATATA-DOCE, folhas de | 26,0 | 12,46 | 2,46 | 0,66 | 98 | 27 | 3,00 |
| BATATA-DOCE desidratada | 370,0 | 84,50 | 5,00 | 1,00 | 75 | 74 | 2,30 |
| BATATA-DOCE, doce caseiro | 235,0 | 60,10 | 0,60 | 0,10 | 13 | 16 | 0,40 |
| BATATA-DOCE, doce industrializado | 238,0 | 59,00 | 1,10 | 0,40 | 18 | 30 | 0,40 |
| BATATA-INGLESA crua | 78,5 | 17,60 | 1,80 | 0,10 | 9 | 69 | 1,00 |
| BATATA-INGLESA cozida | 85,3 | 19,10 | 2,00 | 0,10 | 11 | 56 | 0,70 |
| BATATA-INGLESA frita | 274,0 | 36,00 | 4.30 | 13,20 | 15 | 89 | 0,80 |
| BATATA-INGLESA, amido | 326,0 | 80,68 | 0,88 | 0,50 | 0 | 0 | 0 |
| BATATA-INGLESA desidratada | 328,7 | 73,00 | 9,00 | 0,10 | 28 | 88 | 4,00 |
| BATATA-INGLESA, farinha | 348,0 | 81,40 | 3,90 | 0,70 | 7 | 49 | 1,30 |
| BATATA-INGLESA, fécula | 332,0 | 82,10 | 0,10 | 0,10 | 10 | 38 | 1,50 |
| BATATA-INGLESA, flocos | 336,4 | 77,00 | 6,80 | 0,30 | | | |
| BATATA-INGLESA, pão de | 277,0 | 58,20 | 8,20 | 0,90 | 25 | 134 | 1,40 |
| BATATA JAPONESA | 84,2 | 17,99 | 2,88 | 0,08 | | | |
| BATIDAS | 252,0 | 17,90 | 0,50 | 0,50 | 17 | 13 | 0 |
| BEIIU | 359,0 | 86,90 | 1,80 | 0,50 | 158 | 111 | 5,80 |
| BEIJUPIRÁ (peixe) | 131,0 | 0 | 26,20 | 2,10 | 8 | 220 | 4,00 |
| BELDROEGA | 20,0 | 2,50 | 1,60 | 0,40 | 140 | 493 | 3,25 |
| BELDROEGA CRANDE | | | 2,62 | 0,56 | 120 | 224 | 5,49 |
| BENINCASA (abóbora branca) | 10,4 | 2,15 | 0,39 | 0,03 | 12 | 25 | 0,60 |
| BERINJELA crua | 19,0 | 3,90 | 1,00 | 0 | 17 | 29 | 0,40 |
| BERINJELA em conserva | 19,0 | 4,10 | 1,00 | 0 | 11 | 21 | 0,60 |
| BERTALHA | 19,0 | 3,50 | 1,60 | 0,30 | 106 | 39 | 1,20 |
| BETERRABA crua | 48,9 | 9,00 | 3,00 | 0,10 | 32 | 40 | 2,50 |
| BETERRABA cozida | 44,1 | 9,80 | 1,00 | 0,10 | 27 | 43 | 1,00 |
| BETERRABA em conserva | 36,1 | 7,90 | 1,50 | 0,10 | 15 | 29 | 0,50 |
| BETERRABA, folhas | 38,0 | 8,10 | 3,20 | 0,40 | 114 | 34 | 3,10 |
| BETERRABA purê | 36,9 | 7,50 | 1,50 | 0,10 | 16 | 34 | 0,97 |
| BESUCO (peixe) | 82,7 | — | 20,00 | 0,30 | 9 | 154 | 1,24 |
| BICUDA (peixe) | 101,0 | - | 20,50 | 1,50 | 52 | 200 | 0,80 |
| BIQUARA (peixe) | 104,0 | - | 19,60 | 2,30 | 36 | 222 | 1,40 |
| BIRU MANSO, amido de | 353,7 | 88,00 | 0,20 | 0,10 | 50 | 15 | 5,00 |
| BISCOITOS doces | 378,8 | 67,26 | 8,96 | 8,22 | 22 | 31 | 0,20 |

| SUBSTANCIA ALIMENTAR 100 gramas | Calorias | Glicídios g | Proteínas g | Lipídios g | Cálcio mg | Fósforo mg | Ferro mg |
|---|---|---|---|---|---|---|---|
| BISCOITOS de glúten a 40% | 290,0 | 26,40 | 4,19 | 1,30 | | | |
| BISCOITOS de glúten puro | 350,0 | 79,50 | 3,40 | 1,00 | | | |
| BISCOITOS de farinha integral | 403,0 | 68,20 | 8,40 | 13,80 | 23 | 190 | 0,30 |
| BISCOITOS de polvilho | 436,0 | 79,60 | 2,70 | 10,20 | 18 | 22 | 0,80 |
| BISCOITO salgado | 435,0 | 69,70 | 9,00 | 13,20 | 49 | 126 | 1,60 |
| BODIÃO (peixe) | 97,0 | 0 | 18,50 | 2,00 | 20 | 100 | 0,70 |
| BOLACHA | 355,2 | 75,00 | 12,00 | 1,60 | | | |
| BOLACHA d'água | 402,9 | 76,30 | 8,90 | 6,90 | | | |
| BOLACHA de "água e sal" | 395,0 | 71,00 | 12,00 | 7,00 | | | |
| BOLACHA de aveia | 427,0 | 75,20 | 9,50 | 9,80 | | | |
| BOLACHA de chocolate | 518,8 | 68,50 | 6,30 | 24,40 | | | |
| BOLACHA de queijo | 472,4 | 70,80 | 13,10 | 15,20 | | | |
| BOLACHA de trigo integral | 384,5 | 82,2 | 10,10 | 1,70 | | | |
| BOLACHINHA salgada | 423,9 | 73,20 | 10,40 | 9,90 | | | |
| BOLO de milho | 290,0 | 54,30 | 5,10 | 6,70 | 32 | 97 | 1,10 |
| BOLO de tapioca | 288,0 | 60,30 | 1,70 | 5,10 | 42 | 37 | 1,40 |
| BOLO de arroz | 281,0 | 55,60 | 5,80 | 3,60 | 13 | 90 | 1,00 |
| BOLO de trigo | 339,0 | 60,60 | 7,20 | 7,50 | 217 | 216 | 1,20 |
| BONITO cru (peixe) | 149,0 | 0 | 22,80 | 5,70 | 20 | 100 | 0,70 |
| BONITO em conserva | 168,0 | 0 | 29,00 | 4,90 | 24 | 250 | 4,00 |
| BONITO salgado | 276,0 | 0 | 51,50 | 6,20 | 13 | 350 | 10,00 |
| BREDO DE ESPINHO | 39,6 | 5,14 | 3,53 | 0,54 | 152 | 85 | 7,80 |
| BREDO VERDADEIRO | 46,0 | 8,00 | 5,50 | 0,30 | 800 | 50 | 2,30 |
| BROA de milho | 257,0 | 50,00 | 5,50 | 3,90 | 6 | 19 | 0,80 |
| BRÓCOLOS, flores cruas | 37,0 | 5,50 | 3,30 | 0,20 | 400 | 70 | 15,00 |
| BRÓCOLOS, flores cozidas | 37,0 | 5,50 | 3,30 | 0,20 | 130 | 76 | 1,30 |
| BRÓCOLOS, folhas | 29,4 | 4,39 | 1,30 | 0,74 | 513 | 59 | 2,60 |
| BROTO de abóbora | 26,0 | 3,40 | 4,20 | 0,40 | 127 | 96 | 5,80 |
| BROTO de bambu | 28,0 | 5,30 | 2,50 | 0,30 | 17 | 47 | 0,90 |
| BROTO de chuchu | 28,0 | 4,70 | 4,40 | 0,40 | 58 | 108 | 2,50 |
| BROTO de feijão | 62,0 | 8,00 | 7,70 | 1,80 | 52 | 58 | 1,10 |
| BUCHA verde | 17,0 | 4,10 | 0,70 | 0,10 | 25 | 39 | 0,50 |
| BUCHO de boi | 99,0 | 0 | 18,00 | 2,50 | 92 | 118 | 1,80 |
| BULCOR | 357,0 | 78,10 | 10,30 | 1,20 | 36 | 300 | 4,70 |
| BURITI, polpa | 114,9 | 2,16 | 2,95 | 10,50 | 158 | 44 | 5,00 |
| BUTIÁ | 60,0 | 11,40 | 1,80 | 1,50 | 23 | 24 | 2,40 |
| BUT1FARRAS (embutido) | 494,0 | 0 | 29,00 | 42,00 | | | |
| BÚZIO (molusco) | 77,0 | 4,80 | 11,00 | 0,90 | 1163 | 118 | 8,60 |
| CABAÇA | 31,0 | 3,50 | 0,60 | 0,20 | 14 | 16 | 0,40 |
| CABELUDA | 75,0 | 18,00 | 1,80 | 0,50 | 18 | 22 | 2,10 |
| CACAU em fava | 562,0 | 1,50 | 21,80 | 52,10 | 120 | 72 | 3,00 |
| CACAU em pasta | 612,0 | 9,50 | 30,00 | 45,00 | | | |
| CACAU em pó | 365,1 | 18,00 | 21,00 | 23,24 | 92 | 455 | 2,70 |
| CACAU em pó desengordurado | 407,0 | 43,00 | 25,00 | 15,00 | | | |
| CAÇÃO cru (peixe) | 99,5 | 0 | 24,32 | 0,17 | 8 | 141 | 2,23 |
| CAÇÃO dessecad | 195,3 | 0 | 46,80 | 0,90 | | | |
| CAFÉ cru, brasileiro | 233,5 | 12,56 | 13,50 | 14,30 | | | |
| CAFÉ em pó | 41,0 | 13,40 | 5,00 | 1,70 | 84 | 84 | 3,30 |

| SUBSTANCIA ALIMENTAR 100 gramas | Calorias | Glicídios g | Proteínas g | Lipídios g | Cálcio mg | Fósforo mg | Ferro mg |
|---|---|---|---|---|---|---|---|
| CAFÉ infusão | 5,3 | 0,80 | 0,30 | 0,10 | 5 | 5 | 0,20 |
| CAFÉ torrado | 191,8 | 2,31 | 13,86 | 14,13 | 0 | 0 | 0 |
| CAFÉ solúvel | 129,0 | 35,00 | 0 | 0 | 179 | 383 | 5,60 |
| CAFÉ, infusão de, com açúcar | 51,0 | 13,40 | 0,90 | 1,00 | 10 | 14 | 0,20 |
| CAIETÉ, amêndoa | 731,3 | 12,45 | 16,25 | 68,50 | | | |
| CAIMITO BRANCO | 55,4 | 10,00 | 0,81 | 1,35 | 33 | 20 | 2,20 |
| CAJÁ-MANCA | 46,0 | 11,60 | 0,80 | 0,20 | 56 | 67 | 0,30 |
| CAJÁ VERMELHO | 88,6 | 19,40 | 2,12 | 0,40 | 57 | 54 | 2,32 |
| CAJU | 36,5 | 8,40 | 0,80 | 0,20 | 50 | 18 | 1,00 |
| CAJU, castanha de, crua | 556,2 | 37,92 | 17,89 | 37,00 | 24 | 580 | 1,80 |
| CAJU, castanha de, torrada | 609,0 | 26,40 | 19,60 | 47,20 | 10 | 575 | 5,60 |
| CAJU, suco de | 52,2 | 10,26 | 2,80 | | | | |
| CALÁBURA polpa | 79,6 | 10,80 | 2,25 | 3,05 | 20 | 105 | 3,04 |
| CALDO de carne | 17,0 | 0,10 | 0,10 | 1,80 | 3 | 13 | 0,45 |
| CALDO de carne, consome concentrado | 17,0 | 0 | 2,00 | 1,00 | 2 | 19 | 0,90 |
| CALDO de carne preparado para servir | 8,5 | 0 | 1,00 | 0,50 | 1 | 10 | 0,45 |
| CALDO de cebola | 27,0 | 2,20 | 2,20 | 1,10 | 12 | 11 | 0,20 |
| CALDO de galinha | 55,7 | 0 | 0,43 | 6,00 | 12 | 12 | 0,34 |
| CALDO de galinha concentrado | 78,0 | 0 | 2,70 | 7,60 | 15 | 15 | 0,87 |
| CAMARÃO cru | 101,0 | 0 | 21,20 | 1,80 | 96 | 170 | 1,40 |
| CAMARÃO cozido | 82,0 | 0,80 | 17,80 | 0,80 | 96 | 191 | 1,40 |
| CAMARÃO cru congelado | 85,7 | 0 | 20,60 | 0,37 | 83 | 200 | 1,28 |
| CAMARÃO em conserva | 134,4 | 0 | 27,30 | 2,80 | 145 | 340 | 1,10 |
| CAMARÃO seco industrial | 231,8 | 0 | 42,20 | 7,00 | 164 | 209 | 1,40 |
| CAMARÃO seco, descascado do Norte | 158,0 | 0 | 32,95 | 2,98 | | | |
| CAMARÃO, farinha de, com amido | 310,2 | 45,00 | 28,02 | 2,02 | | | |
| CAMBOATÁ branca, fruto | 114,3 | 25,73 | 1,87 | 0,44 | 28 | 38 | 5,28 |
| CAMBUCÁ | 66,0 | 15,00 | 1,70 | 0,80 | 21 | 22 | 0,30 |
| CAMURUPIM (peixe) | 102,0 | 0 | 19,60 | 2,00 | 54 | 263 | 0,70 |
| CANA-DE-AÇÚCAR | 63,4 | 15,00 | 0,46 | 0,27 | 21 | 10 | 0,60 |
| CANA, caldo de | 55,2 | 13,70 | 0,10 | 0 | 28 | 38 | 2,30 |
| CANDIRU (peixe) | 93,0 | 0 | 20,00 | 0,80 | 689 | 660 | 1,50 |
| CANELA em casca | - | - | - | - | 1076 | 68 | 8,10 |
| CANHANHA (peixe) | 175,0 | 0 | 20,80 | 9,60 | 20 | 100 | 0,70 |
| CANJICA, milho | 363,3 | 70,00 | 9,80 | 4,90 | 21 | 28 | 3,60 |
| CANJICA ou munguzá, preparação | 100,0 | 19,60 | 2,20 | 1,70 | 31 | 52 | 0,20 |
| CANOPI fruto | 58,4 | 13,47 | 0,93 | 0,20 | 20 | 26 | 3,60 |
| CAPUCHINHATUBEROSA, tubérculo | 58,0 | 13,10 | 1,60 | 0,10 | 7 | 49 | 0,70 |
| CAQUI CHOCOLATE | 74,4 | 17,71 | 0,60 | 0,13 | 7 | 45 | 0,26 |
| CAQUI JAPONÊS | 86,7 | 20,90 | 0,46 | 0,17 | 4 | 42 | 0,41 |
| CAQUI PAULISTA | 62,1 | 14,56 | 0,50 | 0,22 | 6 | 53 | 0,19 |
| CARÁ | 70,2 | 15,80 | 1,30 | 0,20 | 18 | 96 | 0,50 |
| CARÁ barbado | 81,8 | 18,66 | 1,01 | 0,35 | | | |
| CARÁ BRANCO | 50,3 | 10,41 | 2,11 | 0,03 | 18 | 92 | 0,57 |
| CARÁ CARATINCA | 117,7 | 26,42 | 2,97 | 0,02 | | | |
| CARÁ CARATINCA BRAVA | 52,0 | 8,00 | 1,70 | 1,47 | | | |
| CARÁ DA TERRA | 94,9 | 19,92 | 3,44 | 0,17 | 19 | 93 | 2,03 |

| SUBSTANCIA ALIMENTAR<br>100 gramas | Calorias | Glicídios<br>g | Proteínas<br>g | Lipídios<br>g | Cálcio<br>mg | Fósforo<br>mg | Ferro<br>mg |
|---|---|---|---|---|---|---|---|
| CARÁ DE ANGOLA | 102,5 | 24,32 | 1,03 | 0,11 | | | |
| CARÁ, farinha de | 335,0 | 80,00 | 3,40 | 0,40 | 20 | 110 | 1,10 |
| CARÁ, pão de | 273,0 | 62,10 | 5,80 | 1,10 | 30 | 109 | 1,80 |
| CARÁ-CUINÊ | 92,1 | 21,20 | 1,87 | 0,03 | | | |
| CARÁ-INHAME | 113,1 | 27,16 | 1,03 | 0,11 | | | |
| CARÁ-MANDIOCA | 77,4 | 17,71 | 1,09 | 0,25 | | | |
| CARÁ-MIMOSO | 35.9 | 7,94 | 0,82 | 0,10 | | | |
| CARÁ-MOELA | 63,3 | 14,80 | 0,53 | 0,23 | 67 | 54 | 0,80 |
| CARÁ-PÉ-DE-ANTA | 74,0 | 16,4 | 1,98 | 0,04 | | | |
| CARÁ-ROXO | 18,5 | 4,16 | 0 | 0,20 | 40 | 51 | 0,79 |
| CARÁ-SAPATEIRO | 78,3 | 15,31 | 0,53 | 1,66 | 34 | 40 | 2,96 |
| CARAGUATÁ-ACANCA fruto | | | 2,31 | 0 | 122 | 22 | 2,14 |
| CARAM BOLA | 29,0 | 7,50 | 0,50 | 0,10 | 30 | 11 | 2,90 |
| CARAMELO de leite | 401,0 | 87,40 | 3,90 | 4,00 | | | |
| CARANGUEJO fresco | 81,0 | 0,60 | 16,10 | 1,60 | 18 | 191 | 1,30 |
| CARANGUEJO em conserva | 79,5 | 0,70 | 15,80 | 1,50 | 17 | 181 | 0,90 |
| CARAPEBA (peixe) | 91,0 | 0 | 18.6 | 1,30 | 66 | 191 | 0,40 |
| CARDO-ANANÁS, fruto | 60,2 | 13,55 | 1,44 | 0,11 | 5 | 15 | 0,75 |
| CARDO-BRANCO, fruto | 49,7 | 8,25 | 2,00 | 0,97 | 17 | 34 | 2,90 |
| CARDO-DE-OURO, fruto | 68,7 | 14,93 | 1,93 | 0,15 | | | |
| CARDO-ROSA, fruto | 50,2 | 9,47 | 1,25 | 0,82 | 12 | 25 | 1,98 |
| CARDO, folhas e talos crus | 25,0 | 4,40 | 1,40 | 0,20 | 105 | 36 | 2,50 |
| CARDO, folhas e talos cozidos | 24,2 | 4,20 | 1,40 | 0,20 | 98 | 31 | 2,10 |
| CARDO, talos de | 16,0 | 3,10 | 0,50 | 0,10 | 39 | 23 | 0,40 |
| CARDOSA (peixe) crua | 105,0 | 0 | 17,60 | 3,20 | 57 | 143 | 1,30 |
| CARNE de aves, defumada | 241,0 | 0 | 42,70 | 6,40 | 23 | 394 | 2,50 |
| CARNE de aves, frita | 249,0 | 2,90 | 30,70 | 11,80 | 13 | 254 | 2,30 |
| CARNE de baleia crua | 100,0 | 0 | 17,40 | 2,80 | 7 | 147 | 3,20 |
| CARNE de baleia charque | 160,0 | 0 | 24,40 | 6,12 | 30 | 160 | 5,00 |
| CARNE de bezerro | 115,6 | 0 | 19,90 | 4,00 | 12 | 220 | 2,36 |
| CARNE de boi, bisteca de lombo | 271,2 | 0 | 21,90 | 20,40 | 12 | 225 | 2,39 |
| CARNE de boi, costela cozida | 302,0 | 0 | 26,00 | 22,00 | 11 | 117 | 2,29 |
| CARNE de boi, costela crua<br>com gordura | 380,4 | 0 | 15,00 | 35,60 | 10 | 202 | 2,12 |
| CARNE de boi, costela intermediária | 317,4 | 0 | 15,90 | 28,20 | 12 | 216 | 2,30 |
| CARNE de boi, costela crua média | 218,4 | 0 | 18,60 | 16,00 | 11 | 167 | 2,80 |
| CARNE de boi, costela crua<br>sem gordura | 231,7 | 0 | 15,60 | 18,80 | 11 | 220 | 2,28 |
| CARNE de boi, costela gorda | 380,4 | 0 | 15,00 | 35.60 | 9 | 162 | 2,30 |
| CARNE de boi, costela magra | 186,4 | 0 | 19,60 | 12,00 | 12 | 216 | 3,00 |
| CARNE de boi cozida | 207,2 | 0 | 27,50 | 10,81 | 13 | 119 | 3,80 |
| CARNE de boi desidratada | 408,3 | 0 | 74,20 | 12,39 | 18 | 325 | 4,50 |
| CARNE de boi gorda, enlatada | 271,0 | 0 | 25,00 | 19,00 | | | |
| CARNE de boi, magra, enlatada | 133,0 | 0 | 22,00 | 5,00 | | | |
| CARNE de boi fervida | 164,0 | 0 | 33,80 | 3,20 | | | |
| CARNE de boi filé cru | 284,4 | 0 | 16,20 | 24,40 | 12 | 225 | 2,28 |
| CARNE de boi flanco, cozida | 307,0 | 0 | 25,00 | 23,00 | 11 | 117 | 3,00 |
| CARNE de boi flanco crua | 241,6 | 0 | 19,90 | 18,00 | 12 | 186 | 3,00 |
| CARNE de boi fralda | 105,0 | 0 | 22,40 | 1,72 | | | |

| SUBSTANCIA ALIMENTAR 100 gramas | Calorias | Glicídios g | Proteínas g | Lipídios g | Cálcio mg | Fósforo mg | Ferro mg |
|---|---|---|---|---|---|---|---|
| CARNE de boi gorda | 250,3 | 0 | 18,70 | 19,50 | 2 | 188 | 2,73 |
| CARNE de boi lagarto redondo cozido | 117,0 | 0 | 27,00 | 13,00 | 11 | 224 | 3,40 |
| CARNE de boi lagarto redondo cru | 170,0 | 0 | 19,50 | 11,00 | 11 | 180 | 2,90 |
| CARNE de boi magra crua | 111,0 | 0 | 21,00 | 3,00 | 12 | 224 | 3,20 |
| CARNE de boi magra assada | 287,7 | 0 | 25,25 | 20,75 | 9 | 303 | 3,20 |
| CARNE de boi, média gordura | 140,5 | 0 | 20,25 | 6,50 | 7 | 197 | 2,34 |
| CARNE de boi, peito com pouca gordura | 210,9 | 0 | 15,80 | 28,50 | 9 | 202 | 1,58 |
| CARNE de boi, pescoço, magro | 108,9 | 0 | 20,40 | 3,04 | 18 | 205 | 1,63 |
| CARNE de boi, pescoço, com pouca gordura | 210,9 | 0 | 20,10 | 16,10 | 12 | 224 | 2,30 |
| CARNE de pescoço sem gordura | 161,2 | 0 | 21,40 | 8,40 | 12 | 226 | 2,31 |
| CARNE de boi, quarto dianteiro | 185,0 | 0 | 18,90 | 12,90 | 10 | 202 | 2,31 |
| CARNE de boi, quarto traseiro | 200,6 | 0 | 20,00 | 13,40 | 12 | 226 | 2,23 |
| CARNE de boi, rabada | 388,5 | 0 | 16,80 | 35,70 | 10 | 219 | 1.87 |
| CARNE de boi, rosbife | 166,0 | 0 | 28,00 | 6,00 | 16 | 302 | 4,20 |
| CARNE de boi enlatada | 216,0 | 0 | 25.30 | 12,00 | 20 | 106 | 4,30 |
| CARNE de boi, carne-seca, charque, jabá gorda | 429,0 | 0 | 42,00 | 29,00 | | | |
| CARNE de boi, carne-seca, charque, jabá magra | 295,5 | 0 | 48,00 | 11,50 | | | |
| CARNE de boi, carne-seca, charque, jabá média | 248,5 | 0 | 35,00 | 12,06 | | | |
| CARNE de boi, solúvel | 123,4 | 0 | 17,51 | 5,93 | | | |
| CARNE de boi, suco de | 25,0 | 0 | 4,90 | 0,60 | 8 | 131 | 44,4 |
| CARNE de cabrito gorda | 357,0 | 0 | 15,20 | 32,40 | 11 | 129 | 2,00 |
| CARNE de cabrito magra | 179,0 | 0 | 18,00 | 11,30 | 10 | 168 | 2,60 |
| CARNE de cabrito, salgada | 290,0 | 0 | 48,10 | 9,40 | 66 | 416 | 3,70 |
| CARNE de capão | 211,5 | 0 | 27,00 | 11,50 | 24 | 198 | 1,36 |
| CARNE de carneiro magra | 122,0 | 0 | 17,00 | 6,00 | 32 | 234 | 2,15 |
| CARNE de carneiro gorda | 323,5 | 0 | 15,40 | 29,10 | 13 | 173 | 1,00 |
| CARNE de carneiro, costeleta crua | 217,9 | 0 | 17,80 | 16,30 | 23 | 283 | 2,43 |
| CARNE de carneiro, costeleta assada | 358,0 | 0 | 22,00 | 30,00 | 15 | 270 | 3,80 |
| CARNE de carneiro lombo | 361,9 | 0 | 16,00 | 33,10 | 24 | 1% | 3,54 |
| CARNE de carneiro perna magra, crua | 191,0 | 0 | 19,75 | 12,40 | 13 | 215 | 1,60 |
| CARNE de carneiro perna média em gordura | 236,0 | 0 | 18,50 | 18,00 | 11 | 200 | 1,09 |
| CARNE de carneiro muito gorda | 352,8 | 0 | 14,40 | 32,80 | 5 | 160 | 2,20 |
| CARNE de carneiro lombo cru | 278,3 | 0 | 17,60 | 23,10 | 9 | 155 | 2,30 |
| CARNE de cavalo | 122,0 | 3,00 | 22,00 | 2,50 | 10 | 150 | 2,70 |
| CARNE de coelho | 175,0 | 0 | 20,80 | 10,20 | 13 | 199 | 1,90 |
| CARNE de cordeiro chuleta assada | 355,9 | 0 | 21,90 | 29,90 | 12 | 208 | 2,34 |
| CARNE de cordeiro chuleta cozida | 349,3 | 0 | 20,30 | 29,70 | 12 | 203 | 2,30 |
| CARNE de cordeiro, costeleta crua | 351,2 | 0 | 14,90 | 32,40 | 9 | 130 | 2,2 |
| CARNE de cordeiro gorda | 287,4 | 0 | 15,60 | 25,00 | 7 | 190 | 2,50 |
| CARNE de cordeiro magra | 162,7 | 0 | 19,30 | 9,50 | 7 | 180 | 2,20 |
| CARNE de cordeiro semigorda | 247,0 | 0 | 18,10 | 19,40 | 7 | 190 | 2,50 |
| CARNE de cordeiro muito gorda | 352,8 | 0 | 14,40 | 32,80 | 5 | 160 | 2,20 |
| CARNE de cordeiro lombo assado | 336,0 | 0 | 21,00 | 28,00 | 9 | 188 | 2,80 |
| CARNE de cordeiro, pá crua | 305,4 | 0 | 18,30 | 25,80 | 8 | 208 | 2,15 |

| SUBSTANCIA ALIMENTAR 100 gramas | Calorias | Glicídios g | Proteínas g | Lipídios g | Cálcio mg | Fósforo mg | Ferro mg |
|---|---|---|---|---|---|---|---|
| CARNE de cordeiro, peito | 305,4 | 0 | 18,30 | 25,80 | | | |
| CARNE de cordeiro, pernil cru | 250,3 | 0 | 19,60 | 19,10 | | | |
| CARNE de cordeiro, pernil assado | 191,3 | 0 | 19,70 | 12,70 | | | |
| CARNE de faisão | 144,0 | 0 | 24,30 | 5,20 | 49 | 308 | 8,00 |
| CARNE de franga crua | 115,7 | 0 | 20,80 | 3,50 | 13 | 197 | 1,63 |
| CARNE de frango crua | 106,7 | 0 | 19,70 | 3,10 | 200 | 1,90 | |
| CARNE de frango assada | 109,0 | 0 | 18,20 | 5,40 | 8 | 196 | 2,00 |
| CARNE de frango de leite | !20,00 | 5,40 | 19,20 | 9,60 | | | |
| CARNE de frango grelhado inteiro | 105,6 | 0 | 20,20 | 7,20 | 24 | 120 | 1,10 |
| CARNE de frango grelhado, total Comestível | 145,6 | 0 | 20,20 | 12,60 | 10 | 200 | 1,50 |
| CARNE de galinha crua, magra | 149,0 | 0 | 21,30 | 7,10 | 16 | 218 | 1,90 |
| CARNE de galinha crua, gorda | 235,8 | 0 | 18,90 | 17,80 | 15 | 207 | 1,90 |
| CARNE de galinha só carne crua | 191,6 | 0 | 29,90 | 8,00 | 14 | 148 | 1,80 |
| CARNE de galinha frita, cortada em Pedaços | 137,0 | 0 | 23,20 | 5,00 | 14 | 212 | 1,10 |
| CARNE de galinha frita, peito | 109,7 | 0 | 23,30 | 1,75 | 14 | 210 | 1,35 |
| CARNE de galinha em conserva | 226,0 | 0 | 27,70 | 12,80 | 10 | 339 | 2,90 |
| CARNE de galinha desidratada | 387,5 | 0 | 57,75 | 17,30 | | | |
| CARNE de galinha Guiné | 151,0 | 0 | 23,10 | 6,50 | | | |
| CARNE de ganso magra | 153,0 | 0 | 22,30 | 7,10 | 9 | 176 | 3,02 |
| CARNE de ganso gorda | 452,0 | 0 | 14,00 | 44,00 | | | |
| CARNE de jacaré | 108,0 | 0 | 22,80 | 1,20 | 13 | 260 | 1,00 |
| CARNE de lagarto | 112,0 | 0 | 24,40 | 0,90 | 25 | 252 | 3,40 |
| CARNE de lebre | 131,0 | 0 | 27,90 | 2,20 | 21 | 248 | 10,80 |
| CARNE de ovelha, lombo cru | 333,0 | 0 | 16,10 | 29,80 | | | |
| CARNE de ovelha, pá crua | 340,5 | 0 | 15,60 | 30,90 | | | |
| CARNE de ovelha, pernil cru | 339,8 | 0 | 15,20 | 31,00 | 9 | 168 | 3,30 |
| CARNE de paca | 124,0 | 0 | 19,00 | 1,60 | 29 | 258 | 1,90 |
| CARNE de pato | 159,0 | 0 | 21,40 | 8,20 | 10 | 240 | 2,30 |
| CARNE de pato selvagem | 118,5 | 0 | 22,65 | 3,11 | | | |
| CARNE de perdiz crua | 113,9 | 0 | 25,26 | 1,43 | 32 | 320 | 4,28 |
| CARNE de perdiz assada | 206,0 | 0 | 35,20 | 7,20 | 46 | 316 | 7,70 |
| CARNE de perdiz em conserva | 145,5 | 0 | 29,00 | 3,28 | | | |
| CARNE de peru magra | 153,0 | 0 | 20,60 | 7,80 | 38 | 320 | 3,80 |
| CARNE de peru semigorda | 208,0 | 0 | 22,80 | 13,00 | | | |
| CARNE de peru em conserva | 358,0 | 0 | 22,75 | 29,68 | 22 | 452 | 5,90 |
| CARNE de pombo magra | 119,0 | 0 | 20,40 | 4,20 | 18 | 352 | 9,80 |
| CARNE de pombo gorda | 158 0 | 0 | 18,49 | 9,34 | | | |
| CARNE de porco magra | 181,0 | 0 | 18,50 | 11,90 | 6 | 220 | 2,0 |
| CARNE de porco magra salgada | 200,9 | 0 | 23,24 | 12,00 | 11 | 152 | 1,30 |
| CARNE de porco média, salgada | 320,4 | 0 | 20,25 | 26,61 | | | |
| CARNE de porco gorda crua | 285,7 | 0 | 16,30 | 24,50 | 6 | 190 | 1,50 |
| CARNE de porco gorda, salgada | 481,0 | 0 | 19,00 | 45,00 | | | |
| CARNE de porco muito gorda | 402,3 | 0 | 12,60 | 39,10 | 7 | 150 | 1,40 |
| CARNE de porco assada | 393.0 | 0 | 24,00 | 33,00 | 11 | 238 | 3,10 |
| CARNE de porco chuleta pouco gorda | 337,3 | 0 | 16,60 | 30,10 | | | |
| CARNE de porco costeleta crua magra | 260,0 | 0 | 20,00 | 20,00 | 12 | 216 | 3,00 |
| CARNE de porco costeleta média em gordura | 344,7 | 0 | 17,33 | 30,60 | 10 | 183 | 2,60 |

| SUBSTANCIA ALIMENTAR 100 gramas | Calorias | Glicídios g | Proteínas g | Lipídios g | Cálcio mg | Fósforo mg | Ferro mg |
|---|---|---|---|---|---|---|---|
| CARNE de porco paleta | 398,6 | 0 | 28,10 | 31,80 | 14 | 198 | 2,98 |
| CARNE de porco patas | 299,0 | 0 | 15,80 | 26,30 | | | |
| CARNE de porco pernil cru | 339,8 | 0 | 15,20 | 31,00 | 9 | 168 | 2,30 |
| CARNE de porco pernil assado | 393,0 | 0 | 24,00 | 33,00 | 11 | 238 | 3,10 |
| CARNE de porco desidratada | 512,2 | 0 | 54,56 | 33,00 | | | |
| CARNE de porco em conserva | 443,4 | 0 | 33,83 | 33,90 | | | |
| CARNE de porco do mato | 147,0 | 0 | 16,80 | 22,70 | 12 | 120 | 2,10 |
| CARNE de preá | 116,0 | 0 | 26,30 | 0,40 | 23 | 200 | 1,90 |
| CARNE de quati | 274,0 | 0 | 14,50 | 23,50 | 26 | 219 | 3,60 |
| CARNE de rã | 64,0 | 0 | 16,40 | 0,20 | 16 | 1% | 1,00 |
| CARNE de rã, pata de | 68,3 | 0 | 16,40 | 0,30 | 20 | 198 | 1,00 |
| CARNE de sol | 213,0 | 0 | 37,70 | 6,90 | | | |
| CARNE de tatu | 172,0 | 0 | 29,00 | 5,40 | 30 | 208 | 0,90 |
| CARNE de veado | 134,0 | 0 | 20,00 | 6,00 | 10 | 249 | 1,48 |
| CARNE de vitela, magra crua | 115,0 | 0 | 22,00 | 3,00 | 6 | 224 | 2,50 |
| CARNE de vitela, magra assada | 230,5 | 0 | 32,20 | 11,30 | 20 | 290 | 3,60 |
| CARNE de vitela, média em gordura, crua | 128,7 | 0 | 18,90 | 5,90 | 14 | 220 | 2,40 |
| CARNE de vitela, magra cozida | 145,0 | 0 | 19,0 | 7,65 | 10 | 190 | 2,40 |
| CARNE de vitela, chuleta crua | 150,5 | 0 | 20,30 | 7,70 | 10 | 215 | 2,30 |
| CARNE de vitela, costela crua | 138,6 | 0 | 19,80 | 6,60 | 11 | 213 | 2,97 |
| CARNE de vitela, lagarto crua | 115,0 | 0 | 22,00 | 3,00 | 9 | 234 | 2,76 |
| CARNE de vitela, lagarto cozida | 145,0 | 0 | 19,00 | 7,56 | 19 | 234 | 2,98 |
| CARNE de vitela, pá crua | 167,6 | 0 | 19,40 | 10,00 | 11 | 199 | 2,90 |
| CARNE de vitela, pá assada | 289,0 | 0 | 25.00 | 21,00 | 11 | 124 | 3,00 |
| CARNE de vitela, quarto dianteiro | 152,0 | 0 | 20,00 | 8,00 | 11 | 225 | 2,18 |
| CARNE de vitela, quarto traseiro | 157,0 | 0 | 20,00 | 8,30 | 11 | 224 | 2,30 |
| CARNE de vitela, sem osso guisada | 55,5 | 10,30 | 1,23 | 0,82 | 103 | 62 | 1,11 |
| CARNE VECETAL (de soja) | 106,0 | 8,70 | 13,10 | 3,20 | 15 | 42 | 0,60 |
| CASEINA em pó | 315,0 | 0 | 78,75 | 0 | | | |
| CASEINA, farinha de | 170,0 | 0 | 41,00 | 0,80 | | | |
| CASEINATO DE CÁLCIO | 393,0 | 0 | 88,00 | 2,00 | 1.600 | 800 | |
| CASTANHA DÁCUA fruto | 236,0 | 49,00 | 10,00 | 0 | | | |
| CASTANHA DA ÍNDIA | 242,6 | 48,40 | 4,38 | 3,50 | | | |
| CASTANHA DO MARANHÃO, sementes | 79,3 | 0 | 16,00 | 1,70 | 14 | 169 | 1,60 |
| CARPA crua (peixe) | 86,0 | 0 | 19,24 | 1,01 | 15 | 165 | 2,00 |
| CARPA assada | 109,9 | 0 | 23,20 | 1,90 | 18 | 200 | 2,10 |
| CARURU | 23,5 | 4,40 | 1,10 | 0,30 | 538 | 76 | 3,80 |
| CARURU AZEDO ROSELE, fruto | 433,1 | 6,97 | 13,30 | 39,11 | | | |
| CASTANHA-DO-PARÁ | 699,0 | 7,00 | 17,00 | 67,00 | 172 | 746 | 5,00 |
| CASTANHA EUROPEIA crua | 191,0 | 41,50 | 2,80 | 1,50 | 34 | 90 | 0,80 |
| CASTANHA EUROPEIA assada | 227,0 | 41,50 | 7,72 | 3,30 | 40 | 178 | 2,66 |
| CASTANHA EUROPEIA cozida | 204,0 | 44,40 | 2,90 | 1,50 | 28 | 93 | 1,80 |
| CASTANHA de caju crua | 556,2 | 37,92 | 17,89 | 37,00 | 24 | 580 | 1,80 |
| CASTANHA de caju torrada | 609,0 | 26,40 | 19,60 | 47,20 | 10 | 575 | 5,60 |
| CASTANHA DE PEQUI crua | 89,0 | 21,60 | 1,20 | 0,90 | 14 | 10 | 1,20 |
| CAVALA (peixe) | 138,7 | 0 | 18,70 | 7,10 | 20 | 215 | 0,75 |
| CAVIAR americano | 286,3 | 0 | 34,00 | 16,70 | 137 | 176 | 5,28 |
| CAVIAR de corvina | 200,0 | 0 | 23,00 | 12,00 | 175 | 143 | 3,89 |

| SUBSTANCIA ALIMENTAR 100 gramas | Calorias | Glicídios g | Proteínas g | Lipídios g | Cálcio mg | Fósforo mg | Ferro mg |
|---|---|---|---|---|---|---|---|
| CAVIAR de esturjão, granulado | 243,0 | 0 | 27,00 | 15,00 | 165 | 186 | 4,65 |
| CAVIAR de esturjão, prensado | 290,0 | 0 | 32,00 | 18,00 | 140 | 180 | 5,20 |
| CAVIAR vermelho de carpa | 270,0 | 0 | 27,00 | 18,00 | | | |
| CEBOLA brotos | 17,5 | 1,46 | 1,87 | 0,47 | 15 | 87 | 0,37 |
| CEBOLA crua | 31,5 | 5,60 | 1,60 | 0,30 | 32 | 44 | 0,50 |
| CEBOLA cozida | 40,2 | 4,90 | 1,20 | 1,80 | 24 | 16 | 0,25 |
| CEBOLA desidratada | 266,0 | 55,0 | 10,02 | 0,72 | | | |
| CEBOLINHA branca, bulbo cru | 47,3 | 7,48 | 3,25 | 0,49 | 69 | 60 | 1,64 |
| CEBOLINHA branca, bulbo em conserva de vinagre | 43,9 | 8,78 | 1,00 | 0,49 | 74 | 78 | 1,21 |
| CEBOLINHA bulbo e folhas | 44,0 | 5,80 | 3,80 | 0,60 | 34 | 45 | 0,47 |
| CEBOLINHA folhas | 29,8 | 5,40 | 1,60 | 0,20 | 64 | 40 | 0,70 |
| CEBOLINHA talos | 26,9 | 5,30 | 1,20 | 0,10 | 27 | 31 | 0,40 |
| CENOURA amarela crua | 50,0 | 10,70 | 1,20 | 0,30 | 56 | 46 | 0,60 |
| CENOURA amarela desidratada | 296.0 | 61,40 | 9,27 | 1,50 | | | |
| CENOURA amarela cozida | 32,5 | 6,40 | 0,60 | 0,50 | 26 | 26 | 0,60 |
| CENOURA em conserva | 37,4 | 7,00 | 1,00 | 0,60 | 26 | 26 | 0,60 |
| CENOURA, puré de | 35,6 | 7,10 | 0,80 | 0,10 | 29 | 29 | 1,00 |
| CENTEIO em grão | 341,3 | 73,80 | 9,05 | 1,10 | 55 | 385 | 3,90 |
| CENTEIO farinha de, clara | 348,2 | 77,90 | 9,40 | 1,00 | 22 | 185 | 1,10 |
| CENTEIO farinha de 70% de extração | 341,5 | 76,00 | 6,90 | 1,10 | 54 | 536 | 4,50 |
| CENTEIO, broa de | 243,0 | 52,10 | 9,10 | 1,10 | 75 | 147 | 1,60 |
| CEREJA | 96,9 | 22,80 | 1,20 | 0,10 | 40 | 30 | 1,00 |
| CEREJA em calda | 252,9 | 63,04 | 0,03 | 0,07 | 22 | 3 | 1,67 |
| CEREJA confeitada | 354,3 | 87,00 | 0,50 | 0,20 | | | |
| CEREIA envasada | 52,8 | 11,79 | 0,81 | 0,27 | 11 | 12 | 2,80 |
| CEREJA envasada açucarada | 90,0 | 21,10 | 1,10 | 0,10 | | | |
| CEREJA sem caroço, envasada | 50,0 | 10,40 | 0,50 | 0,60 | | | |
| CEREJA, sucode | 47,2 | 11,10 | 0,48 | 0,10 | | | |
| CEREJA dessecada | 151,7 | 31,22 | 2,07 | 0,30 | 16 | 17 | 0,36 |
| CERVEJA | 42,0 | 3,80 | 0,30 | 0 | 5 | 30 | 0,10 |
| CEVADA em grão | 331,7 | 70,38 | 9,05 | 1,55 | 20 | 181 | 2,00 |
| CEVADA torrada | 351,0 | 79,70 | 7,70 | 0,80 | 55 | 258 | 3,87 |
| CEVADA, infuso de | 12,0 | 2,70 | 0,30 | 0 | 1 | 12 | 0,40 |
| CEVADA perlada | 395,5 | 76,20 | 9,50 | 1.10 | 12 | 181 | 2,10 |
| CHÁ comercial | 330,0 | 65,50 | 8,00 | 4,00 | 400 | 300 | 11,90 |
| CHÁ, infuso sem açúcar | 2,0 | 0,40 | 0,10 | 0 | 5 | 4 | 0,20 |
| CHERIMÔLIA | 118,3 | 26,86 | 1,88 | 0,38 | 59 | 24 | 5,72 |
| CHERNE (peixe) | 81,4 | 0 | 19,90 | 0,20 | 7 | 167 | 1,90 |
| CHICÓRIA | 21,0 | 2,90 | 1,60 | 0,30 | 29 | 27 | 1,50 |
| CHOCOLATE amargo | 615,2 | 29,30 | 5,50 | 52,90 | 98 | 446 | 4,40 |
| CHOCOLATE bebida, com leite | 100,2 | 10,50 | 5,30 | 5,00 | 104 | 92 | 0,20 |
| CHOCOLATE com 55% de açúcar | 330,2 | 65,00 | 1,80 | 7,00 | | | |
| CHOCOLATE com leite, açucarado | 551,4 | 51,10 | 8,00 | 35,00 | 216 | 283 | 4,00 |
| CHOCOLATE com amêndoa, açucarado | 463,4 | 50,00 | 18,60 | 21.00 | 206 | 249 | 2,90 |
| CHOCOLATE-CREME | 430,0 | 72,00 | 4,00 | 14,00 | | | |
| CHOCOLATE em pó | 509,9 | 46,66 | 13,33 | 30,00 | 93 | 447 | 2,60 |
| CHOCOLATE em pó, desengordurado | 383,1 | 49,86 | 10,50 | 15,74 | 92 | 455 | 2,70 |
| CHOCOLATE em tabletes | 611,0 | 30,30 | 12,90 | 48,70 | 98 | 465 | 2,70 |

| SUBSTANCIA ALIMENTAR 100 gramas | Calorias | Glicídios g | Proteínas g | Lipídios g | Cálcio mg | Fósforo mg | Ferro mg |
|---|---|---|---|---|---|---|---|
| CHOCOLATE-fondant | 364,0 | 91,00 | 0 | 0 | | | |
| CHOCOLATE, xarope de | 238,7 | 56,60 | 1,20 | 1,10 | 15 | 86 | 1,40 |
| CHOURIÇO | 534,0 | - | 22,52 | 49,40 | 15 | 108 | 2,50 |
| CHUCHU branco | 67,8 | 14,30 | 2,37 | 0,13 | 10 | 104 | 0,30 |
| CHUCHU, brotos | 54,3 | 7,70 | 4,62 | 0,56 | 52 | 102 | 3,80 |
| CHUCHU maduro | 91,3 | 19,50 | 2,45 | 0,40 | 5 | 76 | 1,60 |
| CHUCHU muito verde | 38,0 | 8,50 | 0,47 | 0,20 | 3 | 63 | 0,40 |
| CHUCHU verde | 31,0 | 7,70 | 0,90 | 0,20 | 12 | 30 | 0,40 |
| CHUCRUTE | 19,8 | 3,40 | 1,10 | 0,20 | 46 | 31 | 0,50 |
| CIDRA | 50,0 | 12,50 | 0,10 | 0 | 8 | 9 | 0,20 |
| CIDRA, geléia de | 208,8 | 51,68 | 0,30 | 0,10 | 6 | 6 | 0,20 |
| CLARA de ovo de galinha, desidratada | 368,8 | 6,30 | 85,90 | 0 | 48 | 135 | 1,60 |
| CLARA de ovo de galinha, crua | 43,2 | 0 | 10,80 | 0 | 10 | 28 | 0,80 |
| CLARA de ovo de galinha cozida | 54,0 | 0 | 12,80 | 0 | 18 | 34 | 0,90 |
| COALHADA | 256,0 | 6,10 | 15,60 | 18,90 | 490 | 270 | 1,50 |
| COBIÔ-DE-PARÁ | 35,0 | 6,10 | 0,60 | 1,40 | 12 | 14 | 0,60 |
| COCA-COLA | 39,0 | 10,00 | 0 | 0 | 2 | 1 | 0 |
| COCADA | 548,0 | 53,20 | 3,60 | 39,10 | 16 | 112 | 2,00 |
| COCO-BABAÇU, amêndoa | 313,0 | 13,30 | 3,90 | 29,50 | 30 | 40 | 1,00 |
| COCO-CATOLÉ | 674,7 | 8,90 | 8,77 | 67,30 | 152 | 197 | 1,90 |
| COCO-DA-BAÍA carne | 589,8 | 27,90 | 5,70 | 50,60 | 43 | 191 | 3,60 |
| COCO-DA-BAÍA, água de | 20,6 | 4,74 | 0,31 | 0,05 | 18 | 6 | 0 |
| COCO-DA-BAÍA, água de coco maduro | 20,1 | 4,42 | 0,29 | 0,15 | 16 | 9 | 0 |
| COCO-DA-BAÍA, água de coco verde | 18,1 | 4,13 | 0,13 | 0,12 | 9 | 6 | 0 |
| COCO-DA-BAÍA ralado fresco | 667,0 | 31,50 | 6,30 | 57,40 | 59 | 155 | 3,60 |
| COCO-DA-BAÍA ralado, seco | 619,2 | 16,42 | 9,70 | 57,20 | 108 | 209 | 4,80 |
| COCO-DA-BAÍA, leite de, industrializado | 240,0 | 5,20 | 3,20 | 24,90 | 16 | 132 | 1,60 |
| COCO-DE-MACAÚBA | 243,0 | 27,90 | 4,40 | 27,90 | 199 | 57 | 0,20 |
| COCO-DE-TUCUM | 405,0 | 8,40 | 1,80 | 43,70 | 30 | 25 | 0 |
| COCO-DE-CATARRO, polpa | 193,3 | 22,35 | 5,90 | 8,93 | 199 | 57 | 4,50 |
| CODORNIZ | 109,0 | — | 16,80 | 4,60 | 12 | 124 | 2,00 |
| COENTRO | 294,0 | 26,70 | 11,50 | 15,60 | 110 | 45 | 2,00 |
| COGUMELO fresco (média) | 18,4 | 2,40 | 1,70 | 0,20 | 3 | 136 | 1,00 |
| COGUMELO, bolletus edulis | 35,1 | 4,72 | 2,93 | 0,51 | | | |
| COGUMELO "gema", amanita cesarae | 50,0 | 5,44 | 6,00 | 0,48 | 25 | 99 | 0.70 |
| COGUMELO bolletus sp. | 38,4 | 7,66 | 1,31 | 0,29 | | | |
| COGUMELO coral "clavaria butrytis" | 40,8 | 4,67 | 1,90 | 1,62 | 18 | 48 | 3,78 |
| COGUMELO "hidnum repandum" | 20,2 | 2,75 | 1,79 | 0,23 | | | |
| COGUMELO "lactarius deliciosus" | 30,1 | 4,82 | 2,00 | 0,32 | 12 | 64 | 3,08 |
| COGUMELO "polyporus sulphureus" | 109,4 | 19,26 | 6.00 | 0,93 | | | |
| COGUMELO "ustilago maydis" | 35,3 | 6,24 | 1,62 | 0,43 | 6 | 8 | 2,09 |
| COGUMELO em conserva | 14,0 | 2,40 | 1,90 | 0,10 | 6 | 68 | 0,50 |
| COLORAU | 253,1 | 33,33 | 10,94 | 8,45 | | | |
| COMINHO | 33,0 | 5,10 | 1,80 | 0,60 | 1 080 | 480 | 3,10 |
| COMINHO em pó | 370 | 18,00 | 51,20 | 11,80 | 1.098 | 506 | 58,30 |
| CONDESSA | 59,3 | 13,07 | 1,65 | 0,05 | 22 | 28 | 0,40 |
| CONGRO ROSA (peixe) | 93,0 | 0 | 19,10 | 1,30 | 96 | 163 | 1,90 |
| CONHAQUE | 249,0 | 0,80 | 0 | 0 | 0 | 0 | 0 |

| SUBSTANCIA ALIMENTAR 100 gramas | Calorias | Glicídios g | Proteínas g | Lipídios g | Cálcio mg | Fósforo mg | Ferro mg |
|---|---|---|---|---|---|---|---|
| CONSOMÉ | 4,0 | 0 | 1,00 | 0 | | | |
| CONSOMÉ, decaído | 16,5 | 0 | 3,90 | 0,10 | | | |
| COPAS | 616,0 | 0 | 27,18 | 56,46 | | | |
| CORAÇÃO de boi cru | 104,0 | 0,70 | 16,90 | 3,70 | 9 | 172 | 4,80 |
| CORAÇÃO de boi desidratado | 599,0 | 0 | 42,00 | 47,78 | | | |
| CORAÇÃO de carneiro | 181,0 | 0 | 16,90 | 12,60 | | | |
| CORAÇÃO de cordeiro | 163,0 | 0,50 | 16,80 | 10,50 | 6 | 200 | 2,60, |
| CORAÇÃO de galinha | 132,3 | 0 | 20,70 | 5,50 | 23 | 142 | 1,70 |
| CORAÇÃO de peru | 186,0 | 0 | 16,80 | 13,20 | 20 | 115 | 1,30 |
| CORAÇÃO de porco | 125,1 | 0 | 17,10 | 6.30 | 12 | 147 | 5,80 |
| CORAÇÃO de vitela | 153,6 | 0 | 16,80 | 9,60 | 11 | 240 | 6,20 |
| CORCOROCA (peixe) | 100,5 | 0 | 21,00 | 1,84 | 16 | 187 | 1,13 |
| CORNED-BEEF | 298,2 | 0 | 15,60 | 26,20 | 10 | 221 | 2,08 |
| CORVINA fresca (peixe) | 100,0 | 0 | 20,80 | 1,20 | 38 | 198 | 1,10 |
| CORVINA em conserva com molho de tomate | 149,0 | 1,50 | 22,20 | 5,40 | 330 | 360 | 4,50 |
| CORVINA NECRA (peixe) | 82,0 | 0 | 18,80 | 0,80 | 26 | 176 | 1,19 |
| COUVE CHINESA | 13,3 | 1,99 | 1,21 | 0,06 | 345 | 134 | 1,56 |
| COUVE-DE-BRUXELAS | 18,2 | 2,86 | 1,89 | 0,07 | 32 | 101 | 2,23 |
| COUVE-DE-BRUXELAS, brotos crus | 58,9 | 8,90 | 4,70 | 0,50 | 34 | 78 | 1,30 |
| COUVE-DE-BRUXELAS, brotos cozidos | 54,9 | 8,10 | 4,50 | 0,50 | 31 | 71 | 1,30 |
| COUVE-FLOR crua, sóa inflorescência | 30,0 | 4,30 | 2,50 | 0,22 | 122 | 61 | 0,60 |
| COUVE-FLOR cozida, sóa inflorescência | 31,0 | 4,90 | 2,40 | 0,20 | 22 | 72 | 0,70 |
| COUVE-GIGANTE | 20,0 | 2,60 | 1,80 | 0,30 | 388 | 89 | 1,98 |
| COUVE-MANTEICA | 25,0 | 4,50 | 1,40 | 0,10 | 330 | 66 | 2,20 |
| COUVE-NABO folhas | 35,4 | 7,20 | 1,20 | 0,20 | 64 | 52 | 1,07 |
| COUVE-NABO tubérculo | 26,5 | 4,70 | 1,70 | 0,10 | 33 | 57 | 0,20 |
| COUVE-RAPA | 23,5 | 3,57 | 2,00 | 0,14 | 58 | 57 | 0,99 |
| COUVE TRONCHUDA | 20,0 | 2,60 | 1,80 | 0,30 | 338 | 83 | 1,67 |
| CREAM-CRACKER | 426,5 | 69,70 | 9,70 | 12,70 | 49 | 126 | 1,60 |
| CREME de leite gordo | 381,0 | 3,00 | 2,20 | 40,00 | 86 | 67 | 0,20 |
| CREME de leite magro | 190,5 | 2,50 | 4,50 | 18,50 | 97 | 96 | 0,20 |
| CREME de leite Nestlé | 249,0 | 3,50 | 2,50 | 25,00 | | | |
| CREME chantilly, caseiro | 443,0 | 22,20 | 6,70 | 37,40 | 50 | 21 | 0,20 |
| CREME de nata | 463,0 | 6,35 | 8,14 | 45,12 | 59 | 25 | 0,23 |
| CRUZ-DE-MALTA | 55,6 | 10,23 | 1,43 | 1,00 | 144 | 65 | 8,00 |
| CUIEIRA, fruto, polpa | 47,4 | 9,70 | 1,44 | 0,09 | 14 | 29 | 3,18 |
| CUMANDATIÃ, sementes secas | 372,5 | 68,85 | 20,72 | 1,59 | | | |
| CUMANDATIÁ, sementes verdes | 324,5 | 60,53 | 18,21 | 1,40 | | | |
| CUMANDATIÃ vagem verde | 342,3 | 57,80 | 24,40 | 1,50 | | | |
| CUMARI, amêndoa | 609,2 | 29,94 | 4,25 | 52,50 | | | |
| CUNDUNDA (peixe) crua | 92,0 | 0 | 16,30 | 2,50 | 20 | 100 | 0,70 |
| CUNDUNDA salgada | 335,0 | 0 | 58,60 | 9,40 | 1.700 | 1 300 | 2,50 |
| CURIMÃ (peixe) | 115,0 | 0 | 19,30 | 3,60 | 99 | 338 | 2,80 |
| CUPUAÇU | 72,0 | 14,70 | 1,70 | 1,60 | 23 | 26 | 2,60 |
| CURRY | 352,0 | 52,40 | 10,20 | 14,80 | 90 | 0 | 45,00 |
| CUSCUS de tapioca | 248,0 | 54,20 | 0,80 | 3,10 | 7 | 9 | 0,40 |
| DAMASCO fresco | 54,1 | 12,30 | 1,00 | 0,10 | 17 | 21 | 0,37 |

| SUBSTANCIA ALIMENTAR<br>100 gramas | Calorias | Glicídios<br>g | Proteínas<br>g | Lipídios<br>g | Cálcio<br>mg | Fósforo<br>mg | Ferro<br>mg |
|---|---|---|---|---|---|---|---|
| DAMASCO dessecado | 130,8 | 29,60 | 3,10 | - | 71 | 113 | 7,60 |
| DAMASCO em conserva | 85,7 | 20,45 | 0,53 | 0,19 | 8 | 16 | 0,70 |
| DAMASCO, geléia de | 262,4 | 64,96 | 0,40 | 0,10 | 21 | 34 | 0,35 |
| DENDÊ amêndoa | 238,4 | 2,83 | 4,05 | 23,44 | 98 | 44 | 4,00 |
| DENDÊ polpa | 449,9 | 2,53 | 0,91 | 48,47 | 34 | 56 | 3,24 |
| DENDÊ, óleo de | 882,0 | 0 | 0 | 98,00 | 7 | 8 | 5,50 |
| DEXTROSE anidra | 398,0 | 99,50 | 0 | 0 | 0 | 0 | 0 |
| DEXTROSE cristalizada | 360,0 | 90,00 | 0 | 0 | 0 | 0 | 0 |
| DENTE-DE-LEÃO | 45,0 | 7,00 | 2,70 | 0,70 | 105 | 72 | 3,05 |
| DOCE à base de ovo | 125,0 | 24,70 | 2,0 | 2,30 | 7 | 32 | 0,40 |
| DOCE de abacaxi | 325,5 | 81,39 | 0 | 0 . | 8 | 10 | 0,08 |
| DOCE de batata-doce, caseiro | 235,0 | 60,10 | 0,60 | 0,10 | 13 | 16 | 0,40 |
| DOCE de batata-doce, industrializado | 238,0 | 59,00 | 1,10 | 0,40 | 30 | 4 | 0,40 |
| DOCE de buriti | 331,0 | 82,60 | 0 | 0 | | | |
| DOCE de feijão, industrializado | 310,0 | 66,90 | 8,40 | 1,60 | 56 | 117 | 3,50 |
| DOCE de frutas-calda, caseiro | 78,0 | 19,20 | 0,30 | 0,30 | 10 | 8 | 0,40 |
| DOCE de frutas, industrializado | 72,0 | 18,70 | 0,40 | 0,10 | 9 | 9 | 0,29 |
| DOCE de frutas cristalizadas, industrial | 310,0 | 79,10 | 0,40 | 0,40 | 29 | 9 | 1,10 |
| DOCE de frutas cristalizadas, caseiro | 306,0 | 78,9 | 0,50 | 0,10 | 22 | 10 | 1,10 |
| DOCE de goiaba | 172,8 | 42,56 | 0,22 | 0,19 | 8 | 13 | 0,83 |
| DOCE de legumes | 90,0 | 23,20 | 0,70 | 0,10 | 4 | 9 | 0,20 |
| DOCE de leite | 289,8 | 54,72 | 8,75 | 4,00 | 176 | 139 | 0,30 |
| DOCE de limão | 214,4 | 53,60 | 0 | 0 | 6 | 10 | 0,09 |
| DOCE de manga | 281,3 | 53,60 | 0 | 0 | 9 | 15 | 0,32 |
| DOCE de murici | 316,6 | 79,16 | 0 | 0 | 7 | 13 | 0,65 |
| DOCE de pêssego | 75.0 | 0,40 | 0,40 | 0,10 | 7 | 18 | 0,26 |
| DOURADO (peixe) | 80,0 | 0 | 18,80 | 0,50 | 22 | 219 | 1,60 |
| ELEDON em pó | 427,0 | 40,80 | 30,50 | 14,00 | | | |
| ELEDON reconstituído | 42,7 | 4,08 | 3,05 | 1,40 | | | |
| ENCHOVA crua (peixe) | 106,2 | 0 | 19,60 | 3,09 | 90 | 225 | 0,62 |
| ENCHOVA cozida | 117-.7 | 0 | 20,42 | 4,01 | 173 | 217 | 0,57 |
| ENCHOVA em salmoura . | 107,8 | 0 | 13,80 | 5,85 | 109 | 201 | 0,98 |
| ENCHOVA, pasta de | 202,0 | 4,30 | 20,20 | 11,60 | 198 | 243 | 1,54 |
| ENCHOVINHA crua | 105,3 | 0 | 15,09 | 5,00 | 98 | 201 | 0,54 |
| ENGUIA (peixe) | 156,3 | 0 | 18,60 | 9,10 | 39 | 177 | 0,67 |
| ERVA-DOCE | 19,0 | 3,80 | 1,00 | 0 | 43 | 37 | 0,70 |
| ERVILHA com a vagem, crua | 119,9 | 21,10 | 8,10 | 0,30 | 36 | 110 | 2,00 |
| ERVILHA em conserva, só a ervilha | 91,0 | 17,20 | 4,50 | 0,60 | 32 | 77 | 2,10 |
| ERVILHA em conserva, ervilha e água | 59,2 | 9,23 | 5,25 | 0,15 | 27 | 122 | 2,05 |
| ERVILHA seca inteira | 336,3 | 58,40 | 22,75 | 1.30 | 73 | 364 | 6,00 |
| ERVILHA seca quebrada | 348,4 | 60,40 | 24,00 | 1,20 | 34 | 292 | 7,40 |
| ERVILHA, vagem de, verde | 38,5 | 6,10 | 3,30 | 0,10 | 24 | 65 | 0,65 |
| ERVILHA verde crua | 100,0 | 16,90 | 7,00 | 0,50 | 28 | 127 | 1,70 |
| ERVILHA verde cozida | 70,0 | 12,10 | 6,70 | 0,40 | 22 | 122 | 1,90 |
| ERVILHACA | 318,7 | 49,80 | 25,90 | 1,77 | | | |
| ESCAROLA | 21,0 | 3,20 | 1,60 | 0,20 | 70 | 49 | 1,80 |
| ESCORCIONEIRA | 17,4 | 2,19 | 1,04 | 0,50 | | | |
| ESPADA (peixe) cru | 116,0 | 0 | 17,40 | 4,60 | 42 | 160 | 1,10 |

| SUBSTANCIA ALIMENTAR 100 gramas | Calorias | Glicídios g | Proteínas g | Lipídios g | Cálcio mg | Fósforo mg | Ferro mg |
|---|---|---|---|---|---|---|---|
| ESPADA grelhado | 158,0 | 0 | 24,00 | 6,80 | 20 | 251 | 1,87 |
| ESPADA salgado | 168,0 | 0 | 21,70 | 7,70 | 151 | 184 | 2,40 |
| ESPAGUETE comum cru | 347,6 | 73,70 | 12,70 | 0,40 | 22 | 165 | 1,50 |
| ESPAGUETE comum cozido | 146,6 | 30,20 | 5,20 | 0,40 | 9 | 65 | 0,60 |
| ESPAGUETE de glúten cru | 382,0 | 42,00 | 40,00 | 6,00 | 65 | 134 | 1,98 |
| ESPINAFRE cru | 22,0 | 2,60 | 2,30 | 0,30 | 95 | 92 | 3,08 |
| ESPINAFRE enlatado | 19,0 | 2,00 | 2,00 | 0,30 | 32 | 47 | 1,05 |
| ESPINAFRE, puré, em lata | 24,8 | 2,80 | 2,50 | 0,40 | 29 | 43 | 1,00 |
| ESTURJÃO cru (peixe) | 90,0 | 0 | 18,10 | 1,90 | 15 | 263 | 2,00 |
| ESTURJÃO defumado | 141,0 | 0 | 31,20 | 1,80 | 43 | 234 | 2,43 |
| ESTRELA-DE-OURO | 25,4 | 3,90 | 1,10 | 0,60 | 124 | 49 | 3,01 |
| EXTRATO de Malte | 280,0 | 65,00 | 5,00 | 0 | | | |
| | | | | | | | |
| FALSA GLICÍNIA | 151,1 | 33,55 | 4,05 | 0,08 | | | |
| FANTA | 54,0 | 14,50 | 0 | 0 | 11 | 6 | 0,30 |
| FARINHA constituída por trigo, aveia, cevada e centeio | 263,4 | 68,53 | 12,68 | 0,50 | | | |
| FARINHA de abóbora | 312,1 | 62,80 | 9,60 | 2,50 | 200 | 400 | 2,00 |
| FARINHA de ADLAI integral | 355,1 | 65,48 | 15,78 | 3,34 | 25 | 279 | 13,70 |
| FARINHA D'ÁGUA DO PARÁ | 332,9 | 81,30 | 1,70 | 0,10 | 21 | 125 | 0,80 |
| FARINHA de amendoim | 378,0 | 32,10 | 51,20 | 5,00 | 61 | 365 | 2,04 |
| FARINHA de araruta | 344,0 | 84,40 | 1,40 | 0 | 19 | 54 | 0,40 |
| FARINHA de arroz descorticado | 338,7 | 75,20 | 5,00 | 2,10 | 36 | 80 | 1,05 |
| FARINHA de aveia, estrangeira, crua | 373,8 | 60,30 | 15,60 | 7,80 | 65 | 380 | 4,12 |
| FARINHA de aveia, estrangeira, cozida | 69,5 | 11,01 | 1,00 | 1,20 | 10 | 65 | 0,63 |
| FARINHA de aveia, nacional, crua | 338,6 | 58,28 | 16,04 | 4,60 | 69 | 392 | 3,80 |
| FARINHA de banana | 346,0 | 81,10 | 3,90 | 0,70 | 7 | 28 | 0,41 |
| FARINHA de batata-doce | 346,8 | 84,74 | 1,95 | 0 | 106 | 99 | 5,30 |
| FARINHA de batata-inglesa | 348,0 | 81,40 | 3,90 | 0,70 | 7 | 49 | 1,30 |
| FARINHA de camarão | 465,1 | 0 | 53,20 | 28,08 | | | |
| FARINHA de cará | 335,0 | 80,00 | 3,40 | 0,40 | 20 | 110 | 1.10 |
| FARINHA de castanha europeia | 353,0 | 73,90 | 6,10 | 3,70 | 46 | 74 | 0,90 |
| FARINHA de castanha-do-pará | 377,0 | 14,10 | 52,00 | 12,00 | | | |
| FARINHA de cenoura | 313,1 | 72,18 | 3,62 | 1,10 | 250 | 144 | 12,40 |
| FARINHA de centeio, integral | 357,3 | 73,40 | 12,10 | 1,70 | 38 | 376 | 3,70 |
| FARINHA de centeio, média | 350,4 | 74,70 | 10,94 | 0,88 | 18 | 229 | 2,83 |
| FARINHA de cevada | 299,1 | 50,00 | 23,63 | 0,52 | 15 | 204 | 2,77 |
| FARINHAde ervilha | 306,2 | 52,68 | 21,97 | 0,76 | 84 | 400 | 8,60 |
| FARINHA de favas | 336,0 | 52,40 | 27,10 | 2,00 | 78 | 345 | 2,09 |
| FARINHA de feijão mulatinho | 345,0 | 56,20 | 24,20 | 2,60 | 154 | 678 | 8,65 |
| FARINHA de feijão preto | 330,6 | 55,90 | 20,90 | 2,60 | 167 | 720 | 7,00 |
| FARINHA defruta-pão | 340,2 | 75,45 | 7,26 | 1,05 | 151 | 172 | 2,04 |
| FARINHA de glúten | 365,0 | 43,00 | 41,00 | 2,00 | 154 | 452 | 3,86 |
| FARINHA de grão-de-bico | 368,0 | 57,06 | 20,10 | 6,60 | 100 | 345 | 7,00 |
| FARINHA-LÁCTEA | 424,0 | 75,10 | 13,50 | 7,80 | 260 | 260 | 4,00 |
| FARINHA de lentilha | 326,6 | 54,38 | 23,00 | 1,90 | 82 | 332 | 8,30 |
| FARINHA de macambira | 290,4 | 67,46 | 5,14 | 0 | 1 620 | 345 | 0,67 |
| FARINHA de mandioca, dessecada | 336,8 | 81.15 | 2,20 | 0,05 | 21 | 125 | 0,80 |
| FARINHA de mandioca, integral | 342,7 | 83,24 | 1,36 | 0,40 | 45 | 198 | 0,90 |

| SUBSTANCIA ALIMENTAR 100 gramas | Calorias | Glicídios g | Proteínas g | Lipídios g | Cálcio mg | Fósforo mg | Ferro mg |
| --- | --- | --- | --- | --- | --- | --- | --- |
| FARINHA de milho branco | 365,0 | 78,30 | 8,30 | 1,10 | 11 | 87 | 0,20 |
| FARINHA de milho descorticado, Desgerminado | 347,7 | 75,09 | 8,43 | 1,54 | 45 | 124 | 0,45 |
| FARINHA de milho integral | 353,4 | 71,70 | 9,60 | 3,14 | 18 | 190 | 0,90 |
| FARINHA de mucunã, das raízes | 242,6 | 52,10 | 8,80 | 0 | 740 | 198 | 1,98 |
| FARINHA de mucunã, das sementes | 354,4 | 54,57 | 28,50 | 1,46 | 146 | 243 | 1,85 |
| FARINHA de peixe | 336,0 | 0 | 78,00 | 0,30 | 4.610 | 3.100 | 41,00 |
| FARINHA de pinhão | 369,7 | 81,30 | 6,75 | 1,95 | 17 | 181 | 1,71 |
| FARINHA de raspa de mandioca | 328,2 | 77,30 | 3,07 | 0,75 | 65 | 234 | 0,97 |
| FARINHAde rosca | 412,0 | 73,60 | 11,40 | 7,40 | 7,70 | 44 | 125 |
| FARINHA de sangue de boi | 289,4 | 0 | 68,31 | 1,80 | | | |
| FARINHAde soja, de alto conteúdo de gordura | 380,6 | 12,00 | 37,70 | 20,20 | 262 | 725 | 19,38 |
| FARINHA de soja, de baixo conteúdo de gordura | 339,6 | 22,40 | 54,60 | 2,40 | 324 | 914 | 21,88 |
| FARINHA de tapioca | 350,5 | 86,50 | 0 | 0,50 | 12 | 12 | 1,00 |
| FARINHA de trigo, 50% de extração | 362,0 | 76,85 | 11,08 | 1,15 | | | |
| FARINHA de trigo, 60% de extração | 363,3 | 76,75 | 11,17 | 1,20 | | | |
| FARINHA de trigo, 70% de extração | 358,4 | 75,36 | 12,00 | 1,00 | 20 | 97 | 1,10 |
| FARINHA de trigo, 74% de extração | 361,7 | 77,78 | 10,10 | 1,14 | 92 | 191 | 4,20 |
| FARINHAde trigo, 80% de extração | 374,6 | 75,20 | 13,74 | 2,10 | 41 | 372 | 3,30 |
| FARINHA de trigo duro, integral | 356,0 | 74.50 | 11,80 | 1,20 | 20 | 97 | 1,40 |
| FARINHA de trigo mole, integral | 354,0 | 74,80 | 11,20 | 1,10 | 29 | 245 | 2,% |
| FARINHA de trigo Sarraceno | 353,0 | 78,00 | 8,00 | 1,00 | | | |
| FAVA, grão verde | 118,0 | 20,30 | 9,30 | 0,40 | 31 | 140 | 2,30 |
| FAVA, grão seco | 339,0 | 58,20 | 24,00 | 2,20 | 77 | 374 | 6,30 |
| FÉCULA de araruta | 342,0 | 84,50 | 0,40 | 0,10 | 7 | 22 | 1,20 |
| FÉCULA de banana | 286,5 | 60,00 | 10,50 | 0,50 | 86 | 98 | 0,64 |
| FÉCULA de batata-inglesa | 332,0 | 82,10 | 0,10 | 0,10 | 10 | 38 | 1,50 |
| FEIJÃO-ADZUKI | 349,3 | 65,60 | 20,48 | 0,52 | 252 | 317 | 7,60 |
| FEIJÃO amarelo | 340,1 | 67,09 | 14,20 | 1,67 | 347 | 478 | 4,75 |
| FEIJÃO-ARROZcru | 353,4 | 63,90 | 21,91 | 1.10 | 226 | 436 | 9,22 |
| FEIJÃO-ARROZ cozido e desidratado | 389,9 | 70,35 | 22,84 | 1,11 | 273 | 296 | 14,00 |
| FEIJÃO-BACURAU | 328,9 | 58,54 | 21,06 | 1,17 | | | 3,50 |
| FEIJÃO-BICO-DE-OURO | 335,6 | 60,57 | 20.08 | 1,45 | | | 4,55 |
| FEIJÃO branco graúdo, cru | 340,2 | 59,89 | 22,21 | 1,29 | 187 | 208 | 3,37 |
| FEIJÃO branco graúdo, enlatado | 103,6 | 18,50 | 7,00 | 0,20 | 38 | 152 | 1,40 |
| FEIJÃO branco graúdo, com carne, enlatado | 152,6 | 14,80 | 10,30 | 5,80 | 38 | 152 | 1,40 |
| FEIJÃO branco miúdo | 360,4 | 66,63 | 20,24 | 1,44 | 476 | 439 | 11,90 |
| FEIJÃO-CAFÉ | 336,4 | 60,68 | 20,12 | 1,74 | | | 1,50 |
| FEIJÃO-CARA-SUJA | 346,9 | 64,67 | 18,35 | 1,32 | | | 3,40 |
| FEIJÂO-CAVALO | 336,5 | 62,31 | 18,90 | 1,30 | | | 2,52 |
| FEIJÂO-CEARENSE | 342,9 | 63,37 | 1,10 | 0 | | | |
| FEIJÂO-CHUMBINHO | 337,3 | 61,51 | 19,89 | 1,31 | | | 4,18 |
| FEIJÃO-DA-FLÔRI DA | 357,3 | 63,44 | 22,19 | 1,76 | | | |
| FEIJÃO-DA-ÍNDIA | 331,2 | 58,29 | 22,43 | 0,93 | | | |
| FEIJÃO-DE-MESA | 331,5 | 60,27 | 19,93 | 1,38 | | | 9,22 |
| FEIJÃO-DE-MESA pintado | 335,6 | 60,98 | 20,06 | 1,28 | | | 3,36 |

| SUBSTANCIA ALIMENTAR 100 gramas | Calorias | Glicídios g | Proteínas g | Lipídios g | Cálcio mg | Fósforo mg | Ferro mg |
|---|---|---|---|---|---|---|---|
| FEDÃO-DE-OLHO NEGRO do México | 336,0 | 60,20 | 20,75 | 1,36 | | | 2,92 |
| FEIJÃO-DE-PORCO | 372,5 | 62,26 | 22,74 | 3,50 | | | - |
| FEIJÃO-ENXOFRE | 340,8 | 62,11 | 20,55 | 1,13 | | | 4,76 |
| FEIJÃO-ESPADA | 361,9 | 56,90 | 26,85 | 2,99 | 32 | 65 | 1,15 |
| FEIJÃO-FRADINHO | 325,2 | 53,80 | 24,13 | 1,50 | | | |
| FEIJÃO-FRADINHO "macassa" | 348,0 | 61,80 | 22,64 | 1,15 | | | 10,20 |
| FEIJÃO-GALO-DE-CAMPINA | 340,1 | 61,69 | 19,18 | 1,75 | | | 3,89 |
| FEIJÃO-GORDO | 345,6 | 63,93 | 19,21 | 1,55 | | | 2,08 |
| FEIIÃO-GRIGRIGIR | 333,9 | 59,11 | 21,62 | 1,22 | | | 6,70 |
| FEIJÃO-GUANDO verde | 291,2 | 52,28 | 14,90 | 2,50 | | | |
| FEIJÃO-GUANDO seco | 332,8 | 54,25 | 25,85 | 1,32 | 197 | 33 | 12,50 |
| FEIJÃO-GUARIAS | 339,4 | 62,75 | 19,18 | 1,30 | | | 4,60 |
| FEIJÃO-GURGUTUBA | 339,8 | 63,32 | 18,12 | 1,57 | | | 7,03 |
| FEIJÃO-JALO | 349,3 | 63,13 | 19,21 | 2,20 | | | 5,31 |
| FEIJÃO-LAVANDEIRA | 334,8 | 60,04 | 20,81 | 1,29 | | | 3,50 |
| FEIJÃO-LIMA | 349,5 | 65,90 | 18,10 | 1,50 | 36 | 113 | 3,20 |
| FEIJÃO LUSTROSO | 365,4 | 64,72 | 24,47 | 0,97 | | | 1,82 |
| FEIJÃO-MACASSA | 337,7 | 59,51 | 22,20 | 1,21 | | | 4,24 |
| FEIJÃO-MANTEICA | 348,7 | 63,74 | 20,60 | 1,20 | | | 5,75 |
| FEIJÃO-MULATÃO branco | 339,7 | 59,67 | 21,47 | 1,69 | | | 2,26 |
| FEIJÃO-MULATÃO preto | 341,7 | 62,51 | 19,31 | 1,61 | | | 11,34 |
| FEIJÃO-MULATINHO pequeno | 351,8 | 61,93 | 22,89 | 1,49 | | | 6,13 |
| FEIJÃO-MULATINHO grande | 332,3 | 55,37 | 24,24 | 1,55 | | | |
| FEIJÃO-MULUNGU-ROXO, grande | 331,7 | 60,68 | 19,62 | 1,10 | | | 3,84 |
| FEIJÃO-MUNGO | 322,1 | 56,10 | 23,10 | 1,70 | | | |
| FEIJÃO-PRETO UBERABINHA | 343,6 | 62,37 | 20,74 | 1,27 | 145 | 471 | 4,30 |
| FEIJÃO-PRETO UBERABINHA cozido | 84,8 | 14,28 | 6,00 | 0,42 | 46 | 98 | 2,39 |
| FEIJÃO-PRETO chato | 319,7 | 51,30 | 23,80 | 2,15 | | | |
| FEIJÃO-PRETO cinzento | 353,5 | 58,89 | 22,06 | 3,31 | | | 4,66 |
| FEIJÃO-PRETO COSTA RICA | 342,9 | 58,83 | 24,15 | 1,23 | | | 8,60 |
| FEIJÃO ROSINHA | 345,0 | 62,94 | 20,82 | 1,11 | | | 3,61 |
| FEIJÃO ROXINHO | 349,6 | 62,88 | 21,51 | 1,31 | | | 3,33 |
| FEIJÃO ROXO pequeno | 334,3 | 58,64 | 21,31 | 0 | | 9,22 | |
| FEIJÃO ROXO rejado | 333,0 | 59,24 | 20,98 | 1,36 | | | |
| FEIJÃO S. MARTINHO | 359,6 | 68,78 | 19,26 | 0,84 | | | 2,34 |
| FEIJÃO TABACO | 356,2 | 61,83 | 26,75 | 1,33 | | | 3,20 |
| FEIJÃO VACA | 318,8 | 55,72 | 20,75 | 1,44 | | | |
| FEIJÃO VAGEM ROXA | 337,1 | 59,50 | 21,31 | 1,55 | | | |
| FEIJÃO VERMELHO | 310,8 | 54,60 | 20,40 | 1,20 | 100 | 430 | 7,10 |
| FEIJÃO verde | 42,0 | 7,40 | 2,30 | 0,30 | 68 | 72 | 1,43 |
| FEIJÃO, brotos de, crus | 28,9 | 4,10 | 2,90 | 0,10 | 29 | 59 | 0,80 |
| FEIJÃO cozido no forno com carne de porco | 127,0 | 19,20 | 5,80 | 3,00 | 56 | 113 | 2,10 |
| FEIJÃO flocos | 362,3 | 65,64 | 20,64 | 20,56 | 2,03 | | |
| FEIJOADA caseira | 152,0 | 10,50 | 8,60 | 8,60 | 22 | 77 | 2,30 |
| FEIJOADA enlatada | 92,0 | 16,40 | 5,70 | 0,40 | 40 | 124 | 1,90 |
| FEIJÃO, doce de, industrializado | 31,0 | 66,90 | 8,40 | 1,60 | 56 | 117 | 3,50 |
| FIGADO de boi cru | 130,3 | 0 | 20,20 | 5,50 | 8 | 373 | 12,10 |

| SUBSTANCIA ALIMENTAR 100 gramas | Calorias | Glicídios g | Proteínas g | Lipídios g | Cálcio mg | Fósforo mg | Ferro mg |
|---|---|---|---|---|---|---|---|
| FÍGADO de boi frito | 168,8 | 0 | 20,00 | 9,87 | | | |
| FÍGADO de carneiro cru | 193,4 | 5,00 | 23,10 | 9,00 | 8 | 364 | 12,60 |
| FÍGADO de coelho cru | 118,3 | 2,00 | 17,90 | 4,30 | 40 | 240 | 14,00 |
| FÍGADO de galinha cru | 137,0 | 2,40 | 22,40 | 4,20 | 16 | 240 | 7,40 |
| FÍGADO de ganso cru | 130,5 | 0 | 19,60 | 5,80 | | | |
| FÍGADO de peru cru | 139,3 | 0,60 | 22,90 | 5,80 | | | |
| FÍGADO de porco cru | 131,3 | 1,40 | 21,30 | 4,50 | 12 | 306 | 5,30 |
| FÍGADO de vitela cru | 127,3 | 0 | 19,60 | 5,30 | 6 | 343 | 10,60 |
| FIGO cozido | 76,00 | 19,50 | 0,30 | 0,10 | 9 | 5 | 0,10 |
| FIGO da Barbaria, polpa | 173,6 | 36,64 | 6,73 | 0,02 | | | |
| FIGO da Barbaria, geléia | 278,6 | 60,18 | 8,63 | 0,38 | | | |
| FIGO da Barbaria, marmelada | 241,1 | 51,58 | 6,99 | 0,72 | | | |
| FIGO da índia amarelo | 55,3 | 13,20 | 0,40 | 0,10 | 10 | 16 | 0,30 |
| FIGO da índia vermelho | 39,5 | 9,20 | 0,50 | 0,10 | 6 | 19 | 0,40 |
| FIGO verde | 43,9 | 8,60 | 1,70 | 0,30 | 68 | 34 | 0,40 |
| FIGO maduro | 67,6 | 15,55 | 1,35 | 0 | 36 | 60 | 0,30 |
| FIGO em calda | 167,9 | 40,99 | 0,62 | 0,17 | 68 | 52 | 5,20 |
| FIGO doce em pasta | 235,5 | 57,97 | 0,70 | 0,10 | 76 | 97 | 3,87 |
| FIGO dessecado | 233,0 | 51,43 | 3,58 | 1,27 | 223 | 104 | 3,96 |
| FLOCOS de cereais | 385,0 | 78,00 | 12,50 | 2,50 | 550 | 450 | 12,50 |
| FOLHA de abóbora | 18,3 | 2]66 | 1,43 | 0,22 | 29 | 167 | 5,50 |
| FOLHAS de batata-doce | 49,0 | 10,20 | 4,60 | 0,20 | 158 | 84 | 6,20 |
| FOLHAS de beterraba | 38,0 | 8,10 | 3,20 | 0,40 | 114 | 34 | 3,10 |
| FOLHAS de mandioca | 91,0 | 18,30 | 7,00 | 1,00 | 303 | 119 | 7,60 |
| FRAMBOESA | 56,6 | 12,60 | 1,00 | 0,20 | 31 | 30 | 1,21 |
| FRAMBOESA, em conserva, em água, enlatada | 37,5 | 7,00 | 0,80 | 0,90 | | | |
| FRAMBOESA em calda | 115,8 | 28,00 | 0,50 | 0,20 | 24 | 42 | 4,10 |
| FRAMBOESA doce em pasta | 286,0 | 70,45 | 0,50 | 0,25 | 19 | 15 | 1,92 |
| FRAMBOESA, geléia de | 286,5 | 70,59 | 0,60 | 0,20 | | | |
| FRAMBOESA, suco de | 31,7 | 7.51 | 0,34 | 0,08 | | | |
| FRAMBOESA, xarope de | 258,5 | 64,64 | 0 | 0 | | | |
| FRUTA-DE-CONDE, ATA ou PINHA | 69,0 | 14,24 | 2,80 | 0 | 27 | 46 | 0,30 |
| FRUTA-PÃO crua | 96,0 | 24,70 | 1,30 | 0,30 | 29 | 40 | 0,70 |
| FRUTA-PÃO cozida | 121,0 | 31,70 | 1,40 | 0,30 | 24 | 67 | 0,40 |
| FRUTAS em coquetel | 77,8 | 18,60 | 0,40 | 0,20 | 9 | 12 | 0,40 |
| FRUTAS, geléia de | 264,2 | 66,78 | 3,16 | 0,50 | 2 | 10 | 0,05 |
| FRUTAS, salada de, caseira | 115,0 | 27,90 | 0,60 | 0,90 | 16 | 14 | 0,60 |
| FRUTAS, doce em calda, caseiro | 78,0 | 19,20 | 0,30 | 0,30 | 10 | 9 | 0,40 |
| FRUTAS, doce em calda, industrializado | 72,0 | 18,70 | 0,40 | 0,10 | 9 | 9 | 0,30 |
| FRUTAS cristalizadas, caseiro | 310,0 | 79,10 | 0,40 | 0,40 | 9 | 9 | 0,30 |
| FRUTAS cristalizadas, industrializadas | 306,0 | 78,90 | 0,70 | 0,10 | 23 | 10 | 1,10 |
| FUBÁ de milho | 344,6 | 73,40 | 7,80 | 2,20 | 16 | 152 | 0,90 |
| FUNCHO | 18,5 | 3,30 | 1,10 | 0,10 | 98 | 164 | 0,77 |
| GALO (peixe) cru | 109,0 | 0 | 19,90 | 2,70 | 47 | 193 | 0,70 |
| GAROUPA S. TOMÉ crua | 88,5 | 0 | 17,50 | 2,06 | 14 | 213 | 0,86 |
| GAROUPA S. TOMÉ cozida | 137,8 | 0 | 26,72 | 3,45 | 118 | 133 | 1,53 |

| SUBSTANCIA ALIMENTAR 100 gramas | Calorias | Glicídios g | Proteínas g | Lipídios g | Cálcio mg | Fósforo mg | Ferro mg |
|---|---|---|---|---|---|---|---|
| GAROUPA verdadeira crua | 87,0 | 0 | 18,03 | 1,21 | 21 | 195 | 0,78 |
| GAROUPA verdadeira cozida | 116,3 | 0 | 25,98 | 1,38 | 69 | 112 | 1,25 |
| GELATINA em pó, com açúcar | 392,4 | 88,70 | 9,40 | 0 | 0 | 0 | 0 |
| GELATINA preparada | 67,2 | 15,20 | 1,60 | 0 | 0 | 0 | 0 |
| GELATINA Royal | 99,2 | 18,10 | 6,70 | 0 | 0 | 0 | 0 |
| GELATINA simples, folhas | 343,0 | - | 85,60 | 0,10 | 17 | 10 | 0,46 |
| CELATINA de frutas, pó | 371,0 | 88,00 | 9,40 | 0 | 13 | 8 | 0,40 |
| GELÉIA DE FRUTAS (média) | 238,0 | 61,60 | 0,10 | 0,10 | 18 | 6 | 1,30 |
| GELÉIA de mocotó superconcentrado | 160,0 | 30,00 | 10,00 | 0 | 18 | 6 | 1,30 |
| GELÉIA DIETÉTICA de mocotó; sem açúcar | 56,0 | 4,00 | 10,00 | 0 | 16 | 6 | 1,30 |
| GEMA de ovo de galinha crua | 352,3 | 0 | 16,30 | 31,90 | 109 | 510 | 5,87 |
| GEMA de ovo de galinha cozida | 363,0 | 0 | 16,70 | 32,90 | 123 | 500 | 4,85 |
| GEMA de ovo de galinha desidratada | 619,1 | 0 | 35,00 | 53,30 | 342 | 765 | 6,78 |
| GEMADA | 210,0 | 33,50 | 6,40 | 6,00 | 64 | 123 | 1,30 |
| GENGIBRE rizoma | 31,5 | 4,40 | 1,87 | 0,72 | 51 | 78 | 2,77 |
| GENGIBRE em pó | 301,0 | 72,40 | 7,60 | 2,90 | 180 | 300 | 6,10 |
| GERGELIM, sementes | 593,6 | 13,29 | 20,60 | 50,91 | 417 | 560 | 8,40 |
| GERGELIM, óleo de | 900,0 | 0 | 0 | 100,00 | 0 | 0 | 0 |
| GÉRMEN de trigo | 366,0 | 40,22 | 25,87 | 11,40 | 40 | 1.071 | 1,00 |
| GLICÉRIA, sementes de | 342,8 | 75,06 | 9,69 | 0,43 | 0 | 0 | 0 |
| GIRASSOL, sementes de | 584,3 | 5,29 | 25,37 | 51,30 | 117 | 671 | 8,10 |
| GIRASSOL, óleo de | 900,0 | 0 | 0 | 100,00 | 0 | 0 | 0 |
| GOIABA amarela | 39,6 | 7,98 | 0,75 | 0,50 | 14 | 30 | 0,50 |
| GOIABA branca | 57,4 | 12,01 | 1,09 | 0,56 | 33 | 39 | 0,74 |
| GOIABA vermelha | 42,5 | 9,50 | 0,90 | 0,10 | 17 | 30 | 0,70 |
| GOIABA, geléia de | 307,9 | 75,91 | 0,40 | 0,30 | 43 | 54 | 0,84 |
| GOIABADA | 274,6 | 68,34 | 0 | — | 8 | 16 | 0,76 |
| GONGO | 86,0 | 4,20 | 10,6 | 2,70 | 19 | 139 | 0,50 |
| GORDURA de boi | 898,0 | 0,04 | 0 | 99,76 | 0 | 0 | 0 |
| GORDURA de coco-babaçu | 883,0 | 0 | 0 | 98,10 | 0 | 0 | 0 |
| GORDURA de porco crua | 813,0 | 0,04 | 3,00 | 89,00 | 0 | 0 | 0 |
| GRÃO-DE-BICO verde, não dessecado | 100,1 | 16,90 | 7,00 | 0,50 | 23 | 127 | 2,10 |
| GRÃO-DE-BICO dessecado cru | 345,0. | 58,30 | 16,50 | 5,10 | 109 | 405 | 4,32 |
| GRÃO-DE-BICO co/ido | 115,0 | 17,70 | 6,10 | 2,20 | 24 | 113 | 1,40 |
| GRÃO-DE-BICO em conserva | 96,7 | 20,62 | 2,50 | 0,47 | 36 | 102 | 1,86 |
| GRAPE-FRUIT | 46.9 | 11,60 | 0,08 | 0,02 | 21 | 20 | 0,30 |
| GRAPE-FRUIT, doce em pasta | 254,6 | 62,51 | 0,70 | 0,20 | 65 | 56 | 1,23 |
| GRAPE-FRUIT, suco de | 43,9 | 10,21 | 0,47 | 0,14 | 8 | 13 | 0,40 |
| GRAVATA | 51,0 | 13,50 | 0,60 | 0,10 | 18 | 16 | 2,60 |
| GRAVIOLA | 60,0 | 14,90 | 1,100 | 0,40 | 24 | 28 | 0,50 |
| GROSELHA branca | 31,3 | 6,06 | 1,56 | 0,10 | 100 | 110 | 0,70' |
| GROSELHA DA ÍNDIA | 35,6 | 1,17 | 1,00 | 3,00 | 34 | 34 | 24 |
| GROSELHA preta | 35,3 | 7,30 | 1,20 | 0,15 | 156 | 132 | 4,54 |
| GROSELHA, suco de | 42,0 | 10,10 | 0,30 | 0 | 35 | 31 | 0,50 |
| GROSELHA, xarope de | 246,4 | 61,61 | 0 | 0 | 6 | 16 | 15 |
| GRUMIXAMA | 58,7 | 13,40 | 0,60 | 0 | | | |
| GUAJIRU polpa | 54,5 | 13,10 | 0,30 | 0,10 | 50 | 20 | 0,30 |
| GUABIROBA | 64,0 | 13,90 | 1,60 | 1,00 | 38 | 30 | 3,20 |
| GUANDO cru verde | 291,2 | 52,28 | 14,90 | 2,50 | 80 | 225 | 8,15 |

| SUBSTANCIA ALIMENTAR 100 gramas | Calorias | Glicídios g | Proteínas g | Lipídios g | Cálcio mg | Fósforo mg | Ferro mg |
|---|---|---|---|---|---|---|---|
| GUANDO seco cru | 332,8 | 54,25 | 25,85 | 1,32 | 197 | 433 | 12,50 |
| GUANDO verde cozido | 135,0 | 25,30 | 7,70 | 0,60 | 55 | 129 | 2,00 |
| GUARANÁ amêndoas | 68,4 | 1,75 | 9,35 | 2,68 | | | |
| GUARANÁ refrigerante | 32,0 | 8,00 | 0 | 0 | 0 | 0 | 0 |
| | | | | | | | |
| HADDOCK cru (peixe) | 73,7 | 0 | 18,20 | 0,10 | 23 | 197 | 0,70 |
| HADDOCK defumado | 76,6 | 0 | 18,70 | 0,20 | 18 | 182 | 0,60 |
| HALIBUT cru (peixe) | 121,0 | 0 | 18,60 | 5,20 | 20 | 214 | 0,93 |
| HALIBUT defumado | 218,0 | 0 | 21,00 | 15,00 | 23 | 241 | 1,20 |
| HIPOGLOSSO cru (peixe) | 121,0 | 0 | 18,60 | 5,20 | 8 | 200 | 0,94 |
| HIPOGLOSSO cozido | 127,0 | 0 | 22,70 | 4,00 | 13 | 255 | 0,60 |
| HIPOGLOSSO defumado | 218,0 | 0 | 20,80 | 15,00 | 21 | 234 | 1,08 |
| HORTELÃ, folhas | 32,0 | 5,40 | 3,00 | 0,70 | 194 | 48 | 3,80 |
| HORTELÃ folhas e talos | 53,3 | 7,70 | 2,70 | 1,30 | 138 | 41 | 6,70 |
| | | | | | | | |
| INGÁ polpa | 97,7 | 21,60 | 2,62 | 0,10 | 28 | 13 | 0,80 |
| INHAME, raiz sem casca | 66,8 | 14,60 | 1,50 | 0,20 | 25 | 50 | 4,00 |
| INHAME, talos de | 24,0 | 5,80 | 0,50 | 0,20 | 49 | 25 | 0,90 |
| INHOQUE | 118,0 | 21,40 | 4,40 | 1,90 | 38 | 86 | 0,90 |
| IOGURTE | 76,0 | 15,50 | 3,50 | 0,10 | 120 | 100 | 0,10 |
| | | | | | | | |
| JABUTICABA | 44,9 | 11,20 | 0,54 | 0 | 9 | 60 | 1,26 |
| JACA polpa | 52,0 | 10,00 | 2,20 | 0,30 | 30 | 20 | 2,00 |
| JACA, caroço | 136,0 | 30,00 | 3,50 | 0,30 | 50 | 80 | 8,00 |
| JACARÉ carne de | 108,0 | 0 | 22,80 | 1,20 | 13 | 260 | 1,00 |
| JACUNDA (peixe) cru | 106,0 | 0 | 18,80 | 2,80 | 54 | 172 | 0,40 |
| JACUNDÁ salgada | 334,0 | 0 | 54,30 | 11,30 | 2.406 | 1.776 | 10,40 |
| JACUTUPÉ | 45,0 | 10,60 | 1,20 | 0,10 | 18 | 16 | 0,80 |
| JAMBO | 50,0 | 12,80 | 0,80 | 0,20 | 26 | 13 | 1,40 |
| JAMBU | 32,0 | 7,20 | 1,90 | 0,30 | 162 | 41 | 4,00 |
| JAMELÃO | 66,6 | 15,60 | 0,60 | 0,20 | 35 | 16 | 1,46 |
| JENIPAPO | 81,7 | 18,27 | 1,18 | 0,44 | 33 | 29 | 3,40 |
| JENIPAPO desidratado | 363,3 | 81,95 | 5,22 | 1,96 | 1,46 | 130 | 14,90 |
| JATOBÁ | 115,0 | 29,40 | 1,00 | 0,70 | 31 | 24 | 0,80 |
| JILÓ | 38,0 | 7,00 | 1,40 | 1,10 | 22 | 34 | 1,00 |
| JUÁ | 79,0 | 19,80 | 0,60 | 0,70 | 49 | 33 | 0,90 |
| IUJUBA CHINESA, fruto | 54,8 | 11,91 | 1,16 | 0,28 | 26 | 27 | 0,80 |
| JURUBEBA | 41,0 | 8,10 | 3,30 | 0,40 | 34 | 54 | 1,60 |
| | | | | | | | |
| KARO, etiqueta azul | 296,0 | 74,0 | 0 | 0 | 0 | 0 | 0 |
| KARO, etiqueta vermelha | 300,0 | 75 | 0 | 0 | 0 | 0 | 0 |
| KEFIR ou QUEFIR | 37,0 | 1,60 | 3,10 | 2,00 | | | |
| KETCHUP | 39,2 | 6,80 | 1,20 | 0,80 | 15 | 35 | 0,60 |
| KOUMISS | 89,0 | 3,60 | 2,70 | 7,00 | | | |
| | | | | | | | |
| LACTOGENO em pó | 498,0 | 58,10 | 16,80 | 24,20 | | | 4,60 |
| LACTOGENO reconstituído | 62,0 | 6,64 | 2,11 | 3,02 | | | 0,57 |
| LACTOSE | 399,7 | 99,93 | 0 | 0 | 0 | 0 | 0 |
| LAGOSTA crua | 84,0 | 0,50 | 16,20 | 1,90 | 18 | 188 | 0,40 |

| SUBSTANCIA ALIMENTAR 100 gramas | Calorias | Glicídios g | Proteínas g | Lipídios g | Cálcio mg | Fósforo mg | Ferro mg |
|---|---|---|---|---|---|---|---|
| LAGOSTA cozida | 98,0 | | 24,00 | 0,29 | 76 | 24 | 0,76 |
| LAGOSTA em conserva | 160,6 | | 30,62 | 4,24 | 62 | 283 | 0,80 |
| LAGOSTIM em conserva | 111,4 | 0 20 | 25,40 | 1,00 | 75 | 210 | 2,00 |
| LARANJA | 45,5 | 9,80 | 0,60 | 0,40 | 45 | 21 | 0,20 |
| LARANJA-DA-BAHIA | 42,0 | 10,50 | 0,80 | 0,20 | 34 | 20 | 0,70 |
| LARANJA CHINA | 46,8 | 10,00 | 0,82 | 0,40 | 56 | 28 | 0,30 |
| LARANJA DA TERRA | 17,5 | 3,10 | 0,58 | 0,31 | | | |
| LARANJA PERA | 43,0 | 9,90 | 0,60 | 0,10 | 45 | 28 | 0,20 |
| LARANJA SELETA | 52,6 | 12,05 | 0,50 | 0,50 | 20 | 64 | 0,42 |
| LARANJA SELETA ITABORAI | 48,1 | 11,80 | - | 0,10 | 18 | 39 | 0,26 |
| LARANJA, compota de | 341,3 | 84,50 | 0,60 | 0,40 | 5 | 5 | 0,12 |
| LARANJA, doce em pasta | 316,2 | 78,43 | 0,66 | 0 | 30 | 14 | 0,30 |
| LARANJA, geléia de | 340,0 | 59,12 | 0,19 | 0,31 | 47 | 7 | 2,16 |
| LARANJA, suco de, fresco | 64,0 | 13,10 | 0,60 | 0,40 | 18 | 13 | 0,35 |
| LARANJA, suco de, envasado | 48,5 | 10,94 | 0,79 | 0,18 | 10 | 19 | 0,50 |
| LARANJA, suco de, concentrado e enlatado | 255,1 | 58,00 | 4,20 | 0,70 | 61 | 89 | 1,60 |
| LARANJINHA JAPONESA | 48,0 | 11,90 | 0,40 | 0,50 | 16 | 65 | 0,80 |
| LARANJA BAHIA | 42,0 | 10,50 | 0,80 | 0,20 | 34 | 20 | 0,70 |
| LAROSAN | 37,7 | 2,20 | 3,40 | 1,70 | | | |
| LEGUMES (média) | 23,9 | 4,10 | 1,20 | 0,30 | | | |
| LEITE acidófilo | 57,5 | 3,00 | 3,50 | 3,50 | | | |
| LEITE albuminoso em pó | 483,0 | 23,00 | 37,00 | 27,00 | | | |
| LEITE, colostro | 47,8 | 4,60 | 2,00 | 2,60 | 28 | 14 | 0,10 |
| LEITE condensado "Moça" | 336,2 | 55,50 | 7,80 | 9,00 | 262 | 206 | 0,10 |
| LEtTEde búfala | 105,3 | 4,81 | 4,78 | 7,44 | 203 | 125 | 0,02 |
| LEITE de burra | 54,1 | 6,01 | 2,01 | 2,43 | 82 | 47 | 0,94 |
| LEITE de cabra | 92,0 | 5,20 | 4,30 | 6,00 | 200 | 95 | 0,27 |
| LEITE de camela | 62,6 | 5,57 | 3,89 | 2,76 | 143 | 98 | 0,02 |
| LEITE de égua | 203,8 | 2,08 | 10,40 | 17,10 | 86 | 51 | 0,98 |
| LEITE de jumenta | 41,0 | 6,40 | 1,70 | 0,90 | 83 | 54 | 0,37 |
| LEITE de mulher | 66,3 | 6,83 | 1,58 | 3,60 | 34 | 15 | 0,30 |
| LEITE de ovelha | 107,4 | 5,50 | 5,60 | 7,00 | 207 | 123 | |
| LEITE de vaca in natura | 63,0 | 5,00 | 3,10 | 3,50 | 114 | 102 | 0,10 |
| LEITE de vaca desnatado | 36,1 | 5,00 | 3,60 | 0,10 | 124 | 98 | 0,08 |
| LEITE de vaca magro | 54,0 | 5,00 | 3,50 | 2,00 | 106 | 100 | 0,10 |
| LEITE de vaca, soro | 29,6 | 5,79 | 0,84 | 0,36 | 105 | 97 | 0,10 |
| LEITE de vaca, evaporado | 108,4 | 14,94 | 11,16 | 0,45 | 86 | 76 | 0,12 |
| LEITE de vaca, evaporado desnatado | 104,0 | 14,94 | 11,16 | 0,15 | 303 | 254 | 0,25 |
| LEITE de vaca desidratado, leite integral | 450,5 | 35,10 | 28,70 | 21,70 | 909 | 708 | 0,50 |
| LEITE de vaca integral cru | 63,0 | 5,00 | 3,10 | 3,50 | 114 | 102 | 0,10 |
| LEITE de vaca integral pasteurizado | 61,0 | 4,90 | 3,60 | 3,0 | 123 | 96 | 0,10 |
| LEITE desidratado desengordurado | 349,5 | 48,00 | 36,00 | 1,50 | 1.500 | 1.000 | 1,00 |
| LEITE desidratado, semidesidratado | 382,0 | 52,70 | 20,30 | 10,00 | 960 | 760 | 0,54 |
| LEITE maltado em pó | 445,2 | 72,50 | 16,30 | 10,00 | | | |
| LEITE maltado em pó, reconstituído | 105,2 | 11,80 | 4,60 | 4,40 | 135 | 123 | 0,30 |
| LEITE maltado com chocolate | 393,5 | 78,00 | 8,00 | 5,50 | | | |
| LEITE em pó "Ninho" | 484,0 | 39,00 | 28,00 | 24,00 | | | |
| LEITE em pó "Nanon" | 510,0 | 56,50 | 12,50 | 26,00 | 305 | 275 | 4,60 |

| SUBSTANCIA ALIMENTAR 100 gramas | Calorias | Glicídios g | Proteínas g | Lipídios g | Cálcio mg | Fósforo mg | Ferro mg |
|---|---|---|---|---|---|---|---|
| LEITE em pó "Eledon" | 427,0 | 40,80 | 30,50 | 14,00 | | | |
| LEITE em pó "Eledon", reconstituído | 42,7 | 4,08 | 3,05 | 1,40 | | | |
| LENTILHA seca crua | 348,6 | 59,20 | 25,70 | 1,00 | 107 | 438 | 8,60 |
| LENTILHA seca cozida | 127,0 | 25,90 | 5,00 | 0,40 | 18 | 71 | 2,44 |
| LENTILHA, puré em conserva | 36,6 | 6,08 | 2,73 | 0,15 | 14 | 48 | 1,18 |
| LENTILHA D'ÁGUA | 19,4 | 2,80 | 2,10 | 0,30 | 142 | 4 | 0,02 |
| LEVEDO DE CERVEJA em pó | 345,0 | 36,60 | 46,10 | 1,60 | 87 | 2.943 | |
| LEVEDO prensado fresco | 108,0 | 12,70 | 13,30 | 0,40 | 20 | 40 | 3,10 |
| LEVEDURA "Fleishman" | 77,7 | 8,20 | 14,10 | 0,50 | 24 | 561 | 0 |
| LICORES | 342,0 | 25,40 | 0 | 0 | 0 | 0 | 0 |
| LIMA | 50,4 | 12,30 | 0,80 | 0,10 | 55 | 36 | 0,23 |
| LIMA, suco de | 37,0 | 8,40 | 0,40 | 0,20 | 12 | 14 | 0,10 |
| LIMA DA PÉRSIA | 32,0 | 7,00 | 0,40 | 1,40 | 24 | 14 | 0,40 |
| LIMÃO verde | 28,0 | 8,10 | 0,60 | 0,60 | 41 | 15 | 0,70 |
| LIMÃO verde, suco de | 39,2 | 9,80 | - | - | 23 | 10 | 0,60 |
| LIMÃO de vez | 25,0 | 2,03 | 1,79 | 1,01 | | | |
| LIMÃO DOCE | 36,8 | 6,28 | 0,88 | 0,92 | 38 | 21 | 0,86 |
| LIMÃO, doce em pasta | 259,9 | 63,92 | 0,75 | 0,15 | | | 0 |
| LIMÃO, geléia de | 249,6 | 61,49 | 0,40 | 0,10 | | | |
| LIMÃO-CAIANA | 27,0 | 6,30 | 0,60 | 0,30 | 5 | 13 | 0,60 |
| LÍNGUA de boi crua | 158,4 | 0 | 18,10 | 9,20 | 65 | 120 | 4,32 |
| LÍNGUA de boi cozida | 287,0 | 0 | 19,50 | 23,20 | 12 | 216 | 3,00 |
| LÍNGUA de boi defumada | 384,1 | 0 | 28,12 | 30,19 | 38 | 208 | 3,70 |
| LÍNGUA de boi dessecada | 373,9 | 0 | 29,50 | 29,44 | 31 | 229 | 3,00 |
| LÍNGUA de boi em conserva enlatada | 195,5 | 0 | 23,15 | 11,44 | 27 | 224 | 2,90 |
| LÍNGUA de boi salgada | 298,0 | 0 | 19,50 | 23,20 | | | |
| LÍNGUA de carneiro | 276,60 | 0 | 17,50 | 22,96 | | | |
| LÍNGUA de ovelha | 315,0 | 0 | 20,00 | 26,00 | | | |
| LÍNGUA de porco crua | 303,6 | 0 | 21,90 | 24,00 | | | |
| LÍNGUA de porco defumada | 387,1 | 0 | 25,75 | 31,57 | | | |
| LÍNGUA de porco em banha | 327,4 | 0 | 26,16 | 24,53 | | | |
| LÍNGUA de vitela | 322,0 | 0 | 21,00 | 26,45 | | | |
| LINGUADO cru | 77,0 | 0 | 17,80 | 0,60 | 113 | 270 | 0,70 |
| LINGUIÇA de porco fina, crua | 304,0 | 1,10 | 12,10 | 27,50 | 7 | 128 | 1,80 |
| LINGUIÇA de porco grossa, crua | 350,0 | 0 | 10,00 | 30,00 | 7 | 123 | 1,76 |
| LINGUIÇA de porco grossa, enlatada | 377,0 | 0 | 10,00 | 32,00 | 7 | 123 | 1,78 |
| LINGUIÇA sem defumar | 350,9 | 0 | 22,94 | 28,80 | 4 | 175 | 1,34 |
| LINGUIÇA tipo Frankfurt | 248,0 | 0 | 21,50 | 18,00 | 12 | 224 | 2,50 |
| LÍRIO CHINÊS, bulho fresco | 206,2 | 22,90 | 2,33 | 0,59 | | | |
| LÍRIO CHINÊS bulho seco | 287,5 | 65,49 | 5,57 | 0,37 | | | |
| LISA (peixe) | 92,3 | 0 | 20,61 | 1,10 | 12 | 153 | 1,80 |
| LOMBO de boi cru | 193,1 | 0 | 19,70 | 12,70 | 10 | 136 | 2,50 |
| LOMBO de boi assado | 290,0 | 0 | 23,00 | 22,00 | 10 | 166 | 2,90 |
| LOMBO de porco cru | 362,6 | 0 | 16,90 | 35,00 | 10 | 136 | 2,50 |
| LOMBO de porco cozido e defumado | 389,0 | 0 | 23,00 | 33,00 | 10 | 166 | 2,90 |
| LOTUS rizoma | 57,8 | 12,46 | 1,57 | 0,19 | 26 | 31 | 0,95 |
| LÚCIO ou SOLHA (peixe) cru | 78,1 | - | 18,35 | 0,53 | 25 | 220 | 1,10 |
| LULA crua | 87,0 | 1,70 | 16,40 | 1,70 | 42 | 148 | 1,90 |
| LULA cozida | 92,1 | 0 | 22,50 | 0,24 | 56 | 189 | 2,20 |

| SUBSTANCIA ALIMENTAR 100 gramas | Calorias | Glicídios g | Proteínas g | Lipídios g | Cálcio mg | Fósforo mg | Ferro mg |
|---|---|---|---|---|---|---|---|
| MACARRÃO caseiro cozido | 105,0 | 22,30 | 3,40 | 0,20 | 11 | 46 | 0,40 |
| MACARRÃO cru, sem ovos | 344,0 | 69,00 | 14,00 | 0,94 | 6 | 133 | 1,54 |
| MACARRÃO com ovos, cru | 353,3 | 69,00 | 14,00 | 2,40 | 24 | 156 | 1,90 |
| MACARRÃO com ovos, cozido | 96,0 | 19,40 | 3,70 | 0,40 | 4 | 25 | 0,25 |
| MACARRÃO caseiro | 318,0 | 58,80 | 11,80 | 3,10 | 32 | 192 | 1,50 |
| MACARRÃO de arroz | 360,0 | 81,80 | 4,90 | 12 | 32 | 0,76 | |
| MACARRONADA | 243,0 | 27,40 | 8,00 | 12,00 | 28 | 153 | 0,90 |
| MAÇÃ branca crua | 60,6 | 13,69 | 0,34 | 0,50 | 8 | 6 | 0,79 |
| MAÇÃ, puré açucarado | 80,5 | 19,70 | 0,20 | 0,10 | 4 | 16 | 0,20 |
| MAÇÃ vermelha crua | 63,2 | 14,20 | 0,40 | 0,50 | 7 | 12 | 0,30 |
| MAÇÃ dessecada | 187,6 | 40,88 | 1,42 | 1,94 | 19 | 48 | 1,40 |
| MAÇÃ, composta de | 46,7 | 10,10 | 0,90 | 0,30 | | | |
| MAÇÃ em conserva, enlatada | 47,1 | 11,00 | 0,10 | 0,30 | | | |
| MAÇÃ, farinha de | 364,5 | 84,00 | 1,50 | 2,50 | | | |
| MAÇÃ, geléia de | 254,7 | 63,05 | 0,30 | 0,15 | | | |
| MAÇÃ, passa de | 293,0 | 66,70 | 1,60 | 2,20 | | | |
| MAÇÃ, purê açucarado | 80,5 | 19,70 | 0,20 | 0,30 | 6 | 10 | 0,30 |
| MAÇÃ, suco de | 49,8 | 10,79 | 1,00 | 0,30 | 6 | 10 | 0,30 |
| MACAÚBA, coco de | 243,0 | 27,90 | 4,40 | 13,80 | 199 | 57 | 0,20 |
| MAIONESE | 663,2 | 0,60 | 2,00 | 72,70 | | | |
| MAISENA | 345,3 | 80,30 | 3,10 | 1,30 | | | |
| MALTE amarelo | 364,0 | 75,20 | 10,40 | 2,40 | | | |
| MALTE verde | 387,0 | 79,20 | 12,00 | 2,20 | | | |
| MALTE tostado | 346,2 | 70,20 | 10,50 | 2,60 | | | |
| MALTE em pó | 368,0 | 77,40 | 13,10 | 1,90 | 48 | 294 | 2,40 |
| MAMÃO verde | 58,0 | 12,50 | 0,50 | 0,45 | 22 | 22 | 0,69 |
| MAMÃO maduro | 68,0 | 14,50 | 0,20 | 1,00 | 21 | 26 | 0,80 |
| MAMÃO verde, doce de | 274,6 | 68,34 | 0 | 0 | 16 | 23 | 0,87 |
| MANDIOCA cozida | 119,0 | 28,90 | 0,60 | 0,20 | 28 | 37 | 0,90 |
| MANDIOCA frita | 352,0 | 55,2 | 1,20 | 14,50 | 54 | 70 | 1,70 |
| MANDIOCA, farinha de | 342,0 | 83,24 | 1.36 | 0,50 | 45 | 198 | 0,90 |
| MANDIOCA, folha de | 91,0 | 18,30 | 7,00 | 1,00 | 303 | 119 | 7,60 |
| MANDIOCA, polvilho de | 352,0 | 86,40 | 0,60 | 0,20 | 10 | l6 | 0,40 |
| MANDIOQUINHA OU BATATA BAROA | 125,5 | 29,20 | 1,50 | 0,30 | 45 | 101 | 0,67 |
| MANGA | 64,3 | 0,40 | 0,40 | 0,30 | 21 | 17 | 0,78 |
| MANGA-ROSA | 70,3 | 16,50 | 0,40 | 0,30 | 25 | 34 | 0,39 |
| MANGA-ESPADA | 72,3 | 17,00 | 0,40 | 0,30 | 34 | 54 | 0,65 |
| MANGA em calda | 102,7 | 24,42 | 0,56 | 0,31 | 14 | 21 | 0,36 |
| MANGABA | 47,5 | 10,50 | 0,70 | 0,30 | 41 | 18 | 2,80 |
| MANGALÔ, grão | 334,0 | 61,20 | 22,10 | 1,00 | 46 | 375 | 7,30 |
| MANJUBA crua (peixe) | 99,0 | 0 | 18,50 | 2,20 | 279 | 264 | 1,20 |
| MANJUBA salgada | 176,0 | 0 | 37,80 | 1,60 | 530 | 590 | 5,30 |
| MANGARITO | 107,2 | 23,43 | 2,97 | 0,28 | 114 | 398 | 3,02 |
| MANGOSTÃO | 68,0 | 14,00 | 0,60 | 1,00 | 10 | 20 | 1,00 |
| MANTEIGA com sal | 766,4 | 0 | 1,31 | 84,58 | 16 | 17 | 0,20 |
| MANTEIGA sem sal | 754,0 | 0 | 1,39 | 83,28 | 16 | 17 | 0,20 |
| MAPARÁ (peixe) cru | 115,0 | 0 | 18,90 | 3,80 | 34 | 225 | 1,10 |
| MARACUJÁ comum, polpa | 90,0 | 21,20 | 2,20 | 0,70 | 13 | 17 | 1,60 |
| MARACUJÁ gigante, suco | 80,0 | 19,20 | 2,20 | 0,70 | 34 | 36 | 1,00 |
| MARACUJÁ MELÃO | 98,0 | 22,00 | 4,00 | 0,70 | 46 | 26 | 5,20 |

| SUBSTANCIA ALIMENTAR<br>100 gramas | Calorias | Glicídios<br>g | Proteínas<br>g | Lipídios<br>g | Cálcio<br>mg | Fósforo<br>mg | Ferro<br>mg |
|---|---|---|---|---|---|---|---|
| MARACUJÁ vermelho | 117,0 | 24,90 | 5,30 | 1,20 | 16 | 22 | 2,40 |
| MARCARINA | 766,0 | 0,80 | 0,90 | 84,45 | 0 | 0 | 0 |
| MARCARINA vegetal | 720,0 | 0,60 | 0,40 | 81,00 | 20 | 16 | 0 |
| MARIMBA (peixe) | 175,0 | 20,80 | - | 9,60 | 20 | 100 | 0,70 |
| MARISCO, carne | 50,0 | 1,60 | 7,60 | 1,20 | 52 | 160 | 12,70 |
| MARISCO, carne dessecada | 186,0 | 15,60 | 27,06 | 20,40 | 188 | 174 | 2,30 |
| MARMELO | 63,0 | 16,30 | 0,60 | 0,30 | 6 | 15 | 0,60 |
| MARMELO, geléia de | 321,9 | 80,25 | 0,06 | 0,07 | 3 | 6 | 1.56 |
| MARMELADA | 252,2 | 61,70 | 0,90 | 0,20 | 7 | 13 | 0,57 |
| MARSHMELLOW | 463,9 | 72,80 | 8,30 | 15,50 | 38 | 124 | 2,00 |
| MASSA desidratada para empada | 451,0 | 65,20 | 8,00 | 16,60 | 97 | 142 | 2,00 |
| MASSA para pão | 209,0 | 39.40 | 5,80 | 2,90 | 14 | 92 | 0,70 |
| MASSA para pastel | 241,0 | 29,0 | 29,70 | 6,00 | 10,70 | 30 | 0,70 |
| MASSA para torta | 218,0 | 38,50 | 4,50 | 5,00 | 83 | 22 | 0,70 |
| MASTRUÇO | 42,0 | 7,60 | 3,80 | 0,70 | 304 | 52 | 5,20 |
| MATE, folha dessecada, industrial | 206,0 | 24,75 | 11,00 | 7,03 | 668 | 120 | 2,87 |
| MAXIXE | 5,1 | 1,00 | 0,14 | 0,06 | 3 | 23 | 0,04 |
| MEDRONHO | 117,2 | 25,2 | 1,25 | 1,07 | 114 | 33 | 7,20 |
| MEL de abelhas | 312,5 | 78,14 | 0 | 0 | 4 | 19 | 0,70 |
| MEL de bananas | 232,1 | 56,60 | 1,44 | 0 | 84 | 82 | 6,67 |
| MEL de maçãs | 275 | 68,89 | 0 | 0 | | | |
| MEL de peras | 276,5 | 69,15 | 0 | 0 | | | |
| MEL de tâmaras | 252,6 | 63,15 | 0 | 0 | | | |
| MELAÇO | 272,0 | 68,00 | 0 | 0 | 211 | 44 | 7,40 |
| MELADO de cana | 347,0 | 86,75 | 0 | 0 | 591 | 123 | 22,32 |
| MELANCIA | 31.0 | 6,90 | 0,50 | 0,20 | 7 | 12 | 0,23 |
| MELÃO | 29,9 | 6,35 | 0,84 | 0,13 | 17 | 16 | 0,40 |
| MELÃO-DE-S. CAETANO | 19,0 | 3,53 | 0,87 | 0,16 | 26 | 34 | 1.72 |
| MERLUZA crua (peixe) | 200,0 | 0 | 14,20 | 16,01 | 57 | 150 | 0,37 |
| MERLUZA cozida | 232,0 | 0 | 17,21 | 18,25 | 61 | 172 | 0,71 |
| MERLUZA (peixe) dessecada | 330,0 | 0 | 18,60 | 27,80 | 190 | 250 | 0,90 |
| MERO (peixe) | 73,2 | 0 | 18,00 | 0,14 | 10 | 192 | 2,00 |
| MERO vermelho | 95,5 | 0 | 16,00 | 3,50 | | | |
| MEXILHÃO cru | 96,0 | 4,50 | 14,40 | 2,30 | 88 | 236 | 5,80 |
| MEXILHÃO cozido | 78,3 | 0 | 14,40 | 2,30 | 127 | 204 | 6,00 |
| MILHETE grão inteiro | 360,0 | 72,80 | 11,80 | 2,40 | 0 | 0 | 0 |
| MILHO amarelo cru | 363,3 | 70,70 | 11,80 | 4,50 | 11 | 290 | 2,50 |
| MILHO, bolo de | 290,0 | 54,30 | 5,10 | 6,70 | 32 | 97 | 1,10 |
| MILHO branco cru | 354,5 | 71,34 | 8,73 | 3,81 | 9 | 265 | 2,30 |
| MILHO DOCE cru | 386,5 | 66,72 | 11,62 | 8,13 | 9 | 182 | 0,32 |
| MILHO DOCE cozido | 99,9 | 20,20 | 2,70 | 0,70 | 5 | 52 | 0,23 |
| MILHO verde cru | 325,6 | 63,50 | 6,20 | 5,20 | 6 | 103 | 0,51 |
| MILHO duro | 364,4 | 70,54 | 10,16 | 4,64 | 9 | 167 | 0,54 |
| MILHO mole | 376,0 | 70,30 | 11,41 | 5,47 | 10 | 145 | 0,52 |
| MILHO seco, amarelo | 362,7 | 70,10 | 9,80 | 4,92 | 9 | 165 | 0,53 |
| MILHO, amido de | 328,4 | 70,97 | 9,79 | 0,60 | 2 | 43 | 0,10 |
| MILHO, creme de | 344,6 | 73,70 | 7,80 | 2,20 | 16 | 152 | 0,90 |
| MILHO DOCE envasado | 98,0 | 19,00 | 2,80 | 1,20 | 0 | 0 | 0 |
| MILHO DOCE envasado, só o milho | 97,9 | 20,20 | 2,70 | 0,70 | 5 | 52 | 0,60 |
| MILHO verde em conserva enlatado | 101,0 | 19,00 | 3,00 | 1,00 | 6 | 103 | 0,80 |

| SUBSTANCIA ALIMENTAR<br>100 gramas | Calorias | Glicídios<br>g | Proteínas<br>g | Lipídios<br>g | Cálcio<br>mg | Fósforo<br>mg | Ferro<br>mg |
|---|---|---|---|---|---|---|---|
| MILHO, flocos de | 383,0 | 86,70 | 8,20 | 0,40 | 9 | 143 | 1,54 |
| MILHO, fécula de | 344,0 | 85,00 | 1,00 | 0,10 | 2 | 75 | 0,10 |
| MILHO, xarope de | 296,0 | 74,0 | | 0 | 0 | 0 | 0 |
| MILHO, angu de | 120,0 | 26,20 | 3,30 | 0,70 | 2 | 56 | 0,60 |
| MILO | 335,0 | 68,90 | 14,90 | 0,20 | 949 | 971 | 5,65 |
| MINGAUS, média | 136,0 | 22,70 | 3.60 | 3,40 | 116 | 107 | 0,40 |
| MIOLOS | 119,7 | — | 9.00 | 9,30 | 6 | 360 | 5,50 |
| MISSO | 199,0 | 25,10 | 12,50 | 6,40 | 80 | 170 | 5,60 |
| MISTURAS para doces e sorvetes industrializados | 373,0 | 94,4 | 0,80 | 0,50 | 6 | 38 | 3,30 |
| MISTURAS para bolos, industrializadas | 412,0 | 75,40 | 5,70 | 10,10 | 60 | 83 | 1,20 |
| MISTURAS para pizzas,, industrializadas | 406,0 | 72,60 | 8,10 | 9,00 | 101 | 152 | 2,30 |
| MIÚDOS DE BOI (dobradinha, livrelho) | 67,7 | — | 14,00 | 1,30 | 12 | 285 | 5,50 |
| MIÚDOS de galinha | 160,0 | — | 23,40 | 7,40 | 16 | 289 | 4,34 |
| MOCOTÓ, geléia de | 84,0 | 17,00 | 4,00 | 0 | 6 | 35 | 0,54 |
| MOELA de galinha crua | | 0 | 20,31 | 3,52 | 10 | 31 | 1,27 |
| MOLHO à bolonhesa | 180,0 | 10,20 | 6,60 | 13,10 | 23 | 71 | 1,20 |
| MOLHO de gergelim | 600,0 | 23,50 | 19,20 | 52,30 | 960 | 511 | 19,20 |
| MOLHO inglês | 91,0 | 8,00 | 1,50 | 6,90 | 21 | 20 | 0,80 |
| MOLHO de pimenta | 27,0 | 7,20 | 0,80 | 0,20 | 13 | 20 | 0,60 |
| MOLHO de tucupi | 174,0 | 42,50 | 0,50 | 0,10 | 30 | 30 | 0,80 |
| MORANGA, abóbora | 18,8 | 2,70 | 1,87 | 0,06 | 31 | 19 | 1,77 |
| MORANGO | 39,0 | 7,40 | 1,00 | 0,60 | 22 | 22 | 0,90 |
| MORANGO envasado em agua | 47,5 | 9,40 | 0,90 | 0,70 | 18 | 19 | 0,70 |
| MORANCO envasado em xarope | 95,8 | 22,80 | 0,70 | 0,20 | 18 | 19 | 0,70 |
| MORANGO, geléia de | 258,3 | 63,53 | 0,60 | 0,20 | 15 | 16 | 0,58 |
| MORANCO, suco de | 19,7 | 4,46 | 0,26 | 35 | 43 | 43 | 0,90 |
| MORCELA | 258,0 | 1,50 | 16,70 | 20,60 | 10 | 160 | 2,10 |
| MOREIA (peixe) | 126,0 | 0 | 18,20 | 5,40 | 112 | 105 | 1,40 |
| MORTADELA | 277,0 | 2,80 | 18,40 | 20,80 | 53 | 157 | 157 |
| MOSTARDA amarela, condimento | 78,5 | 5,00 | 4,50 | 4,50 | 333 | 177 | 10,90 |
| MOSTARDA CHINESA, folha | 28,7 | 4,43 | 2,06 | 0,31 | 25 | 104 | 3,95 |
| MOSTARDA, condimento | 140,0 | 0 | 14,00 | 9,40 | 324 | 174 | 9,65 |
| MOSTARDA CRESPA, folha crua | 28,0 | 4,00 | 2,30 | 0,30 | 221 | 66 | 5,66 |
| MOSTARDA CRESPA, folha cozida | 27,9 | 4,00 | 2,30 | 0,25 | 220 | 38 | 2,90 |
| MOUSSE | 120,0 | 15,10 | 3,40 | 5,60 | 47 | 49 | 0,40 |
| MOZARELA | 324,8 | 0 | 27,20 | 24,00 | | | |
| MUCILON | 388,0 | 80,50 | 9,00 | 1,50 | | | |
| MUCUNÂ, semente | 345,0 | 54,60 | 28,50 | 1,40 | | | |
| MUÇUM (peixe) | 86,0 | 0 | 17,50 | 1,20 | 50 | 158 | 2,20 |
| MURICI-DO-CAMPO, fruto | 60,5 | 11,17 | 1,37 | 1,16 | 19 | 18 | 2,04 |
| NABIÇA, folhas | 28,0 | 5,00 | 3,00 | 0,30 | 246 | 58 | 1,80 |
| NABO cru, bulbo | 35,0 | 7,10 | 1,10 | 0,20 | 56 | 47 | 0,52 |
| NABO cozido, bulbo | 22,0 | 4,40 | 0,90 | 0,10 | 72 | 31 | 0,44 |
| NABO, folhas de | 32,0 | 4,20 | 2,90 | 0,40 | 28 | 16 | 0,56 |
| NABO, bulbo desidratado | 390,5 | 60,00 | 11,50 | 0,50 | 187 | 165 | 2,06 |
| NAMORADO cru (peixe) | 86,6 | 0 | 14.90 | 3,00 | 66 | 252 | 0,76 |
| NAMORADO cozido | 121,1 | 0 | 20.91 | 4,17 | 66 | 185 | 0,75 |
| NANON em pó | 510,0 | 56,50 | 12,50 | 26,00 | 305 | 275 | 4,60 |

| SUBSTANCIA ALIMENTAR 100 gramas | Calorias | Glicídios g | Proteínas g | Lipídios g | Cálcio mg | Fósforo mg | Ferro mg |
|---|---|---|---|---|---|---|---|
| NANON reconstituído | 67,0 | 7,30 | 1,60 | 3,40 | 35 | 30 | 0,56 |
| NATA com 10% de gordura | 119,6 | 4,0 | 3,40 | 10,00 | | | |
| NATA com 20% de gordura | 206,0 | 3,50 | 3,00 | 20,00 | | | |
| NECTARINA | 64,0 | 17,10 | 0,60 | 0 | 24 | 1 | 0,30 |
| NÊSPERA | 44,0 | 10,70 | 0,20 | 0,60 | 18 | 14 | 0,80 |
| NESCAU | 215,0 | 50,20 | 19,20 | 12,70 | 152 | 686 | 10,70 |
| NESSUCAR | 388,0 | 97,0 | 0 | 0 | 0 | 0 | 0 |
| NESTOGÊNIO em pó, 1o semestre | 424,0 | 58,80 | 20,30 | 12,00 | | | 4,40 |
| NESTOGÊNIO reconstituído, 1o semestre | 72,0 | 9,99 | 3,45 | 2,04 | | | 0,74 |
| NESTOGÊNIO em pó, 2o semestre | 475,0 | 43,40 | 19,70 | 21,50 | | | 4,40 |
| NESTOGÊNIO reconstituído, 2o semestre | 81,0 | 8,59 | 3,34 | 3,65 | | | 0,74 |
| NHOQUE | 118,0 | 21,40 | 4,40 | 1,90 | 38 | 86 | 0,90 |
| NIDEX em pó | 378,0 | 94,00 | 0,50 | 0 | | | |
| NIQUIM (peixe) cru | 154,0 | 0 | 27,70 | 4,00 | 20 | 100 | 0,70 |
| NOPAL tenro | 6,6 | 0,13 | 1,31 | 0,10 | 204 | 17 | 2,66 |
| NOZ-DE-COLA | 235,4 | 46,58 | 9,22 | 1,35 | | | |
| NOZES | 705,2 | 13,00 | 18,40 | 64,40 | 83 | 380 | 2,10 |
| ÓLEO de algodão | 900,0 | 0 | 0 | 100,00 | 0 | 0 | 0 |
| ÓLEO de amendoim | 900,0 | 0 | 0 | 100,00 | 0 | 0 | 0 |
| ÓLEO de bacaba | 900,0 | 0 | 0 | 100,00 | 0 | 0 | 0 |
| ÓLEO de coco de babaçu | 891,0 | 0 | 0 | 99,00 | 0 | 0 | 0 |
| ÓLEO de dendê | 882,0 | 0 | 0 | 98,00 | 0 | 0 | 0 |
| ÓLEO de fígado debacalhau | 873,0 | 0 | 0 | 97,00 | 0 | 0 | 0 |
| ÓLEO gergilim | 900,00 | 0 | 0 | 100,00 | 0 | 0 | 0 |
| ÓLEO de margarina | 747,0 | 0 | 0 | 83,00 | 0 | 0 | 0 |
| ÓLEO de milho refinado | 900,0 | 0 | 0 | 100,00 | 0 | 0 | 0 |
| ÓLEO de oliva | 900,0 | 0 | 0 | 100,00 | 0 | 0 | 0 |
| ÓLEO de pequi | 900,0 | 0 | 0 | 100,00 | 0 | 0 | 0 |
| ÓLEO de peixe | 900,0 | 0 | 0 | 100,00 | 0 | 0 | 0 |
| ÓLEO de soja | 900,0 | 0 | 0 | 100,00 | 0 | 0 | 0 |
| OLHO de boi (peixe) cru | 124,0 | 0 | 20,40 | 4,10 | 32 | 146 | 0,70 |
| OMELETE | 104,0 | 2,20 | 11,00 | 12,00 | 81 | 194 | 2,10 |
| ORA-PRO-NOBIS | 26,0 | 5,00 | 2,00 | 0,40 | 79 | 32 | 3,60 |
| ORÉGANO | 19,6 | 3,10 | 0,90 | 0,40 | 232 | 8 | 3,90 |
| OSTRAS cruas | 81,0 | 5,90 | 9,80 | 2,00 | 56 | 150 | 5,80 |
| OSTRAS em conserva | 72,0 | 3,90 | 8,80 | 2,40 | 47 | 132 | 4,65 |
| OVAS de peixe cruas | 122,8 | 0 | 17,20 | 6,00 | 24 | 274 | 1,80 |
| OVAS de peixe, em conserva | 382,3 | 0 | 41,12 | 24,25 | 22 | 241 | 1,20 |
| OVEVA (peixe) crua | 95,0 | 0 | 21,50 | 0,40 | 20 | 220 | 1,40 |
| OVO de avestruz, Mato-Grosso, clara crua | 39,2 | 0 | 9,75 | | | | 1,11 |
| OVO de avestruz, Matro-Grosso, gema crua | | 0 | 13,93 | | | | 10,10 |
| OVO de codorna | 161,0 | 1,00 | 13,10 | 11,10 | 62 | 224 | 3,70 |
| OVO de galinha, inteiro, cru | 150,9 | 0 | 12,30 | 11,30 | 73 | 224 | 3,10 |
| OVO de galinha, inteiro, desidratado | 492,4 | 0 | 46,00 | 34,27 | 187 | 800 | 8,70 |
| OVO de galinha, inteiro, frito | 216,0 | 0 | 3,80 | 17,20 | 65 | 165 | 2,67 |

| SUBSTANCIA ALIMENTAR 100 gramas | Calorias | Glicídios g | Proteínas g | Lipídios g | Cálcio mg | Fósforo mg | Ferro mg |
|---|---|---|---|---|---|---|---|
| OVO de galinha, inteiro, passado por água quente | 156,0 | 0 | 3,80 | 11,10 | 65 | 175 | 4,20 |
| OVO de galinha, inteiro, cozido | 157,5 | 0,70 | 12,80 | 11,50 | 54 | 210 | 2,70 |
| OVO de galinha, clara crua | 43,2 | 0 | 10,80 | 0 | 10 | 28 | 0,80 |
| OVO de galinha, gema crua | 352,3 | 0 | 16,30 | 31,90 | 109 | 510 | 5,87 |
| OVO de galinha, clara cozida | 54,0 | 0 | 12,80 | 0 | 18 | 34 | 0,90 |
| OVO de galinha, gema cozida | 363,0 | 0 | 16,70 | 32,90 | 123 | 500 | 4,85 |
| OVO de galinha, clara desidratada | 368,8 | 6,30 | 85,90 | 0 | 48 | 135 | 1,60 |
| OVO de galinha em conserva | 161,0 | 2,00 | 13,10 | 10,70 | 58 | 200 | 0,50 |
| OVO de gansa inteiro cru | 185 | 1,30 | 13,90 | 13,30 | 64 | 220 | 3,60 |
| OVO de iguana | 59,7 | 0 | 12,39 | 1,30 | 429 | 44 | 15,21 |
| OVO de pata, inteiro, cru | 184,0 | 0,80 | 13,10 | 14,30 | 58 | 193 | 1,70 |
| OVO de pata, gema crua | 348,3 | 0 | 15,10 | 38,70 | 145 | 430 | 4,70 |
| OVO de perua inteiro cru | 165,0 | 1,70 | 13,10 | 11,80 | 134 | 245 | 1,67 |
| OVO de tartaruga inteiro cru | 107,0 | 0,90 | 12,60 | 6,30 | 62 | 180 | 1,60 |
| OVO de tracajá | 222,0 | 1,80 | 16,30 | 16,00 | 388 | 440 | 2,20 |
| OVOMALTINE | 412,2 | 72,10 | 14,30 | 7,40 | 59 | 196 | 1,10 |
| PABLUM | 370,2 | 70,80 | 15,00 | 3,00 | 780 | 620 | 30,00 |
| PACU BRANCO (peixe) | 102,6 | 0 | 18,90 | 3,00 | 18 | 254 | 0,76 |
| PAIO | 330,7 | 0 | 29,58 | 23,60 | 12 | 154 | 2,34 |
| PALMA | 33,0 | 7,90 | 1,20 | 0,20 | 110 | 19 | 1,60 |
| PALMATÓRIA | 53,0 | 13,80 | 0,80 | 0,10 | 43 | 9 | 0,30 |
| PALMITO cru | 26,0 | 5,20 | 2,20 | 0,20 | 86 | 79 | 0,80 |
| PALMITO em conserva | 18,0 | 3,70 | 1,60 | 0,10 | 61 | 56 | 0,60 |
| PALOMBETA crua (peixe) | 89,0 | 0 | 20,48 | 0,79 | 18 | 143 | 0,98 |
| PALOMBETA em conserva | 229,3 | 0 | 49,87 | 3,32 | | | |
| PAMONHA | 254,0 | 42,90 | 4,40 | 7,60 | 18 | 140 | 0,90 |
| PAMPO cru (peixe) | 104,0 | 0 | 19,20 | 2,30 | 68 | 130 | 0,80 |
| PAMPO salgado | 193,0 | 0 | 40,20 | 1,80 | 190 | 250 | 0,90 |
| PÂNCREAS de boi | 176,1 | 0 | 16,80 | 12,10 | | | |
| PANQUECA | 189,1 | 26,60 | 9,20 | 5,10 | 158 | 154 | 0,60 |
| PÃO alemão | 263,0 | 56,50 | 8,90 | 0,20 | 19 | 97 | 1,40 |
| PÃO de aipim | 298,0 | 57,90 | 8,70 | 3,00 | 19 | 141 | 1,10 |
| PÃO de batata-inglesa | 277,0 | 58,20 | 8,20 | 0,90 | 25 | 134 | 1,10 |
| PÃO de cará | 273,0 | 62,10 | 5,80 | 1,10 | 30 | 109 | 1,80 |
| PÃO de centeio, claro | 247,2 | 54,00 | 6,00 | 0,80 | 28 | 154 | 1.75 |
| PÃO de centeio, escuro | 232,0 | 47,90 | 8,70 | 0,60 | 22 | 156 | 2,30 |
| PÃO de centeio integral | 232,0 | 45,50 | 10,40 | 0,90 | 31 | 278 | 2,16 |
| PÃO de cevada | 302,0 | 66,20 | 7,20 | 0,20 | 60 | 224 | 6,50 |
| PÃO de leite | 305,0 | 62,40 | 9,80 | 1,90 | 39 | 157 | 1,20 |
| PÃO de soja | 283,0 | 51,80 | 14,30 | 1,90 | 57 | 219 | 2,30 |
| PÃO doce | 274,0 | 56,30 | 7,50 | 1,40 | 12 | 70 | 1,20 |
| PÃO de glúten | 254,0 | 29,90 | 25,10 | 3,80 | 45 | 132 | 1,67 |
| PÃO francês | 269,0 | 57,40 | 9,30 | 0,20 | 22 | 107 | 1,20 |
| PÃO italiano | 256,8 | 53,70 | 8,70 | 0,80 | 13 | 77 | 0,70 |
| PÃO de milho, caseiro | 181,0 | 53,30 | 7,50 | 4,20 | 10 | 202 | 0,90 |
| PÃO de milho, industrializado | 285,0 | 60,8 | 8,0 | 1,30 | 46 | 169 | 2,50 |
| PÃO de Graham, feito com água | 255,0 | 48,00 | 9,00 | 3,00 | 50 | 218 | 2,50 |

| SUBSTANCIA ALIMENTAR 100 gramas | Calorias | Glicídios g | Proteínas g | Lipídios g | Cálcio mg | Fósforo mg | Ferro mg |
|---|---|---|---|---|---|---|---|
| PÃO de Graham, feito com leite | 260,0 | 46,0 | 1,00 | 4,00 | 50 | 354 | 2,56 |
| PÃO de milho com 50% de farinha de trigo | 294,0 | 60,0 | 6,50 | 2,90 | | | |
| PÃO com 80% de farinha de trigo e 20% de farinha de amendoim | 264,4 | 43,50 | 17,20 | 2,40 | 84 | 257 | 1,80 |
| PÃO com 20% de farinha de trigo e 20% de farinha de soja | 245,5 | 43,54 | 13,34 | 2,00 | 102 | 231 | 2,20 |
| PÃO misto com 20% de farinha de mandioca | 277,0 | 61,40 | 5,60 | 1,00 | 29 | 210 | 1,32 |
| PÃO de passas | 272,0 | 52,20 | 9,00 | 3,00 | | | |
| PÃO de Petrópolis | 399,0 | 80,00 | 13,00 | 3,00 | | | |
| PÃO tostado (francês) | 406,1 | 73,80 | 13,10 | 6,50 | 90 | 144 | 5,67 |
| PÃO de Viena, com leite e manteiga | 304,9 | 62,40 | 9,80 | 1,90 | 39 | 159 | 1,20 |
| PAPA-TERRA (peixe) cru | 102,0 | 0 | 19,20 | 2,20 | 41 | 162 | 1,00 |
| PAPA-TERRA salgado | 240,0 | 0 | 47,50 | 4,10 | 180 | 670 | 6,00 |
| PÁPRICA | 331,0 | 56,20 | 12,80 | 11,90 | 87 | 128 | 8,70 |
| PARGO (peixe) | 103,4 | 0 | 21,06 | 2,13 | 17 | 204 | 1,32 |
| PARGO VERMELHO | 94,8 | 0 | 20,50 | 1,40 | 22 | 200 | 1,02 |
| PASSAS com sementes | 298,4 | 71,40 | 2,30 | 0,50 | 60 | 123 | 2,99 |
| PASTELARIAS doces | 316,0 | 50,40 | 6,80 | 9,70 | 23 | 115 | 0,90 |
| PASTELARIAS salgadas | 284,0 | 27,30 | 6,60 | 16,40 | 40 | 98 | 1,20 |
| PASTINAGA, raiz | 64,9 | 13,50 | 1,60 | 0,50 | | | |
| PATÊ de fígado | 395,9 | 0 | 15,86 | 36,94 | 25 | 317 | 7,60 |
| PATÊ de galinha | 312,8 | 0 | 15,66 | 27,80 | | | |
| PATÊ de língua | 362,5 | 0 | 15,86 | 32,12 | | | |
| PATÊ de peixe | 352,7 | 0 | 19,21 | 30,64 | | | |
| PATO SELVAGEM, carne crua | 118,5 | 0 | 22,65 | 3,11 | 17 | 290 | 1,80 |
| PECAN | 750,0 | 13,00 | 10,38 | 73,00 | 87 | 353 | 2,60 |
| PÉ de galinha cru | 197,0 | 0 | 20,60 | 12,10 | 32 | 136 | 2,00 |
| PÉ DE MOLEQUE | 418,0 | 70,50 | 7,40 | 14,10 | 45 | 147 | 2,30 |
| PEIXE de mar cru, média | 82,9 | 0 | 16,00 | 2,10 | 22 | 229 | 1,10 |
| PEIXE de mar cozido, média | 104,0 | 0 | 22,90 | 0,70 | 28 | 138 | 1,85 |
| PEIXE de mar frito, média | 371,0 | 0 | 28,90 | 26,10 | 33 | 226 | 1,30 |
| PEIXE de mar defumado, média | 177,9 | 0 | 38,77 | 2,59 | | | |
| PEIXE de mar em conserva, média | 244,2 | 0 | 24,15 | 16,40 | | | |
| PEIXE de água doce, cru, média | 75,0 | 0 | 16,60 | 0,50 | 20 | 100 | 0,70 |
| PEIXE de água doce cozido, média | 104,0 | 0 | 22,90 | 0,70 | 28 | 132 | 1,00 |
| PEIXE de água doce, frito, média | 516,0 | 0 | 38,80 | 38,80 | 124 | 312 | 2,80 |
| PEIXE de água doce, salgado, média | 193,0 | 0 | 40,20 | 1,80 | 190 | 250 | 0,90 |
| PEIXE, farinha de | 336,0 | 0 | 78,00 | 0,30 | 4.610 | 3.100 | 41,00 |
| PEIXES DE MAR E DE ÁGUA DOCE | | | | | | | |
| PEIXES DE MAR E DE RIO | | | | | | | |
| ACARÁ cru | 101,0 | 0 | 20,00 | 1,90 | 112 | 344 | 3,20 |
| ACARÁ salgado | 334,0 | 0 | 54,30 | 11,30 | 2,406 | 1.766 | 10,40 |
| ACARI | 98,0 | 0 | 18,20 | 22 | 34 | 116 | 0,20 |
| ACARI salgado | 203,0 | 0 | 45,10 | 1,20 | 140 | 346 | 6,40 |

| SUBSTANCIA ALIMENTAR 100 gramas | Calorias | Glicídios g | Proteínas g | Lipídios g | Cálcio mg | Fósforo mg | Ferro mg |
|---|---|---|---|---|---|---|---|
| AGULHA em conserva | 137,5 | 0 | 31,50 | 1,28 | 156 | 235 | 1,64 |
| ACULHÃO DE VELA | 129,0 | 0 | 23,40 | 3,20 | 9 | 190 | 0,80 |
| ALBACORA | 104,2 | 0 | 21,37 | 2,09 | 19 | 180 | 0,90 |
| ARENQUE em filé. cru | 230,0 | 0 | 16,70 | 18,10 | 101 | 272 | 1,05 |
| ARENQUE curtido | 218,0 | 0 | 20,40 | 15,10 | 123 | 355 | 2,10 |
| ARENQUE defumado | 290,0 | 0 | 36,90 | 15,80 | 40 | 240 | 2,00 |
| ARENQUE salgado | 180,0 | 0 | 19,60 | 11,30 | 65 | 278 | 2,16 |
| ARENQUE envasado simples | 194,0 | 0 | 20,70 | 12,40 | 26 | 267 | 1,30 |
| ARENQUE ao molho de tomate | 173,1 | 3,70 | 15,80 | 10,50 | 87 | 289 | 2,00 |
| ARRAIA | 90 | 0 | 19,20 | 0,90 | 64 | 131 | 1,40 |
| ATUM em conserva no azeite | 262,5 | 0 | 24,00 | 18,50 | 8 | 230 | 1,20 |
| ATUM envasado, só atum | 194,0 | 0 | 24,20 | 10,80 | 26 | 276 | 1,30 |
| ATUM cru | 146,0 | 0 | 24,80 | 5,20 | 19 | 195 | 0,90 |
| BACALHAU cru | 73,8 | 0 | 18,00 | 0,20 | 15 | 242 | 1,30 |
| BACALHAU cru sem espinhas | 94,3 | 0 | 24,90 | 0,30 | 10 | 96 | 1,30 |
| BACALHAU salgado e prensado | 169,3 | 0 | 38,80 | 1,10 | 14 | 188 | 1,50 |
| BACALHAU, salgado, prensado e dessecado | 352,4 | 0 | 81,80 | 2,80 | 50 | 891 | 3,60 |
| BADEJO cru | 96,5 | 0 | 17,94 | 2,75 | 181 | 268 | 1,10 |
| BADEJO cozido | 130,9 | 0 | 24,30 | 3,88 | 60 | 212 | 1,45 |
| BAGRE cru | 178,2 | 0 | 18,90 | 11,40 | 20 | 200 | 0,60 |
| BAGRE seco ao sol | 311,0 | 0 | 30,80 | 20,00 | 30 | 300 | 2,20 |
| BAIACU | 92,0 | 0 | 20,20 | 0,70 | 18 | 138 | 0,60 |
| BALEIA, carne magra crua | 111,8 | 0 | 23,00 | 2,20 | 10 | 147 | 3,20 |
| BALE'A, carne salgada | 160,0 | 0 | 24,40 | 6,20 | 30 | 160 | 5,00 |
| BARBUDO | 87,00 | 0 | 19,80 | 0,30 | 177 | 148 | 0,20 |
| BEIJUPIRÁ | 131,0 | 0 | 26,20 | 2,10 | 8 | 220 | 4,0C |
| BICUDA | 101,0 | 0 | 20,50 | 1,50 | 52 | 200 | 0,80 |
| BIQUARA | 104,0 | 0 | 19,60 | 2,30 | 36 | 222 | 1,40 |
| BODIÃO | 97,0 | 0 | 18,50 | 2,00 | 20 | 100 | 0,70 |
| BONITO cru | 149,0 | 0 | 22,80 | 5,70 | 20 | 100 | 0,70 |
| BONITO em conserva | 168,0 | 0,30 | 29,00 | 4,80 | 24 | 250 | 4,00 |
| BONITO salgado | 276,0 | 0 | 51,50 | 6,20 | 13 | 350 | 10,00 |
| CAÇÃO cru | 129,0 | 0 | 18,80 | 5,40 | 16 | 176 | 1,50 |
| CUMURUPIM | 102,0 | 0 | 19,60 | 2,00 | 54 | 263 | 0,70 |
| CANDIRU | 93,0 | 0 | 20,00 | 0,80 | 689 | 660 | 8,10 |
| CANHANHA | 175,0 | 0 | 20,80 | 9,60 | 20 | 100 | 0,70 |
| CARAPEBA | 91,0 | 0 | 18,60 | 1,30 | 66 | 191 | 0;40 |
| CARDOSA | 105,0 | 0 | 17,60 | 3,20 | 57 | 143 | 1,30 |
| CARPA crua | 86,0 | 0 | 19,24 | 1,01 | 15 | 165 | 2,00 |
| CARPA assada | 109,9 | 0 | 23,20 | 1,90 | 18 | 200 | 2,10 |
| CAVALA | 138,7 | 0 | 18,70 | 7,10 | 20 | 215 | 0,75 |
| CHERNE | 81,4 | 0 | 19,90 | 0,38 | 7 | 167 | 1,90 |
| CORCOROCA | 100,5 | 0 | 21,00 | 1,84 | 16 | 187 | 1,13 |
| CORVINA crua | 100,0 | 0 | 20,80 | 1,20 | 38 | 198 | 1,10 |
| CORVINA em conserva em molho de tomate | 149,0 | 1,50 | 22,20 | 5,40 | 330 | 360 | 4,50 |
| CORVINA negra crua | 82,0 | 0 | 18,80 | 0,80 | 26 | 176 | 1,19 |

| SUBSTANCIA ALIMENTAR 100 gramas | Calorias | Glicídios g | Proteínas g | Lipídios g | Cálcio mg | Fósforo mg | Ferro mg |
|---|---|---|---|---|---|---|---|
| CUNDUNDA crua | 92,0 | 0 | 16,30 | 2,50 | 20 | 100 | 0,70 |
| CUNDUNDA salgada | 335,0 | 0 | 58,60 | 9,40 | 1.700 | 1.300 | 2,50 |
| CURIMÃ | 115,0 | 0 | 19,30 | 3,60 | 99 | 338 | 2,80 |
| DOURADO | 80,0 | 0 | 18,30 | 0,50 | 22 | 219 | 1,60 |
| ENCHOVA crua | 106,2 | 0 | 19,60 | 3,09 | 90 | 225 | 0,62 |
| ENCHOVA cozida | 117,7 | 0 | 20,42 | 4,01 | 173 | 217 | 0,57 |
| ENCHOVA em salmoura | 107,8 | 0 | 13,80 | 5,85 | 109 | 201 | 0,98 |
| ENCHOVA, pasta de | 202,0 | 4,30 | 20,20 | 11,60 | 198 | 243 | |
| ENCHOVINHA crua | 105,3 | 0 | 15,09 | 5,00 | 98 | 201 | 0,54 |
| ENGUIA | 156,3 | 0 | 18,60 | 9,10 | 39 | 177 | 0,67 |
| ESPADA, PEIXE ESPADA cru | 116,0 | 0 | 17,40 | 4,60 | 42 | 160 | 1,10 |
| ESPADA, PEIXE ESPADA, salgado | 168,0 | 0 | 21,70 | 7,70 | 151 | 184 | 2,40 |
| ESPADA, PEIXE ESPADA, grelhado | 158,0 | 0 | 24,40 | 6,80 | 20 | 251 | 187 |
| GALO | 109,0 | 0 | 19,90 | 2,70 | 47 | 193 | 0,70 |
| GAROUPA verdadeira crua | 87,0 | 0 | 18,03 | 1,21 | 21 | 195 | 0,78 |
| GAROUPA verdadeira cozida | 116,3 | 0 | 25,98 | 1,38 | 69 | 112 | 1,25 |
| GAROUPA de S. TOMÉ crua | 88,5 | 0 | 17,50 | 2,06 | 14 | 203 | 0,86 |
| GAROUPA de S. TOMÉ cozida | 137,9 | 0 | 26,70 | 3,45 | 118 | 133 | 1,53 |
| GORDINHO | 102,3 | 0 | 19,65 | 2,64 | | | |
| LIMÃO | 124,0 | 0 | 22,00 | 4,00 | | | |
| LINGUADO | 87,0 | 0 | 19,00 | 0,50 | 49 | 303 | 0,70 |
| MANJUBA crua | 95,0 | 0 | 18,50 | 2,20 | 279 | 264 | 1,20 |
| MANJUBA salgada | 176,0 | 0 | 37,80 | 1,60 | 530 | 590 | 5,30 |
| MAPARÁ | 115,0 | 0 | 18,90 | 3,80 | 34 | 225 | 1,10 |
| MARIMBA | 175,0 | 0 | 20,80 | 9,60 | 20 | 100 | 0,70 |
| MERLUZA crua | 200,0 | 0 | 14,20 | 16,01 | 57 | 150 | 0,37 |
| MERLUZA cozida | 232,0 | 0 | 17,21 | 18,25 | 61 | 172 | 0,71 |
| MERLUZA dessecada | 330,0 | 0 | 51,20 | 27,80 | 190 | 250 | 0,90 |
| MERO | 73,2 | 0 | 18,00 | 0,14 | 10 | 192 | 2,00 |
| MERO vermelho | 95,5 | 0 | 16,00 | 3,50 | - | | - |
| MORÉIA | 126,0 | 0 | 18,20 | 5,40 | 112 | 105 | 1,40 |
| MUÇUM | 86,0 | 0 | 17,50 | 1,20 | 50 | 158 | 2,20 |
| NAMORADO cru | 86,6 | 0 | 3,00 | 66 | 252 | 0,76 | |
| NAMORADO cozido | 121,1 | 0 | 20,91 | 4,17 | 66 | 185 | 0,75 |
| NIQUIM | 154,0 | 0 | 27,70 | 4,00 | 20 | 100 | 0,70 |
| OLHO-DE-BÓI | 124,0 | 0 | 20,40 | 4,10 | 32 | 146 | 0,70 |
| OVEVA ou OVEBA | 95,0 | 0 | 21,50 | 0,40 | 20 | 220 | 1,40 |
| PALOMBETA crua | 89,0 | 0 | 20,48 | 0,79 | 18 | 142 | 0,98 |
| PALOMBETA em conserva | 229,3 | 0 | 49,87 | 3,32 | | | |
| PAMPO cru | 104,0 | 0 | 19,20 | 2,30 | 68 | 130 | 0,80 |
| PAMPO salgado | 193,0 | 0 | 40,20 | 1,80 | 190 | 250 | 0,90 |
| PAPA-TERRA cru | 102,0 | 0 | 19,20 | 2,20 | 41 | 162 | 1,00 |
| PAPA-TERRA salgado | 240,0 | 0 | 47,50 | 4,10 | 180 | 670 | 6,00 |
| PARCO | 97,0 | 0 | 20,00 | 1,30 | 49 | 263 | 1,30 |
| PARGO vermelho | 94,8 | 0 | 20,50 | 1,40 | 22 | 200 | 1,02 |

| SUBSTANCIA ALIMENTAR 100 gramas | Calorias | Glicídios g | Proteínas g | Lipídios g | Cálcio mg | Fósforo mg | Ferro mg |
|---|---|---|---|---|---|---|---|
| PESCADA | 97,0 | 0 | 20,00 | 1,30 | 62 | 205 | 1,06 |
| PESCADA | 97,0 | 0 | 20,00 | 1,30 | 62 | 205 | 1,06 |
| PESCADA em conserva | 144,8 | 0 | 22,27 | 6,20 | | | |
| PESCADINHA crua | 97,0 | 0 | 20,50 | 1,00 | 31 | 318 | 1,10 |
| PIAU | 86,0 | 0 | 15,90 | 2,00 | 545 | 295 | 2,40 |
| PIRACICA | 144,0 | 0 | 18,90 | 7,00 | 47 | 132 | 0,70 |
| PIRAMUTABA | 88,0 | 0 | 18,80 | 0,90 | 455 | 186 | 1,10 |
| PIRARUCU salgado | 251,0 | 0 | 38,20 | 9,80 | 50 | 209 | 3,30 |
| | | | | | | | |
| REI, PEIXE-REI cru | 90,0 | 0 | 18,00 | 2,00 | 21 | 207 | 1,00 |
| REI, PEIXE-REI em conserva | 166,5 | 0 | 13,% | 12,30 | 19 | 265 | 0,97 |
| ROBALO cru | 72,0 | 0 | 17,20 | 0,30 | 32 | 316 | 1,00 |
| ROBALO defumado | 96,0 | 0 | 23,20 | 0,40 | 76 | 258 | 1,56 |
| ROBALO em conserva | 134,1 | 0 | 26,25 | 3,24 | 26 | 175 | 0,87 |
| | | | | | | | |
| SALMÃO cru, americano | 211,0 | 0 | 22,50 | 13,40 | 29 | 302 | 0,80 |
| SALMÃO cru, europeu | 117,9 | 0 | 15,05 | 6,42 | | | |
| SALMÃO defumado, americano | 204,0 | 0 | 24,00 | 12,00 | 26 | 276 | 1,30 |
| SALMÃO em conserva, americano | 187,7 | 0 | 19,25 | 12,30 | 66 | 285 | 1,30 |
| SALMONETE | 108,4 | 0 | 16,99 | 4,50 | | | |
| SARDINHA crua | 124,0 | 0 | 17,70 | 5,40 | 195 | 210 | 1,30 |
| SARDINHA em conserva molho de tomate | 173,0 | 1,60 | 20,50 | 8,80 | 390 | 419 | 4,30 |
| SARDINHA em conserva com azeite | 298,0 | 0,50 | 20,90 | 23,20 | 402 | 432 | 3,20 |
| SARDINHA salgada | 184,0 | 0 | 38,00 | 2,40 | 200 | 366 | 2,60 |
| SARDINHA prensada crua | 134,9 | 0 | 31,61 | 0,95 | 245 | 368 | 2,68 |
| SARNAMBI | 73,0 | 0 | 10,50 | 1,30 | 116 | 122 | 7,80 |
| SAUNA | 115,0 | 0 | 19,30 | 3,60 | 99 | 338 | 2,80 |
| SAVELHA ou SABOCA crua | 171,0 | 0 | 17.70 | 10,60 | 64 | 174 | 2,80 |
| SAVELHA em conserva com molho de tomate | 176,0 | 3,70 | 15,80 | 10,50 | 147 | 243 | 1,80 |
| SAVELHA salgada | 311,0 | - | 32,80 | 18,50 | 78 | 580 | 5,00 |
| SERRA cru | 108,5 | - | 19,43 | 3,43 | 10 | 168 | 1,42 |
| SERRA salgado | 188,0 | 0,40 | 35,10 | 4,00 | 77 | 225 | 1,70 |
| SOLHA | 90,0 | 0 | 17,20 | 1,90 | 29 | 164 | 1,20 |
| | | | | | | | |
| TAINHA crua, inteira | 173,0 | 0 | 22,87 | 8,96 | 13 | 196 | 1,57 |
| TAINHA cozida | 204,0 | 0 | 24,00 | 12,00 | 26 | 124 | 2,10 |
| TAINHA em conserva | 144,8 | 0 | 22,27 | 6,20 | 54 | 185 | 2,05 |
| TINCA | 154,0 | 0 | 27,70 | 4,00 | 20 | 100 | 0,70 |
| TINTUREIRA | 100,00 | 0 | 20,60 | 1,30 | 32 | 192 | 1,40 |
| TIRA-VIRA | 87,0 | 0 | 19,00 | 1,10 | 20 | 100 | 0,70 |
| TRILHA | 114,0 | 0 | 18,70 | 3,90 | 118 | 158 | 6,00 |
| TRUTA crua | 89,3 | 0 | 18,49 | 1,67 | 12 | 122 | 0,89 |
| TRUTA assada | 189,0 | 0 | 20,00 | 13,33 | 23 | 230 | 1,00 |
| TRUTA defumada | 120,0 | 0 | 22,25 | 3,44 | 36 | 268 | 1,00 |
| TUBARÃO | 293,4 | 0 | 17,90 | 25,20 | 12 | 269 | 1,00 |
| | | | | | | | |
| UBARANA | 110,0 | 0 | 18,70 | 3,30 | 92 | 192 | 1,00 |

| SUBSTANCIA ALIMENTAR 100 gramas | Calorias | Glicídios g | Proteínas g | Lipídios g | Cálcio mg | Fósforo mg | Ferro mg |
|---|---|---|---|---|---|---|---|
| VERMELHO | 99,0 | 0 | 18,70 | 2,10 | 34 | 144 | 1,00 |
| VIOLA | 127,0 | 0 | 16,20 | 6,40 | 9 | 257 | 1,60 |
| VOADOR | 92,0 | 0 | 21,0 | 0,30 | 44 | 206 | 1,60 |
| | | | | | | | |
| XERELETE | 99,0 | 0 | 20,0 | 1,50 | 49 | 226 | 1,30 |
| XIXARRO | 114,0 | 0 | 20,0 | 3,20 | 12 | 222 | 0,70 |
| | | | | | | | |
| PELARGON, pó | 453,0 | 56,50 | 17,00 | | | | |
| PELARGON reconstituído | 77,0 | 9,70 | 2,80 | 2,90 | | | |
| PEPINO cru, com casca | 14,7 | 2,70 | 0,70 | 0,10 | 10 | 21 | 0,23 |
| PEPINO cru, sem casca | 3,0 | 0,35 | 0,07 | 0,07 | 22 | 4 | 0,44 |
| PEPINO em salmoura | 11,2 | 2,02 | 0,78 | - | | | |
| PEPINO com casca, picles | 12,6 | 1,49 | 0,62 | 0,47 | 61 | 21 | 1,54 |
| PEPINO DO MATO | 35,0 | 6,30 | 0,40 | 1,00 | | | |
| PEQUI, CASTANHA DE | 89,0 | 21,60 | 1,20 | 0,90 | 14 | 10 | 1,20 |
| PELE de galinha crua | 223,0 | 0 | 16,10 | 17,10 | 9 | 174 | 2,40 |
| PELE de porco crua | 217,0 | 0 | 26,40 | 22,70 | 11 | 8 | 0,40 |
| PELE de porco frita | 548,0 | 0 | 65,00 | 30,00 | 17 | 40 | 2,00 |
| PELE de porco seca | 580,0 | 0 | 48,30 | 41,50 | 20 | 15 | 0,70 |
| PERA crua | 63,3 | 14,10 | 0,60 | 0,50 | 15 | 18 | 0,32 |
| PERA, enlatada, com açúcar | 76,0 | 18,09 | 0,50 | 0,11 | 9 | 17 | 0,20 |
| PERA enlatada, em água | 34,9 | 8,20 | 0,30 | 0,10 | 8 | 10 | 0,20 |
| PERA, geléia de | 262,6 | 65,04 | 0,30 | 0,15 | | | |
| PERA dessecada | 96,0 | 21,14 | 2,07 | 0,35 | 84 | 168 | 5,23 |
| PERDIZ, carne cru | 113,9 | 0 | 25,26 | 1,43 | 32 | 320 | 4,28 |
| PERNIL de porco sem defumar, sem gordura | 229,6 | 0 | 25,00 | 14,40 | | | |
| PERNIL de porco sem defumar, pouca gordura | 321,3 | 0 | 15,30 | 28,90 | | | |
| PESCADA (peixe) crua | 97,0 | 0 | 20,00 | 1,30 | 62 | 205 | 1,06 |
| PESCADA em conserva | 144,8 | 0 | 22,27 | 6,20 | 136 | 408 | 3,25 |
| PESCADINHA (peixe) crua | 97,0 | 0 | 20,50 | 1,00 | 31 | 318 | 1,10 |
| PÊSSEGO amarelo | 51,5 | 11,72 | 0,85 | 0,14 | 16 | 27 | 2,13 |
| PÊSSEGO branco | 63,1 | 14,00 | 1,24 | 0,24 | 23 | 20 | 1,87 |
| PÊSSEGO em conserva, enlatado | 42,9 | 10,30 | 0,40 | 0,02 | 3 | 11 | 0,30 |
| PÊSSEGO em calda enlatado | 167,0 | 40,99 | 0,62 | 0,17 | 26 | 27 | 0,78 |
| PÊSSEGO, suco de | 15,8 | 3,43 | 0,41 | 0,05 | 32 | 36 | 0,95 |
| PIAUI (peixe) cru | 86,0 | 0 | 15,90 | 2,00 | 545 | 295 | 2,40 |
| PICLES | 20,0 | 4,0 | 1,00 | 0 | 8 | 16 | 0,08 |
| PIMENTA CAMAPU | 40,0 | 8,80 | 1,60 | 0,50 | 10 | 34 | 0,90 |
| PIMENTA MALAGUETA | 38,0 | 6,50 | 1,30 | 0,70 | 14 | 23 | 0,45 |
| PIMENTA-DO-REINO | 24,0 | 5,00 | 1,00 | 0,03 | | | |
| PIMENTA PITANGA | 31,10 | 7,10 | 1,20 | 0,30 | 8 | 27 | 0,60 |
| PIMENTA verde | 24,0 | 4,30 | 1,20 | 0,20 | 127 | 130 | 5,43 |
| PIMENTA vermelha | 38,0 | 6,50 | 1,30 | 0,70 | 16 | 34 | 2,88 |
| PIMENTÃO verde cru | 29,0 | 5,70 | 1,30 | 0,20 | 12 | 28 | 0,40 |
| PIMENTÃO verde cozido | 31,0 | 6,00 | 1,30 | 0,20 | 10 | 19 | 0,23 |
| PIMENTÃO doce cru | 28,6 | 4,63 | 1,94 | 0,26 | 16 | 34 | 2,88 |
| PIMENTÃO doce envasado | 30,7 | 6,02 | 0,83 | 0,37 | 8 | 19 | 1,80 |
| PIMENTÃO maduro cru | 75,0 | 7,52 | 2,25 | 4,00 | 45 | 56 | 2,89 |

| SUBSTANCIA ALIMENTAR 100 gramas | Calorias | Glicídios g | Proteínas g | Lipídios g | Cálcio mg | Fósforo mg | Ferro mg |
|---|---|---|---|---|---|---|---|
| PIMENTÃO verde dessecado | 345,1 | 61,60 | 13,20 | 5,10 | 150 | 206 | 7,70 |
| PIMENTÃO picante, farinha | 335,0 | 50,32 | 11,50 | 9,75 | | | |
| PIMENTÃO, sementes | 442,7 | 52,70 | 16,90 | 18,30 | 87 | 450 | 5,60 |
| PINHÃO cru | 217,5 | 46,40 | 3,96 | 1,79 | 36 | 150 | 1,10 |
| PINHÃO cozido | 195,5 | 41,92 | 3,94 | 1,34 | 35 | 136 | 0,70 |
| PIPOCA em grão | 353,2 | 76,50 | 10,80 | 0,45 | 10 | 264 | 2,50 |
| PIPOCA espocada | 402,6 | 76,70 | 12,70 | 5,00 | 11 | 281 | 2,70 |
| PIRACICA (peixe) crua | 144,0 | 0 | 18,90 | 7,00 | 47 | 132 | 0,70 |
| PIRAMUTABA (peixe) cru | 88,0 | 0 | 18,80 | 0,90 | 455 | 186 | 1,10 |
| PIRÃO de farinha de mandioca | 120,0 | 29,50 | 0,60 | 0,10 | 21 | 16 | 1,10 |
| PIRARUCU (peixe) salgado | 251,0 | 0 | 38,70 | 9,80 | 50 | 209 | 3,30 |
| PIRARUCU cozido | 91,60 | 15,70 | 3,20 | 21 | 136 | 1,90 | |
| PIRARUCU frito | 354,5 | 0 | 20,00 | 30,50 | 29 | 178 | 1,90 |
| PISTACHO, amêndoa | 640,0 | 16,30 | 22,30 | 54,00 | 140 | 430 | 1.4C |
| PITANGA | 46,7 | 6,40 | 1,02 | 1,90 | 9 | 11 | 0,20 |
| PITU cru | 82,0 | 0,40 | 16,20 | 1,30 | 161 | 292 | 2,20 |
| PITU salgado | 285,0 | 0,70 | 59,80 | 3,00 | 591 | 716 | 7,90 |
| PIZZA | 243,0 | 27,20 | 8,00 | 12,00 | 57 | 133 | 0,90 |
| PÔ paraChantilly | 492,0 | 70,00 | 8,00 | 20,00 | 300 | 500 | 0,30 |
| POLVILHO | 340,0 | 85.00 | 0 | 0 | 0 | 0 | 0 |
| POLVO fresco | 53,3 | 0 | 12,61 | 0,32 | 39 | 246 | 2,55 |
| PRATIQUEIRA (peixe) cru | 115,0 | 0 | 19,30 | 3,60 | 99 | 338 | 2.8C |
| PRESUNTADA | 463,0 | 1,10 | 11,90 | 45,20 | 21 | 97 | 2,70 |
| PRESUNTO cru ou fresco | 363,4 | 0 | 15,70 | 33,40 | 11 | 211 | |
| PRESUNTO cozido | 341,8 | 0 | 19,88 | 29,15 | 12 | 218 | 1.7C |
| PRESUNTO magro defumado | 168,0 | 0 | 24,00 | 8,00 | 14 | 169 | 1,87 |
| PRESUNTO gordo defumado | 376,0 | 0 | 20,72 | 32,64 | 9 | 176 | 1,4Í |
| PRODIETON em pó | 415,0 | 61,50 | 18,40 | 9,50 | | | |
| PRODIETON reconstituído | 75,0 | 11,07 | 3,31 | 1,71 | | | |
| PÓ paraChantilly | 492,0 | 70,00 | 8,00 | 300 | 500 | 0,30 | |
| PROTEIVITAM | 386,0 | 65,00 | 23,50 | 3,50 | 792 | 638 | 3.3C |
| PROTENAC | 384,0 | 64,00 | 21,60 | 8,00 | 25 | 6 | 3,30 |
| PITOMBA | 34,0 | 8,80 | 0,40 | 0,10 | 15 | 9 | 0,8C |
| PULMÃO de boi cru | 82,5 | — | 15,00 | 2,50 | 61 | 184 | 0,6C |
| PUPUNHA | 106,0 | 19,40 | 2,00 | 2,20 | 28 | 31 | 3,X |
| PURÉ de batata | 118,0 | 21,40 | 4,40 | 1,90 | 38 | 86 | 0,9C |
| QUEIJADINHA de coco | 204,3 | 26,30 | 5,20 | 8,70 | 125 | 116 | 1,20 |
| QUEIJO AÇORIANO, nacional | 364,8 | 0 | 26,11 | 28,93 | | | |
| QUEIJO BEL PAESE, nacional | 331,5 | 0 | 21,45 | 27,31 | | | |
| QUEIJO BRICK | 360,0 | 0 | 21,05 | 30,66 | | | |
| QUEIJO BRIE, nacional | 258,6 | 0 | 17,31 | 21,05 | | | |
| QUEIJO CAMEMBERT, francês | 293,4 | 0 | 23,85 | 22,00 | 75 | 330 | 2,85 |
| QUEIJO CAMEMBERT | 271,4 | 0 | 20,50 | 21,05 | | | |
| QUEIJO CAVALO italiano | 296,0 | 0 | 28,09 | 20,45 | 635 | 613 | 2,43 |
| QUEIJO CAVALO nacional | 308,9 | 0 | 29,65 | 21,15 | | | |
| QUEIJO CEARA | 446,8 | 4,50 | 26,20 | 38,00 | | | |
| QUEIJO CHEDDAR americano | 357,0 | 0 | 29,50 | 26,50 | 810 | 545 | 0.57 |
| QUEIJO CHEDDAR nacional | 423,3 | 0 | 29,34 | 34,00 | | | |

| SUBSTANCIA ALIMENTAR<br>100 gramas | Calorias | Glicídios<br>g | Proteínas<br>g | Lipídios<br>g | Cálcio<br>mg | Fósforo<br>mg | Ferro<br>mg |
|---|---|---|---|---|---|---|---|
| QUEIJO CHEDDER | 414,8 | 0 | 27,20 | 34,00 | | | |
| QUEIJO CHUBUT | 328,0 | 0 | 25,90 | 24,90 | 450 | 500 | 0,86 |
| QUEIJO COBOCÓ | 359,1 | 0 | 26,71 | 28,03 | | | |
| QUEIJO-CREME nacional | 549,1 | 0 | 34,31 | 50,31 | 50,21 | | |
| QUEIJO-DE-MINAS | 373,5 | 0 | 30,80 | 27,82 | 635 | 339 | 0,80 |
| QUEIJO-DE-MINAS frescal | 243,0 | 0 | 18,00 | 19,00 | 685 | 430 | 0,40 |
| QUEIJO-DE-MINAS semi curado | 299,0 | 1,80 | 17,50 | 24,70 | 105 | 184 | 0,50 |
| QUEIJO de soja | 200,4 | 0 | 26,70 | 10,40 | | | |
| QUEIJO NORTE | 380,9 | 0 | 27,73 | 30,00 | | | |
| QUEIJO do REINO nacional | 513,7 | 0 | 23,80 | 46,51 | | | |
| QUEIJO do REINO suíço | 380,5 | 0 | 27,40 | 30,10 | | | |
| QUEIJO DUPLO CREME | 260,0 | 0 | 18,00 | 20,90 | 460 | 321 | 1,30 |
| QUEIJO EDAM | 305,0 | 4,00 | 27,00 | 20,10 | 279 | 205 | 0,40 |
| QUEIJO EMENTAL suíço | 396,2 | 0 | 30,44 | 30,50 | 1.100 | | |
| QUEIJO EMENTAL nacional | 286,0 | 0 | 24,40 | 20,92 | | | |
| QUEIJO FUNDIDO | 352,0 | 0 | 25,00 | 28,00 | | | |
| QUEIJO GORGONZOLA italiano | 480,0 | 0 | 21,60 | 43,70 | 340 | 215 | 0,58 |
| QUEIJO GORGONZOLA francês | 371,3 | 0 | 28,38 | 28,62 | 1.080 | 698 | 0,26 |
| QUEIJO GORGONZOLA nacional | 397,3 | 0 | 23,95 | 33,51 | | | |
| QUEIJO GRUYÈRE francês | 371,3 | 0 | 28,38 | 28,62 | 1.200 | | |
| QUEIJO GRUYÉRE nacional | 312,2 | 0 | 24,64 | 23,63 | | | |
| QUEIJO HOLANDA | 345,0 | 0 | 25,10 | 27,20 | 890 | 630 | 0,65 |
| QUEIJO LINBURGUÊS suíço | 321,9 | 0 | 21,80 | 26,30 | 225 | 250 | 0,86 |
| QUEIJO LIMBURGUÊS nacional | 330,2 | 0 | 22,41 | 26,73 | | | |
| QUEIJO MAINZ | 199,2 | 0 | 37,53 | 5,55 | 0,69 | | |
| QUEIJO NEUFCHATEL suíço | 288,9 | 0 | 19,33 | 23,51 | 931 | 683 | 1,30 |
| QUEIJO NEUFCHATEL nacional | 311,1 | 0 | 26,18 | 22,94 | | | |
| QUEIJO PALMIRA | 380,5 | 0 | 27,40 | 30,00 | | | |
| QUEIJO PARMESÃO argentino | 381,3 | 0 | 38,07 | 25,45 | 963 | 821 | 1,32 |
| QUEIJO PARMESÃO italiano | 396,2 | 0 | 32,75 | 29,47 | 1.357 | 994 | 1,90 |
| QUEIJO PARMESÃO nacional | 404,4 | 0 | 31,97 | 30,73 | | | |
| QUEIJO PECORINO italiano | 408,6 | 0 | 33,61 | 30,51 | | | |
| QUEIJO PECORINO nacional | 365,3 | 0 | 40,00 | 22,82 | | | |
| QUEIJO PETIT-SUISSE | 181,9 | 0 | 14,10 | 13,95 | | | |
| QUEIJO PORT-DU-SALUT, nacional | 409,4 | 0 | 26,98 | 33,50 | | | |
| QUEIJO PRATO | 352,9 | 0 | 29,32 | 26,18 | 1.023 | 543 | 0,78 |
| QUEIJO PROVOLONE italiano | 295,5 | 0 | 27,96 | 20,41 | 925 | 765 | 1,00 |
| QUEIJO PROVOLONE nacional | 337,3 | 0 | 29,93 | 24,18 | | | |
| QUEIJO QUARTIROLO | 258,5 | 0 | 22,10 | 18,90 | | | |
| QUEIJO ROQUEFORT francês | 385,1 | 0 | 19,39 | 34,18 | 727 | 532 | 1,00 |
| QUEIJO ROQUEFORT nacional | 398,3 | 0 | 18,97 | 35,83 | 315 | 339 | 0,50 |
| QUEIJO SERRA DA ESTRELA | 298,7 | 0 | 28,84 | 20,38 | | | |
| QUEIJO SUÍÇO | 404,0 | 1,90 | 28,60 | 31,30 | 1.086 | 812 | 1,20 |
| QUEIJO TILSIT nacional | 358,2 | 0 | 32,31 | 25,45 | | | |
| QUEIJO tipo requeijão | 298,1 | 0 | 29,48 | 20,02 | | | |
| QUEIJO tipo ricota nacional | 178,9 | 0 | 12,60 | 14,28 | | | |
| QUIABO | 38,6 | 7,40 | 1,80 | 0,20 | 62 | 19 | 0,50 |
| QUÍNOA | 335,0 | 68,00 | 12,00 | 5,00 | 112 | 286 | 7,50 |
| QUÍNOA, farinha de | 364,0 | 71,00 | 11,00 | 4,00 | 94 | 129 | 5,60 |

| SUBSTANCIA ALIMENTAR 100 gramas | Calorias | Glicídios g | Proteínas g | Lipídios g | Cálcio mg | Fósforo mg | Ferro mg |
|---|---|---|---|---|---|---|---|
| RÃ, carne de | 64,0 | 0 | 16,40 | 0,20 | 16 | 1% | 1,00 |
| RÃ, pata de | 68,3 | 0 | 16,40 | 0,30 | 20 | 198 | 1,00 |
| RABADA crua | 388,5 | 0 | 16,80 | 35,70 | 9 | 220 | 2,10 |
| RABANADA | 444,6 | 79,10 | 10,60 | 6,20 | 46 | 84 | 0,23 |
| RABANETE | 15,9 | 2,80 | 0,60 | 0,13 | 138 | 64 | 1,71 |
| RÁBANO, folhas | 16,0 | 3,00 | 0,80 | 0,20 | 31 | 49 | 1,22 |
| RÁBANO, bulbo | 20,0 | 3,50 | 1,20 | 0,10 | 14 | 27 | 1,88 |
| RAPADURA | 343,0 | 88,0 | 0,20 | 0 | 174 | 14 | 4,20 |
| REPOLHO cru | 25.0 | 4,30 | 1,40 | 0,20 | 53 | 32 | 0,57 |
| REPOLHO cozido | 13,0 | 1,00 | 2,20 | 0 | 47 | 47 | 0,34 |
| REPOLHO desidratado | 283,3 | 51,83 | 15,76 | | | | |
| REPOLHO CHINÊS | 13,3 | 1,99 | 1,21 | 0,06 | 69 | 23 | 2,47 |
| REQUEIJÃO "Catupiry" | 251,5 | 0 | 23,50 | 17,50 | 11 | 184 | 0,70 |
| REQUEIJÃO "Cremelino" | 272,1 | 1,80 | 24,60 | 18,50 | 60 | 218 | 0,60 |
| REQUEIJÃO comum | 353,8 | 0 | 33,88 | 24,26 | 80 | 245 | 0,85 |
| REQUEIJÃO CREME do Norte | 286,4 | 3,40 | 16,80 | 22,85 | | | |
| RICOTA | 178,9 | 0 | 12,6 | 14,28 | | | |
| RIM de boi cru | 111,0 | 1,20 | 15,30 | 5,00 | 13 | 260 | 5,70 |
| RIM de coelho | 119,1 | 0,50 | 16,90 | 5,50 | 37 | 240 | 9,80 |
| RIM de cordeiro | 104,0 | 0,80 | 18,00 | 3,20 | 40 | 270 | 4,10 |
| RIM de ovelha | 100,1 | 1,00 | 16,60 | 3,30 | 13 | 237 | 9,20 |
| RIM de porco | 141,8 | 0,70 | 19,00 | 10 | 280 | 7,00 | |
| RIM de vitela | 125,2 | 0 | 16,80 | 6,40 | 18 | 265 | 5,68 |
| RINCHÃO, folhas | 29,3 | 4,73 | 1,50 | 0,49 | 214 | 51 | 5,57 |
| RI SOTO | 171.0 | 21,70 | 10,90 | 3,90 | 9 | 113 | 1,20 |
| ROBALO cru (peixe) | 72,0 | 0 | 17,20 | 0,30 | 32 | 216 | 1,00 |
| ROBALO defumado | 96,0 | 0 | 23,20 | 0,40 | 76 | 258 | 1,00 |
| ROBALO em conserva | 134,1 | 0 | 26,25 | 3,24 | 26 | 175 | 0,87 |
| ROMÃ | 62,0 | 11,66 | 1,17 | 1,15 | 11 | 105 | 0,78 |
| ROMÃ, suco | 48,9 | 11,09 | 1,04 | 0,05 | 10 | % | 0,54 |
| ROSBIFE | 166,0 | 0 | 28,00 | 6,00 | 16 | 302 | 4,20 |
| ROSQUINHAS | 386,8 | 62,00 | 14,54 | 8,96 | | | |
| RUIBARBO | 23,1 | 3,60 | 0,60 | 0,70 | 30 | 15 | 0,26 |
| RUIBARBO, talos | 15,0 | 3,10 | 0,50^ | 0,10 | 51 | 25 | 0,50 |
| | | | | | | | |
| SAGU | 340,0 | 86,40 | 0,60 | 0,20 | 10 | 16 | 0,40 |
| SAGU com leite | 122,0 | 27,50 | 1,30 | 1,20 | 38 | 39 | 0,10 |
| SAGU com suco de frutas | 117,0 | 29,40 | 0,10 | 0 | 2 | 1 | 0,20 |
| SAGU com vinho | 145,0 | 28,90 | 0,10 | 0 | 5 | 4 | 0,30 |
| SAL refinado | 0 | 0 | 0 | 0 | 253 | 0 | 0,10 |
| SAL com ALHO, industrial | 46,0 | 10,00 | 1,80 | 0 | 13 | 46 | 0,50 |
| SALADA de frutas caseira | 115,0 | 27,90 | 0,60 | 0,90 | 16 | 14 | 0,70 |
| SAKÊ | 134,0 | 5,00 | 0,50 | 0 | 5 | 6 | 0,10 |
| SALAME | 297,4 | 0 | 24,04 | 22,36 | 10 | 260 | 2,60 |
| SALMÃO cru americano (peixe) | 211,0 | 0 | 22,50 | 13,10 | 29 | 302 | 0,80 |
| SALMÃO cru europeu | 117,9 | 0 | 15,05 | 6.42 | | | |
| SALMÃO defumado, americano | 204,0 | 0 | 24,00 | 12,00 | 26 | 276 | 1,30 |
| SALMÃO em conserva, americano | 187,7 | 0 | 19,25 | 12,30 | 66 | 285 | 1.30 |
| SALMONETE cru (peixe) | 108,4 | 0 | 16,99 | 4,50 | | | |

| SUBSTANCIA ALIMENTAR 100 gramas | Calorias | Glicídios g | Proteínas g | Lipídios g | Cálcio mg | Fósforo mg | Ferro mg |
|---|---|---|---|---|---|---|---|
| SALSA | 43,0 | 8,50 | 3,20 | 0,60 | 195 | 52 | 3,10 |
| SALSICHA comum | 331,0 | - | 17,41 | 29,16 | 11 | 216 | 2,50 |
| SALSICHA de fígado de porco | 258,2 | 1,50 | 16,70 | 20,60 | 9 | 228 | 5,40 |
| SALSICHA envasada, em conserva | 182,5 | 0 | 14,25 | 13,95 | 37 | 129 | 4,55 |
| SALSICHA envasada, tipo Frankfurt | 191,0 | 0 | 14,90 | 14,60 | 32 | 156 | 2,56 |
| SALSICHA tipo Bolonha | 216,7 | 3,60 | 14,80 | 15,90 | 9 | 12 | 2,20 |
| SALSICHA tipo Frankfurt, cozida | 248,0 | 2,00 | 14,00 | 20,00 | 6 | 49 | 1,20 |
| SALSICHA tipo Frankfurt, crua | 252,1 | 2,70 | 14,20 | 20,50 | 8 | 100 | 1,50 |
| SALSICHA tipo Viena, enlatada | 210,8 | 0 | 15,8 | 16,40 | 9 | 170 | 2,40 |
| SALSICHA vienense | 135,5 | 0 | 26,98 | 3,06 | | | |
| SALSICHÃO comum | 445,0 | 0 | 19,00 | 41,00 | 9 | 198 | 2,36 |
| SALSICHÃO duro | 544,0 | 0 | 28,00 | 48,00 | 17 | 246 | 2,65 |
| SALSIFI | 78,0 | 13,70 | 3,50 | 1,00 | 60 | 53 | 1,23 |
| SAMAMBAIA DAS TAPERAS, pecíolo | 27,1 | 5,59 | 1,02 | 0,08 | | | |
| SANGUE de porco, de boi | 90,0 | 0,40 | 20,40 | 0,10 | 14 | 84 | 36,30 |
| SAPOTA | 128,0 | 28,90 | 1,40 | 0,70 | 3 | 14 | 0,29 |
| SAPOTA branca | 77,8 | 16,18 | 1,75 | 0,70 | 7 | 17 | 0,30 |
| SAPOTI | 97,2 | 20,69 | 1,36 | 1,00 | 25 | 9 | 0,30 |
| SAPUCAIA | 15,0 | 0 | 3,50 | 0 | | | |
| SAPUCAIA, castanha | 683,0 | 10,20 | 22,20 | 62,60 | | | |
| SARDINHA grande, crua | 269,0 | 0 | 23,00 | 19,70 | 25 | 264 | 1,30 |
| SARDINHA verdadeira, crua | 120,0 | 0 | 18,37 | 5,26 | 88 | 312 | 0,27 |
| SARDINHA verdadeira cozida | 148,2 | 0 | 22,28 | 6,57 | 216 | 404 | 0,41 |
| SARDINHA em conserva de molho de tomate | 173,0 | 1,60 | 20,50 | 8,80 | 390 | 419 | 4,30 |
| SARDINHA em conserva de azeite | 298,0 | 0,50 | 20,90 | 23,20 | 402 | 432 | 3,20 |
| SARDINHA salgada | 184,0 | 0 | 38,00 | 2,40 | 200 | 366 | 2,60 |
| SARDINHA prensada, crua | 134,9 | 0 | 31,61 | 0,95 | 245 | 368 | 2,68 |
| SARNAMBI (peixe) | 73,0 | 0 | 10,50 | 1,30 | 116 | 122 | 7,80 |
| SAÚNA (peixe) | 115,0 | 0 | 19,30 | 3,60 | 99 | 338 | 2,80 |
| SAVELHA ou SABOGA crua (peixe) | 171,0 | 0 | 17,10 | 10,60 | 64 | 174 | 2,80 |
| SAVELHA em conserva em molho de tomate | 176,0 | 3,70 | 15,80 | 10,50 | 47 | 243 | 1,80 |
| SAVELHA salgada | 311,0 | 0 | 32,80 | 18,50 | 78 | 580 | 5,00 |
| SEMILKO em pó | 425,0 | 45,50 | 31,50 | 13,00 | | | |
| SEMILKO reconstituído | 45,0 | 4,78 | 3,31 | 1,36 | | | |
| SÊMOLA de trigo crua | 436,0 | 72,80 | 11,70 | 0,90 | 12 | 132 | 27 |
| SÊMOLA de trigo fervida | 70,0 | 15,00 | 2,40 | 0,05 | 2 | 31 | 0,80 |
| SÊMOLA de milho | 357,0 | 78,00 | 9,00 | 1,00 | 10 | 140 | 0,20 |
| SEMOLINA de trigo | 339,1 | 73,80 | 10,30 | 0,30 | 21 | 82 | 0,60 |
| SEMENTE de abóbora | 573,4 | 7,45 | 36,90 | 44,00 | 31 | 1.122 | 9,17 |
| SERRA (peixe) crua | 108,5 | 0 | 19,43 | 3,43 | 10 | 168 | 1,42 |
| SERRA salgada | 188,0 | 0,40 | 35,10 | 4,00 | 77 | 225 | 1,70 |
| SERRALHA | 19,0 | 3,50 | 2,10 | 0,30 | 112 | 36 | 3,10 |
| SHOYO | 68,0 | 9,50 | 5,60 | 1,30 | 82 | 104 | 4,80 |
| SIRI carne | 100,0 | 1,30 | 17,90 | 2,00 | 107 | 192 | 1,82 |
| SIRI em conserva | 101,0 | 1,10 | 17,40 | 2,50 | 45 | 142 | 0,80 |
| SIRI salgado | 122,0 | 1,20 | 18,30 | 4,30 | 220 | 277 | 2,60 |
| S.M.A. em pó | 534,3 | 59,00 | 10,00 | 28,00 | | | |

| SUBSTANCIA ALIMENTAR 100 gramas | Calorias | Glicídios g | Proteínas g | Lipídios g | Cálcio mg | Fósforo mg | Ferro mg |
|---|---|---|---|---|---|---|---|
| SIRIGUELA ou CIRIGUELA | 83,0 | 22,0 | 0,90 | 0,10 | 22 | 40 | 0,60 |
| SOJA (peixe) cru | 90,0 | 0 | 17,20 | 1,90 | 29 | 164 | 1,20 |
| SOJA crua | 395,0 | 30,00 | 36,10 | 17,70 | 226 | 546 | 8,80 |
| SOJA cozida | 160,0 | 12,80 | 14,00 | 7,10 | 90 | 218 | 3,40 |
| SOJA, brotos de, crus | 58,6 | 5,30 | 6,20 | 1,40 | 48 | 67 | 1,00 |
| SOJA, farinha de, industrializada | 356,0 | 36,60 | 43,40 | 6,70 | 263 | 634 | 9,10 |
| SOJA, leite industrializado | 114,0 | 14,40 | 6,20 | 4,10 | 40 | 105 | 1,20 |
| SOJA, leite em pó | 429,0 | 28,00 | 41,80 | 20,30 | 275 | 674 | 5,00 |
| SOJA, molho de | 79,5 | 12,00 | 4,50 | 1,50 | | | |
| SOJA, pão de soja | 283,0 | 51,80 | 14,30 | 1,90 | 57 | 219 | 2,30 |
| SOJA, queijo de | 200,4 | 0 | 26,70 | 10,40 | | | |
| SOPA caldo | 85,4 | 0,10 | 3,90 | 1,00 | | | |
| SOJA creme de aspargos concentrado, enlatada | 93,6 | 9,50 | 2,20 | 5,20 | 52 | 45 | 0,30 |
| SOPA creme de ervilha enlatada | 114,0 | 20,40 | 5,20 | 1,60 | 26 | 80 | 1,20 |
| SOPA de aipo | 47,6 | 6,80 | 1,40 | 1,60 | | | |
| SOPA de aspargo | 44,0 | 7,00 | 1,30 | 1,20 | | | |
| SOPA de camarão, creme | 44,5 | 4,80 | 1,60 | 2,10 | | | |
| SOPA de carne concentrada, enlatada | 68,2 | 0 | 10,20 | 3,05 | | | |
| SOPA de carne, enlatada | 34,1 | 0 | 5,60 | 1,30 | 0 | 0 | 0 |
| SOPA de cebola, creme | 44,5 | 4,70 | 1,70 | 2,10 | | | |
| SOPA de cogumelo, creme | 106,9 | 9,40 | 3,60 | 6,10 | | | |
| SOPA de ervilhas, desidratada | 335,5 | 61,10 | 20,40 | 1,10 | 67 | 357 | 2,60 |
| SOPA de espinafre, creme | 79,3 | 4,00 | 2,10 | 6,70 | 57 | 39 | 1,00 |
| SOPA de feijão branco | 96,2 | 14,00 | 6,10 | 1,80 | | | |
| SOPA de feijão branco, concentrada | 111,7 | 16,00 | 7,20 | 2,10 | | | |
| SOPA de feijão branco, desidratada | 332,8 | 62,90 | 17,60 | 1,20 | 134 | 425 | 9,20 |
| SOPA de frango | 35,6 | 2,60 | 3,60 | 1,20 | | | |
| SOPA de galinha, concentrada | 30,4 | 2,60 | 1,90 | 1,40 | | | |
| SOPA de lentilhas, enlatada | 83,2 | 12,40 | 4,80 | 1,60 | 16 | 61 | 2,00 |
| SOPA de massas | 101,5 | 15,00 | 2,50 | 3,50 | 6 | 12 | 0,09 |
| SOPA de tartaruga | 54,4 | 6,00 | 5,80 | 0,80 | | | |
| SOPA de tomate | 54,6 | 8,90 | 1,60 | 1,40 | | | |
| SOPA de vegetais | 71,8 | 11,50 | 3,30 | 1,40 | 26 | 40 | 0,60 |
| SOPA de vegetais, coados enlatada | 50,0 | 7,40 | 2,40 | 1,20 | 20 | 40 | 0,56 |
| SOPA de vegetais, concentrada enlatada | 111,8 | 17,60 | 5,40 | 2,20 | 40 | 51 | 1,15 |
| SOPA de vegetais, purê, enlatada | 77,0 | 12,40 | 3,70 | 1,40 | 10 | 23 | 0,90 |
| SOPA desidratada, à base de carne | 374,0 | 62,10 | 12,40 | 8,10 | 51 | 120 | 1,70 |
| SOPA desidratada, à base de vegetais | 353,0 | 59,40 | 15,00 | 7,60 | 68 | 179 | 2,90 |
| SORGO | 344,0 | 67,43 | 11,12 | 3,74 | 20 | 188 | 2,70 |
| SORO de leite desnatado | 34,8 | 4,50 | 3,30 | 0,40 | | | |
| SORVETE de creme | 208,0 | 20,00 | 5,00 | 12,00 | 150 | 120 | 0,40 |
| SORVETE de frutas | 126,3 | 30,00 | 1,50 | - | 50 | 40 | 0,25 |
| SUCO DE FRUTAS, industrializado | 53,0 | 13,40 | 0,40 | 0,10 | 10 | 12 | 0,60 |
| SUMAUMA, sementes de | 186,3 | 10,12 | 10,60 | 11,50 | 73 | 542 | 1,50 |
| SURUBIM cru (peixe) | 107,0 | 0 | 23,10 | 0,90 | 12 | 200 | 0,60 |
| SURUBIM salgado | 251,0 | 0 | 38,20 | 9,80 | 50 | 209 | 3,30 |
| SURURU de Alagoas cru | 97,3 | 0 | 19,40 | 2,30 | 140 | 280 | 6,20 |
| SURURU de Alagoas dessecado | 322,2 | 0 | 64,10 | 9,40 | 480 | 565 | 20,00 |

| SUBSTANCIA ALIMENTAR 100 gramas | Calorias | Glicídios g | Proteínas g | Lipídios g | Cálcio mg | Fósforo mg | Ferro mg |
|---|---|---|---|---|---|---|---|
| SURURU de Alagoas em conserva de vinagre | 85,1 | 0 | 16,10 | 2,30 | 130 | 220 | 5,28 |
| SUSPIRO | 378,1 | 92,6 | 1,70 | 0,10 | 2 | 2 | 0,10 |
| SUSTACEM | 392,0 | 65,00 | 23,50 | 3,50 | 792 | 638 | 3.30 |
| TAINHA crua inteira (peixe) | 173,0 | 0 | 22,87 | 8,96 | 13 | 1% | 1 57 |
| TAINHA crua em filé | 309,4 | 0 | 20,38 | 25,32 | | | |
| TAINHA cozida | 204,0 | 0 | 24,00 | 12,00 | 26 | 124 | 2,10 |
| TAINHA em conserva | 144,8 | 0 | 22,27 | 6,20 | 54 | 185 | 2,05 |
| TAIOBA, tubérculo | 74,5 | 17.30 | 1 10 | 0,10 | | | |
| TAIOBA folhas | 31,0 | 5,70 | 2.40 | 0,60 | 98 | 49 | 2,00 |
| TALO de inhame | 24,0 | 5,80 | 0,50 | 0,20 | 49 | 25 | 0,90 |
| TALHARIM de glúten | 382,0 | 42,00 | 40,00 | 6,00 | | | |
| TÂMARA ao natural | 177,6 | 41,16 | 1,90 | 0,60 | 65 | 56 | 3,00 |
| TÂMARA dessecada | 316,0 | 75,40 | 2,20 | 0,60 | 72 | 60 | 2,10 |
| TAMARINDO polpa | 231,6 | 53,00 | 3.00 | 0,85 | 7 | 92 | 1,00 |
| TANGERINA | 50,0 | 10,90 | 0,80 | 0,30 | 41 | 18 | 0,30 |
| TANGERINA, casca de | 97.0 | 25,00 | 1.50 | 0.20 | 161 | 21 | 0,80 |
| TANGERINA, sucode | 43,1 | 9,20 | 0,90 | 0,30 | 19 | 16 | 0,20 |
| TAPEREBÁ | 70,0 | 13,80 | 0,80 | 2,10 | 26 | 31 | 2,20 |
| TAPIOCA | 336,0 | 82,00 | 2,00 | 0 | 8 | 30 | 0,32 |
| TAPIOCA bo de | 288,0 | 60,30 | 1,70 | 5,10 | 42 | 37 | 1,40 |
| TAPIOCA, cuscuz de | 248,0 | 54,20 | 0.80 | 3,10 | 7 | 9 | 0,40 |
| TARTARUGA do mar crua | 84,0 | 0 | 19.80 | 0,50 | 107 | 146 | 1,50 |
| TARTARUGA do mar, envasada | 100,0 | 0 | 23.40 | 0.70 | | | |
| TARTARUGA do rio crua | 116,0 | 21,20 | 3 50 | | | | |
| TARTARUGA do rio salgada | 208,0 | 0 | 38.48 | 6,00 | | | |
| TATU, carne de | 172,0 | 0 | 29,00 | 5,40 | 30 | 208 | 10,90 |
| TESTÍCULOS de boi | 76,0 | 0 | 13,40 | 3,00 | 14 | 181 | 2,80 |
| TINGA (peixe) | 154,0 | 0 | 27,70 | 4,00 | 20 | 100 | 0,70 |
| TINTUREIRA (peixe) | 100,0 | 0 | 20,60 | 1,30 | 32 | 192 | 1,40 |
| TIRA-VIRA (peixe) | 87,0 | 0 | 19,00 | 1,10 | 20 | 100 | 0,70 |
| TOUCINHO fresco | 900,0 | 0 | 0 | 100,0 | 0 | 0 | 0 |
| TOUCINHO defumado | 626,0 | 1,10 | 9,10 | 65,00 | 6 | 108 | 1,50 |
| TOUCINHO salgado | 783,4 | 0 | 1,90 | 86,20 | 0 | 0 | 0 |
| TOMATE imaturo | 25,0 | 4,60 | 1,20 | 0,20 | 6 | 20 | 0,60 |
| TOMATE maduro | 20,0 | 3,40 | 1,00 | 0,30 | 9 | 43 | 1.67 |
| TOMATE francês | 29,0 | 5,00 | 1,37 | 0,08 | 11 | 13 | 0,72 |
| TOMATE morango | 60,1 | 9,59 | 2,68 | 1,23 | | | |
| TOMATE cozido | 18,0 | 3,50 | 1,00 | 0 | 5 | 28 | 1,84 |
| TOMATE, sucode, fresco | 11,0 | 1,70 | 1,00 | 0 | 2 | 44 | 0,71 |
| TOMATE, sucode, envasado | 24,0 | 4,55 | 1,00 | 0,20 | 9 | 13 | 0,60 |
| TOMATE envasado | 20,0 | 3,50 | 1,00 | 0,20 | 6 | 14 | 0,24 |
| TOMATE inteiro em conserva | 26,9 | 5,30 | 0,87 | 0,25 | 16 | 27 | 0,87 |
| TOMATE, extratode | 113,0 | 18,00 | 5,30 | 2,30 | 56 | 132 | 2,78 |
| TOMATE, massa de | 39,0 | 8,90 | 1,70 | 0,30 | 13 | 34 | 1,70 |
| TOMATE, molho de | 40,3 | 9,00 | 0,40 | 0,30 | | | |
| TOMATE, ketchup | 39,2 | 6,80 | 1,20 | 0,80 | 15 | 35 | 0,60 |
| TOMATE, purê de, enlatado | 40,5 | 7,20 | 1,80 | 0,50 | 11 | 37 | 1,10 |

| SUBSTANCIA ALIMENTAR 100 gramas | Calorias | Glicídios g | Proteínas g | Lipídios g | Cálcio mg | Fósforo mg | Ferro mg |
|---|---|---|---|---|---|---|---|
| TOMATE, sopa de, enlatada | 41,8 | 8,41 | 1,06 | 0,44 | 36 | 28 | 1,97 |
| TOMATE em flocos | 397,7 | 76,70 | 10,80 | 3,30 | 119 | 301 | 6,50 |
| TORANJA | 42,4 | 9,80 | 0,60 | 0,20 | 17 | 18 | 0,30 |
| TORANJA, suco concentrado | 60,0 | 13,00 | 1,00 | 0,50 | 98 | 96 | 0,78 |
| TORANJA, sucode, enlatado | 50,3 | 12,13 | 0,31 | 0,60 | 27 | 39 | 0,64 |
| TORRADAS | 312,8 | 63,60 | 11,00 | 1.60 | | | |
| TORRESMO | 540,0 | 0 | 9,10 | 56,00 | 37 | 38 | 1.27 |
| TORTA (pie) de abóbora | 206,4 | 25,80 | 4,20 | 9,60 | 54 | 81 | 0,80 |
| TORTA (pie) de cereja | 259,4 | 40,40 | 2,40 | 9,80 | 10 | 27 | 0,40 |
| TORTA (pie) de maçã | 251,9 | 39,50 | 2,10 | 9,50 | 7 | 24 | 0,40 |
| TORTA (pie) morango | 220,5 | 37,50 | 2,10 | 6,90 | 10 | 22 | 0,50 |
| TRACAJÁ carne crua | 82.0 | 0 | 17,50 | 0,80 | 107 | 146 | 1,50 |
| TRACAJÁ, carne-seca | 266,0 | 0 | 56,80 | 2,60 | 347 | 474 | 4,90 |
| TRAÍRA (peixe) | 72,0 | 0 | 16,30 | 0,30 | 645 | 225 | 1,30 |
| TRALHOTO (peixe) cru | 117,0 | 0 | 19,40 | 3,90 | 57 | 189 | 1,40 |
| TREMOÇO amarelo cru | 382,0 | 29,72 | 41,00 | 11,24 | 1.087 | 357 | 3,01 |
| TREMOÇO amarelo cozido | 88,5 | 3,54 | 13,24 | 2,38 | 211 | 81 | 0,52 |
| TRIGO "BAGÉ" | 343,9 | 69,72 | 10,96 | 2,36 | 27 | 318 | 4,68 |
| TRIGÔ "BANDEIRANTES" | 348,2 | 68,00 | 15,11 | 1,76 | 28 | 256 | 6,74 |
| TRIGÔ "CENTEIRA" | 344,8 | 66,50 | 14,85 | 2,17 | 23 | 348 | 4,80 |
| TRIGO "CENTENÁRIO" | 357,1 | 70,00 | 15,10 | 1,86 | 25 | 194 | 4,52 |
| TRICÔ "COLÔNIA" | 349,7 | 71,50 | 11,04 | 2,18 | 39 | 340 | 4,86 |
| TRIGO "FRONTANA" | 351,2 | 73,40 | 10,14 | 1,90 | 32 | 279 | 3,92 |
| TRIGO "FRONTANA S PAULO" | 344,1 | 69,30 | 9,77 | 1,98 | 27 | 250 | 5,14 |
| TRIGO "HORTO" | 361,7 | 68,62 | 16,69 | 2,28 | 24 | 424 | 8,05 |
| TRIGÔ "H-20.28.29" | 331.5 | 65,02 | 13,13 | 2,13 | 28 | 336 | 4,64 |
| TRIGO "KÉNIA" | 345,5 | 68,62 | 13,17 | 2,04 | 28 | 480 | 4,93 |
| TRIGO "LAGEADINHO" | 348,5 | 71,04 | 10,94 | 2,28 | 31 | 327 | 3,86 |
| TRIGO "M/5 - 35" | 362,8 | 68,80 | 13,39 | 2,68 | 31 | 305 | 4,81 |
| TRIGÔ 1085 | 350,1 | 69,15 | 14,22 | 1,85 | 23 | 122 | 5,42 |
| TRIGO "MONTES CLAROS" | 348,5 | 68,85 | 14,22 | 1,81 | 28 | 204 | 6,47 |
| TRIGO "NORDESTE" | 348,1 | 70.90 | 11,21 | 2,19 | 24 | 409 | 5,53 |
| TRIGO "PATRIARCA" | 348,0 | 58,10 | 13,98 | 1.93 | 28 | 223 | 4,83 |
| TRICÔ "PETIT BLANC" | 352,0 | 71,2 | 11,47 | 2,28 | 26 | 265 | 5,32 |
| TRICÔ "P G I" | 348,1 | 70,88 | 11,69 | 1,99 | 28 | 435 | 4,99 |
| TRIGO "PLANALTO" | 351,8 | 69,10 | 13,68 | 2,30 | 26 | 288 | 4,55 |
| TRIGO "RIO NEGRO" | 348,0 | 68,75 | 13,00 | 2,40 | 31 | 291 | 3,79 |
| TRIGO "SALES" | 353,6 | 69,79 | 14,20 | 1,97 | 24 | 205 | 5,47 |
| TRIGO SARRACENO | 366,5 | 75,00 | 11,00 | 2,50 | 33 | 347 | 2,80 |
| TRIGO "SINVALÔCHO" | 344,5 | 69,58 | 12,13 | 1,99 | 29 | 336 | 4,72 |
| TRIGO "Surpresa" | 347,2 | 70,92 | 11,32 | 2,03 | 34 | 306 | 3,90 |
| TRIGO "TRAPEANO" | 348,3 | 72,53 | 10,53 | 1,87 | 25 | 343 | 5,13 |
| TRIGÔ "TRITANI" | 348,8 | 70,48 | 11,76 | 2,21 | 31 | 345 | 5,56 |
| TRIGO "TRINTA E CINCO" | 367,9 | 69,41 | 12,36 | 2,32 | 24 | 287 | 6,49 |
| TRIGO duro, grão inteiro. | 353,7 | 70,10 | 12,70 | 2,50 | 37 | 386 | 4,30 |
| TRIGO duro, flocos | 361,9 | 78,00 | 10,00 | 1,10 | 46 | 329 | 3,00 |
| TRIGO, gérmen de | 366,9 | 40,22 | 25,87 | 11,40 | 40 | 1.071 | 1,00 |
| TRIGO, farelo de | 310,0 | 56,70 | 14,50 | 2,80 | 37 | 386 | 6,48 |
| TRIGO cozido | 103,0 | 22,30 | 3,90 | 0,60 | 19 | 97 | 2,40 |

| SUBSTANCIA ALIMENTAR 100 gramas | Calorias | Glicídios g | Proteínas g | Lipídios g | Cálcio mg | Fósforo mg | Ferro mg |
|---|---|---|---|---|---|---|---|
| TRIGO, bolo de | 339,0 | 60,60 | 7,20 | 7,50 | 217 | 216 | 1,20 |
| TRILHA (peixe) | 114,0 | 0 | 18,70 | 3,90 | 118 | 158 | 6,00 |
| TRIPAS cruas | 94,0 | 0 | 19,10 | 2,00 | 127 | 132 | 1,57 |
| TRIPAS cozidas | 58,4 | | 11,70 | 1,20 | 42 | 54 | 0,42 |
| TRUFAS | 88,4 | 12,60 | 8,70 | 0,40 | 65 | 87 | 2,39 |
| TRUTA crua (peixe) | 89,3 | 0 | 18,49 | 1,67 | 12 | 122 | 0,89 |
| TRUTA cozida, em conserva | 199,9 | 0 | 20,0 | 13,33 | 23 | 230 | 1,00 |
| TRUTA defumada | 120,0 | 0 | 22,25 | 3,44 | 36 | 238 | 1,00 |
| TUBARÃO (peixe) | 298,4 | 0 | 17,90 | 25,20 | 12 | 269 | 1,00 |
| TUCUM, coco | 405,0 | 8,40 | 1,80 | 43,70 | 30 | 25 | - |
| TUNA enlatada (peixe) | 283,0 | 0 | 23,80 | 20,90 | 7 | 294 | 1.20 |
| TUTANO | 785,0 | 0 | 0,50 | 87,00 | 14 | 14 | 0,22 |
| TUTIRIBÁ | 145,0 | 32,80 | 0,80 | 2,90 | 31 | 19 | 2,70 |
| UBARANA (peixe | 110,0 | 0 | 18,70 | 3,30 | 92 | 192 | 1,00 |
| ÚBERE de vaca | 229,9 | 0 | 15,40 | 18,70 | 70 | 170 | 2,60 |
| UCHI | 284,0 | 30,60 | 1,20 | 20,20 | 79 | 58 | 7,80 |
| UMBU | 44,0 | 10,60 | 0,60 | 0,40 | 20 | 14 | 2,00 |
| URUCUM, polpa | 50,1 | 14,30 | 0,30 | 0,30 | 7 | 10 | 0,80 |
| URUCUM dessecado | 314,6 | 55,54 | 14,20 | 3,96 | 187 | 198 | 2,98 |
| UVA branca nacional, polpa | 68,0 | 16,70 | 0,60 | 0,70 | 12 | 15 | 0,90 |
| UVA tipo americano | 78,0 | 14,90 | 1,40 | 1,40 | 19 | 35 | 0,70 |
| UVA tipo europeu | 79,0 | 17,70 | 0,70 | 0,70 | 19 | 21 | 0,30 |
| UVA, suco de | 61,6 | 15,10 | 0,30 | 0 | 9 | 9 | 0,20 |
| UVA, doce em pasta | 214,7 | 52,95 | 0,40 | 0.15 | | | |
| UVA, geléia de | 272,6 | 67,74 | 0,20 | 0,10 | | | |
| UVAIAou UVALHA | 34,0 | 6,80 | 1,70 | 0,40 | 10 | 15 | 2,60 |
| VAGEM comum crua | 42,0 | 7,70 | 2,40 | 0,20 | 55 | 50 | 1,16 |
| VAGEM, comum em conserva | 18,0. | 4,20 | 1,00 | 0,10 | 34 | 21 | 0,54 |
| VAGEM METRO OU CORDA | 34,0 | 6,00 | 2,00 | 0 | 46 | 52 | 1,10 |
| VEGETAIS em conserva, média | 37,0 | 7,70 | 1,70 | 0,20 | 26 | 36 | 1,50 |
| VERMICELLI | 350,0 | 73,10 | 13,50 | 0,40 | | | |
| VINAGRE | 20,0 | 5,00 | 0 | 0 | 0 | 0 | 0 |
| VATAPÁ | 126,0 | 9,40 | 8,50 | 6,20 | 22 | 124 | 1,00 |
| VERMELHO (peixe) | 99,0 | - | 18,70 | 2,10 | 34 | 144 | 1,00 |
| VIEIRA (peixe) | 82,0 | 2,20 | 16,30 | 0,40 | 12 | 112 | 1,60 |
| VINAGREIRA ou CARURU AZEDO | 43,0 | 9,20 | 3,30 | 0,30 | 213 | 93 | 4,80 |
| VINHO de jenipapo | 269,0 | 25,40 | 0 | 0 | 0 | 0 | 0 |
| VINHO de maçã | 32,0 | 3,50 | 0 | 0 | 0 | 0 | 0 |
| VINHO Moscatel | 137,0 | 7,70 | 0 | 0 | 8 | 0 | 0 |
| VINHO, média | 85,0 | 4,20 | 0,10 | 0 | 9 | 10 | 0,40 |
| VIOLA, postas (peixe) | 127,0 | 0 | 16,20 | 6,40 | 9 | 257 | 1,60 |
| VÍSCERAS salgadas | 240,0 | 4,20 | 36,00 | 7,70 | 70 | 451 | 10,60 |
| VITAMINA de frutas sem leite | 90,0 | 20,60 | 0,80 | 0,80 | 11 | 13 | 0,60 |
| VITAMINA de frutas com leite | 96,0 | 15,50 | 3,50 | 3,30 | 77 | 69 | 0,40 |
| VOADOR (peixe) | 92,0 | 0 | 21,00 | 0,30 | 206 | 44 | 1,60 |

| SUBSTANCIA ALIMENTAR 100 gramas | Calorias | Glicídios g | Proteínas g | Lipídios g | Cálcio mg | Fósforo mg | Ferro mg |
|---|---|---|---|---|---|---|---|
| WAFFLES | 293,8 | 37,80 | 9,30 | 10,60 | 192 | 204 | 0,47 |
| WHISKY | 240,0 | 0 | 0 | 0 | 0 | 0 | 0 |
| XAROPE de milho | 286,0 | 73,80 | 0 | 0 | 53 | 29 | 3,90 |
| XERELETE (peixe) | 99,0 | 0 | 20,00 | 1,50 | 49 | 226 | 1,30 |
| XIXARRO (peixe) | 114,0 | 0 | 20,00 | 3,20 | 12 | 222 | 0,70 |

# Tabela 3

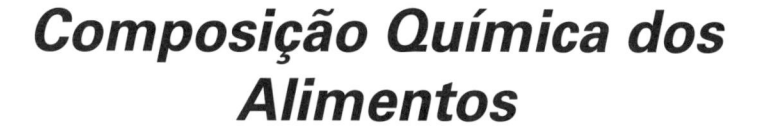

# Composição Química dos Alimentos

*Sódio*
*Potássio*
*Colesterol*
*Ácido Oxálico*
*Purinas*
*Ácido Úrico*

OBS.: O teor dos elementos constantes desta parte vai assinalado em miligramas. Com a finalidade de facilitar o cálculo do teor de potássio em mEq, acompanhando a norma de expressá-lo dessa forma, assim como de outros minerais, procedemos sua conversão de miligramas em mEq, cujos dados se acham numa carreira ao lado. Para esse fim foi usado o seguinte cálculo:
Potássio: de mg para mEq — dividir pelo fator 3,9.
Potássio: de mEq para mg — multiplicar pelo fator 3,9.
Para o sódio, a conversão de mg em mEq deverá ser procedida empregando o fator 2,32 e para o cálcio o fator 2. Abaixo apresentamos um quadro contendo os valores normais em mEq e em mg do sódio, potássio e cálcio no sangue, urina e saliva.

|  | Soro | | Urina nas 24 Horas | | Saliva | |
|---|---|---|---|---|---|---|
|  | mEq/l | mg/dl | mEq% | mg | mEq% | mg |
| Sódio | 138 a 146 | 320 a 339 | 43 a 217 | 728 | 30 | 70 |
| Potássio | 3,8 a 5,3 | 14,8 a 20,6 | 35 a 90 | 1.400 a 3.600 | 20 | 78 |
| Cálcio | 4,15 a 5,15 | 8,30 a 11,30 | 50 a 150 | 100 a 300 | 3 | 6 |

| SUBSTÂNCIA ALIMENTAR 100 gramas | Sódio mg | Potássio mg | Potássio mEq | Colesterol mg | Ácido oxálico mg | Purinas mg | Ácido úrico mg |
|---|---|---|---|---|---|---|---|
| ABACATE | 46,2 | 347,1 | 89,00 | | 23,0 | | |
| ABACAXI | 10,6 | 82,9 | 21,20 | | | | |
| ABACAXI em calda | 6,3 | | | | | | |
| ABACAXI, sucode | 31,3 | 106,4 | 27,12 | | | | |
| ABÓBORA amarela | 32,1 | 191,1 | 48,90 | | 1,2 | 6,0 | 0 |
| ABÓBORA D'ÁGUA | 29,0 | 185,8 | 48,89 | | | | |
| ACARÁ (peixe) | 122,0 | 224,5 | 57,56 | | | | |
| AÇÚCAR BRANCO, refinado | 15,6 | 6,2 | 1,58 | | | | |
| AÇÚCAR mascavo | 30 | 344,0 | 88,20 | | | | |
| ACELCA, folhas | 145,0 | 351,4 | 90,10 | | | | |
| ACELCA, talos | 59,6 | 106,6 | 27,12 | | | | |
| ACELCA, talos e folhas | 102,1 | 214,5 | 55,00 | | | | |
| AGRIÃO | 33,2 | 180,4 | 45,21 | | | | |
| AIPO, bulbo | 96,0 | 291,0 | 74,61 | | | | |
| AIPO, folhas | 100,0 | 300,0 | 74,62 | | | | |
| ALCACHOFRA | 70,3 | 158,9 | 40,74 | | | | |
| ALETRIA | 9,0 | 135,0 | 34,61 | | | | |
| ALFACE, cabeça | 12,0 | 140,0 | 35,91 | | 3,0 | 30,0 | |
| ALFACE, coração | 34,0 | 180,0 | 45,21 | | 7,1 | 3,0 | 9,0 |
| ALFAFA | 8,0 | 620,0 | 159,21 | | | | |
| ALGA "Kombu", folhas largas | 2805,3 | 1164,9 | 302,25 | | | | |
| ALGA, folhas finas crespas | 4102,1 | 709,2 | 181,81 | | | | |
| ALGA "Wakame" | 2934,8 | 574,8 | 148,69 | | | | |
| ALHO, bulbo | 62,9 | 607,6 | 155,79 | | | 18,0 | |
| ALHO PORÓ | 117,5 | 208,3 | 53,69 | | | 26,3 | |
| ALMEIRÃO | 81,7 | 371,2 | 95,18 | | | | |
| AMEIXA fresca | 20,0 | 175,9 | 45,10 | | | - | 0 |
| AMEIXA seca | 102,2 | 615,6 | 157,85 | | 56,0 | | |
| AMÊNDOA | 93,2 | 622,4 | 159,59 | | | | 19,0 |
| AMENDOIM cru | 50,0 | 654,0 | 167,86 | | | | |
| AMENDOIM tostado | 85,0 | 740,0 | 170,62 | | | | |
| AMORA | 2,0 | 321,0 | 82,21 | | | | |
| AMORA envasada | 1 | 170 | 43,57 | | | | |
| ANANÁS | 16,0 | 318,0 | 81,54 | | | | |
| ARARUTA | 10,1 | 40,9 | 10,49 | | | | |
| ARENQUE cru (peixe) | 130,0 | 317,0 | 81,36 | | 0 | 70,0 | 207,0 |
| ARENQUE frito | 101,0 | 415,0 | 108,68 | | | | |
| ARENQUE defumado | 703,0 | 446,0 | 114,35 | | - | 99,0 | 368,0 |
| ARROZ agulha extra | 16,6 | 62,2 | 15,94 | | 0 | 0 | 0 |
| ARROZ amarelão | 17,0 | 107,4 | 27,12 | | | | |
| ARROZ blue rose | 48,8 | 66,6 | 17,10 | | | | |
| ARROZ cozido | 282,0 | 70,0 | 17,84 | | | | |
| ARROZ enriquecido cru | 5,0 | 98,0 | 23,59 | | | | |
| ARROZ enriquecido cozido | 374,0 | 28,0 | 7,17 | | | | |
| ASPARGO cru | 5,0 | 240,0 | 63,58 | | 5,4 | 5,2 | 24,3 |
| ASPARGO em conserva | 1,0 | 183,0 | 46,92 | | | | |
| ASPARGO enlatado | 410,0 | 130,0 | 33,33 | | 8,7 | 10,3 | |
| ATUM em conserva no azeite | | | | | 0 | 28,7 | 58,3 |
| AVEIA, flocos | 46,4 | 121,7 | 31,20 | | | 6,4 | |

| SUBSTÂNCIA ALIMENTAR 100 gramas | Sódio mg | Potássio mg | Potássio mEq | Colesterol mg | Ácido oxálico mg | Purinas mg | Ácido úrico mg |
|---|---|---|---|---|---|---|---|
| AVEIA instantânea crua | 30,0 | 352,0 | 90,25 | | | | |
| AVELÃ | 19,0 | 618,0 | 159,20 | | | 1,5 | |
| AZEITE de dendê | 7.1 | 2,7 | 0,69 | | | | |
| AZEITONA madura fresca | 128,0 | 145,0 | 90,10 | | | | |
| AZEITONA verde enlatada | 2087,6 | 100,0 | 25,64 | | | | |
| BACALHAU dessecado, salgado e prensado | 5728,0 | 603,3 | 154,77 | 38,6 | 0 | 24,7 | 73,5 |
| BACON | 680,0 | 130,0 | 90,15 | 38,7 | 0 | 61,3 | 79,4 |
| BACON curado cozido | 1021,0 | 236,0 | 60,50 | 89,0 | | | |
| BAGRE (peixe) | 116.7 | 318,0 | 81,54 | | | | |
| BALEIA | 223,8 | 320,6 | 82,21 | | | | |
| BANANA D'ÁCUA | 34,8 | 333,4 | 85,41 | | | | |
| BANANA MAÇÃ | 55,5 | 123,7 | 31,71 | | | | |
| BANANA OURO | 46,5 | 143,9 | 36,90 | | | | |
| BANANA PRATA crua | 1,0 | 370,0 | 94,87 | | | | |
| BANHA de porco enlatada | 7,1 | 1.2 | 0,46 | 243,0,0 | | | |
| BATATA-DOCE branca | 50,2 | 331,4 | 87,38 | | | 1,05 | |
| BATATA-DOCE roxa | 36,6 | 350,2 | 89,59 | | | 1,06 | |
| BATATA-INGLESA | 47,4 | 394,4 | 101,03 | | 5,7 | 1,0 | |
| BERINJELA com casca | 38,2 | 112,7 | 28,88 | | | 1.1 | |
| BERINGELA sem casca | 27,5 | 112,1 | 28,88 | | | 1,6 | |
| BETERRABA cozida | 76,0 | 332,0 | 87,38 | | | | |
| BETERRABA hortense | 249,2 | 478,1 | 122,58 | | 40,40 | | |
| BISCOITOS | 250,0 | 53,0 | 13,58 | | | | |
| BISCOITOS de farinha enriquecida | 626,0 | 117,0 | 30,00 | | | | |
| BISCOITOS com leite | 973,0 | 116,0 | 29,99 | | | | |
| BOLACHA de água e sal | 835,6 | 133,6 | 34,24 | | | | |
| BOLACHA de maizena | 368,5 | 100,4 | 25,74 | | | | |
| BOLO comercial | 365,0 | 67,0 | 17,17 | | | | |
| BOLO com manteiga | 418,0 | 60,0 | 15,38 | 156,0 | | | |
| BRÓCOLOS | 41,7 | 255,2 | 65,44 | | | 40,0 | |
| CACAU em fava | 60,0 | 900,0 | 230,76 | | 450,0 | | |
| CACAU em pó | 59,0 | 900,0 | 230,76 | | | | |
| CAÇÃO (peixe) | 185,3 | 214,6 | 55,00 | 250,0 | | | |
| CAFÉ em grão cru | 152,0 | 1375,9 | 352,79 | | | | |
| CAFÉ em grão torrado | 201,7 | 1988,6 | 509,90 | | 45,0 | 29,4 | |
| CAFÉ em pó instantâneo | 72,0 | 3256,0 | 833,33 | 0 | | | |
| CAFÉ em po, bebida preparada | 1,0 | 36,0 | 9,23 | 0 | | | |
| CALDO de carne comum | 75,9 | 118,4 | 30,35 | | | 29,0 | |
| CALDO de carne em cubos | 24 000 | 100,0 | 25,63 | 85,0 | | | |
| CALDO de carne concentrado | 9 980,0 | 829,0 | 212,56 | 24 000 | 100 | 2,563 | 85 |
| CAJU | 12,2 | 143,5 | 36,79 | | | | |
| CAMARÃO fresco | 177.2 | 138.0 | 35,67 | 124,0 | 0 | 29,0 | 43,1 |
| CAMARÃO seco | | 422,0 | 108,20 | 163,0 | 0 | 38,7 | 61,3 |
| CAMBUQUIRA | 40,3 | 432,0 | 110,77 | | | | |
| CANJICA | vest. | 343,7 | 88,13 | | | | |
| CAQUI | 20,6 | 124,2 | 31,94 | | | | |
| CARÁ | 46,9 | 363,5 | 93,20 | | | | |
| CARAMBOLA | 22,3 | 172,4 | 44,20 | | | | |

| SUBSTÂNCIA ALIMENTAR 100 gramas | Sódio mg | Potássio mg | Potássio mEq | Colesterol mg | Ácido oxálico mg | Purinas mg | Ácido úrico mg |
|---|---|---|---|---|---|---|---|
| CARAMELO simples ou c/ chocolate | 226,0 | 192,0 | 49,23 | | | | |
| CARANGUEJO cru | 366,0 | 271,0 | 69,74 | 270.0 | | 20,0 | 68,7 |
| CARANGUEJO, na casca | | | | 270,0 | | | |
| CARANGUEJO, carne apenas | | | | 565,0 | | | |
| CARDO | 86,0 | 321,0 | 82,30 | | | | |
| CARNE de boi magra | 132,3 | 122,5 | 31,41 | 123,0 | 0 | 150,0 | 130,0 |
| CARNE de boi média gordura, crua | 123,0 | 112,1 | 28,88 | 289,0 | 0 | 107,0 | 102,0 |
| CARNE de boi, costeleta | | | | 94,0 | 0 | 151,0 | 127,9 |
| CARNE de boi, roast-beef | | | | 102,0 | 0 | 204,0 | 173,0 |
| CARNE de boi moída | 87,4 | 155,6 | 39,74 | 101,0 | | | |
| CARNE de boi em conserva | 895,0 | 148,0 | 35,33 | 164,8 | | 145,5 | 136,5 |
| CARNE de cabrito | 196,7 | 359,6 | 92,20 | 95,0 | | | |
| CARNE de cabrito, perna crua | | | | 60,0 | 0 | 131,0 | 86,0 |
| CARNE de cabrito, costela | | | | 124,0 | 0 | 124,0 | 104,0 |
| CARNE de cabrito, peito | | | | 94,0 | 0 | 123,0 | 115,3 |
| CARNE de cabrito perna | | | | 60,0 | 0 | 131,0 | 118,5 |
| CARNE de cabrito pescoço | | | | 100,0 | 0 | 167,0 | 137,5 |
| CARNE de carneiro magra | 122,4 | 375,2 | 96,11 | 37,0 | 0 | 160,0 | 145,0 |
| CARNE de carneiro, pá | | | | 68,0 | 0 | 141,0 | 133,0 |
| CARNE de carneiro, costela | | | | 66,0 | 0 | 138,7 | 130,1 |
| CARNE de carneiro, peito | | | | 80,0 | 0 | 107,6 | 103,5 |
| CARNE de carneiro, perna | | | | 86,0 | 0 | 123,7 | 115,3 |
| CARN E de carneiro semigorda | | | | 145,0 | 0 | 131,0 | 145,0 |
| CARNE de coelho crua | 40,0 | 390,0 | 100,00 | 50,0 | 0 | 38,0 | 114,0 |
| CARNE de cordeiro crua | 70,0 | 290,0 | 74,36 | 86,0 | | | |
| CARNE de faisão crua | | | | 63,5 | 0 | 34,0 | 102,0 |
| CARNE de frango, crua, média | | | | 113,0 | 0- | 51,8 | 155,4 |
| CARNE de frango, peito | | | | 98,0 | 0 | 39,4 | 166,7 |
| CARNE de frango, perna | | | | 145,0 | 0 | 41,7 | 170,0 |
| CARNE de galinha crua, carne branca | 131,0 | 230,8 | 59,01 | 101,0 | 0 | 185,0 | 101,0 |
| CARNE de galinha crua, carne escura | 113,2 | 192,0 | 49,23 | 98,0 | 0 | 134,7 | 108,8 |
| CARNE de galinha, peito | | | | 109,0 | 0 | 137,4 | 109,6 |
| CARNE de galinha, perna | | | | 98,0 | 0 | 134,7 | 108,8 |
| CARNE de galinha, pele | | | | 180,0 | 0 | 39,0 | 63,4 |
| CARNE de ganso crua | 124 0 | 605,0 | 155,38 | 185,0 | 0 | 58,0 | 123,0 |
| CARNE de lebre crua | 36,0 | 236,0 | 59,01 | 80,0 | 0 | 255,0 | 198,0 |
| CARNE de pato crua, carne branca | 116,4 | 349,4 | 89,08 | 70,0 | 0 | 205,0 | 175,0 |
| CARNE de pato crua, carne escura | 113,2 | 352,9 | 90,15 | 106,0 | 0 | 257,0 | 208,0 |
| CARNE de perdiz | 100,0 | 410,3 | 105,21 | 61,0 | 0 | 206,0 | 209,0 |
| CARNE de peru crua, carne branca | 111,6 | 307,7 | 78,12 | 85,0 | 0 | 50,4 | 151,0 |
| CARNE de peru, carne escura | 106,3 | 268,7 | 68,89 | 104,0 | 0 | 75,6 | 196,9 |
| CARNE de peru assada | | | | 276,8 | 0 | 66,6 | 168,7 |
| CARNE de peru crua, peito | | | | 11,5 | 0 | 63,9 | 167,3 |
| CARNE de peru crua, coxa | | | | 21,0 | 0 | 79,6 | 171,4 |
| CARNE de pombo crua | 85,0 | 372,0 | 95,36 | 90,0 | 0 | 58,0 | 174,0 |
| CARNE de pombo assada | 175,0 | 410.3 | 105,21 | 136,0 | | | |
| CARNE de porco crua, (média) | 104,2 | 278,8 | 71,18 | 102,0 | 0 | 140,0 | 210,3 |
| CARNE de porco crua, média gordura | | | | 198,0 | 0 | 146,0 | 206,0 |
| CARNE de porco crua, alcatra | | | | 368.0 | 0 | 137,8 | 207,7 |

| SUBSTÂNCIA ALIMENTAR 100 gramas | Sódio mg | Potássio mg | Potássio mEq | Colesterol mg | Ácido oxálico mg | Purinas mg | Ácido úrico mg |
|---|---|---|---|---|---|---|---|
| CARNE de porco crua, costela |  |  |  | 74,0 | 0 | 145,8 | 204,0 |
| CARNE de porco crua, costeleta | 126,0 | 114,0 | 29,24 | 105,0 | 0 | 139,5 | 201,7 |
| CARNE de porco curada | 93,0 | 326,0 | 83,59 | 235,0 |  |  |  |
| CARNE de rã crua |  |  |  | 40,0 |  |  |  |
| CARNE de vitela (média) | 98,0 | 311,6 | 79,90 | 65,0 | 0 | 160,0 | 101,7 |
| CARNE de vitela crua, costela |  |  |  | 73,0 | 0 | 153,0 | 110,0 |
| CARNE-SECA, CHARQUE | 4 300,0 | 200,0 | 51,28 | 86,9 | 0 |  |  |
| CARPA (peixe) | 124,7 | 182,1 | 46,69 |  |  | 170,0 |  |
| CARURU | 62,6 | 463,7 | 118,87 |  |  |  |  |
| CASCUDO (peixe) | 104,7 | 267,4 | 68,56 |  |  |  |  |
| CASEÍNA |  |  |  | 65,0 |  |  |  |
| CASTANHA DE CAJU crua | 386,3 | 620,0 | 159,21 |  |  |  |  |
| CASTANHA EUROPÉIA | 838,4 | 401,3 | 102,90 |  |  | 35,0 |  |
| CASTANHA-DO-PARÁ | 81,0 | 519,9 | 133,31 |  |  |  |  |
| CAVALA crua |  |  |  | 170,0 |  |  |  |
| CAVIAR em pasta | 874,0 | 422,0 | 108,20 | 300,0 |  |  |  |
| CAVIAR granulado | 2.200,0 | 640,0 | 166,41 | 285,0 |  |  |  |
| CEBOLA | 36,4 | 27,2 | 6,97 |  | 23,0 | 3,1 | 9,3 |
| CEBOLINHA | 36,5 | 66,4 | 17,02 |  |  | 10,0 |  |
| CENOURA | 53,7 | 328,6 | 84,26 |  | 33,0 | 2,0 |  |
| CENTEIO, grão | 35,0 | 450,0 | 115,38 |  |  |  |  |
| CEREJA | 45,5 | 324,5 | 83,08 |  | 8,0 | 5,0 |  |
| CERVEJA branca | 14,7 | 21,1 | 5,38 |  |  | 5,0 | 17,7 |
| CERVEJA preta doce | 15,2 | 13,6 | 3,48 |  |  | 6,0 | 18,0 |
| CEVADA, grão | 39,6 | 276,1 | 70,97 |  |  | 2,8 |  |
| CEVADINHA, grão | 34,0 | 196,0 | 50,40 |  |  |  |  |
| CHÁ preto, folhas | 221,3 | 1.810,0 | 468,10 |  | 690,0 | 13,9 |  |
| CHÁ preto, infusão | 27,0 | 196,0 | 50,41 |  | 4,4 | 14,7 |  |
| CHÁ solúvel em pó | 0 | 4.530 | 116,15 | 0 |  |  |  |
| CHICÓRIA | 105,3 | 519,5 | 133,21 |  | 10,0 |  |  |
| CHOCOLATE em pó | 64,6 | 579,9 | 148,48 |  |  |  |  |
| CHOCOLATE doce | 33,0 | 269,0 | 68,90 |  |  |  |  |
| CHOCOLATE fundido | 228 | 193 | 49,23 | 71,0 |  |  |  |
| CHOURIÇO de carne |  |  |  | 85,0 |  |  |  |
| CHOURIÇO de fígado |  |  |  | 55,0 |  |  |  |
| CHOURIÇO de sangue |  |  |  | 63,0 |  |  |  |
| CHUCHU | 14,6 | 116,7 | 29,87 |  |  |  |  |
| CHUCRUTE | 730,0 | 490,0 | 125,60 |  |  | 5,35 |  |
| CIDRA | 10,0 | 350,1 | 89,90 |  |  |  |  |
| COALHADA industrializada | 51,8 | 140,8 | 36,10 |  |  |  |  |
| COCA-COLA | 10,5 | 3,9 | 1,00 |  |  |  |  |
| COCO-DA-BAÍA, carne | 46,2 | 302,2 | 77,49 |  |  |  |  |
| COCO-DA-BAÍA, água | 32,0 | 144,0 | 36,69 |  |  |  |  |
| COGUMELO | 114,3 | 669,2 | 171,59 |  |  | 18,0 | 54,0 |
| COGUMELOS em conserva | 400,0 | 197,0 | 50,51 |  |  |  |  |
| COMPOTA de abacaxi | 0,5 | 140,0 | 35,89 |  |  |  |  |
| COMPOTA de cereja | 2,0 | 77,0 | 19,77 |  |  |  |  |
| COMPOTA de damasco | 1,0 | 250,0 | 64,10 |  |  |  |  |
| COMPOTA de figo | 1,0 | 105,0 | 26,87 |  |  |  |  |

| SUBSTÂNCIA ALIMENTAR 100 gramas | Sódio mg | Potássio mg | Potássio mEq | Colesterol mg | Ácido oxálico mg | Purinas mg | Ácido úrico mg |
|---|---|---|---|---|---|---|---|
| COMPOTA de marmelo | 9,0 | 145,0 | 36,71 | | | | |
| COMPOTA de pêra | 1,0 | 90,0 | 23,07 | | | | |
| COMPOTA de pêssego | 4,0 | 31,0 | 7,94 | | | | |
| CORAÇÃO | 0,9 | 0,4 | | | | | |
| CORAÇÃO de boi | 155,0 | 233,6 | 60,64 | 150,0 | 91,0 | | |
| CORAÇÃO de galinha | 79,0 | 159,0 | 40,77 | 127,0 | 150,0 | | |
| CORAÇÃO de porco | 54,0 | 106.0 | 50,41 | 163,0 | 134,0 | | |
| CORAÇÃO de vitela | 94,0 | 206,0 | 53,56 | 121,0 | 84,0 | | |
| CORVINA cozida (peixe) | 75,0 | 326,0 | 83,74 | | | | |
| COUVE-CHINESA | 23,0 | 253,0 | 65,15 | | | | |
| COUVE comum | 15,0 | 294,0 | 75,38 | | 7,3 | 2,0 | |
| COUVE-DE-BRUXELAS | 4,0 | 400,0 | 102,63 | | 5,9 | | |
| COUVE-FLOR | 34,0 | 286,7 | 73,51 | | 6,0 | 8,0 | 24,0 |
| COUVE-MANTEIGA | 243,8 | 358,4 | 91,90 | | | | |
| COUVE-NABO | 50,0 | 359,6 | 92,21 | | 1,8 | 11,0 | 33,0 |
| CREAM CRACKER | 125,0 | 35,0 | 8,97 | | | | |
| CREME DE LEITE 40% de gordura | 35,0 | 126,0 | 32,56 | | | | |
| CREME enlatado | 43,7 | 81,9 | 21,00 | | | | |
| DAMASCO fresco | 31,0 | 340.0 | 87,35 | | | | |
| | | | | | | | |
| DAMASCO dessecado | 224,0 | 1.489,0 | 381,79 | | | | |
| DENTE-DE-LEÃO | 76,0 | 430,0 | 110,10 | | | | |
| DOBRADINHA de boi | 75,4 | 59,3 | 15,20 | 96,0 | | | |
| DOCE de batata doce | 19,0 | 231,0 | 58,81 | | | | |
| DOCE de coco | 4,0 | 100,0 | 25,64 | | | | |
| DOCE de leite | 122,0 | 393,0 | 100,90 | | | | |
| DOURADO (peixe) | 72,0 | 286,0 | 72,50 | | | | |
| | | | | | | | |
| ENCHOVA crua | 104,0 | 328,0 | 84,10 | 315,0 | | 363,0 | |
| ERVA-MATE seca | 158,7 | 1.177,8 | 302,00 | | | | |
| ERVILHA verde grão | 164,0 | 115,0 | 26,92 | | | | |
| ERVILHA verde vagem | 29,0 | 937,0 | 240,25 | | | | |
| ERVILHA seca grão | 124,8 | 884,8 | 226,87 | | 90,0 | 72,0 | |
| ERVILHA em conserva | 200,0 | | | | | | |
| ESCAROLA | 81,9 | 150,5 | 38,58 | | | | |
| ESPAGUETE | 36,6 | 121,7 | 31,20 | | | | |
| ESPAGUETE enriquecido cozido | 1,0 | 61,0 | 15,51 | | | | |
| ESPINAFRE | 320,8 | 490,1 | 125,67 | | 822,0 | 20,0 | |
| | | | | | | | |
| FARINHA de arroz | 49,0 | 153,5 | 39.35 | | | | |
| FARINHA de aveia | 26,0 | 130,0 | 33,33 | | | | |
| FARINHA de centeio | 52,7 | 397,4 | 101,90 | | | | |
| FARINHA de coco-da-Bahia | 41,4 | 76,1 | 29,60 | | | | |
| FARINHA de maisena | 44,6 | 350,7 | 89,92 | | | | |
| FARINHA de mandioca | 29,2 | 102,5 | 25,71 | | | | |
| FARINHA de milho | 60,1 | 211,7 | 54,28 | | | | |
| FARINHA de rosca | 16,0 | 152,0 | 38,97 | | | | |
| FARINHA de soja | 464,6 | 593,6 | 152,21 | | | | |
| FARINHA de tapioca | 12,0 | 26,0 | 6,66 | | | | |
| FARINHA de trigo | 17,8 | 105,3 | 29,56 | | | | |

| SUBSTÂNCIA ALIMENTAR 100 gramas | Sódio mg | Potássio mg | Potássio mEq | Colesterol mg | Ácido oxálico mg | Purinas mg | Ácido úrico mg |
|---|---|---|---|---|---|---|---|
| FAVA seca | 133,4 | 1.076,0 | 270,60 | | | | |
| FEIJÃO ADZUKI | 147,1 | 1.130,0 | 289,74 | | | | |
| FEIJÃO amarelinho | 177,1 | 1.402,0 | 354.35 | | | | |
| FEIJÃO branco | 158,1 | 1.371,9 | 351,53 | | 28,8 | 95,0 | 76,0 |
| FEIJÃO branco cozido | 7,0 | 416,0 | 108,68 | | | | |
| FEIJÃO branco enlatado com porco e molho de tomate | 463,0 | 210,0 | 53,84 | 80,0 | | | |
| FEIJÃO chumbinho | 145:6 | 1.333,8 | 343,08 | | 31,6 | 86,0 | 78,6 |
| FEIJÃO fradinho | 149,0 | 1.121,3 | 285,60 | | 28,9 | 91,0 | 68,6 |
| FEIJÃO jalo | 162,9 | 1.263,6 | 323,84 | | | | |
| FEIJÃO manteiga | 169,0 | 1.365,0 | 350,00 | | 34,8 | 79,6 | 86,5 |
| FEIJÃO mulatinho | 173,0 | 1.220,8 | 313,02 | | 32,6 | 78,5 | 85,2 |
| FEIJÃO preto | 165,3 | 1.455,1 | 374,78 | | 30,0 | 27,0 | 81,0 |
| FEIJÃO rajado | 133,9 | 1.153,8 | 293,07 | | | | |
| FEIJÃO roxinho | 204,6 | 1.102,5 | 282,69 | | 28,9 | 32,8 | 83,0 |
| FEIJÃO rosinha | 157,5 | 1 283,1 | 328,20 | | | | |
| FEIJÃO (verde) | 84,0 | 342,0 | 87,69 | | | | |
| FÍGADO de boi cru | 149,5 | 245,3 | 62,90 | 320 | 1,0 | 110,0 | 330,0 |
| FÍCADO de carneiro cru | 135,0 | 229,3 | 58,79 | 310 | | 106,0 | 387,0 |
| FÍGADO de ganso cru | 140,0 | 230,0 | 58,79 | 480 | | 138,6 | 296,5 |
| FÍGADO de porco cru | 73,0 | 261,7 | 67,10 | 420 | | 151,3 | 351,8 |
| FÍGADO de vitela cru | 73,0 | 273,3 | 70,05 | 360 | | 120,0 | 360,0 |
| FIGO em calda | 2,0 | 152,0 | 38,97 | | | | |
| FIGO fresco | 31,5 | 199,7 | 51,21 | | | | |
| FIGO dessecado | 69,9 | 589,3 | 151,10 | | | | |
| FRAMBOESA | 2,0 | 145,0 | 37,10 | | 50,0 | | |
| FUBÁ | 30,2 | 152,2 | 39,02 | | | | |
| | | | | | | | |
| GAROUPA | 101,0 | 342,0 | 87,69 | | | | |
| GELATINA em pó | 152,0 | 42,1 | 10,79 | | | | |
| GELÉIA de frutas | 25,0 | 25,0 | 6,41 | | | | |
| GEMA de ovo de galinha, crua | 44,1 | 69,9 | 17,92 | 1.500 | | | |
| GEMA de ovo de pata, crua | 35,7 | 57,9 | 14,84 | | | | |
| GEMA de ovo de galinha, Desidratada | | | | 2.950,0 | | | |
| GENGIBRE, raiz crua | 6 | 264,0 | 67,59 | | 4,0 | | |
| GERGELIM semente | 60,0 | 725,0 | 188,59 | | | | |
| GOIABA branca | 26,9 | 168,9 | 43,31 | | 50,0 | | |
| GOIABA vermelha | 31,5 | 198,5 | 51,16 | | 65,0 | | |
| GOIABA em lata | 17,5 | 95,3 | 24,43 | | | | |
| GOMA de mascar | 35,0 | 5,0 | 1,28 | | | | |
| GORDURA de coco babaçu | 2,3 | 1,6 | 0,41 | | | | |
| GRÃO-DE-BICO | 129,8 | 971.3 | 249,05 | | | | |
| GRAPEFRUIT, suco | 1,0 | 135,0 | 34,51 | 0 | | | |
| GROSELHA | 2,0 | 261,7 | 67,10 | 0 | | | |
| GUARANÁ, refrigerante | 6,0 | 3,5 | 0,89 | | 13,0 | | |

| SUBSTÂNCIA ALIMENTAR 100 gramas | Sódio mg | Potássio mg | Potássio mEq | Colesterol mg | Ácido oxálico mg | Purinas mg | Ácido úrico mg |
|---|---|---|---|---|---|---|---|
| IÇA | 133,6 | 410,3 | 105,21 | | | | |
| ICECREAM | 63,0 | 161,0 | 46,35 | 32,0 | | | |
| INFUSÃO de café em pó | 14,0 | 77,2 | 19,94 | | | | |
| INFUSÃO de chá | 9,2 | 22,2 | 5,69 | | | | |
| INFUSÃO de mate | 3,1 | 2,7 | 0,69 | | | | |
| INHAME | 30,7 | 65,9 | 16,82 | | | | |
| IOGURTE de leite desnatado | 51,0 | 143,0 | 26,71 | | | | |
| IOGURTE de leite integral | 47,0 | 132,0 | 23,84 | | | | |
| | | | | | | | |
| IABUTICABA | 8,3 | 13,2 | 3,38 | | | | |
| JILÓ com casca | 21,8 | 186,5 | 47,84 | | | | |
| JILÓ descascado | 26,8 | 256,5 | 65,32 | | | | |
| | | | | | | | |
| KARO | 68,0 | 4,0 | 1,02 | | | | |
| KETCHUP | 587,6 | 416,1 | 106,69 | | | | |
| | | | | | | | |
| LAGOSTA crua | 396,8 | 334,6 | 85,79 | 145,0 | | 22,0 | 66,0 |
| LAGOSTA cozida | 325,0 | 258,0 | 66,15 | 134,0 | | 18,9 | 42,9 |
| LAGOSTA em conserva | 210,0 | 180,0 | 46,15 | 120,0 | | 19,6 | 46,7 |
| LARANJA-DA-BAIA | 19,4 | 156,6 | 40,10 | | 10,0 | | |
| LARANJA-DA-BAÍA, suco | 25,0 | 163,3 | 41,87 | | | | |
| LARANJA-BARÃO | 40,0 | 135,4 | 34,74 | | | | |
| LARANJA-BARÃO, suco | 35,3 | 105,2 | 27,10 | | | | |
| LARANJA-LIMA | 20,4 | 91,9 | 23,46 | | | | |
| LARANJA-LIMA, suco | 19,7 | 88,2 | 22,61 | | | | |
| LEITE de cabra | 53,1 | 127,1 | 30,02 | | | | |
| LEITE de mulher | 38,6 | 66,9 | 17,15 | | | | |
| LEITE de vaca tipo A | 98,7 | 153,5 | 39,35 | | | | |
| LEITE de vaca tipo B | 91,5 | 113,0 | 29,05 | | | | |
| LEITE de vaca tipo C | 114,9 | 135,8 | 34,72 | | | | |
| LEITE de vaca, desnatado | 52,0 | 166,0 | 42,56 | | | | |
| LEITE de vaca evaporado | 46,0 | 143,0 | 36,66 | 3,0 | | | |
| LEITE de vaca desnatado em pó | 664,0 | 1.271,2 | 325,95 | | | | |
| LEITE de vaca integral, em pó | 457,9 | 1.113,4 | 285,49 | 85,0 | | | |
| LEITE de vaca desnatado, condensado, com açúcar | 180,0 | 490,1 | 125,67 | | | | |
| LEITE de vaca integral, condensado, com açúcar | 157,3 | 342,0 | 87,69 | | | | |
| LEITE, soro de | 130,0 | 140,0 | 35,32 | | | | |
| LEITE de vaca em pó – "NINHO" | 314,0 | 1.316,0 | 347,74 | | | | |
| LEITE em pó – "ELEDON", com glicídios | 350,0 | 1.278,0 | 302,05 | | | | |
| LEITE em pó – "ELEDON", sem glicídios | 267,0 | 753,0 | 193,07 | | | | |
| LEITE em pó – "LACTOGENO" | 241,0 | 823,0 | 201,02 | | | | |
| LEITE em pó – "NESTOGENO" | 296,0 | 794,0 | 203,58 | | | | |
| LEITE em pó – "PELARGON" | 350,0 | 1.190,0 | 305,01 | | | | |
| LEITE de vaca, soro de | 130,0 | 140,0 | 35,32 | | | | |

| SUBSTÂNCIA ALIMENTAR 100 gramas | Sódio mg | Potássio mg | Potássio mEq | Colesterol mg | Ácido oxálico mg | Purinas mg | Ácido úrico mg |
|---|---|---|---|---|---|---|---|
| LEITE de coco-da-Baía | 103,0 | 103,0 | 26,41 | | | | |
| LENTILHA seca | 173,1 | 865,8 | 222,00 | | 30 | 54,0 | 172,0 |
| LEVEDO-DE-CERVEJA, em pó | 180,0 | 1.900,0 | 487,17 | | | | |
| LIMA-DA-PÉRSIA | 13,3 | 117,0 | 30,00 | | | | |
| LIMA-DA-PÉRSIA, suco | 3,0 | 49,1 | 12,58 | | | | |
| LIMÃO, suco | 29,4 | 102,2 | 26,20 | | | | |
| LÍNGUA de boi fresca | 73,0 | 97,0 | 24,61 | | | | |
| LÍNGUA de boi em conserva | 1.870,0 | 152,0 | 38,97 | | | 75,0 | |
| LINGUADO (peixe) | 192,0 | 236,0 | 60,51 | | | | |
| LINGUIÇA calabreza | 1 235,8 | 172,4 | 44,20 | | | | |
| LINGUIÇA de porco comum | 1 144,9 | 267,5 | 68,59 | 123,0 | | 48,5 | 145,0 |
| LOMBO de porco cru | 64,0 | 102,2 | 26,20 | 74,0 | | | |
| LOMBO de porco assado | | | | 98,7 | | 54,3 | 153,0 |
| LOMBO de boi cru | 79,0 | 369,0 | 94,61 | | | | |
| LOMBO de vitela cru | 107,0 | 357,0 | 91,53 | 68,4 | | 46,0 | 139,0 |
| MAÇÃ, creme de | 2,0 | 252,0 | 64,61 | | | | |
| MAÇÃ com casca | 4,2 | 63,6 | 16,30 | | 3,0 | | |
| MAÇÃ sem casca | 13,6 | 160,0 | 41,02 | | | | |
| MACARRÃO sem ovos | 45,5 | 162,9 | 41,76 | | | | |
| MACARRÃO com ovos | 40,9 | 118,6 | 30,41 | | | | |
| MACARRONADA | 382,0 | 121,0 | 31,02 | | | | |
| MAIONESE | 600,0 | 17,0 | 6,63 | | | | |
| MAISENA | 4,0 | 4,0 | 1,02 | | | | |
| MAMÃO | 31,8 | 212,1 | 54,38 | | | | |
| MANDIOCA | 40,6 | 343,7 | 88,13 | | | | |
| MANDIOQUINHA ou BATA-TA-BAROA | 61.5 | 586,6 | 150,41 | | | | |
| MANGA BOURBON | 23,0 | 154,3 | 39,56 | | | | |
| MANGA ESPADA | 14,1 | 76,2 | 19,54 | | | | |
| MANTEIGA com sal | 987,0 | 23,0 | 5,82 | 262,0 | | | |
| MANTEIGA sem sal | 16,8 | 18,2 | 4,66 | 250,0 | | | |
| MANTEIGA de amendoim | 405,0 | | | | | | |
| MARACUJÁ | 29,0 | 360,0 | 92,04 | | | | |
| MARGARINA vegetal | 410,5 | 183,7 | 47,10 | 65,0 | | | |
| MARISCO cru, carne | 289,0 | 315,0 | 80,76 | 196,0 | | | |
| MARMELO | 3,0 | 160,0 | 41,02 | | | | |
| MARMELADA | 9,0 | 80,0 | 20,51 | | | | |
| MASHMALLOWS | 32,0 | 4,0 | 1,02 | 35,0 | | | |
| MASSA de tomate | 38,0 | 888,0 | 227,69 | | | | |
| MASSA para sopa | 48,8 | 120,3 | 30,84 | | | | |
| MATE, erva | 3,0 | 1.181,0 | 276,94 | | | | |
| MEL de abelha em vidro | 13,0 | 29,4 | 7,20 | | | | |
| MEL de abelha em pote | 12,5 | 36,6 | 9,39 | | | | |
| MEL de abelha em favos | 14,3 | 36,7 | 9,39 | | | | |
| MELADO de cana | 62,6 | 154,4 | 39,51 | | | | |
| MELANCIA | 10,6 | 41,7 | 10,69 | | | | |
| MELÃO | 84,9 | 429,4 | 110,10 | | 3,0 | | |
| MERLUSA crua | 74 | 363 | 90,51 | 13,0 | | | |
| MEXILHÃO cru | 289,0 | 315,0 | 80,76 | 214,0 | | 29,0 | 87,0 |

| SUBSTÂNCIA ALIMENTAR 100 gramas | Sódio mg | Potássio mg | Potássio mEq | Colesterol mg | Ácido oxálico mg | Purinas mg | Ácido úrico mg |
|---|---|---|---|---|---|---|---|
| MEXILHÃO cozido | 210,0 | 92,0 | 23,58 | 108,0 | | 16,7 | 53,2 |
| MILHO amarelo dessecado | 76,0 | 254,1 | 65,15 | | | 18,0 | |
| MILHO branco dessecado | 59,7 | 263,6 | 68,56 | | | | |
| MILHO em conserva | 236,0 | 97,0 | 24,87 | | | | |
| MILHO pipoca | 73,3 | 254,3 | 65,44 | | | | |
| MILHO verde | 3,0 | 278,0 | 71,10 | | | | |
| MIOLOS de boi | 143,0 | 264,0 | 67,69 | 2.360,0 | | 230,0 | |
| MIOLOS de porco | 124,8 | 212,1 | 54,38 | 1.900,0 | | | |
| MIÚDOS de frango | 120,0 | 296,0 | 76,18 | | | | |
| MIÚDOS de galinha | 94,0 | 264,0 | 67,23 | | | | |
| MOCOTÓ | 63,0 | 299,0 | 76,66 | | | | |
| MOELA de galinha ou frango | 57 | 211 | 54,10 | 62,0 | | | |
| MOLHO de soja | 7.327 | 366 | 93,84 | 193,0 | | | |
| MORANGO | 31,5 | 155,2 | 32,10 | | 6,0 | 8,0 | |
| MORTADELA | 1.143,4 | 303,0 | 77,69 | | 156,0 | | |
| MOSTARDA folhas | 49,0 | 111,9 | 26,13 | | | | |
| MOSTARDA em pó | 178,0 | 971,3 | 249,05 | | | | |
| MOZARELA | 705,2 | 81,5 | 20,89 | | | | |
| | | | | | | | |
| NABO raiz | 63,6 | 201,8 | 51,74 | | | | |
| NAMORADO (peixe) | 107,0 | 379,9 | 99,99 | | | | |
| NANON em pó reconstituído | 26,0 | 78,0 | 20,00 | | | | |
| NECTARINA | 6 | 294 | 77,94 | | | | |
| NESCAFÉ em pó | 84,0 | 3.100,0 | 79,487 | | | | |
| NOZES | 3,0 | 432,0 | 110,77 | | | | |
| | | | | | | | |
| ÓLEO de amendoim | 11,5 | 6,2 | 1,59 | 103,0 | | | |
| ÓLEO de fígado de bacalhau | | | | 172,0 | | | |
| ÓLEO de milho | 6.2 | 1,9 | 0,48 | | | | |
| ÓLEO de caroço de algodão | 1,4 | 0,8 | 0,20 | | | | |
| ÓLEO de oliva | 10,6 | 5,1 | 1,30 | 97,0 | | | |
| ÓLEO de soja | 5,7 | 3,5 | 0,89 | | | | |
| OSTRA | 165,8 | 237,5 | 60,90 | 230,0 | | 29,0 | 87,0 |
| OVAS cruas | 73,0 | 172,0 | 44,10 | 427,0 | | | |
| OVO de galinha, inteiro | 102.7 | 128,3 | 30,33 | 463,0 | | | |
| OVO de galinha, clara crua | 181,1 | 181,3 | 46,48 | 0 | | | |
| OVO de galinha, gema crua | 44,1 | 69,9 | 17,92 | 1 500,0 | | | |
| OVO de galinha, gema desidratada | | | | 2.950,0 | | | |
| OVO de galinha, inteiro, congelado | | | | 1280,0 | | | |
| OVO de pata inteiro | 133,8 | 106,5 | 27,30 | | | | |
| OVO de pata, clara | 152.5 | 121,6 | 31,18 | | | | |
| OVO de pata, gema | 35,7 | 57,9 | 14,84 | 2.647,0 | | | |
| OVO de gansa inteiro | 124,0 | 65.0 | 16,61 | | | | |
| | | | | | | | |
| PAIO | 2.627,5 | 393,5 | 152,21 | 77,0 | | | |
| PALMITO | 45,3 | 336.0 | 86,15 | | | | |
| PANQUECA | 564,0 | 154,0 | 39,48 | | | | |
| PÃO acloretado | 37,3 | 123.6 | 31,69 | | | | |
| PÃO de centeio | 560,0 | 100,0 | 25,63 | | | 40,0 | |

| SUBSTÂNCIA ALIMENTAR 100 gramas | Sódio mg | Potássio mg | Potássio mEq | Colesterol mg | Ácido oxálico mg | Purinas mg | Ácido úrico mg |
|---|---|---|---|---|---|---|---|
| PÃO de forma | 633,4 | 145,5 | 37,30 | | | | |
| PÃO de Grahan | 560,0 | 325,0 | 83,33 | | | | |
| PÃO-DE-LÔ | 479,0 | 110,0 | 28,20 | | | | |
| PÃO de milho | 591,0 | 157,0 | 40,25 | | | | |
| PÃO DOCE | 300,0 | 130,0 | 33,33 | | | | |
| PÃO francês | 616,7 | 140,5 | 35,76 | | | | |
| PÃO integral, de trigo | 422,0 | 238,0 | 61,00 | | | | |
| PÃO italiano | 585,0 | 74,0 | 18,99 | | | | |
| PASSA de uva | 141,7 | 842,0 | 215,90 | | | | |
| PASTEL folhado | 611,0 | 50 | 12,82 | | | | |
| PATÊ de fígado de boi | 627,0 | 209,0 | 53,58 | 28,0 | | 263,0 | 521,0 |
| PEIXE-REI cru | 83,0 | 250,0 | 64,10 | 254,0 | | | |
| PEPINO | 20.4 | 75.8 | 19.94 | | | | |
| PEPINO em conserva | 1.428 | 200 | 51.28 | 0 | | | |
| PERA d'água | 23,1 | 131,7 | 33,76 | | | | |
| PERA dura | 17,6 | 127,0 | 32,56 | | | | |
| PERU carne crua | 120,0 | | | 90,0 | | | |
| PERU assado | 136,0 | | | | | | |
| PESCADA crua (peixe) | 179,4 | 153,6 | 39,23 | 44,5 | | 65,0 | |
| PESCADA dessecada | | | | | | | |
| PESCADA cozida | 118,0 | 310,0 | 79,48 | 25,0 | | | |
| PESCADA frita | 153,0 | 297,0 | 76,10 | | | | |
| PESCADINHA crua | 209,6 | 234,6 | 60,15 | | | | |
| PÊSSEGO com casca | 31,0 | 121.3 | 31,10 | | | | |
| PÊSSEGO em calda | 2 | 137 | 35,12 | | | | |
| PÊSSEGO sem casca | 30,1 | 120,2 | 30,82 | | | | |
| PETIT POIS conserva | 236 | 352 | 90,25 | | | | |
| PIMENTA Cumari (verde) | 62,1 | 507,8 | 130,21 | | 390,00 | | |
| PIMENTÃO doce | 13 | 213 | 54,61 | | | | |
| PIMENTÃO verde | 28,2 | 153,7 | 39,22 | | 16,0 | | |
| PIMENTÃO vermelho | 12,8 | 100,0 | 25,63 | | | | |
| PIPOCA com sal | 1.940 | 0 | | | | | |
| PIPOCA sem sal | 3 | 0 | | | | | |
| PIZZA com queijo | 702,0 | 130.0 | 33,33 | 83,0 | | | |
| POLVO fresco | 229,5 | 182,7 | 46,80 | 140,0 | | | |
| PRESUNTADA | 1005,0 | 255,2 | 65,44 | 32,0 | | | |
| PRESUNTO cozido | 1.935,6 | 236,5 | 60,64 | | | 64,0 | |
| PRESUNTO cru gordo | 2.940,0 | 286,7 | 73,51 | 105,0 | | 42,0 | 138,6 |
| PRESUNTO cru magro | 1.375,9 | 255,2 | 65,44 | 35,5 | | | |
| PURÊ de batatas | 231,0 | 286,0 | 73,33 | | | | |
| QUEIJO Camembert | 1.240,0 | 66,0 | 16,57 | 140,0 | | | 100,0 |
| QUEIJO Cheddar | 700,0 | 82,0 | 21,02 | 140,8 | | | |
| QUEIJO Creme | 660,0 | 61,0 | 15,64 | 126,7 | | | |
| QUEIJO Creme Cruyère | 400,0 | 41,0 | 10,51 | 126,0 | | | 56,0 |
| QUEIJO Emmenthal | 432,0 | 82,0 | 21,02 | 145,0 | | | |
| QUEIJO Holanda | 730.0 | 84,0 | 21,02 | 139,0 | | | 62,0 |
| QUEIJO Gorgonzola | 1.341,6 | 152,9 | 39,20 | 139,0 | | | |
| QUEIJO Limburgo | 800.0 | 65,0 | 16.61 | 135,0 | | | |
| QUEIJO tipo Minas | 271,6 | 152,7 | 39,20 | 101,0 | | | |

| SUBSTÂNCIA ALIMENTAR 100 gramas | Sódio mg | Potássio mg | Potássio mEq | Colesterol mg | Ácido oxálico mg | Purinas mg | Ácido úrico mg |
|---|---|---|---|---|---|---|---|
| QUEIJO Palmira | 761,9 | 67,9 | 17,58 | 134,0 | | | |
| QUEIJO Parmesão | 398,1 | 96,5 | 27,01 | 193,0 | | | |
| QUEIJO Roquefort | 1.210,0 | 82,0 | 21,02 | 135,0 | | | |
| QUEIJO Suíço | 710,0 | 104,0 | 26,66 | 145,0 | | | |
| QUEIJO Cavalo | 160,0 | 53,0 | 13,58 | | | | |
| QUEIJO Provolone | 1.190,0 | 72,0 | 18,46 | 194,0 | | | |
| QUEIJO Prato | 720,0 | 108,0 | 27,68 | | | | |
| QUIABO | 56,3 | 30,5 | 7,82 | | | 1,50 | |
| RABADA crua | 104,2 | 195,4 | 50,10 | 142,0 | | | |
| RABANETE com casca | 86,5 | 382,9 | 98,18 | | | | |
| RABANETE sem casca | 55,0 | 294,1 | 77,94 | | | 10,0 | |
| RÁBANO | 8,0 | 229,0 | 58,79 | | 2,0 | 5,0 | 15,0 |
| RAPADURA de cana | 127,9 | 580,7 | 148,90 | | | | |
| REPOLHO cru | 4,1 | 160,8 | 41,02 | | | 5,5 | |
| REPOLHO cozido | 11,8 | 108,0 | 27,68 | | | | |
| REQUEIJÃO | 396,3 | 52,7 | 13,51 | | | | |
| RAIA ou ARRAIA crua (peixe) | 66,0 | 282,0 | 72,30 | | | | |
| RAIA ou ARRAIA frita | 182,0 | 236,0 | 60,51 | | | 300,0 | |
| RICOTA | 205,5 | 64,0 | 16,66 | | | | |
| RIM de boi | 246,0 | 238,0 | 60,51 | 440,0 | | | |
| RIM de carneiro | 250,0 | 254,0 | 65,15 | 276,0 | | | |
| RIM de porco | 248,7 | 261,7 | 67,10 | 219,0 | | | |
| ROSBIFE | 42,0 | 302,2 | 77,49 | 164,0 | | | |
| ROBALO cru (peixe) | 125,0 | 302,0 | 77,49 | 164,0 | | | |
| ROMÃ | 85,0 | 63,0 | 16,15 | | | | |
| RUIBARBO | 15,0 | 358,4 | 91,90 | | | | |
| SAGU | 13,2 | 5,7 | | | | | |
| SALAME cozido | 2.109,6 | 376,0 | 96,41 | 60,0 | | | |
| SALMÃO cru (peixe) | 134,8 | 234,6 | 60,10 | 65,0 | | 46,6 | 130,0 |
| SALMÃO cozido | 45,0 | 396,0 | 101,05 | 43,7 | | 38,6 | 96,0 |
| SALMÃO defumado | 540,0 | 330,0 | 84,61 | 68,5 | | 67,6 | 154,0 |
| SALMÃO em conserva | 589,0 | 288,0 | 73,90 | 220,0 | | 43,6 | 125,0 |
| SALSA | 48,1 | 365,8 | 93,79 | | | | |
| SALSICHA tipo Viena | 1.009,2 | 234,8 | 60,21 | 59,0 | | | |
| SARDINHA crua (peixe) | 128,7 | 296,6 | 76,05 | 88,2 | | 310,0 | |
| SARDINHA em molho de tomate | 556,6 | 416,9 | 106,69 | 220,0 | | | |
| SARDINHA em óleo de amendoim | 817,2 | 340,5 | 87,38 | 356,7 | | | |
| SAPOTI | 12,0 | 193,0 | 49,48 | | | | |
| SÊMOLA de milho | 19,7 | 213,0 | 54,61 | | | | |
| SÊMOLA de trigo | 23,7 | 190,0 | 48,71 | | | | |
| SEMOLINA de trigo | 29,9 | 130,1 | 33,35 | | | | |
| SERRALHA | 140,0 | 345,8 | 88,67 | | | | |
| SIDRA | 4,0 | 75,0 | 19,24 | | | | |
| SIRI | 348,5 | 261,7 | 67,10 | | | | |
| SOJA Abura | 344,3 | 489,8 | 125,65 | | | | |
| SOJA Aliança | 211,9 | 827,2 | 212,10 | | | | |
| SOJA Mogiana | 210,7 | 679,0 | 171,53 | | | | |
| SOJA Otoonan | 241,0 | 780,0 | 200,00 | | | | |

| SUBSTÂNCIA ALIMENTAR<br>100 gramas | Sódio<br>mg | Potássio<br>mg | Potássio<br>mEq | Colesterol<br>mg | Ácido oxálico<br>mg | Purinas<br>mg | Ácido úrico<br>mg |
|---|---|---|---|---|---|---|---|
| SOJA Santa Maria | 320,0 | 926,9 | 237,66 | | | | |
| SOPA de tomate | 396.0 | 94,0 | 24,10 | | | | |
| SOPA de vegetais | 427,0 | 66,0 | 16,92 | | | | |
| SUCO fresco de abacaxi | 5,0 | 134,0 | 34,35 | | | | |
| SUCO fresco de framboesa | 8,0 | 135,6 | 34,35 | | | | |
| SUCO fresco de laranja | 3,0 | 148,0 | 37,94 | | | | |
| SUCO fresco de limão | 2,0 | 142,0 | 36,41 | | | | |
| SUCO fresco de maçã | 1,0 | 100,0 | 25,69 | | | | |
| SUCO fresco de tomate | 8,0 | 338,0 | 86,79 | | | | |
| SUCO fresco de uva | 5,0 | 106,0 | 27,17 | | | | |
| SUCO concentrado de abacaxi | 23,8 | 187,0 | 47,94 | | | | |
| SUCO concentrado de laranja | 15.4 | 199,7 | 51,21 | | | | |
| SUCO concentrado de limão | 13,4 | 141,0 | 36,15 | | | | |
| SUCO concentrado de maçã | 12,7 | 101,0 | 28,46 | | | | |
| SUCO concentrado de tomate | 200,0 | 227,0 | 58,20 | | | | |
| SUCO concentrado de uva | 14,3 | 140,0 | 35,89 | | | | |
| SUCO de abacaxi em lata | 21,4 | 140,0 | 35,89 | | | | |
| SUCO de carne | 247,0 | 618,0 | 158,46 | | 3.500,00 | | |
| | | | | | | | |
| TAINHA (peixe) | 127,7 | 333,1 | 85,41 | | | | |
| TAIOBA folhas | 61,9 | 591,2 | 151,59 | | | | |
| TALHARIM | 35,9 | 129,9 | 41,00 | | | | |
| TÂMARA | 66,7 | 641,9 | 164,59 | | | | |
| TAMARINDO | 167,0 | 234,4 | 60,10 | | | | |
| TANCERINA | 20,2 | 44,5 | 11,41 | | | | |
| TANGERINA, suco | 16,7 | 59,7 | 15,30 | | | | |
| TAPIOCA | 3,0 | 20,0 | 5,12 | | | | |
| TILÁPIA (peixe) | 108,5 | 229,3 | 58,79 | | | | |
| TOMATE com semente | 42,0 | 209,4 | 53,69 | | 0,36 | | |
| TOMATE em conserva | 200 | 227 | 58,20 | | | | |
| TOMATE sem semente | 30,1 | 195,1 | 50,10 | | | | |
| TOMATE, purê, envasado | 399 | 426 | 109,23 | | | | |
| TOMATE, suco, em vidro | 130,9 | 209,4 | 53,69 | | | | |
| TORANJA | 4,0 | 161,0 | 41,02 | | | | |
| TORRADA de pão doce | 63,4 | 148,0 | 37,94 | | | | |
| TORRADA de pão francês | 688,0 | 176,7 | 45,30 | | | | |
| TORTA de abóbora | 214 | 160 | 41,00 | | | | |
| TORTA de cereja | 304 | 105 | 26,92 | | | | |
| TORTA de maçã | 301 | 80 | 20,51 | | | | |
| TOUCINHO fresco | | | | 103,0 | | 26,8 | 43,2 |
| TOUCINHO salgado | | | | | | 13,0 | 40,0 |
| TOUCINHO defumado | 1 392,0 | 148,6 | 37,94 | | | | |
| TRAIRÁ (peixe) | 122,6 | 273,2 | 70,05 | | | | |
| TRIGO grão inteiro | | | | | | 64,0 | |
| TRIGO, gérmen | 12,0 | 930,0 | 362,7 | | | 84,0 | |
| TRIGO partido | 94,1 | 234.8 | 85,79 | | | | |
| TRUTA crua | | | | 80,0 | | | |
| | | | | | | | |
| UÍSQUE | 2,1 | 1,2 | 0,30 | | | | |
| UVA branca, sem casca e caroço | 37,5 | 188,1 | 47,23 | | | | |

| SUBSTÂNCIA ALIMENTAR<br>100 gramas | Sódio<br>mg | Potássio<br>mg | Potássio<br>mEq | Colesterol<br>mg | Ácido<br>oxálico<br>mg | Purinas<br>mg | Ácido<br>úrico<br>mg |
|---|---|---|---|---|---|---|---|
| UVA branca, com casca, sem caroço | 32,2 | 175,1 | 44,87 | | | | |
| UVA Moscatel, sem casca, sem caroço | 23,7 | 190,3 | 48,71 | | | | |
| UVA rosada, sem casca, sem caroço | 15,6 | 188,9 | 47,23 | | | | |
| UVA rosada, com casca, sem caroço | 27,8 | 240,6 | 61,69 | | | | |
| | | | | | | | |
| VAGEM verde | 34,3 | 126,1 | 32,33 | | | | |
| VINAGRE | 0,1 | 0,5 | 0,13 | | | | |
| VINHO branco de mesa | 12,0 | 73,7 | 18,89 | | | | |
| VINHO rosado seco | 98,0 | 311,6 | 79,90 | | | | |

## Tabela 4

# Composição Química dos Alimentos

*Magnésio*
*Manganês*
*Enxofre*
*Cobre*
*Zinco*
*Iodo*

| Valores Normais | |
|---|---|
| **Soro** | |
| Magnésio | 1,5 a 2,5mEq/l |
| Manganês | 4 a 20mcg/dl |
| Enxofre | 0,7 a 1,5mEq/l |
| Cobre | 70 a 175mg/dl |
| Zinco | 80 a 100mcg/dl |
| Iodo | 4 a 8mcg/dl |

| SUBSTANCIA ALIMENTAR 100 gramas | Magnésio mg | Manganês mg | Enxofre mg | Cobre mg | Zinco mg | Iodo mcg |
|---|---|---|---|---|---|---|
| ABACATE | 18 | | | 0,15 | | |
| ABACAXI | 15 | | | 0,11 | 0,25 | 0,3 |
| ABÓBORA | 10 | | 9 | 0,10 | | |
| ACELGA | 12 | | 9 | 0,15 | | |
| AGRIÃO | 34 | 4 | 147 | 0,34 | 0,15 | 15 |
| AIPO (folhas e talos) | 35 | 0,038 | 154 | 0,11 | indícios | 15 |
| AIPO (raiz) | 31 | 0,16 | 52 | 0,13 | 0,20 | |
| ALCACHOFRA | 42 | | 52 | 0,50 | | |
| ALFACE | 26 | 0,6 | 21 | 0,09 | 0,5 | 1 |
| ALGAS | | | | | | 60 |
| ALHO | 18 | | 450 | 0,17 | | 9 |
| ALHO PORRO | 18 | | | 0,14 | | |
| AMEIXA fresca | 10 | 0,1 | 10 | 0,08 | | 2 |
| AMEIXA dessecada | 37 | 0,3 | 29 | 0,20 | 0,01 | 1 |
| AMÊNDOA | 205 | 2 | 241 | 1,0 | 1,0 | |
| AMENDOIM torrado | 150 | | | 1,14 | | |
| AMORA | 26 | | | 0,06 | | 2 |
| ANGUILULA | | | | | | 60 |
| ARENQUE | 35 | | | | | 10 |
| ARROZ | 38 | | 2 | 0,58 | 0,50 | 3,6 |
| ASPARGO cru | 11 | 0,19 | 42 | 0,19 | | 1 |
| ASPARGO enlatado | 0,6 | | | | | |
| ATUM | 27 | | | 0,10 | | 30 |
| AVEIA | 157 | 5 | 209 | 1,0 | 5 | 4 |
| AVELÃ | 205 | | 198 | | | |
| AZEITONA preta | 3 | 0,2 | 30 | tr. | | |
| AZEITONA verde | 10 | 0,3 | 22 | tr. | | |
| BACALHAU salgado | 35 | 0,37 | 437 | | | 20 |
| BADEJO | 27 | | | | | 30 |
| BANANA | 35 | 0,67 | 11,6 | 0,20 | 0,23 | 0,16 |
| BATATA-INGLESA | 46 | | 43 | 0,05 | 0,20 | 5 |
| BERINJELA | 90 | | 100 | | | |
| BERTALHA | | | 20 | | | |
| BETERRABA | 17 | 0,5 | 20 | 0,18 | | |
| BRÓCOLOS | 13 | | | 0,84 | | |
| CACAU | 395 | | 185 | 4,30 | | |
| CAJU | 36 | | | | | |
| CAQUI | 31 | | | 0,25 | | |
| CAMARÃO | 31 | | 300 | 0,43 | | 90 |
| CARANGUEJO | | | | 0,57 | | |
| CARNE de aves (média) | 23 | | 160 | | 1,30 | |
| CARNE de boi (média) | 30 | 1,50 | 530 | 1,80 | 1,70 | 5,3 |
| CARNE de cabrito (média) | | | | 0,38 | | |
| CARNE de carneiro (média) | 25 | | 530 | 0,26 | 1,40 | |
| CARNE de cavalo | 40 | | 400 | 0,40 | | |
| CARNE de coelho | 48 | | 487 | 0,40 | | |
| CARNE de frango | 24 | | 300 | vest. | 1,03 | |
| CARNE de galinha | 40 | | 160 | 0,32 | | 3 |

| SUBSTANCIA ALIMENTAR 100 gramas | Magnésio mg | Manganês mg | Enxofre mg | Cobre mg | Zinco mg | Iodo mcg |
|---|---|---|---|---|---|---|
| CARNE de pato | 16 | | 190 | 0,41 | | |
| CARNE de peru | 28 | | 234 | 0,17 | | |
| CARNE de pombo | 23 | | 324 | 0,20 | | |
| CARNE de porco | 50 | | 270 | 0,20 | 3,50 | |
| CARNE de veado | 50 | | | | | |
| CARNE de vitela | 10 | tr. | 300 | 0,08 | 0,30 | 1,6 |
| CARANGUEJO | | | | | | 43 |
| CARPA | 43 | | | | | |
| CASTANHA EUROPEIA | 76 | 20 | 39 | 0,23 | | |
| CASTANHA-DO-PARÁ | 230 | | | 0,66 | | |
| CAVALA crua | 35 | | | 0,30 | | |
| CAVIAR | 22 | | | | | |
| CEBOLA | 12 | 0,15 | 104 | 0,12 | | |
| CENOURA | 17 | 0,60 | 22 | 0,14 | 0,3 | 0,9 |
| CEREJA | 23 | 0,30 | 53 | 0,13 | 0,15 | 0,2 |
| CEVADA | 96 | | | 0,50 | | 0,1 |
| CHICÓRIA | 18 | 0,30 | 53 | 0,14 | 0,19 | |
| CHOCOLATE | 13 | | 135 | 0,50 | | |
| COCO-DA-BAHIA, carne | 35 | | | 0,28 | | |
| COCO-DA-BAHIA, leite | | | | 0,08 | | |
| COGUMELOS cultivados | 5 | | | 0,65 | | |
| CORAÇÃO de boi | 30 | | 200 | | | |
| CORVINA | | | | 0,10 | | |
| COUVE | 32 | | 316 | 0,19 | | |
| COUVE-DE-BRUXELAS | 30 | | | | | |
| COUVE-FLOR | 28 | | 84 | 0,15 | | |
| COUVE-NABO | 19 | | | | | |
| CREME de leite | 9 | | | 0,03 | | |
| | | | | | | |
| DOURADO | | | | 0,20 | | |
| DAMASCO | 11 | 21 | 9 | 0,04 | | |
| | | | | | | |
| ERVILHA | 15 | | | 1,20 | 0,16 | |
| ESPINAFRE | 64 | 0,80 | 3 | 0,20 | 0,50 | 2 |
| | | | | | | |
| FARELO | | | | | 1,00 | |
| FARINHA de centeio | 155 | | | | | |
| FARINHA de peixe | | | | 0,35 | | |
| FARINHA de trigo integral | 120 | | | | | |
| FARINHA de trigo 74% extração | 24 | | | | | |
| FARINHA de soja | 220 | | | 2,88 | | |
| FAVAS | | 0,24 | 96 | 1,20 | | |
| FEIJÃO (média) | 13 | 117 | 278 | 0,50 | 0,08 | 0,8 |
| FÍGADO de boi | 30 | 0,34 | 325 | 0,16 | 2,10 | 5 |
| FICO fresco | 21 | | 12 | 0,18 | | |
| FICO DESSECADO | 99 | | 70 | 0,59 | | |
| FRAMBOESA | 14 | 0,17 | 17 | 0,10 | | 0,8 |
| | | | | | | |
| GÉRMEN de trigo | 343 | indícios | 350 | indícios | indícios | |
| GRÃO-DE-BICO | 560 | | 95 | 0,68 | | |

| SUBSTANCIA ALIMENTAR 100 gramas | Magnésio mg | Manganês mg | Enxofre mg | Cobre mg | Zinco mg | Iodo mcg |
|---|---|---|---|---|---|---|
| GROSELHA | 14 | | | | | |
| INHAME | | | | 0,10 | | |
| IOGURTE | | | | 0,03 | | 9 |
| LAGOSTA | | | | 0,70 | | |
| LARANJA | 26 | | 20 | 0,07 | | |
| LEITE de mulher | 5 | | | | | |
| LEITE de vaca fresco | 16 | | | | 2,00 | 17 |
| LEITE de vaca em pó | 90 | | | | | |
| LENTILHA | 80 | | 277 | 0,62 | 5,0 | 0,01 |
| LIMÃO | 16 | 0,03 | 11 | 0,19 | 0,17 | 0,1 |
| LÍNGUA de boi | 30 | | 200 | | | |
| LINGUADO | 30 | | | 0,10 | | |
| LÚCIO | 25 | | | | | |
| LULA | | | | 0,30 | | |
| MAÇÃ | 5 | | 6 | 0,09 | 0,10 | |
| MANGA | | | | | 0,25 | |
| MASSAS alimentícias (média) | | | | | | |
| MASSAS alimentícias sem ovos | 35 | | | | | |
| MASSAS alimentícias com ovos | 33 | | | | | |
| MEL de abelhas | 6 | 0,20 | 3 | 0,08 | | 1 |
| MELANCIA | 10 | | | 0,08 | | |
| MELÃO | 15 | | 29 | 0,10 | | |
| MERLUZA | 30 | | | | | 2 |
| MEXILHÕES | 23 | 0,30 | 367 | | | |
| MILHO | 157 | 0,70 | 80 | 0,44 | tr. | |
| MILHO, sêmola de | 85 | | | | | |
| MIOLOS de boi | 10 | | 250 | | | |
| MOSTARDA fresca | | | 1.230 | | | |
| NABO | 2 | | | 0,10 | | |
| NOZES | 130 | 0,90 | 149 | 1,81 | | |
| OSTRAS | 45 | 0,50 | 190 | | 1,50 | 13 |
| OVAS de peixe | | | | 0,02 | | |
| OVO de galinha, inteiro | 11 | | | 0,03 | 0,50 | 0,15 |
| OVO de galinha, clara | 10 | | 692 | | | |
| OVO de galinha, gema | 18 | | 439 | 0,57 | | |
| PÃO de centeio | 40 | | | 1,01 | 0,45 | |
| PÃO de trigo, integral | 150 | | | 0,61 | 0,30 | |
| PÃO de trigo, branco | 30 | | | | | |
| PEPINO | 10 | | 0,16 | 0,12 | | |
| PÊRA | 16 | ind. | 17 | 0,08 | | 0,02 |
| PIMENTÃO | 11 | 0,26 | 17 | 0,10 | | 0,10 |
| PEIXES de mar, magros, média | 27 | | | | | |
| PEIXES de mar, gordos, média | 122 | | 437 | | | 30 |
| | | | 497 | | | 31 |

| SUBSTANCIA ALIMENTAR 100 gramas | Magnésio mg | Manganês mg | Enxofre mg | Cobre mg | Zinco mg | Iodo mcg |
|---|---|---|---|---|---|---|
| PEIXES de água doce, magros, média | 20 | | 400 | | | |
| PEIXES de água doce, gordos, média | 71 | | 479 | | | |
| PESCADINHA | | | | 0,10 | | 1,1 |
| PÊSSEGO | 11 | 2,5 | | 0,04 | | |
| | | | | | | |
| QUEIJO CAMEMBERT | 48 | | | | | |
| QUEIJO CRUYÉRE | 45 | | | | | |
| QUEIJO PARMEZÃO | 50 | | | | | 2,8 |
| | | | | | | |
| RÁBANO | 13 | 0,08 | 35 | 4,0 | 0,15 | 0,1 |
| RABANETE | 10 | | | 0,50 | | |
| RIM de boi | 30 | | 200 | | | |
| RIM de porco | 28 | | 185 | | | |
| REPOLHO | 35 | | 329 | 0,06 | | |
| ROBALO | 30 | | | 0,10 | | |
| | | | | | | |
| SAL iodatado | | | | | | 7400 |
| SOJA, grão | 241 | 4,10 | 300 | 0,90 | 2,9 | 0,2 |
| SALMÃO | 29 | | | | | 1,1 |
| SARDINHA | 35 | | | | | 3,5 |
| | | | | | | |
| TÂMARA | 65 | 0,30 | | 0,21 | | |
| TANGERINA | 10 | | | | | |
| TAPIOCA | 2 | | | 0,07 | | |
| TOMATE | 13 | 0,10 | 14 | 0,20 | 0,20 | 0,01 |
| TRIGO, grão | 205 | | 7 | | | |
| | | | | | | |
| TRIGO gérmen | | | | | 0,35 | |
| UVAS (média) | 10 | | - | 0,07 | - | 0,11 |
| | | | | | | |
| VAGEM | | | | 0,12 | | |
| VIEIRA (molusco) | | 0,16 | | | | |

# Tabela 5

# Composição Química dos Alimentos

Teor de Fibras dos Alimentos
Colesterol
Ácidos Graxos
Aminoácidos
Teor de Metionina
Teor de Lisina
Fenilalanina
Lipoproteína
Triglicérides
Alimentos Ricos em Folacina
Minerais

# Teor de Fibras dos Alimentos

Nutricionalmente, o termo *fibra* é restrito ao material filamentoso dos alimentos. O termo *fibra dietética* foi introduzido para assinalar todas as estruturas celulares das paredes vegetais que não são digeridas pelos sucos digestivos humanos. Atualmente, a denominação de *fibra* crua foi substituída por fibra dietética, que designa a parte residual dos vegetais resistentes a hidrólise enzimática no intestino humano, embora parcialmente atacada pelas bactérias do cólon. Este tipo de substância também é designado de *glicídios não-aproveitáveis*. Em 1986, foi realizado um simpósio na cidade de Nova lorque, em que ficou assentado que a fibra dietética seria definida como um termo mais genérico, associando a totalidade dos componentes não-digestivos das paredes celulares, incluindo a celulose, a hemicelulose, a lignina e também as ceras e outras substâncias. O termo fibra crua significa um resíduo heterogêneo que resta após os alimentos vegetais terem sido tratados sucessivamente com ácidos e álcalis diluídos sob condições especiais.

As fibras dietéticas são constituídas por uma associação de polímeros de alto peso molecular, que são macromoléculas compreendendo dois grupos químicos: aqueles com estrutura de polissacarídeos vegetais, a celulose, a hemicelulose, pectinas, e outros grupos sem a referida estrutura, a lignina, assim como gomas e mucilagens. A celulose e a hemicelulose são encontradas tipicamente nos vegetais, variando não só na quantidade, como na sua digestibilidade. Certos tipos de celulose encontrados em alguns vegetais folhosos e no milho doce apresentam grande resistência até mesmo à digestão bacteriana, exercendo ação irritante, não sendo bem toleradas por alguns adultos e crianças novas.

As células vegetais têm sua maturação caracterizada pelo desenvolvimento de substâncias indigeríveis, principalmente celulose e lignina, apresentando os vegetais de tecido vascular quantidades significativas de lignina no talo, tronco e folhas. Já nos vegetais de rápido crescimento, os tecidos jovens são ricos em hemicelulose e pectinas.

Quanto à procedência, assinala-se que as substâncias fibrosas das hortaliças caracterizam-se pelo poder fermentescível, contendo pouca lignina, em menor teor que a do grão dos cereais, sendo menos atacadas pelas bactérias intestinais. Já as substâncias indigeríveis das leguminosas, ricas em fibra crua, estimulam em grau apreciável a motilidade intestinal.

A celulose, hemicelulose, pectinas e lignina apresentam características diferentes quanto ao grau de degradação, absorção de água e atuação sobre a atividade motora do intestino, entre outras. A celulose não é atacada pelas enzimas digestivas, mas pelos microorganismos; seu poder de absorção de água varia com as diferentes espécies de celulose.

A hemicelulose sofre degradação nos intestinos delgado e grosso, sendo que 70 a 90% são degradados pela ação bacteriana. A lignina é encontrada na parte lenhosa dos vegetais e as pectinas são hemiceluloses dos vegetais mucilaginosos.

Alguns componentes das fibras dietéticas como as pectinas são digeridas pelas bactérias colônicas em metabólitos que contribuem para a ação laxativa por adição à atividade osmótica do fluido luminal. Elas também contribuem para o crescimento das bactérias colônicas, aumentando, assim, a massa fecal. É também possível que a fermentação bacteriana das fibras dietéticas produza metabólitos que influenciam os mecanismos colônicos de fluidos e o transporte de eletrólitos diretamente.

A lignina não é degradada no intestino, porém sua presença dificulta a ação dos polissacarídeos celulósicos e não-celulósicos e quanto mais lignificada a estrutura da parede celular, menor será a sua degradação. A pectina, assim como os polissarídeos hidrossolúveis, são pouco resistentes ao pH alcalino, sofrendo rápida fermentação no cólon.

A metilcelulose e a carboximetilcelulose sódica são derivados hidrofílicos da celulose, atuando como indigeríveis e inabsorvíveis compostos, formando um bolo colóide quando misturados com algum alimento.

A celulose, hemicelulose e a lignina são insolúveis na água e encontradas nos grãos e hortaliças; as pectinas são encontradas em certos frutos e legumes e solúveis em água. Quanto ao seu poder indigerível, a celulose constitui 25% da chamada parte indigerível de alimentos; a hemicelulose é encontrada no teor de 50 a 70%, as pectinas em torno de 40% de vegetal indigerível e a lignina apresenta uma taxa máxima de 10%.

Quanto à sua localização nos vegetais, a celulose é encontrada em maior parte na superfície dos frutos, donde aconselha-se comê-los com a casca (maçã e outros); a dessecação promove resistência do fruto; a cocção reduz em muito o efeito estimulante que é ainda mais reduzido pelo tamizamento.

Data de cerca de 15 anos o reconhecimento do papel e da importância do emprego de fibras vegetais na dieta de pacientes acometidos de diversas afecções. Dois médicos ingleses, Denis Burkitt e Hugh Trowell, que trabalharam em Uganda e Kampala (África) durante 20 anos, publicaram estudos relacionados com o papel das fibras vegetais em que focalizavam a incidência de algumas doenças frequentes no mundo ocidental, como a diverticulose, hérnia hiatal, câncer do cólon, diabete, hipertensão arterial, que são muito raras na população rural africana que usa alimentos e dieta rica em glicídios e fibras vegetais. Tais trabalhos, inicialmente recebidos com reservas e oposição nos meios de comunicação leiga, despertaram depois grande interesse e a elaboração de produtos denominados naturais, à base de fibras vegetais. Em diversos centros de pesquisa foram realizados estudos que demonstraram o papel da ingestão de fibras alimentares em alguns distúrbios digestivos e em algumas doenças metabólicas. No Brasil, Morais Filho e Bettarello publicaram importante trabalho em 1976, assim como Pupo, em 1986, assinalando interessantes estudos sobre o papel das dietas de fibras na prevenção e tratamento auxiliar de algumas afecções.

As fibras podem ser classificadas quanto ao seu efeito fisiológico em fibras solúveis e fibras insolúveis. As fibras solúveis em água são representadas pela pectina, as gomas e certas hemiceluloses; as fibras insolúveis são constituídas pela celulose, hemicelulose e lignina. Tal classificação apresenta importância quanto à sua ação, pois Anderson assinalou que muitos efeitos fisiológicos das fibras solúveis são diferentes dos efeitos das fibras insolúveis. Entre os alimentos mais ricos em fibras insolúveis são citadas as verduras e a maioria dos grãos de cereais; já com as fibras solúveis, destacam-se o feijão, frutos, aveia, cevada, principalmente. O farelo de trigo contém mais de 40% de fibras, sendo uma conveniente fonte do bolo intestinal. O farelo cru pode ser adicionado a cereais, saladas e outras preparações culinárias. Cerca de 6% de fibras de farelo moído e utilizadas na alimentação produzem grande aumento do bolo fecal e amolecimento das dejeções. Frutos frescos, hortaliças e legumes contribuem bastante para a dieta de fibras. Burkitt e Meisner elaboraram um proveitoso guia sobre o conteúdo de fibras dos alimentos. Autores como Godara e col. assinalam um máximo de 25g de substâncias fósforo nas fezes. Entre os vegetais que apresentam maior efeito estimulante, de acordo com o seu teor de celulose, incluem-se a acelga, alface, ervilhas frescas, espinafre, feijão verde, repolho, milho, berinjela, tomate.

## COMO ATUAM AS FIBRAS

As fibras solúveis retardam o esvaziamento gástrico e a velocidade do trânsito intestinal, enquanto as fibras insolúveis parecem acelerar o trânsito intestinal. As fibras solúveis sofrem fermentação quase parcial no cólon, e as fibras insolúveis sofrem a ação das bactérias no intestino grosso, sendo incompletamente digeridas, sofrendo a fermentação das bactérias colônicas. De acordo com Silk, tanto o tamanho como a forma das partículas das fibras são fatores que interferem no processo fermentativo.

A ação das fibras no quimismo intestinal varia, pois elas, de uma maneira geral, diminuem a velocidade de absorção da glicose no intestino, sendo o metabolismo da glicose muito mais evidente através das fibras solúveis.

As fibras viscosas atuam diminuindo a difusão dos nutrientes, dificultando a ação enzimática digestiva do bolo alimentar. Cumings refere que as fibras solúveis têm a característica de, além de diminuir a absorção da glicose, ocasionam diminuição da concentração sérica do colesterol e dos triglicerídeos sendo substrato para a formação de ácidos graxos de cadeia curta.

As fibras dietéticas têm a propriedade de aumentar a gordura fecal, sendo que as fibras hidrossolúveis, como a pectina e a goma guar, parecem reduzir a colesterolemia. Esse efeito parece advir da capacidade de algumas fibras de absorver ácidos biliares, reduzindo a absorção do colesterol endógeno para o processo de síntese dos ácidos biliares.

Outra peculiaridade das fibras insolúveis é que elas ocasionam maior perda de cátions pelas fezes, pois a celulose se liga ao cálcio e a lignina exerce ação quelante nos ácidos biliares. A celulose atua como estímulo mecânico através da resposta neuromuscular que provoca sobre o peristaltismo intestinal, e como estimulante químico por ser atacada por bactérias *(cellulose disolvens)* as quais produzem ácidos orgânicos, láctico e succínico que estimulam o peristaltismo pela via da excitação neuromuscular.

Experiências realizadas demonstram que *in vitro* as fibras podem inibir a ação das enzimas pancreáticas. Sob o ponto de vista culinário, a forma de cocção exerce influência no seu papel fisiológico, pois o efeito da dieta de fibras acha-se não só na dependência da quantidade de fibras ingeridas, mas também na forma e do tipo de preparação do alimento rico em fibras.

As fibras atuam reduzindo a taxa glicêmica em diabéticos insulino-dependentes ou os tratados com sulfonilureias, tendo o tipo de fibras influência no metabolismo dos glicídios, pois o farelo de trigo reduz mais a glicemia que a lignina. A composição química das fibras, seu estado físico e a sua concentração nos alimentos podem exercer importante papel no metabolismo glicídico.

Quanto aos produtos do metabolismo bacteriano das fibras, eles são constituídos pelos ácidos acético, butírico e propiônico que são os mais importantes metabólitos da fermentação das hemiceluloses e substâncias pécticas, sendo removidos do lúmen intestinal pelo processo de difusão iônica, facilitando a absorção do sódio e do potássio. Outro produto formado são os gases, como o hidrogênio, o metano e o dióxido de carbono, que são excretados pela via retal e, finalmente, energia utilizada pelas bactérias para seu crescimento e manutenção.

## O PAPEL DAS FIBRAS NOS DISTÚRBIOS DO APARELHO DIGESTIVO

A melhor profilaxia para a prisão de ventre funcional é, indubitavelmente, uma dieta rica em fibras, pois os primeiros trabalhos relacionados ao efeito laxativo das fibras demonstram que o peso das fezes acha-se diretamente relacionado ao consumo de fibras, especialmente as provenientes de cereais.

As fibras dietéticas proporcionam benefícios aos pacientes que necessitam evitar o esforço no sanitário e pacientes com afecção intestinal espasmódica e cólon irritável.

Estudos realizados sobre o peso das fezes sob a ação de dietas com fibras, cerca de 20g diárias, oriundas de diversas fontes, revelaram que o farelo de trigo ocasionou o maior aumento do peso das fezes, seguido de repolho, cenoura e maçã, com aumento de 127, 69, 59 e 40%, respectivamente, assim como as partículas de trigo maiores proporcionaram um aumento de 30% sobre o peso das fezes do que as partículas finas.

De acordo com Malvor, as fibras dietéticas aumentam o volume das evacuações pela maior absorção de água, regulam o tempo de trânsito intestinal e diminuem a pressão da luz intestinal. Também atuam no metabolismo glicídico, na regulação glicêmica, na redução dos triglicerídios e colesterol sanguíneo e como substrato para a formação de ácidos graxos de cadeia curta, que exercem ação na regeneração e adaptação do intestino remanescente após a ressecção de grande parte do intestino. As fibras dietéticas reúnem as melhores condições para uma atuação segura e inofensiva nos casos indicados, pois o seu efeito laxativo está relacionado não só à insuficiente digestão das fibras insolúveis, com aumento do resíduo a ser eliminado pelas fezes, como também à reconhecida capacidade de absorção de água pela fibra.

Estudos sobre a capacidade de retenção de água demonstraram que, paradoxalmente, as fibras que mais aumentam o bolo fecal são aquelas que absorvem menos água, como o farelo de trigo.

A dieta de fibras atua como um laxativo devido à união de água e íons no lúmen colônico e, dessa forma, ocorre amolecimento das fezes e incremento de seu volume. A fibra dietética é quase que inteiramente digerida pela microflora do cólon, pois cerca de 80% de fibra de uma dieta contendo cereais, frutos e vegetais são totalmente digeridas, enquanto 50% de farelo de trigo sofrem digestão no intestino quando ingeridos isoladamente.

Alguns compostos da dieta, como as pectinas, são dingeridos pelas bactérias do cólon em metabólitos que contribuem para a ação laxativa por adição à atividade osmótica nos fluidos humanos. Eles também sustentam o crescimento das bactérias do cólon e, dessa maneira, aumentam o bolo fecal.

A fermentação das fibras provoca eliminação de gases, como o dióxido de carbono, hidrogênio, metano e ácidos graxos de cadeia curta. Estes gases são absorvidos pelas mucosas do cólon, entrando na circulação pela veia porta, fornecendo energia para o crescimento das bactérias, como já assinalamos, pois grande parte do peso e volume das fezes está relacionada à microflora do cólon. Também é possível que a fermentação bacteriana das fibras dietéticas produza metabólitos que influenciam mecanismos do cólon de transporte de fluidos e eletrólitos diretamente.

As fibras dietéticas e agentes que aumentam o volume das fezes variam na sua composição e na propriedade de reter água e na relativa contribuição desses modos de ação.

Na profilaxia e tratamento da constipação intestinal, devem-se dar preferência à maior ingestão de fibras provenientes de vários alimentos, como o pão de trigo integral, farelo de cereais, arroz integral, frutos e vegetais. Melhores resultados são obtidos com fibras de farelo de trigo em partículas grandes, em doses que vão aumentando progressivamente, misturadas com banana amassada e outras maneiras adequadas de uso.

Deve ser salientado que uma grande quantidade de fibras de trigo pode ocasionar prurido anal, através do efeito abrasivo das fibras. Assinala-se serem eficientes de 20-60g de fibras dietéticas diárias, e que os efeitos aparecem geralmente 24 horas após a administração repetida, no máximo, alguns dias.

A lignina e a pectina nas fibras dietéticas podem associar-se com os ácidos biliares, protegendo-os assim de uma degradação bacteriana e aumentando sua excreção pelas fezes. No mercado de produtos dietéticos de diversas partes do mundo, inclusive no Brasil, já existem produtos com apreciável conteúdo de fibras dietéticas.

O cólon normal trabalha melhor com a quantidade de 4 a 7g de resíduos. Pesquisas recentes demonstram que o homem vem consumindo menor quantidade de fibras originais de frutos, vegetais folhosos, cereais integrais e leguminosas, donde haver maior incidência de afecções do trato intestinal. Assim, em muitos casos, elas previnem a prisão de ventre e o desenvolvimento de divertículos e, de acordo com estatísticas mais recentes, o maior risco de câncer do intestino grosso. Em outras afecções do aparelho digestivo, a dieta de fibras tem sido largamente estudada, como no câncer do intestino grosso, da doença diverticular do cólon, na síndrome do cólon irritável, na úlcera péptica, na síndrome de Dumping, na litíase biliar, na hérnia de hiato e na hiperabsorção de cálcio. Também em alguns distúrbios metabólicos, como no diabete melito, na hiperlipidemia, na hipertensão arterial e na doença isquêmica do coração foram realizadas interessantes pesquisas.

## CÂNCER DE CÓLON

Numerosos trabalhos têm sido realizados para explicar o papel exercido pelas fibras na gênese do câncer do cólon, de grande incidência em certos locais, baseados no papel exercido pela ingestão de gordura e carne, como fatores positivos, em oposição ao consumo de fibras dietéticas. As hipóteses mais prováveis para explicar o papel protetor das fibras na gênese do câncer do cólon são as de um aumento do volume fecal que, por ação mecânica, reduziria a concentração dos agentes carcinogênicos potenciais localizados nessa via. Outra hipótese é a de que os processos fermentativos sobre as fibras, reduzindo o pH e alterando o metabolismo colônico constituiriam fatores que poderiam explicar o papel das fibras dietéticas no desenvolvimento do câncer do cólon. O autor deste trabalho teve ocasião de acompanhar dois pacientes que haviam sofrido colectomia em caso de câncer do cólon e que tempos depois eliminavam fezes leves, que flutuavam na água do sanitário e permaneciam na mesma após descargas fortes. Dietas ricas em fibras, em cerca de 15 dias, tornaram as fezes escuras, pesadas e de eliminação rápida do sanitário. Assinala-se que os vegetarianos, por consumirem alto teor de fibras, vitaminas A e C e certos minerais, terem baixo consumo de café, álcool e gorduras animais, apresentam baixos níveis de proliferação celular coloretal e câncer do cólon.

## DOENÇA DIVERTICULAR DO CÓLON

Nesta afecção foi aventada a hipótese de que o aumento fecal através de dieta de fibras dietéticas teria a capacidade de diminuir o aparecimento de contrações de alta pressão no cólon, o que preveniria a evaginação da mucosa colônica por intermédio de pontos de penetração nos vasos sanguíneos nas camadas musculares do intestino. Diversos pesquisadores confirmaram esta hipótese, porém, de acordo com o consenso geral, são necessários mais estudos para a comprovação da eficácia da dieta rica em fibras na doença diverticular do cólon.

## SÍNDROME DO CÓLON IRRITÁVEL

Esta síndrome tem merecido diversos estudos sobre o papel exercido pelas fibras na dieta desses pacientes, não sendo os resultados conclusivos com relação aos seus efeitos benéficos. Manning e col., em um estudo realizado com 26 pacientes, assinalam haver obtido efeitos benéficos com a dieta de fibras nos sintomas do cólon irritável. Outros autores obtiveram os mesmos resultados, sendo muito maiores sobre a constipação intestinal. No entanto, outros autores assinalam que a dieta de fibras não apresentou resultado em pacientes com a referida síndrome. Assinala-se que deverá ser realizada uma anamnese cuidadosa pelo tempo necessário, descartando-se os alimentos que provocam ou pioram os sintomas, devendo-se empregar a dieta especialmente em pacientes que apresentem como sintoma dominante a constipação intestinal.

Na síndrome de Dumping — embora o termo mais preciso seja o usado por Lieber, síndrome jejunal hiperosmótica — observada em pacientes após haverem se recobrado da cirurgia de gastrectomia e começado a ingerir alimentos em grande volume e variedade, pode-se experimentar desconforto resultante de farináceos. Cerca de 10 a 15 minutos após a refeição, há sensação de saciedade, pulso rápido, sensação de frio e sonolência. Nessa síndrome, os glicídios da dieta devem ser reduzidos ao mínimo; a dieta deve ser rica em gorduras para retardar a passagem do alimento e ajudar a manter o peso; rica em proteínas, com líquidos somente entre as refeições, e relativamente pobre de alimentos em estado bruto. Alimentos crus são tolerados, como aspargos, espinafre e outros. Jenkins aconselha a administração de 5g de pectina antes das refeições, duas a três vezes ao dia, o que pode diminuir os sintomas dessa síndrome. Estudos fisiológicos demonstram que as fibras, especialmente as solúveis, retardam a velocidade de absorção da glicose. O consenso geral é de que há necessidade de estudos mais acurados para que se tenha conclusão definitiva.

## CALCULOSE DAS VIAS BILIARES

Povos como os africanos, que consomem alimentos ricos em fibras, demonstraram diminuição do índice de saturação do colesterol na bile. Trabalhos recentes, como os de Jenkins e col., em estudos epidemiológicos, demonstraram o papel das dietas ricas em fibras que se ligam aos sais biliares, prevenindo a formação de cálculos.

No diabete melito, foi demonstrado por Jenkins e col. e confirmado por outros pesquisadores, que a adição de fibras solúveis à dieta, como a pectina e goma guar, diminuía a resposta glicêmica e a insulina pós-prandial; outras pesquisas, mais tarde, demonstraram que a dieta suplementar com fibras melhorava a taxa glicêmica, diminuía a necessidade de insulina e reduzia a concentração de colesterol.

Anderson, desde 1974, vem estudando o papel exercido por uma dieta em glicídios e em fibras na dietoterapia do diabete, com resultados considerados excelentes, com baixa da média da glicemia de jejum e redução das doses de insulina.

O uso de fibras acarreta redução da taxa glicêmica em pacientes diabéticos insulino-dependentes ou tratados com sulfas, tendo o tipo de fibra influência no metabolismo dos glicídios. O farelo de trigo reduz mais a glicemia que a lignina, e, além da composição química das fibras, seu estado físico, concentração e modo de mistura com o alimento podem tornar-se importante fatores no metabolismo dos glicídios. No tocante aos lipídios, as fibras hidrossolúveis parecem reduzir os níveis de colesterol no soro, não tendo essa atividade a celulose e o farelo. Nesse sentido, aventa-se que o possível efeito hipolipidêmico de algumas fibras seja devido à sua propriedade de absorver ácidos biliares, o que reduz a absorção do colesterol e aumenta o desvio do colesterol endógeno para a síntese de ácidos biliares, conforme assinalamos em outro local.

Um dos assuntos mais importantes e de atualidade é da hiperlipidemia e o do seu papel em diversas afecções como na obesidade, hipertensão arterial e doença isquêmica cardíaca, relacionadas com o colesterol. Diversos trabalhos têm sido publicados com relação a esse momentoso tema que tem salientado o papel favorável das dietas ricas em fibras sobre os níveis de colesterol. Várias dietas têm sido preconizadas para promover baixa de DLL, o colesterol aterogênico e baixa da HDL, fração que protege contra a arteriosclerose, com a dieta rica em fibras (aveia e feijão).

Em pacientes com taxa elevadas de colesterol, o acréscimo de 100g de farelo de aveia ou de feijão, no fim de 21 dias, ocasionou baixa do colesterol total e do colesterol-HDL. Anderson e col., em estudos realizados em diabéticos, observaram que os pacientes recebendo dietas ricas em fibras apresentavam redução dos níveis de colesterolemia de até 30% e de 15% nos triglicerídeos.

No tocante à obesidade, hipertensão arterial e doença isquêmica do coração, a dieta rica em fibras não diminuiu a taxa de colesterol como a de triglicerídeos. Morris e Kushi assinalaram vantagens da ingestão de dietas ricas em fibras dietéticas e pobres em gorduras na redução das taxas de mortalidade por doença isquêmica do coração.

Assinala-se que 30 a 40g de pectina, um polissacarídio encontrado na polpa da maçã, na medula da laranja e na raiz de certos vegetais, reduzem o colesterol sanguíneo em cerca de 10% em algumas pessoas, e na quantidade comparável de fibras de farinha de aveia, pode reduzir os níveis de colesterol de 10 a 20% em algumas pessoas. Este dado é importante, desde que 1% de redução dos níveis de colesterol reduz o risco de doença cardíaca em 2%.

## CÂNCER

Cientistas norte-americanos descobriram que a introdução de fibras na alimentação diária parece promover redução dos pólipos pré-cancerosos na parte mais baixa do intestino, o que diminuiria o risco de câncer do cólon e do reto. O novo estudo veio confirmar estudos anteriores que sugeriam que a adição de fibras à dieta poderia reduzir o risco desse tipo de câncer, apresentando as primeiras evidências dos efeitos em seres humanos. Estatísticas mostram que esta é a segunda causa mais frequente de doença nos Estados Unidos, precedida apenas pelo câncer do pulmão.

O *Journal of the National Câncer Institute* publicou, em agosto de 1989, dados sobre os resultados obtidos com a adição de farelo de trigo à dieta comum, em que pode haver reversão do desenvolvimento normal de câncer através da inibição das lesões intestinais pré-malignas. Acredita-se que todos os casos começam com a formação de tumores benignos, conhecidos como pólipos no cólon e no reto, podendo alguns, anos mais tarde, tornarem-se malignos. O novo estudo foi coordenado por Jerome Decosse, cirurgião do New York Hospital e Cornell Medical Center em Manhattan e pelo estatístico Martin Lessar. Este estudo foi classificado de "resultados encorajadores para o tratamento de pacientes de alto risco de contrair câncer do cólon e do reto".

Dennis Burkitt, diretor do Saint Thomas Hospital Medicai School, de Londres, considerado a maior autoridade mundial no estudo da relação entre a alimentação e doenças cardiovasculares, assinala que pelo menos 70% dos casos de câncer e de doenças cardiovasculares em todo o mundo poderiam ser evitados pela adoção de uma dieta rica em fibras e com baixo teor de gorduras, sal e açúcar. Burkitt, que esteve em São Paulo participando do I Simpósio Internacional de Fibras Alimentares e Saúde, disse que a dieta é um fator predominante no aparecimento de pelo menos 40 tipos de doenças, citando, além do câncer e das moléstias cardiovasculares, o diabete, a obesidade, a apendicite e as doenças do cólon decorrentes de hábitos alimentares inadequados.

No Brasil, Heloísa C. Perrone, Nestor Schor e Júlio Ioporosky, de São Paulo, avaliaram o efeito do farelo de arroz a nível intestinal em sete crianças apresentando hiperabsorção intestinal de cálcio. O farelo foi administrado oralmente, no teor de 10 a 20g/dia, durante dois meses, tendo sido observada significativa redução de 50% na excreção urinária do cálcio. Não ocorreu alteração nos níveis plasmáticos do cálcio, magnésio ou creatinina, nem foram observados efeitos colaterais importantes. O trabalho em apreço sugere que o farelo de arroz diminui a absorção excessiva de cálcio a nível intestinal, reduzindo sua excreção urinária, constituindo, assim, alternativa para o tratamento da hipertensão por hiperabsorção de cálcio.

O arroz com casca ou arroz integral pode reduzir o colesterol tanto quanto a aveia integral, de acordo com a pesquisa realizada pela Dra. Gerhardt, da Califórnia, pois num estudo entre três grupos de homens e mulheres recebendo aveia integral, arroz integral e arroz comum, verificou que os integrantes dos dois primeiros grupos apresentaram queda de 8%, em média, nos índices de colesterol do tipo DLL, o chamado causador de enfermidades cardíacas, sem alteração de HDL.

O farelo contém cerca de 40% de fibras dietéticas, sendo uma conveniente fonte do volume fecal. O farelo de cereais contém 25% de fibras dietéticas e a fibra crua pode ser adicionada em alguns tipos de preparações culinárias. Aproximadamente 6% de fibra moída na dieta produz um notável aumento do bolo fecal e facilidade de evacuação. A sopa de extrato de malte, l2g diariamente, em quatro doses divididas, proporciona a um indivíduo adulto um suprimento de fibras e maltose derivada da cevada.

A lignina e a pectina da dieta de fibras podem unir-se aos ácidos biliares e, desse modo, protegê-las contra as bactérias, incrementando sua eliminação pelas fezes. O consequente aumento da síntese hepática de ácidos biliares pelo colesterol pode reduzir a concentração plasmática do colesterol em lipoproteínas de baixa densidade. São variáveis os efeitos das fibras sobre o colesterol plasmático e dependem do tipo de fibra empregada. Gomas refinadas e pectinas, por exemplo, são hipocolesterolêmicas no homem, inicialmente por reduzir a fração da lipoproteína de baixa densidade. Quando usados por vários meses, farelos e outros agentes formadores do bolo fecal reduzem a pressão intraluminal do retossigmóide, aliviando os sintomas em pacientes com cólon irritável e doença diverticular.

As fibras dietéticas de soja, no teor de 30 a 60g em pacientes obstipados, apresentam excelente resultado, como um significativo aumento no peso das evacuações diárias.

Entre nós, em 1990, o GANEP realizou estudo em conjunto com o ITAL (Instituto de Tecnologia de Alimentos), onde foi dosado o teor de fibras através do método de detergente neutro existente em 19 dietas enterais industrializadas e comercializados no Brasil, sendo encontrados valores expressivos de 1,52% de fibras no produto Lipo-protein Diabetes e 1,073% no Lioprotein.

## EFEITOS ADVERSOS

Podem ocorrer reações alérgicas, especialmente com o uso de gomas de plantas, assim como flatulência e borborinho. Possíveis alterações no metabolismo do cálcio acham-se ainda indefinidas, assim como nos efeitos da tolerância à glicose. A celulose pode ligar-se a algumas drogas e reduzir sua absorção intestinal, como os glicosídeos cardíacos, salicilatos e nitrofurantoína. Interferência com a absorção do cálcio e do ferro tem sido relatada; o fosfato de cálcio adicionado ao farelo pode neutralizar o ácido fítico presente e também interferir com a absorção do cálcio e reduzir as taxas de absorção de fósforo, magnésio e zinco. A alegada efetividade dos agentes formadores do bolo fecal com supressores do apetite no tratamento da obesidade não se acha esclarecida. Deve-se ter cuidado com o uso de laxativos ou fibras em pacientes com estenose, ulceração ou aderência no intestino grosso.

**TEOR DE FIBRAS EM ALIMENTOS**
(por 100 gramas de alimento)

| Alimento | Teor | Alimento | Teor |
|---|---|---|---|
| Abacate | 2,0 | Fava, grão verde | 3,8 |
| Abiu | 3,0 | Feijão-fradinho | 4,9 |
| Acelga | 1,0 | Feijões secos | 4,3 |
| Agrião | 1,1 | Gergelim, semente | 5,3 |
| Alcachofra | 2,0 | Goiaba | 5,3 |
| Amendoim cru | 2,9 | Grão-de-bico | 3,0 |
| Amendoim torrado | 3,2 | Guando | 8,0 |
| Araçá | 5,2 | Jaca | 3,4 |
| Araruta | 2,0 | Jenipapo | 9,4 |
| Avelã | 4,2 | Lentilha | 3,2 |
| Bacuri | 7,2 | Malte em pó | 5,7 |
| Beterraba, folhas | 3,8 | Maracujá | 16,9 |
| Biscoitos integrais | 2,4 | Pão de centeio | 3,1 |
| Cambucá | 7,4 | Pão de cevada | 2,6 |
| Castanha-do-pará | 3,4 | Pinhão cozido | 18,0 |
| Cevada torrada | 5,3 | Pupunha | 8,9 |
| Cocada | 4,1 | Repolho | 6,3 |
| Ervilha, grão | 4,7 | Sapoti | 9,9 |
| Espinafre | 2,4 | Soja | 4,2 |
| Farelo de cereais | 33,0 | Soja, farinha | 2,5 |

# Colesterol

Constitui o principal representante dos esteróis (alcoóis cíclicos) de grande molécula, encontrados nos reinos animal e vegetal como um dos principais componentes dos cálculos biliares e particularmente abundante no cérebro e nervos, nas glândulas supra-renais e nos alimentos (gema de ovo), entre outros. Representa um componente de todas as membranas celulares, sobretudo da mielina, que reveste as fibras nervosas e os tecidos glandulares.

Os esteróis são substâncias relacionadas no metabolismo como precursoras de vários hormônios esteróides, como os hormônios sexuais e adrenocorticóides, das geninas (ou abaína e estrofantina), do veneno da pele de sapo, do ergosterol, um precursor da vitamina D, e os esteróis cancerígenos.

O colesterol é um intermediário da biossíntese dos corticóides. Embora a córtex supra--renal sintetize colesterol acetato por processo semelhante ao do fígado, grande parte do colesterol (60% a 80%) é utilizada para a corticosteroidogênese. O colesterol faz parte das lipoproteínas, da colesterolesterase, enzima do suco pancreático, apresentando grande importância no transporte dos ácidos graxos, na emulsificação dos lipídios constituindo substância-mor ou precursora dos ácidos biliares.

Os ésteres de colesterol são formados pela combinação de colesterol ácidos graxos em um importante passo da produção do colesterol livre para sofrer absorção intestinal.

O colesterol acha-se associado com o processo de aterosclerose, constituindo um dos principais componentes da placa ateromatosa, considerando-se a aterosclerose um importante problema patológico, não só pelas suas consequências, como pela incidência em grande número de indivíduos e causa de óbito em diversas partes do mundo. É encontrado nos tecidos animais em altas concentrações, como no fígado onde é sintetizado e armazenado sob forma livre e esterificada, sendo a manutenção de seu nível normal no sangue de grande importância fisiológica.

O teor de colesterol total no sangue era considerado entre 150 a 250mg/dl e dados recentes apontam taxas muito mais baixas, não passando de 200mg/dl. O teor total de seus ésteres é de 60% do colesterol total e o HDL é de 30 a 40mg/dl (homens) e de 40-50mg/dl (mulheres).

O colesterol pode ser sintetizado em todos os tecidos. Sua biossíntese, desde a CoA no fígado e possivelmente no intestino, contribui para o colesterol sérico, assim como o proveniente dos alimentos. Uma concentração elevada de colesterol em presença de uma taxa normal de triglicerídeos é quase sempre devida a uma excessiva concentração de DLL.

Dois elementos lipídicos no sangue representam os principais fatores de risco de aterosclerose: o colesterol e os triglicerídeos, podendo a hiperlipidemia ser originada por transtorno metabólico primário, transtornos metabólicos secundários a alguma doença, como o diabete, hipotiroidismo, nefrose, obstrução biliar e pancreatite aguda, e pela associação de certas alterações metabólicas (hiperuricemia, intolerância à glicose e hiperinsulinemia).

## ABSORÇÃO E EXCREÇÃO

Antes da absorção intestinal do colesterol, a bile e a colesterolesterase devem estar presentes, catalisando a esterificação desde os ácidos graxos, e a pequena porção restante de colesterol livre é então incorporada aos quilomícrons formados no intestino delgado e transportados pela linfa ao sangue portal.

Os quilomícrons contêm a maioria dos triglicerídeos do plasma e funcionam transportando triglicerídeos exógenos e o colesterol da mucosa intestinal, onde se formam depois, durante a absorção dos lipídios. Os ésteres de colesterol representam cerca de 50 a 70% do total, sendo 50 ou 30% constituídos pelo colesterol livre. Nos tecidos, o colesterol livre apresenta taxa quase sempre constante, enquanto como éster sofre variações.

Na bile só existe colesterol livre e as mais altas concentrações de colesterol são encontradas no fígado, cérebro e nas supra-renais. O colesterol pode ser sintetizado não só pelo fígado, como por outros tecidos, existindo sob forma livre e esterificada nas lipoproteínas do plasma. É excretado pelo fígado através da bile, aí sofrendo síntese e armazenamento, sendo excretado mesmo em dietas de muito baixo teor, o que atesta a capacidade dos animais em sintetizá-lo.

No plasma, acha-se esterificado com ácidos graxos insaturados, líquidos à temperatura do corpo. O grau de absorção e de reabsorção do colesterol acha-se relacionado com a sua solubilidade e com a qualidade e quantidade de ácidos graxos encontrados juntamente com ele. O valor da absorção e da reabsorção do colesterol pelo intestino depende de sua solubilidade no meio intestinal, e esta acha-se relacionada diretamente com a qualidade e quantidade de ácidos graxos que se encontram com o colesterol, sendo este mais solúvel em presença de ácidos graxos saturados e, portanto, a absorção é maior e menos solúvel; em presença de ácidos graxos insaturados, é menor sua absorção. Sua excreção é realizada principalmente pelas fezes, por intermédio da bile que contém um derivado, o coprosterol, encontrado no intestino grosso. Na urina, é eliminado sob forma de traços.

Em indivíduos normais, o organismo compensa um nível de ingestão de colesterol na dieta por meio da transformação na síntese, degradação e a excreção do composto. A síntese do colesterol pode variar de 0,2 a 0,5g/dia, embora 50% do colesterol sintetizado cada dia no organismo possam ser secretados com a bile no intestino, depois de terem sido armazenados temporariamente na vesícula biliar. A maioria deste colesterol pode ser reabsorvida no processo de reabsorção das gorduras.

A manutenção dos níveis de colesterol no sangue é de grande importância fisiológica, não devendo, portanto, ser considerada uma substância anormal, mas com funções vitais a realizar dentro dos parâmetros considerados normais.

O Food and Nutrition Boards Report in Dietary Fat and Human Health assinala que "a evidência que apoia o conceito de que as concentrações aumentadas de colesterol no plasma são aterogênicas é considerável, mas não conclusiva. O tipo e a quantidade de gorduras e de colesterol ingeridos influenciam a concentração de colesterol no sangue"; "as gorduras ricas em ácidos graxos saturados auxiliam a elevar a concentração de colesterol no plasma, mais que as gorduras ricas em ácidos graxos poliinsaturados. Todos os estudos populacionais indicam que dietas ricas em gorduras, entre outros nutrientes, estão correlacionadas com alta concentrações de colesterol no plasma, e com maior incidência de doenças cardiovasculares".

Relativamente ao papel exercido pela dieta na redução da hipercolesterolemia sobre o risco de doença coronária, sabe-se que as dietas pobres em gorduras saturadas e em colesterol podem reduzir a taxa de colesterol sanguíneo em 10 a 15%, o que exerceria efeito preventivo, podendo alcançar até 25 a 30%, conforme documenta o Prof. de Cardiologia da Faculdade de Medicina da Universidade Federal da Bahia, Armênio Guimarães. É conveniente limitar a quantidade de lipídios da dieta a 30% do V.C.T., o que se baseia na necessidade de evitar a hiperlipemia pós-digestiva e seu efeito adverso sobre a coagulação sanguínea. As gorduras saturadas são restringidas até a 10% do V.C.T., e os ácidos graxos saturados são duas, vezes mais efetivos na elevação do colesterol sanguíneo que os poliinsaturados. Recomenda-se que os ácidos graxos poliinsaturados sejam incluídos na dieta em teores superiores a 11% do V.C.T, sendo que a relação ácidos graxos poliinsaturados e saturados (P/S) deve ser de 1,4:1 2,8:1, dependendo do V.C.T.

Os ácidos graxos poliinsaturados são os mais eficazes na ação depressiva dos lipídios do plasma e entre estes encontra-se o ácido linolênico que tem três ligações duplas, o linoléico, com duas ligações duplas e o araquidônico com quatro. Os óleos de milho, soja, semente de uva, girassol, assim como a carne de certos peixes são os mais ricos em ácidos graxos poliinsaturados, devendo ser incluídos nas dietas prescritas.

Sabe-se que as doenças cardíacas, principalmente aquelas denominadas degenerativas, figuram entre as principais causas de óbito, verificando-se seu pronunciado aumento nos últimos decênios. A aterosclerose constitui o conjunto de alterações do sistema arterial que leva à perda da elasticidade arterial, juntamente com modificações da túnica média e íntima (hialinização e fibrose difusa) resultando em obstrução arterial.

A aterosclerose de Monckberg constitui uma variante de arteriosclerose que atinge principalmente as artérias periféricas e superficiais, caracterizada por necrose e calcificação da camada média muscular, lesões que podem existir sem ocasionar alteração circulatória, por não provocar nenhuma obstrução nem a formação de aneurismas, não existindo, de acordo com muitos, relação com a dieta.

A aterosclerose distingue-se pela deposição de gordura na espessura da parede vascular, iniciando-se em idades distintas e achando-se ligada a um órgão, a um trajeto ou estendendo-se sob a forma difusa. Na sua evolução intervêm diversos fatores aterogênicos de importância relativa e variada como fatores primários, hemodinâmicos, trajeto arterial curto, troncos arteriais grossos ou medianos. Como consequência da diminuição da pressão lateral cria-se uma seção local sobre a íntima da artéria, o que acarreta modificações estruturais do tecido elástico, infiltração celular e depósito de colágeno, de lipídios e calcificação. Na parte hemodinâmica, a hipertensão arterial exerce papel que, para alguns, agiria aumentando os requerimentos metabólicos nas zonas de choque, com consumo aumentado de oxigênio, o que acarretaria uma hipóxia relativa, provocando as alterações próprias da aterosclerose. Entre os fatores secundários ou contribuintes estão os chamados fatores de risco, como os pessoais, a idade, sexo, hábitos, hereditariedade, obesidade, tabagismo, estresse emocional, atividade física, alimentação, alcoolismo, as enzimas vasculares relacionadas com o metabolismo do colesterol, triglicerídeos, fosfolipídios e mucopolissacárides.

A Organização Mundial da Saúde define a aterosclerose como uma combinação variada de mudanças na camada íntima das artérias, que consiste no acúmulo local de lipídios, glicídios, complexos, elementos sanguíneos, tecido fibroso e depósitos de cálcio, que se associam com sintomatologia clínica. Em alguns pacientes ocorre um defeito hereditário do metabolismo do colesterol, por deficiência da hidroxilação da 7-alfa colesterol, provocando maior sensibilidade do indivíduo até a elevação da colesterolemia.

O Instituto do Coração de Miami testou um equipamento de limpeza do sangue para remoção do excesso de colesterol do sistema circulatório de pessoas sob risco de sofrer um ataque cardíaco. Esse equipamento já vem sendo usado desde meados da década passada, estando a aparelhagem para ser aprovada pela FDA e posta à venda livremente. O princípio desse aparelho é o seguinte: ao entrar na máquina, as hemácias são separadas em um tubo, enquanto o plasma vai para outro, sendo adicionada uma substância que aglutina o colesterol. O plasma é filtrado, restando o colesterol, sendo aquele novamente misturado às hemácias, voltando o sangue ao organismo do paciente. De acordo com os pesquisadores, o método poderá ser uma alternativa aos utilizados para a remoção das calcificações do sistema circulatório em indivíduos cuja ameaça de ataque cardíaco seja iminente. O índice de colesterol não deve ultrapassar 200mg/dl e taxas superiores a 240mg/dl são consideradas perigosas.

O jornalista Thomas J. Moore, em seu artigo denominado "The colesterol myth", publicado no jornal *The Attlantic Monthly*, ao contestar as bases científicas que fundamentam a necessidade de controle da colesterolemia como um dos meios de redução da frequência de doenças das artérias coronárias, deu ensejo à criação de impacto e controvérsia junto ao público assinalando que a relação entre hipercolesterolemia e arteriopatia coronariana acha-se indefinida, assim como o papel exercido pela dieta ou drogas no sentido de diminuir a incidência da referida arteriopatia.

O Programa Nacional de Educação sobre o Colesterol, de 1985, refere que o problema da hipercolesterolemia e as doenças coronarianas acha-se relacionado com o colesterol que constitui o principal componente da placa ateromatosa, obstruindo-a; que essa placa pode sofrer regressão em animais submetidos a dieta pobre em lipídios saturados; que até em crianças a doença coronariana pode surgir quando o colesterol atinge taxa maior que 500mg/dl, pois tais crianças são portadoras de hipercolesterolemia familiar homozigótica; que indivíduos com taxa inferior a 150mg/dl não demonstraram ou apresentaram discretas placas ateromatosas nas artérias coronárias, aorta e artérias cerebrais e que, finalmente, a redução de taxas de colesterol sanguíneo acima de 265mg/dl acha-se associada a uma diminuição na frequência e mortalidade ocasionada por doença coronária.

Observa-se que à luz das bases científicas que tem norteado os estudos sobre este assunto, ainda existem certos pontos controversos no controle da hipercolesterolemia, considerando os graus de risco diferentes com uma mesma taxa de colesterol, face estar associada a outros fatores agravantes, como o tabagismo e coronariopatia precoce.

Segundo estudo da Harward Medical School, o café descafeinado é pior para o coração do que o café comum, pois a retirada da cafeína aumenta os riscos de doenças cardíacas. Assinala o referido estudo que a passagem do café pela água superaquecida, que é a forma mais usada pela indústria para elaborar a bebida descafeinada, pode acarretar a produção de substâncias químicas que aumentam os níveis do "mau colesterol" na corrente sanguínea do consumidor, aumentando assim a incidência de doenças do coração. Essa hipótese é provada por epidemiologistas que afirmam que o café descafeinado acha-se tão ou mais associado aos efeitos adversos que o café comum. O estudo afirma que o consumo de café não representa risco para a saúde e que a bebida descafeinada aumenta o risco em 60%, existindo a hipótese de que o processo de descafeinização seja aterogênico. Não há ainda pesquisa suficiente para se fazer uma conclusão definitiva, mas pesquisas recentes realizadas na Holanda revelam que a técnica europeia de encharcar o pó com água fervente eleva em 10% as taxas de lipoproteínas de baixa densidade, o chamado "mau colesterol". Estudos realizados na Clínica de Pesquisa de Lipídios na Universidade de Stanford assinala que a taxa sanguínea de lipoproteínas de baixa densidade aumentou cerca de 70% em 181 homens que tomaram café descafeinado. Os pesquisadores que estudaram 45.458 profissionais de saúde do sexo masculino que estavam saudáveis quando foram colhidas informações sobre seu consumo de café e outras bebidas, descobriram que os que bebiam cinco xícaras de café por dia não apresentaram maior risco de sofrer doenças cardiovasculares do que aqueles que não bebiam café. Estudo similar recente realizado por pesquisadores do Centro Kaiser da Califórnia demonstrou um aumento de 40% no risco de doença do coração entre pessoas que consumiam esse mesmo volume de café. A maioria dos cientistas atribui a diferença nesses resultados ao fato de as pesquisas da Kaiser incluírem homens e mulheres numa faixa etária mais ampla, em diferentes estados de saúde no momento em que foram estudados.

A pesquisadora norte-americana Agnes Heiinz, diretora de Nutrição e Bioquímica do Conselho Americano de Ciência e Saúde, critica as campanhas públicas em prol de dietas que prometem baixar o colesterol, pois tais pessoas podem estar se privando de valor nutricional para tentar escapar ao enfarte do miocárdio, baseadas em suposições e não em fatos científicos. O médico inglês Digby Anderson, autor do livro Diet of Reason contesta o hábito disseminado da tomada de óleo de peixe para evitar o ataque cardíaco, assinalando que "aqueles que preconizam essa dieta baseiam-se no fato de que os esquimós têm uma alimentação rica em óleo de peixes e jamais têm enfarte". Em apoio à sua assertiva refere que os esquimós caminham em média 40 km diários. O que se deduz, depois dessas afirmativas, é que os estudos sobre alimentos e doenças vêm se reacendendo, chegando até à polêmica.

A Dietoterapia ocupa atualmente papel de destaque na aterosclerose, assim como em muitas outras doenças, devendo ser aplicada de modo individual, relacionada com a gravidade e o estado clínico do paciente, considerando-se os fatores de risco. O tratamento preventivo da aterosclerose consiste na prescrição de uma dieta considerando o valor calórico total, o teor dos glicídios, dos lipídios, recomendando-se redução dos mesmos até 30% do V.C.T. É importante a qualidade dos lipídios, pois os ácidos graxos saturados são duas vezes mais efetivos no aumento do colesterol que os poliinsaturados, aconselhando-se seu emprego no teor de 11% superiores ao V.C.T. As dietas com pouca quantidade de ácidos graxos e colesterol, porém com quantidades moderadas e com predomínio dos ácidos graxos poliinsaturados, têm ação depressora sobre o colesterol e as lipoproteínas do plasma, de acordo com várias pesquisas.

Os ácidos graxos insaturados encontrados nos óleos vegetais constituem fator importante para reduzir a hipercolesterolemia, dentro de seu uso racional. Dietas ricas em glicídios podem, em certas pessoas, levar à hiperlipidemia, com elevação dos triglicerídeos plasmáticos, favorecendo a atividade do tecido adiposo, a síntese das gorduras e a liberação dos ácidos graxos.

O V.C.T. deve ser suficiente para evitar a obesidade ou para reduzir o peso, quando excessivo. Glicídios refinados como o açúcar devem ter suas quantidades restringidas na dieta, face a seu poder calórico. Com relação às gorduras, elas devem ser limitadas a 30% do V.C.T., incluindo os ácidos graxos poliinsaturados em teores superiores a 11% do V.C.T. (óleos de soja, milho, girassol). A gordura de coco (óleo babaçu e banha) deve ser excluída e empregada em casos de aplicação culinária, ao mínimo.

As proteínas devem fazer parte da dieta nos teores de 15% do V.C.T, através de carnes magras ou de pescado, evitando-se preparações à base de frituras. As vitaminas do complexo B devem ser administradas, assim como a vitamina E; quanto aos minerais, devem fazer parte da dieta nos teores indicados, com redução do sódio nos hipertensos.

O volume e a frequência da alimentação são importantes, devendo ser composta de quatro refeições diárias. O café e o álcool devem ser suprimidos da dieta nos pacientes com ateromatose. Outra recomendação importante é a da ingestão de fibras dietéticas (ver capítulo Fibras). O emprego de vegetais indigeríveis tem sido preconizado na aterosclerose, assim como em outras afecções. As vitaminas, além do complexo B e a E, que exerce ação inibidora sobre a oxidação dos ácidos graxos e o ácido nicotínico, tem a propriedade de reduzir o colesterol plasmático, e a piridoxina intervém na transformação do ácido linoléico em ácido araquidônico.

**TEOR DE COLESTEROL**
(por 100 gramas de alimento)

| | | | |
|---|---|---|---|
| Abacate | 38,4 | Alcachofra | 16,3 |
| Abóbora | 5,0 | Alho-poró | 0,9 |
| Aipo | 0,8 | Ameixa seca | 24,6 |

## TEOR DE COLESTEROL
(por 100 gramas de alimento)

| Alimento | Valor | Alimento | Valor |
|---|---|---|---|
| Arenque em filé | 67,0 | Carne de galinha | 101,0 |
| Arroz | 2,0 | Carne de pato | 70,0 |
| Aspargo | 10,3 | Carne de peru | 85,0 |
| Aveia, farinha | 10,0 | Carne de pombo | 90,0 |
| Aveia, flocos | 25,0 | Carne de porco, gorda | 234,0 |
| Azeitona preta | 18,0 | Carne de porco, magra | 102,0 |
| Bacalhau | 38,6 | Carne de rã | 40,0 |
| Banana | 7,7 | Carne de vitela | 65,0 |
| Banha de porco | 243,0 | Caviar | 300,0 |
| Batata-inglesa | 2,6 | Gema de ovo de galinha | 1.500,0 |
| Berinjela | 1,5 | Feijão preto | 36,5 |
| Brócolos | 16,0 | Fígado de boi cru | 320,0 |
| Cação | 250,0 | Leite de vaca integral | 12,0 |
| Camarão fresco | 124,0 | Leite de vaca desnatado | 3,0 |
| Camarão dessecado | 165,0 | Manteiga | 262,0 |
| Caranguejo | 270,0 | Margarina | 65,0 |
| Carne de boi magra | 123,0 | Miolos de boi | 2.360,0 |
| Carne de boi média gordura | 289,0 | Miúdos de frango | 2.360,0 |
| Carne de coelho | 71,0 | Rim de boi | 400,0 |
| Carne de frango | 113,0 | | |

# Ácidos Graxos

Os ácidos graxos que fazem parte dos lipídios ou gorduras são, em grande número, pertencentes a dois grupos: o dos ácidos graxos não-saturados e o dos ácidos graxos saturados, constituindo o estado de saturação ou não-saturação uma importante característica química, assim como nutricional, face o papel exercido por certos ácidos graxos nos processos metabólicos e imunitários.

Acham-se relacionados à presença ou ausência de duplas ligações na cadeia carbônica (denominados saturados de insaturados, respectivamente), variando em comprimento, desde quatro até 24 átomos de carbono, havendo exceção apenas para os membros pares da série. Quando dois carbonos adjacentes contêm ambos um átomo a menos de hidrogênio que o normal, ocorre uma dupla ligação. Ocorrendo apenas uma dupla ligação adiante da cadeia de carbono, esse ácido graxo é denominado monoinsaturado, e se duas ou mais duplas ligações ocorrerem, é denominado poliinsaturado. Os ácidos graxos podem apresentar cadeias curtas (quatro a seis átomos de carbono), cadeias médias (oito a 12 átomos de carbano) e cadeias longas (mais de 12 átomos de carbono na molécula). O aumento de cadeia dos ácidos graxos proporciona maneira de alongar seu comprimento pela adição de dois átomos de carbono para prover suas necessidades funcionais e a formação de uma dupla cadeia ou dessaturação. A dessaturação, isto é, a formação de uma dupla ligação, constitui processo de alterar os ácidos graxos disponíveis a fim de atender às necessidades orgânicas, como é o caso do ácido oléico, monoinsaturado, formado do ácido esteárico.

Os ácidos graxos poliinsaturados sofrem síntese através dos ácidos graxos insaturados existentes. O ácido linoléico sofre conversão a ácido graxo araquidônico pela dessaturação inicial, que consiste na remoção de dois hidrogênios e adição de uma unidade de dois carbonos, seguida de outra dessaturação. O tipo e a configuração dos ácidos graxos nos lipídios caracterizam as diferenças no sabor, textura, ponto de fusão, absorção, atividade metabólica e biológica.

As gorduras neutras contêm ácidos graxos de 16 a 18 átomos de carbono. Em maiores quantidades, os ácidos graxos saturados têm seu ponto de fusão mais alto, sendo encontrados em forma sólida à temperatura ambiente em fontes de origem animal. Os óleos vegetais contêm em sua maioria ácidos graxos insaturados e ponto de fusão mais baixo.

## CLASSIFICAÇÃO

A classificação dos ácidos graxos pode ser estabelecida em função de seu grau de saturação, dos ácidos graxos constituintes e das fontes alimentares, isto é, em função do carbono terminal, tamanho da cadeia e da função orgânica.

Gorduras saturadas — ácidos graxos: acético, araquídico, butírico, cáprico, caprílico, capróico, esteárico, lignocérico, mirístico, palmítico e propiônico. Fontes — gorduras animais e vegetais: manteiga, coco, babaçu.

Gorduras monoinsaturadas — ácidos: oléico e palmitoléico.

Gorduras poliinsaturadas — ácidos graxos: linoléico, araquidônico e linolênico. Fontes: soja, girassol, algodão, carne, leite para os ácidos linoléico e araquidônico, e óleo de peixe, linhaça e óleo de noz, para o linolênico.

Uma importante característica química dos ácidos graxos é a do estado de saturação ou insaturação dos mesmos, resultante da relação dos átomos de carbono na cadeia básica de carbono que forma a característica individual do ácido graxo.

Saturado: ácido butírico. Quatro carbonos, sem dupla ligação:

$$\begin{array}{c}\text{H} \quad \text{H} \quad \text{H} \\ | \quad | \quad | \\ \text{H}-\text{C}-\text{C}-\text{C}-\text{COOH} \\ | \quad | \quad | \\ \text{H} \quad \text{H} \quad \text{H}\end{array}$$

Monoinsaturado: ácido oléico. 18 carbonos, uma dupla ligação:

$$H-\underset{H}{\overset{H}{H}}-C-(CH_2)_7-\overset{H}{C}=\overset{H}{C}-(CH_2)_7-COOH$$

Poliinsaturado: ácido linoléico. 18 carbonos, duas duplas ligações:

$$H-\underset{H}{\overset{H}{H}}-C-(CH_2)_7-\overset{H}{C}=\overset{H}{C}-\overset{H}{C}=\overset{H}{C}-(CH_2)_4-COOH$$

Poliinsaturado: ácido linoléico. 18 carbonos, três duplas ligações:

$$H-\underset{H}{\overset{H}{H}}-C-(CH_2)-\overset{H}{C}=-\overset{H}{C}-\overset{H}{\underset{H}{C}}=\overset{H}{C}-\overset{H}{\underset{H}{C}}-\overset{H}{C}=\overset{H}{C}-(CH_2)_7-COOH$$

Poliinsaturado: ácido araquidônico. 20 carbonos, quatro duplas ligações:

$$H-\overset{H}{\underset{H}{C}}-(CH_2)_4-\overset{H}{C}=\overset{H}{C}-\overset{H}{\underset{H}{C}}-\overset{H}{C}=\overset{H}{C}-\overset{H}{\underset{H}{C}}-\overset{H}{C}-\overset{H}{\underset{H}{C}}-\overset{H}{C}=\overset{H}{C}-(CH_2)_3-COOH$$

## ÁCIDOS GRAXOS ESSENCIAIS E NÃO-ESSENCIAIS

Os termos essencial e não-essencial referem-se implicitamente a dois fatos fisiológicos: essencial, no caso de suas ausências acarretar um estado de deficiência orgânica, como é no ácido linolênico que, em crianças, causa um tipo de eczema. É, portanto, indispensável para uma nutrição normal, além de outras funções importantes e que não pode ser sintetizado pelo organismo através de outras substâncias denominadas precursores, devendo ser fornecido pela alimentação. O ácido araquidônico pode ser sintetizado pelo organismo através do ácido linolênico, apesar de não ter sido fornecido pela dieta.

## OXIDAÇÃO DOS ÁCIDOS GRAXOS

A oxidação final dos ácidos graxos é realizada nas mitocôndrias, iniciando-se pela sua hidrólise procedida na luz jejunal, pela atuação de diversas lipases, sendo o glicerol e os ácidos graxos daí resultantes absorvidos e transportados pela via linfática e sanguínea ligados à albumina sérica a diferentes células do organismo, chegando ao citosol, após atravessarem a membrana celular.

A membrana mitocondrial constitui uma barreira antes dos ácidos graxos atingirem a matriz mitocondrial, onde são oxidados, devendo os ácidos graxos passar por três reações enzimáticas para atravessarem a referida barreira, chegando então à forma de uma acilcoenzima A graxo intramitocondrial. A realização dessas três reações enzimáticas sucessivas é devida ao fato de que as funções desempenhadas pela acil-coenzima graxo intramitocondrial serem bastante diferentes daquelas da mesma natureza existentes no citosol das células, pois enquanto uma é aplicada na biossíntese dos ácidos graxos, outra é destinada basicamente à degradação oxidativa do piruvato, dos ácidos graxos e de alguns aminoácidos.

Através da atuação de diversas enzimas, a molécula de ácido graxo sofre sucessivas amputações, partindo da extremidade carboxílica de sua molécula, de cada vez perdendo dois átomos de carbono que são destinados à formação de ácido acético, sendo o último resíduo representado pela acetil-coenzima A que finalmente é degradada pela sua participação no ciclo do ácido cítrico. Esse esquema é observado estritamente no catabolismo dos ácidos graxos saturados, devendo ser salientado que a maioria das moléculas desses ácidos encontrada nos triacilgliceróis animais é insaturada, apresentando uma ou mais duplas ligações em suas moléculas. Torna-se, assim, necessária para a degradação desses ácidos graxos a atividade de uma isomerase e de uma epimerase que atuam de modo específico no processo de degradação da cadeia molecular do ácido graxo quando este esbarra numa dupla ligação, realizando-se o restante do processo de modo idêntico até a formação da acetil coenzima A, participante do ciclo do ácido cítrico.

Os ácidos graxos com número ímpar de átomos de carbono apresentam processo degradativo idêntico, havendo, porém, modificação quando a molécula residual encerra cinco carbonos, sendo que nesta etapa a degradação produz mais uma acetil coenzima A que entra no ciclo do ácido cítrico, ao lado de uma propionilcoenzima A com três átomos de carbono, que sofre carboxilação pela ação enzimática da propionil CoA. Forma-se, então, a metilmalonilcoenzima A que representa um intermediário ativo; a via é sempre considerada como sendo a via da malonil-CoA, que, por sua vez, através de um rearranjo intramolecular, origina a succinilcoenzima A, uma das enzimas intermediárias do ciclo do ácido cítrico.

A maioria dos ácidos graxos contém um número par de carbonos, fornecendo assim só acetil-CoA, como resultado da beta-oxidação. A acetil-CoA, que é o composto-chave que canaliza os carbonos da glicose, aminoácidos e ácidos graxos para o ciclo do ácido cítrico (CAC) formado pela degradação dos ácidos graxos, pode seguir outra via no fígado que não a oxidação, através do ácido cítrico, pela formação do grupo dos corpos cetônicos, formação de ceto-acetato e do beta-butirato em conjunto com a acetina.

A síntese dos ácidos graxos da acetil-CoA é estimulada por uma alta ingestão calórica e representa um dos principais passos na conversão do excesso de energia em triglicerídios no tecido adiposo. A dessaturação dos ácidos graxos, formação de uma dupla ligação, constitui outro meio de alterar os ácidos graxos disponíveis para atender às necessidades do organismo. Essa transformação é caracterizada por fornecer aos tecidos um tipo de combustível, pois tais substâncias podem ser oxidadas através da via ácido cítrico nas células dos tecidos periféricos.

A formação de corpos cetônicos ocorre geralmente na superalimentação, apresentando-se anormalmente aumentada no diabete e no jejum, acarretando o quadro de cetose, pois, nesses estados, o fígado, pelas modificações metabólicas causadas pelo jejum ou falta de insulina, ocasiona aumento de corpos cetônicos que excede aos processos de captação e oxidação que essas substâncias sofrem nos tecidos periféricos. Os processos que intervêm na degradação dos glicídios, proteínas e lipídios conduzem a uma via comum, a do ciclo do ácido cítrico, que completa o processo catabólico daqueles princípios imediatos, formando água e gás carbônico, assim como liberando energia química que elas acumulam, pois o referido ciclo é comandado por um sistema enzimático que funciona de maneira circular. Seu início é representado pelo encontro do oxaloacetato (que contém quatro átomos de carbono na molécula) com o acetil-CoA que, por sua vez, cede dois átomos de carbono do grupo acetil, originando o citrato, que encerra seis átomos de carbono, sofrendo desidrogenação, perdendo $CO_2$, o que resulta na formação de um cetoglutarato com cinco átomos de carbono. Diversas transformações enzimáticas são realizadas e o succinato regenera o oxaloacetato, passando por duas fases: a de fumarato e a de malato.

## PRODUÇÃO DE ENERGIA

A produção de energia total pelos lipídios acha-se relacionada com os ácidos graxos no teor de 95%, sendo o restante através da mistura de glicerol nas moléculas de triacilgliceróis. Na produção de energia, os ácidos graxos devem de início sofrer ativação pela formação de acil-CoA que, por sua vez, pode sofrer uma série de beta-oxidações, cada qual resultando na liberação de uma unidade de dois carbonos, já como acetil-CoA, que por sua vez é liberado sob oxidação pelo CAC.

Os ácidos graxos comuns em sua maioria contêm grande número de carbonos, dando apenas CoA, pela beta-oxidação; já os ácidos graxos ímpares sofrem a mesma oxidação, dando no final do ciclo uma acetil-CoA e uma propionil-CoA que vai ser convertida em succinil-CoA, que faz parte do CAC. Dessa forma, os ácidos graxos com números de carbono desiguais vão constituir substratos para a neoglicogênese, enquanto os ácidos graxos com números de carbono iguais não a realizam.

## SÍNTESE DOS ÁCIDOS GRAXOS

No processo de transferência das unidades de dois carbonos de malonil-CoA, o $CO_2$ é novamente liberado, exercendo a malonil-CoA função como intermediário, sendo essa a via de processamento a biotina e a niacina exercem papel importante no processo de síntese dos ácidos graxos, sendo a biotina participante na formação da malonil-CoA, e a niacina na formação de NADP reduzido (nicotinamida-adenina-dinucleotídios-fosfato), que atua como um receptor de hidrogênio.

A glicose representa a principal fonte de acetil-CoA para a síntese dos ácidos graxos que, por sua vez, é estimulada por uma alta ingestão calórica, constituindo um dos principais processos na conversão do excesso de triglicerídios no tecido adiposo.

Outro processo importante é o da dessaturação dos ácidos graxos, isto é, da formação de uma dupla ligação que acarreta alteração dos ácidos graxos disponíveis para atender às necessidades orgânicas, pois o ácido oleico, monoinsaturado, é formado pelo ácido esteárico.

Os ácidos graxos poliinsaturados sofrem síntese a expensas dos ácidos graxos insaturados existentes, como é o caso do ácido linoleico, que sofre conversão em araquidônico pela remoção de dois átomos de hidrogênio e adição de uma unidade de dois carbonos, sofrendo dessaturação. A oxidação dos ácidos graxos é processada normalmente nos músculos. Randle e col. referem a existência de um ciclo glicose-ácido graxo, que é a relação recíproca entre a glicose e ácidos graxos nos músculos e tecido adiposo, através dos ácidos graxos não-esterificados (NEFA), liberados pela lipólise do tecido adiposo, circulando ligados à albumina sérica, que constitui a fração mais ativa dos lipídios sanguíneos. A NEFA e seus produtos de oxidação suprimem a oxidação, a captação e o catabolismo da glicose durante a sua captação, acarretando, ao contrário, aumento da insulina, que reduz a liberação dos ácidos graxos do tecido adiposo.

A capacidade de estocagem no tecido adiposo é virtualmente ilimitada, provendo a energia necessária, cujo suprimento varia individualmente e circunstancialmente. O fígado também sintetiza ácidos graxos e triglicerídios, e a prevenção de acúmulo de gordura nesse órgão é feita pelos chamados fatores lipotrópicos que, pelo processo de transmetilação, promove a formação de lipoproteínas, que transformam os ácidos graxos fora do fígado.

## ÁCIDOS GRAXOS ÔMEGA

Esses ácidos graxos da série ou das famílias ômega encontram-se na dependência da posição metila na molécula do ácido graxo, correspondendo à distância entre o radical metila terminal e à primeira dupla ligação da molécula (ligação ômega), tratando-se de classificação química estrita, destacando-se os representantes ômega-3, ácido linolênico, (18:3 W-3); ácido linoleico, ômega-6 (18:2 W-6), ácido araquidônico (20:4W6) e ácido oleico, monoinsaturado W-9.

As duas famílias de ácidos graxos poliinsaturados W-6 e W-3 e seus derivados advêm, como já vimos, dos ácidos linoleico e linolênico, não sendo permutáveis, com exceção dos ácidos graxos monoinsaturados, que podem ser formados a partir dos saturados.

O ácido linoleico forma normalmente o ácido □-linoleico (18:3 W-6) que, por sua vez, sofre conversão a ácido araquidônico. Por outro processo, o ácido alinolênico é convertido a ácido eicosapentaenóico (EPA) e a deco-hexapentaenóico (DHA), ácidos que são mediadores menos potentes, como a série 3-prostaglandinas e a série 5-leucotrienos, que competem e inibem os da família W-6. Ambas as vias metabólicas acham-se sob a atividade da enzima 6-desaturase, o que resulta que o excesso ou a deficiência de um ácido graxo essencial pode intervir no metabolismo do outro, como é o caso do ácido oleico W-9, que na ausência de W-6 sofre conversão a ácido eicosapentaenóico. Por sua vez, o decréscimo plasmático de W-6 e o aumento de W-9 indica decréscimo do metabolismo do linolenato.

O ácido linolênico constitui o principal ácido graxo poliinsaturado, sendo encontrado nos óleos e sementes vegetais (soja, milho, algodão, girassol) e pequenas quantidades no leite e na carne, contendo duas duplas ligações insaturadas, ligações carbono-carbono, localizando-se a primeira no sexto átomo de carbono a partir da extremidade metila, que lhe dá a designação de ácido graxo ômega-6 ou n-6.

A maioria dos ácidos graxos poliinsaturados com três ou mais duplas ligações encontra-se nas gorduras animais e vegetais terrestres, também pertencendo à série ômega-3.

O ácido linoléico pode experimentar no organismo humano alongamento e dessaturação, produzindo o ácido araquidônico, que é o precursor habitual da síntese de eicosanóides, especificamente da série 2-prostaglandinas e série 4-leucotrienos, que designam os produtos do catabolismo do ácido araquidônico (ácido eicosatetranóico) e dos ácidos graxos aparentados, os ácidos eicosatrianóico e eicosapentaenóico, potentes mediadores químicos.

## ÁCIDOS GRAXOS ESSENCIAIS

*Exercem várias funções importantes como*:
— precursores dos eicosanóides: prostaglandinas e leucotrienos, potentes mediadores antiinflamatórios;
— atuam na modulação do sistema imunológico;
— componentes celulares: funções das membranas e dos fosfolipídios;
— co-fatores enzimáticos;
— os ácidos graxos W-3 inibem as enzimas envolvidas no metabolismo do ácido araquidônico e eicosanóides W-6;
— dietas ricas em W-3 parecem ser úteis em pacientes queimados, na fase de recuperação.

*Metabolismo*:
— o ácido linoléico forma o ácido []-linolênico convertido a ácido araquidônico;
— ácido araquidônico — precursor da síntese dos eicosanóides (série 2-prostaglandinas e série 4-leucotrienos);
— ácido []-linolênico convertido a ácido eicosapentaenóico (EPA) e deco-hexapentaenóico (DHA) — precursores da série 3-prostaglandinas e da série 5-leucotrienos. Estes mediadores competem e inibem os da família W-6;
— Os ácidos graxos W-3 inibem as enzimas envolvidas no metabolismo do ácido araquidônico a eicosanóides W-6;
— na ausência de W-6, o ácido oléico W-9 é convertido a ácido eicosatrienóico W-9;
— os derivados podem ser sintetizados a partir de ácidos graxos essenciais;

— os ácidos graxos essenciais dependem da carnitina para sofrerem oxidação no interior da mitocôndria;
— os ácidos graxos livres ligam-se à albumina para transporte plasmático;
— sob forma de triglicerídios de cadeia longa (TCL) são hidrolizados pela enzima lipoproteína-lipase.

## Deficiências e excesso dos Ácidos Ômega 6 e 3

Causadas por dietas com baixo valor calórico, malabsorção intestinal, prematuridade.

### Sinais e Sintomas Clínicos

Hiperlipidemias; hipercoagulação; metabolismo anormal dos eicosanóides; dermatite seborréica, despigmentação, queda de cabelo.

O uso de dietas ricas em peixe ou a suplementação com óleo de peixe motivaram na última década pesquisas, estudos epidemiológicos, bioquímicos, experimentação animal e ensaios clínicos visando seu efeito no organismo humano sobre o metabolismo lipídico e na prevenção da aterosclerose. O bacalhau (*Gadus morrhua*) constituiu indubitavelmente o precursor do emprego do óleo de seu fígado em terapêutica, órgão que nesse gádida possui 63% de seu peso em gordura. O óleo de peixe contém quantidades apreciáveis de uma série de ácidos graxos poliinsaturados conhecidos como ômega.

## ESTUDOS EPIDEMIOLÓGICOS

Sinclair, em 1944, assinalando a raridade da cardiopatia isquêmica e de outras características da aterosclerose nos esquimós da Groenlândia, iniciou a era de estudos sobre o papel benéfico do consumo de peixe sobre a doença coronariana.

Bang e col. e Dyeberg, através de estudos epidemiológicos, documentaram entre esquimós da Groenlândia baixa incidência de mortalidade cardíaca e infarto, apesar de consumirem dieta rica em gordura e colesterol, salientando-se a associação aos hábitos alimentares e a composição das gorduras consumidas à baixa incidência de mortalidade observada, pois tais gorduras derivavam de peixes e animais marinhos. Outros estudos epidemiológicos evidenciaram a relação entre dieta rica em peixe e a baixa incidência de cardiopatia isquêmica. Os teores de ácidos linoléico e araquidônico apresentaram menor concentração sanguínea. O perfil lipídico caracterizava-se por níveis baixos de triglicerídios e lipoproteínas de muito baixa densidade (VLDL), colesterol, lipoproteínas de baixa densidade (LDL) e níveis mais altos de lipoproteínas de alta densidade. As plaquetas achavam-se em taxa reduzida, assim como a agregação plaquetária, tempo de coagulação prolongado e sangramento fácil, além de pressão arterial baixa. Em oposição, esquimós que migraram para a Dinamarca apresentavam perfis lipídicos plasmáticos e os tempos de sangramento mais similares aos da população dinamarquesa do que a dos esquimós da Groenlândia, sendo a dieta e não a genética apontada como o fato mais importante.

Goodnight e col. observaram que tempos de sangramento prolongados e adesão plaquetária reduzidos resultaram da relação ácido araquidônico/EPA, causada pela incorporação dos ácidos ômega-3 nas células da membrana; outros autores demonstraram que a ingestão de 2-3g de EPA/dia prolongava o tempo de sangramento em 42%. Os estudos de pesquisadores japoneses, como os epidemiológicos de Kagawa e col., indicam o papel relevante do consumo de peixe na dieta. Outros estudos realizados documentaram alterações favoráveis nos perfis hemático e lipídico que resultaram da ingestão de peixe ou da redução de gorduras saturadas à suplementação com cápsulas de óleo de peixe, tanto em pacientes hiperlipêmicos como em indivíduos normais, que contribuíram para o perfil antiateromatoso favorável.

Em 1960, na Holanda, foi realizada, na cidade de Zutphen, uma pesquisa longitudinal relacionada entre dieta e outros fatores de risco de doença coranariana entre homens de meia-idade, abordando diversos dados, como média de consumo alimentar e seu histórico dietético. O consumo de peixe de Zutphen era de 20g/dia em 1960, sendo 2/3 de peixe magro (bacalhau, linguado) e 1/3 de peixe gordo (arenque e cavala), contendo o peixe magro cerca de 1,5% de gordura, dos quais aproximadamente 5% de ácido eicosapentaenóico (ômega-3), e estudos in vitro demonstraram que este ácido graxo é o precursor do tromboxane A3 da plaqueta e da prostaglandina 13 na parede vascular. O tromboxane A3, ao contrário do tromboxane A2, que deriva do ácido araquidônico (ômega-6), não tem poder de agregação plaquetária, sendo a prostaglandina 13 substância eficaz contra a agregação plaquetária com a 12.

Os trabalhos de Dyerberg e col. sugeriram que os níveis elevados de ácido eicosapentaenóico e níveis reduzidos de ácido araquidônico podem ocasionar um quadro antitrombótico, estado em que são formadas as prostaglandinas 13 ativa e o tromboxane A3 inativo. Hornstra e col. e Goodnight são de opinião que a baixa trombogenicidade das dietas ricas em óleo de peixe origina-se em primeiro lugar no fato de que as plaquetas não podem produzir tromboxanes suficientes para manter sua agregação.

As pesquisas epidemiológicas têm-se dirigido para os níveis de colesterol sanguíneo, assim como outros fatores que, associados, constituem fatores agravantes na evolução das manifestações aterogênicas coronarianas. Nos casos de elevação do colesterol, diversas medidas têm sido postas em prática para reduzi-lo através de um planejamento nutricional, terapêutico e preventivo, apesar de saber-se que o colesterol alimentar não representa a única fonte de colesterol sanguíneo, pois, como vimos, ele sofre síntese endógena. Os ácidos graxos e os lipídios também têm sido estudados, constatando-se que a incidência de cardiopatia coronariana acha-se também relacionada com outros fatores.

## ÁCIDOS GRAXOS ÔMEGA-3, ÔMEGA-6 E ÔMEGA-9

Os ácidos graxos poliinsaturados W-3, W-6, W-9 e seus derivados são provenientes dos ácidos linolênico e linoléico, respectivamente, não sendo permutáveis, processo observado nos ácidos graxos monoinsaturados, que podem ser formados a partir dos saturados.

Os ácidos graxos insaturados são encontrados, como já assinalamos, em grande percentual nos óleos e gorduras de certas sementes e algumas gorduras animais. O nome vitamina F foi aplicado a uma mistura de ácidos graxos não-saturados, incluindo o linoléico, o linolênico e o araquidônico, considerados essenciais para o rato e apenas o ácido linolênico para o homem.

Os ácidos graxos, principalmente na forma de fosfolipídios, são encontrados entre os vários elementos que compõem as células do sistema imunológico, apresentando os linfócitos e macrófagos alto teor de ácido araquidônico (W-6). Este ácido, presente na membrana celular, após estimulação por mitógenos, linfocinas e antígenos, atua sobre diversas fases da resposta imunológicas através da produção de prostaglandinas e leucotrienos, que atuam como potentes mediadores inflamatórios.

Os monócitos e os macrófagos produzem PGE-2, que aumenta após traumatismos, queimaduras, câncer, salientando-se que dietas ricas em ácido araquidônico, acarretam seu aumento nas células do sistema imunológico, o que resulta em aumento imunossupressor. O emprego de dietas ricas em ácido graxo W-3 em pequena quantidade altera a composição de ácidos graxos nas células do sistema imunológico, o que reduz a produção de eicosanóides W-6. Sabe-se que a eficiência depende em parte do equilíbrio entre produção de substâncias eicosanóides derivadas do W-6 e dos W-3, sendo que estes inibem as enzimas envolvidas no metabolismo do ácido araquidônico e eicosanóides W-6.

O ácido araquidônico que provém diretamente de fontes dietéticas ou sintetizado a partir do ácido linoléico da dieta, é o principal componente das membranas fosfolipídicas celulares, ocupando a posição 2-acil dos fosfolipídios. Sob a ação de diversos estímulos, a fosfolipase A-2 libera o ácido araquidônico necessário à síntese dos eicosanóides e, através da ciclogenase, sofre conversão nas plaquetas a tromboxane 2, que exerce potente ação vasoconstritora e agregante.

São poucas as substâncias que têm despertado interesse, sob o ponto de vista biológico, como as prostaglandinas e produtos relacionados ao metabolismo do ácido araquidônico, pois as prostaglandinas e produtos relacionados são denominados eicosanóides por serem derivados de ácidos graxos essenciais de 20 átomos de carbono, contendo três, quatro ou cinco duplas ligaduras, como o ácido eicosatrienóico e o ácido eicosapentaenóico.

O ácido araquidônico constitui no homem o mais abundante precursor igualmente derivado do ácido linoléico da dieta, sendo esterificado como um componente dos fosfolipídios ou moldado em combinação com outros lipídios complexos. Sua concentração em estado livre é baixa e a biossíntese dos eicosanóides depende primariamente de sua liberação dos locais de armazenamento por várias acil-hidrolases. Após esterificação, sofre incorporação pela membrana celular pela acetilcoenzima A-sintetase, é armazenado como fosfatidilcolina ou fosfatidilinositol, e alterações mecânicas ou químicas da membrana celular ativam a enzima fosfolipase A-2, liberando araquidonato, ou sofre rápida metabolização através de uma das duas vias.

A enzima 5-lipoxigenase, encontrada nos leucócitos, plaquetas e pulmões, vai formar um hidroxiperoxiácido instável, o 5-hidroxiperioxieicosatetranóico (HPETE), que transforma-se no correspondente hidroxiácido (HETE) e no leucotrieno A-4, sendo o restante dos leucotrienos da série 4 derivados do LTA-4, assim como o LTES-4, de grande ação antiinflamatória.

## MECANISMO DE AÇÃO

A alta ingestão de EPA e a baixa ingesta de ácido araquidônico resultante de uma dieta isenta de ácidos ômega-3, promovem desvio do balanço homeostático de um estado vasodilatador, antiagregante e antiarrítmico através de um mecanismo inter-relacionado. O EPA, ao competir com o ácido araquidônico pela ação da ciclogenase — o que acarreta a produção de prostaglandinas das séries 3 e 2 — proporciona efeitos biológicos diferentes.

Uma dieta rica em ácidos graxos poliinsaturados modifica o perfil lipídico, com redução dos níveis plasmáticos de triglicerídios, VLDL, LDL e colesterol total e aumento dos riscos de DAC, pouco se sabendo do mecanismo do efeito hipolipêmico; porém, a modificação do perfil lipêmico acarreta efeitos desejáveis, pois o colesterol total e conteúdo do lipídico das membranas das hemácias causam a alteração e a fluidez destas membranas. Por outro lado, sugere-se que os ácidos ômega-3 exercem ação direta no aumento da deposição de VLDL pelos tecidos periféricos ou pelo fígado, resultando redução da quantidade total de VLDL sérico.

Os estudos, realizados com a administração de óleos de peixes marinhos ricos em ácidos graxos ômega-3 demonstraram que a alteração principal nos lipídios plasmáticos foi a acentuada redução dos níveis dos triglicerídios e das VLDL. Acredita-se que o mecanismo responsável pela redução dos triglicerídios seja devido à inibição da síntese hepática dos triglicerídios, VLDL e apoproteínas B das VLDL, assim como remoção das VLDL dos tecidos periféricos. Apesar dessas observações, constatou-se que as alterações do colesterol total, LDL e HDL são inconsistentes e até conflitantes.

Illin Illingworth, Harris e Connor referem que a ingesta de altos teores de óleos de peixe, de 90 a 120g/dia, promove baixa da concentração de LDL-colesterol eda aproproteína B das LDL, que previnem também a elevação do colesterol plasmático pelo colesterol da dieta, conforme assinala Nestel. O consumo de ácido ômega-3 tem a propriedade de alterar não apenas o balanço das prostaglandinas, como de outros eicosanóides, e dos leucotrienos.

Dehmer, M.D. e col., no estudo aberto randomizado comparativo entre esquema antiagregante convencional (325mg de aspirina e 225mg de piridamol/dia — grupo de controle) e um esquema similar suplementado com 3,2g de ácido eicosapentaenóico/dia e 2,2 de ácido deca-hexanóico diariamente, mais aspirina e piridamol (grupo tratado), tentaram determinar a segurança e os benefícios após angioplastia coronariana, que é um importante tratamento para doenças relacionadas com doença arterial coronariana. O tratamento foi iniciado sete dias antes da angioplastia e continuado por seis meses após. Os resultados sugeriram que a suplementação dietética com ácido ômega-3 concomitantemente com agentes antiplaquetários convencionais é segura e bem tolerada e resulta em significativa redução de reestenose precoce, ainda mais que o não consumo de peixe é um fator de risco independente para doenças coronarianas; que a baixa trobogenicidade das dietas ricas em óleo de peixe é causada inicialmente pelo fato de que as plaquetas não podem produzir tromboxanos suficientes para manter sua agregação, e que pequenas quantidades de ácido eicosapentaenóico podem ter um efeito preventivo contra doença coronariana, considerando-se que o ácido eicosapentaenóico é o único componente ativo da dieta de peixe, sendo essa hipótese confirmada em seres humanos.

Como já assinalamos, os ácidos ômega-3 juntamente com os ômega-6 são essenciais ao organismo, não podendo ser sintetizados, e a partir do ômega-3 pode-se produzir derivados ômega-6 e ômega-9, mas não o contrário. Diante da fonte principal de ácidos ômega-3 nas dietas, também os ácidos graxos ômega-6 são sintetizados por seu intermédio, o que também ocorre com o ácido araquidônico, base na síntese de toda a série de endoperóxidos (prostaglandinas, tromboxanos e leucotrienos). O mecanismo das ações vasculares e hematológicas acha-se relacionado com a produção de derivados menos potentes de tromboxano (tromboxano A3 e leucotrienos, mantendo-se intacta a potência vasodilatadora e antiplaquetária da prostaciclina).

## DIETAS

Ansel Kiss realizou um estudo em sete países com hábitos alimentares distintos, entre outras variáveis, como pressão arterial, gordura da dieta e tabagismo, estabelecendo pela primeira vez correlação direta entre o teor de gordura presente na dieta e o índice coronariano por coronariopatia. Após 10 anos de observação, todas as variáveis foram definitivamente correlacionadas, como a morte súbita, colesterolemia, eventos coronarianos e quantidade de gordura na dieta, tendo sido firmada a correlação das gorduras saturadas com a doença arterial coronariana, além da correlação inversa das gorduras insaturadas.

Recentemente, Kromhout e Sanders em seus trabalhos demonstraram uma nova e inesperada correlação do peixe na dieta, como a exemplo dos ácidos graxos insaturados de maneira geral e a redução do desenvolvimento da progressão na mortalidade secundária à coronariopatia. Kromhout e col. realizaram uma pesquisa estudando a relação entre o consumo de peixe e doença coronariana em um grupo de homens na cidade de Zutphen, na Holanda, sobre 872 homens de meia-idade durante 20 anos (1960-1980), chegando ao resultado de que a mortalidade por doença coronariana foi mais que 50% menor entre os que consumiram pelo menos 30g de peixe por dia do que naqueles que não consumiram peixe, concluindo que o consumo de um ou dois peixes por semana pode ter valor preventivo na doença coronariana.

Vários estudos realizados no Japão revelaram índices de mortalidade mais baixos na ilha de Okinawa, onde o consumo *per capita* de peixe era de 200g diários. A relação dos resultados obtidos com dietas ricas em peixe baseia-se no fato de que animais marinhos e peixes de água fria contêm apreciáveis quantidades de ácidos graxos poliinsaturados da série ômega-3.

Os hábitos dietéticos de populações como os esquimós da Groenlândia e os habitantes de algumas ilhas do Japão, grandes consumidores de peixes e animais marinhos, proporcionam a observação de que os ácidos ômega-3 eram capazes de elevar o tempo de sangramento, reduzir a adesividade e agregação plaquetárias. Além desses dados, as taxas de mortalidade cardiovascular, mais reduzidas desses locais corroboraram as pesquisas realizadas. Foi demonstrado que os peixes de água fria apresentam elevada concentração de ácidos ômega-3 devido à sua alta concentração e síntese pelo zooplâncton daquelas regiões, principalmente pelos microcrustáceos "Krill", que fazem parte da alimentação dos peixes de água fria.

A orientação do National Heart, Lungs, and Blood Institute é a de que deva ser encorajado o consumo de peixe. Os compostos dos ácidos eicosapentaenóico e decosa-hexaenóico purificados já produzidos pela indústria farmacêutica, podem ser empregados, dentro dos critérios de indicação e precaução, pois pacientes em uso de vasodilatadores ou antiagregantes plaquetários como parte de seu tratamento podem ter exacerbado estas ações por potencialização de efeitos.

Michel Batlouni, chefe de Seção de Cardiologia da Clínica do Instituto Dante Pazzanese de Cardiologia de Goiás, realizou importante estudo sobre ácidos graxos ômega-3 e cardiopatia isquêmica referente a estudos epidemiológicos, desde Sinclair (1944), assim como os de Kromhout e col., assinalando que o uso de dietas ricas em ácidos graxos poliinsaturados ômega-6 promove aumento da concentração de ácidos graxos ômega nas células do sistema imunológico, acarretando aumento de PGE-2, o que resulta em efeito imunossupressor. Já a administração de dietas ricas em ômega-3 em pequenas quantidades altera a composição dos ácidos graxos nas células do sistema imunológico, diminuindo a produção de eicosanóides ômega-6. Do equilíbrio entre a presença de substâncias eicosanóides originadas dos ácidos ômega-6 e ômega-3, mediadores potentes, respectivamente, dependerá a eficácia do sistema imunológico.

Acha-se provado que os peixes de água gelada próxima à camada polar têm alta capacidade de produção de ácidos graxos poliinsaturados ômega-3 que possuem a propriedade primordial de exercer o papel de tampão térmico anticoagulante nessas espécies de pescado, o que lhes permite grande capacidade de adaptação, assim como grande resistência às baixas temperaturas. Em oposição, a quase totalidade de ácidos graxos poliinsaturados, principalmente os de peixes de água fria como o arenque, salmão, bacalhau, albacora, cavala e anchova, pertence à família do ácido alfa-linolênico, à série ômega-3, sendo também encontrado em teores apreciáveis nos óleos de linhaça e soja. O ácido alfa-linolênico também pode ser convertido em EPA (ácido eicosapentaenóico) e DHA (ácido deco-hexapentaenóico), sendo essa conversão lenta no homem, ocorrendo com a idade e até pela ação de certos estados mórbidos, a perda da dessaturação que reduz a síntese endógena de EPA e DHA através do ácido alfa-linolênico de dieta. Nos peixes marinhos, os ácidos graxos ômega-3 predominantes são o EPA e o DHA, que sofrem variações no seu conteúdo pelas modificações sazonais.

Sabe-se que o EPA e DHA previnem a conversão do ácido linoléico a araquidônico, catalisando a acil-coenzima A sintetase à incorporação desses ácidos na membrana fosfolipídica, pois tanto EPA como DHA competem com o ácido araquidônico na posição 2 do fosfolipídio, o que acarreta diminuição dos níveis plasmático de ácidos araquidônico, assim como de seus produtos.

## EPIDEMIOLOGIA

Foram realizados estudos epidemiológicos em populações com hábitos alimentares onde essas espécies de peixes eram consumidas, assinalando-se menor índice de afecção cardiovasculares em comparação com outras populações sem tal hábito alimentar, observando-se também menores taxas de colesterol e triglicerídios. Outros estudos assinalam que a adição de peixe à dieta algumas vezes por semana pode ser benéfica para prevenção da doença aterosclerótica coronariana, pois a experimentação animal assinala que os ácidos graxos ômega-3 podem inibir ou retardar o desenvolvimento da aterosclerose, e que essas propriedades não se acham necessariamente relacionadas com o seu efeito sobre o metabolismo lipídico, mesmo sem baixar o colesterol. Entre as teorias aventadas, a mais consentânea com os conhecimentos atuais é a de Mercada e Vane, posteriormente confirmadas por Duyeberg, Berg e Neediemara. Essa teoria assinala que as plaquetas elaboram troboxane, derivado do ácido araquidônico, proveniente da dieta. Assim, as plaquetas sob influência de certos fatores tendem a aglutinar-se, formando trombos nos vasos sanguíneos, ocasionando acidentes cardiovasculares. Acha-se assinalado que a eficiência do sistema imunológico parece depender, entre outros fatores, do equilíbrio entre produção dos ácidos ômega-3 e ômega-6.

Os nucleotídios, assim como os ácidos graxos, parecem exercer papel de relevo no desenvolvimento da resposta imunológica, pois são precursores do DNA, responsável pela síntese do RNA que, por sua vez, é responsável pela síntese de proteínas celulares. Os nucleotídios participam da formação do ATP que atua na transferência química da energia celular para os processos metabólicos, assim como de enzimas ligadas aos processos metabólicos. Os aminoácidos, através de seus resíduos nitrogenados, servem como substituto para a síntese de nucleotídios, principalmente através da glicina e glutamina. As purinas e as pirimidinas da dieta podem sofrer síntese de novo em nucleotídios, processo realizado no fígado.

Os ácidos graxos tipo ômega-3, como o eicosapentaenóico (EPA) fornecido pela dieta, são precursores de um tipo de prostaglandinas anti-agregantes (13) e de uma substância também antiagregante, a tromboxane-3. Dessa forma, o fornecimento de ácido graxo tipo ômega-3 provocaria uma deficiência de produção de tromboxane-3 e prostaglandina 13, antiagregantes.

## BENEFÍCIOS

Estudos realizados sobre os possíveis benefícios dos suplementos alimentares à base de óleo de peixe para os problemas vasculares assinalam que o consumo regular de carne de peixe continua dando provas de contribuir para prolongar a vida, mesmo em pessoas que já apresentam problemas cardíacos. O consumo de peixe, pelo menos duas vezes por semana, demonstrou ser benéfico à saúde.

No País de Gales, dois mil pacientes que haviam sofrido um ataque cardíaco e receberam recomendações de comer peixe pelo menos duas vezes por semana apresentaram significativa redução na probabilidade de sofrerem um ataque fatal nos próximos dois anos, em comparação com aqueles pacientes recebendo apenas dieta com menos gordura e rica em fibras. Embora entre aqueles que comeram peixe a incidência de um segundo ataque cardíaco tenha sido tão ou mais frequente quanto entre outros participantes do estudo, a taxa de mortalidade foi geralmente reduzida; a redução total de mortalidade por todas as causas foi de 29% entre os que comeram peixe em comparação com o grupo cuja dieta constou da redução de gordura e ingestão de fibras.

Dietas enriquecidas com o ácido ômega-3, de acordo com experiências realizadas em crianças com 10% da área corporal queimada, em fase de recuperação, por diminuírem a imunossupressão produzida pelo aumento da PGE-2, reduziram a taxa de infecção e mortalidade em comparação àquelas obtidas com o uso de dieta com ômega-6. O efeito benéfico potencial mais acentuado do uso de ômega-3 acha-se relacionado com a ocorrência do DAC (doença aterosclerótica coronariana), e uma dieta com alto teor de ácido eicosapentaenóico e deco-hexaenóico ocasiona benefícios adicionais na prevenção ou redução da aterosclerose, incluindo redução nos triglicerídios, VLDL, LDL e colesterol total.

Os indivíduos com hiperlipidemia apresentam concentração elevada de colesterol e/ou triglicerídios no plasma, cujo limite varia com o sexo e idade, e pelo conhecimento das concentrações plasmáticas de colesterol e triglicerídios, pode-se determinar a classe de hiperlipidemia que se acha elevada, o que permitirá fazer o diagnóstico genético. Assim, no caso de alto teor de colesterol no sangue e a presença de taxa normal de triglicerídios, temos excessiva concentração de LDL, devida a uma hipercolesterolemia patogênica (no caso de elevação da concentração de LDL de 95%). Clinicamente, uma concentração de triglicerídios em torno de 200-800mg/dl associada com uma taxa normal ou próxima do normal de colesterol indica uma simples elevação de VLDL, assim como uma elevação de triglicerídios acima de 1.000mg/dl indica comumente a presença de quilomícrons, e qualquer um dos dois ou ambos em adição à VLDL elevada. É difícil a distinção entre as formas de hipertrigliceridemia primitiva e secundária, pois grande número de indivíduos hiper-triglicêmicos apresentando predisposição genética têm sua afecção agravada pela presença de outras afecções como o diabete.

No caso de moderada elevação de triglicerídios e colesterol, o indivíduo apresenta elevação de LDL e VLDL, ocorrendo com frequência na lipoproteinemia familiar tipo hiperlipoproteinemia, e, de forma menos comum, hipercolesterolemia familiar.

Estudos populacionais revelaram que uma concentração elevada de colesterol ou LDL-colesterol plasmático representa um maior fator de risco para a ocorrência de aterosclerose.

Outra ação dos ácidos graxos poliinsaturados dos peixes marinhos é a do seu impacto na síntese dos leucotrienos, proporcionando alívio em doenças imunológicas e inflamatórias. Tem sido assinalado que níveis elevados de $LTB_4$ acham-se implicados na artrite reumatóide psoríase e outras afecções linfoproliferativas auto-imunes. A síntese do $LBT_4$ é suprimida pela competição de EPA com ácido araquidônico como substrato da lipoxigenase, o que resulta na produção de $LBT_5$ biologicamente inativo. Essa redução determina melhoria do processo inflamatório, assim como a EPA tem exercido efeito benéfico no alívio desse processo.

Recentemente, foram observados resultados de que a ingestão de óleo de peixe ocasiona sensível redução de hipertrigliceridemia e estudos epidemiológicos assinalam que a adição de peixe à dieta, algumas vezes por semana, pode ser benéfica para a prevenção de doença aterosclerótica coronariana. O uso de óleo de peixe rico em ácidos graxos ômega-3 aumenta o conteúdo de ácidos graxos poliinsaturados, podendo ser considerado equivalente à terapêutica médica.

Os ácidos graxos ômega-3 parecem exercer efeito anti-hipertensivo, inibindo os vários derivados da prostaglandina, através do EPA, e, outros ácidos graxos ômega-3, a liberação da epinorepinefrina das terminações nervosas. Numerosos estudos assinalaram alterações favoráveis nos perfis hemáticos através do consumo de peixe ou da ingestão dos lipídios saturados, com suplementação em larga escala de cápsulas de óleo de peixe, quer em pacientes hiperlipidêmicos, quer em indivíduos normais.

Os ácidos graxos ômega-3 promovem acentuada redução dos lipídios plasmáticos através dos triglicerídios e das VLDL, acreditando-se que essa redução seja devida à inibição da síntese hepática dos triglicerídios VLDL e apoproteínas B das VLDL. No entanto, têm sido observadas discrepâncias no que tange às alterações do colesterol total, LDL e HDL, que são atribuídas a diversos fatores.

O bloqueio da função de TXA2 é realizado pela prevenção da síntese dos precursores pela inibição total da cicloxigenase, sabendo-se que o ácido acetilsalicílico, a indometacina e drogas antiinflamatórias não-hormonais similares têm a propriedade de acetilar de modo covalente o local de ação da clicoxigenase, tornando-a inativa de maneira irreversível.

## DEFICIÊNCIA E EXCESSO DOS ÁCIDOS GRAXOS ÔMEGA-6 E ÔMEGA-3

A deficiência do ácido ômega-6 acarreta retardo do crescimento, dermatite, supressão da resposta proliferativa dos linfócitos. A deficiência do ácido graxo ômega-3 acarreta dermatite alterações imunológicas e neurológicas. O excesso de ômega-6 produz imunossupressão, inibição da liberação de enzimas dos granulócitos, favorecendo o crescimento tumoral, síntese acentuada de PGE-2, estimulante da atividade dos linfócitos T supressores, redução da produção de anticorpos. O excesso de ômega-3 inibe a produção de eicosanóides W-6 e melhora a resposta celular mediada, que são potentes mediadores inflamatórios.

No caso do emprego de nutrição parenteral total desprovida de lipídios por cinco dias na criança e por três dias no adulto, observa-se alteração bioquímica relacionada com a carência de ácidos graxos essenciais, havendo dificuldade de cicatrização das feridas, descamação da pele e eczema de difícil controle, queda de cabelo e maior sensibilidade às infecções. Laboratorialmente, constatou-se aumento da fragilidade das hemácias, anemia, trombocitopenia, assim como diminuição do índice de prostaglandinas. A prevenção e tratamento realiza-se pela administração de emulsão lipídica de TCL (triglicerídios de cadeia longa) intravenosa, duas vezes por semana.

## CONSIDERAÇÕES SOBRE FATORES DE RISCO

Considerando os conhecimentos atuais sobre a aterosclerose, que são multifatoriais, havendo inter-relação entre os fatores que interagem no processo instalado, velocidade de evolução, progressão, evolução clínica, grande número de evidências indicam que se deva dar ênfase aos diversos fatores de risco, como os antecendentes familiares positivos, o aumento do nível do colesterol sanguíneo, os níveis de pressão arterial, o fumo excessivo, a vida sedentária, ausência de exercícios físicos adequados, o controle do peso do indivíduo, controle da glicemia nos diabéticos.

Numerosas populações estudadas mostraram que uma elevada concentração de colesterol total ou LDL-colesterol no plasma constitui um maior fator de risco para o aparecimento da aterosclerose. Além disso, nas desordens monogênicas, as famílias estudadas revelaram um maior incremento de risco de doença vascular, afetando diversos integrantes seus. No entanto, no tratamento da hiperlipoproteinemia têm sido emitidas controvérsias, principalmente por causa da redução dos lipídios plasmáticos, não tendo sido prospectivamente demonstrado o prolongamento da vida ou a eliminação das complicações clínicas da aterosclerose. Em 1984, os resultados da Lipid Research Clinic Coronary Primary Prevention Trial, num estudo duplo-cego, assinalaram fortes evidências de que a redução das concentrações de LDL plasmáticas podem reduzir o risco de doença coronariana (Lipids Research Clinics Programs).

A aterosclerose, de acordo com estatísticas, é rara nos povos cuja alimentação é pobre em colesterol, pois a alteração no metabolismo do colesterol é um dos fatores desencadeantes de aterosclerose, em que ocorre modificação na camada íntima, na camada elástica e na camada média das artérias. Atualmente, além da forma arteriosclerose lipidogênica focal, há uma outra forma — a arteriosclerose difusa, esclerosante, fisiológica, não-lipidogênica, que seria condicionada por fatores não bem identificados no homem, experimentalmente relacionados com a nutrição vital no funcionamento da parede arterial.

A placa ateromatosa é constituída de várias substâncias, como o colesterol, ácidos graxos, lipoproteínas, depósitos de cálcio, glicídios complexos, tecido cicatricial fibroso e sangue, existindo diversas teorias e estudos publicados para melhor esclarecimento deste capítulo tão importante da patologia vascular. A aterosclerose pode atingir vários vasos sanguíneos arteriais, sempre com danos gravíssimos. Brusis e MacGandy, numa adaptação de trabalhos de outros autores, classificam os fatores conhecidos que aumentam o risco de cardiopatia coronariana em três grupos:

*Grupo I:* não passível de prevenção: sexo, idade (risco aumentado com a idade avançada), história familiar (positiva para vasculopatia precoce), certos biótipos;

*Grupo II:* em que existem associações de entidades patológicas: hipertensão arterial, diabete, obesidade, hiperlipoproteinemias, hiperuricemia e gota;

*Grupo III:* causada principalmente pela cultura e meio ambiente: hábitos alimentares (ingestão elevada de colesterol), lipídios saturados, sacarose, enzimas, hábitos sedentários, fumo, ingestão excessiva de café.

Na obesidade ocorrem perturbações metabólicas dos glicídios, proteínas e também das nucleoproteínas, face a grande interdependência entre obesidade e gota. Na obesidade, costuma ocorrer grande aumento da síntese hepática da pré-beta, uma hiperlipidemia do tipo IV com acentuado aumento dos triglicerídios. Assinala-se a prevalência da arteriosclerose nos obesos, principalmente da doença coronariana isquêmica (quatro a cinco vezes maior que na população de peso normal). O capítulo referente à obesidade e ao diabete sacarino tem merecido atenção pelo fato de hiperlipidemia achar-se frequentemente associada a estes dois estados, devendo ser assinalado que nem todos os diabéticos e obesos são hiperlipidêmicos. O Prof. Isaac Waissman relata que em 6.500 obesos em tratamento no Serviço de Clínica Médica da Faculdade de Medicina da Universidade do Estado do Rio de Janeiro, encontrou em cerca de 34% dos obesos com mais de 20% de peso acima do peso teórico, hiperlipidemia do tipo lipoproteínas de baixa densidade, caracterizada pelo aumento dos triglicerídos endógenos e associada à hiperuricemia e aterosclerose coronariana. O mesmo professor relata que o diabete do tipo essencial no adulto, estável, em 60% dos casos acompanha-se de obesidade.

## RESULTADOS

Lair G. T. Ribeiro e Sandra L. Burkett referem que o consumo de ácidos graxos poliinsaturados marinhos, de acordo com várias pesquisas, apresenta vantagens profiláticas, pois na presença de fatores de risco, tais fatores continuam provocando inibição da prostaglandina-sintetase, o que reduz a produção de $PGI_2$ e $PGI_3$ nas paredes dos vasos, não ocorrendo produção de $TXA_2$ e $LTB_4$, sendo o balanço dos eicosanóides desviado para uma situação mais benéfica, pois assim a $TXA_2$ e o $LTB_4$ não são produzidos.

O bloqueio de formação de $TXA_2$, assim como o aumento da síntese de prostaglandina, fariam os ácidos graxos ômega-3 tornar a superfície endotelial menos trombogênica, formando trombos plaquetários menores e em número reduzido. Esse bloqueio é realizado pela prevenção da síntese dos precursores pela inibição total da cicloxigenase, sabendo-se que o ácido acetil-salicílico, a indometacina e drogas antiinflamatórias não-hormonais têm a propriedade de acetilar de modo covalente o local de ação da clicoxigenase, tornando-a inativa de maneira irreversível.

O $TXA_2$ possui grande poder agregante plaquetário e ação vasoconstritora, podendo ocasionar arritmias, sendo sua ação de grande importância à descoberta de um antagonista do $TXA_2$. Sua liberação excessiva é incriminada na gênese e desenvolvimento da aterosclerose e da isquemia miocárdica.

A relação entre a cardiopatia coronariana e a ingestão dietética de lipídios totais, colesterol, ácidos graxos e glicídios encontra-se sob pesquisas em diversos países, sendo a dieta associada a outras medidas adequadas. É do consenso geral que a ingestão energética deverá atingir e/ou manter o peso ideal; que não mais de 35% das calorias totais deverão ser fornecidas pelos lipídios; observar grande redução de ácidos graxos saturados (a 10%) das calorias totais; os ácidos graxos poliinsaturados devem encontrar-se em cerca de 10%; restrição do colesterol exógeno em cerca de 200mg/dia. Autores incluem também restrição para as proteínas, glicídios e álcool, e trabalhos especializados são encontrados em diversas obras publicadas, assim como a educação do paciente e o arsenal de drogas destinadas a reduzir as transformações metabólicas encontradas nas afecções em que tais substâncias são indicadas. Os autores assinalam que o efeito benéfico potencial mais acentuado do emprego dos ácidos ômega-3 acha-se relacionado à redução da ocorrência de doença aterosclerótica coronariana, pois um alto valor da relação EPA/ácido arquidônico acha-se associado com estado antiagregante e, em oposição uma baixa reação EPA/ácido araquidônico é considerado um fator de risco independente para doença coronariana, por favorecer a produção do agregante $TXA_2$. Referem ainda que uma dieta com alto teor de ácido eicosapentaenóico e decodocosapentaenóicotem a propriedade de acarretar benefícios adicionais. A suplementação dietética com ácidos graxos ômega-3, concomitantemente com agentes antiplaquetários convencionais, é segura e bem tolerada, e resulta em significativa redução do risco de reestenose precoce, e o não-consumo de peixe é, em parte, um fator de risco independente para doenças coronarianas em que a baixa trombogenicidade das dietas ricas em óleo de peixe é devida inicialmente ao fato de que as plaquetas não podem produzir tromboxanos suficientes para manter sua agregação. Pequenas quantidades de ácido eicosapentaenóico podem ter efeito preventivo contra doença coronariana, considerando-se que é o único componente ativo da dieta de peixe, sendo essa hipótese confirmada em seres humanos.

Estudos recentes demonstraram que em pacientes com hipertrigliceridemia como em indivíduos normais, a ingestão de óleo de peixe causou apreciável e significativa redução dos níveis plasmáticos de triglicerídios e de VLDL-colesterol sem alterações do colesterol total ou de HDL-colesterol, houve aumento dos níveis de LDL-colesterol e da apoproteína B, bem como do índice LDL-colesterol/HDL-colesterol, o que indicaria a necessidade de monitorizar as lipoproteínas plasmáticas durante a suplementação com o ômega-3. Os mesmos estudos revelaram que as partículas de VLDL e LDL achavam-se menores e mais densas, sendo tais resultados considerados atenuadores da aterogênese induzida pelas partículas de lipoproteína.

## MEDIDAS PREVENTIVAS E USO DOS ÁCIDOS GRAXOS ÔMEGA-3

São as de ordem dietética, evitar os chamados fatores de risco, principalmente a hipertensão, combater a obesidade, a vida sedentária e evitar o fumo. O primeiro cuidado para o tratamento de todas as hiperlipidemias é o emprego de dieta que mantenha o peso do corpo dentro dos parâmetros indicados, o que reduz ao mínimo as concentrações de lipídios no plasma, do colesterol e gorduras animais e, relativamente — mas não exclusivamente —, alta ingestão de óleos vegetais poliinsaturados, que reduzam concentrações plasmáticas de LDL-colesterol. Os ácidos graxos poliinsaturados encontrados nos óleos vegetais constituem um dos fatores para redução da hipercolesterolemia.

Muitos clínicos e nutricionistas estão de acordo que virtualmente todos os pacientes com hiperlipidemia, seja primitiva ou secundária, devem ser tratados com dieta adequada, além de outras medidas necessárias. Experiências recentes mostraram que o emprego de triglicerídios de cadeia média (TCM) acarretam menor produção de eicosanóides pelos macrófagos em comparação com o óleo de milho. Também foi demonstrado que o uso de dieta de peixe mista (TCM/óleo de peixe ômega-3) acentua a redução na produção de eicosanóides. O efeito benéfico potencial mais acentuado do uso dos ácidos graxos ômega-3 acha-se relacionado ao efeito favorável sobre os lipídios sanguíneos e menor produção de eicosanóides.

O estudo de Zutphen aventa a possibilidade de outras substâncias contidas no peixe influenciarem no processo de agregação plaquetária, tempo de sangramento e o desenvolvimento de doença coronariana. Grandes doses de ácidos graxos poliinsaturados revelaram em experiências realizadas efeito eficaz no desenvolvimento de certos tipos de câncer, parecendo reduzir tumores do cólon e da mama de roedores, processo esse observado *in vitro*, na próstata humana e em tumores pancreáticos. Deve ser assinalado que os mecanismos que intervêm nos efeitos anticancerígenos não são conhecidos, esperando-se que novas pesquisas possibilitem maiores dados a respeito. Apesar dos estudos realizados serem promissores, existem riscos no emprego dessas substâncias, pois foram observados alguns efeitos colaterais.

## PRECAUÇÕES

Apesar de os estudos realizados serem promissores, existem riscos no emprego dos ácidos graxos poliinsaturados, pois foram assinalados alguns efeitos colaterais como mal-estar epigástrico e náuseas, em pequeno número. Também o consumo exagerado desses ácidos graxos pode ocasionar deficiência de vitamina E, assim como o óleo de fígado de bacalhau pode acarretar toxicidade por excesso das vitaminas A e D, o que não é observado com outros concentrados de EPA e DHA.

Risco potencial da ingestão de ácidos graxos poliinsaturados relaciona-se com diabéticos insulino-dependentes, pelo fato de poderem alterar as prostaglandinas e os eicosanóides relacionados na secreção insulínica, o que acarreta aumento da glicemia por aumento da produção hepática, sem haver modificação na sua eliminação, sendo que dessa forma o uso de EPA não trará benefícios para os diabéticos. O capítulo referente à obesidade e ao diabete tem merecido atenção pelo fato de a hiperlipidemia achar-se frequentemente associada a esses dois estados, devendo ser assinalado que nem todos os diabéticos e obesos são hiperlipidêmicos.

O mixedema apresenta predominantemente uma forma de hiperlipidemia que acelera o processo de aterosclerose, em oposição a outras hiperlipidemias encontradas nas nefroses e obstruções biliares, em que não costuma ocorrer aceleração da aterosclerose, principalmente coronariana. Em certos tipos de feocromocitoma e em certas formas de pancreatite também são encontradas alterações lipêmicas.

Quanto às recomendações de doses específicas para suplementação com os ácidos graxos ômega-3, elas poderão ser obtidas a partir dos padrões dos indivíduos submetidos a pesquisas, como os esquimós, acreditando-se que 2,5 a 5,0g de EPA parecem ser razoáveis, associados a uma dieta adequada, principalmente como medida profilática.

## RECOMENDAÇÕES

Ainda não se acham estabelecidas normas específicas para o emprego ou suplementação com os ácidos ômega-3, merecendo outros estudos, apesar das conclusões até hoje assinaladas pelos diversos pesquisadores. As evidências epidemiológicas e os benefícios obtidos com a ingestão de ácidos graxos ômega-3 marinhos, evidenciados pelos realizados sobre os esquimós da Groenlândia e os estudos epidemiológicos realizados no Japão por Hirai e col., além dos estudos de longevidade de Kagawa e col. indicam resultados positivos da ingestão dietética de peixe.

Os estudos complementares documentando alterações favoráveis nos perfis hemático e lipídico através da ingestão de peixes marinhos ou da suplementação com cápsulas de óleo de peixe constituem dados importantes sobre o papel exercido pelos ácidos graxos ômega-3. Face aos estudos realizados e ao estado atual dos conhecimentos, sugere-se que os ácidos graxos ômega-3 exerçam efeitos benéficos na prevenção da tromboaterogênese, assim como nas manifestações clínicas da cardiopatia isquêmica. Conclusões mais precisas deverão ser firmadas pela realização de estudos prospectivos a longo prazo, envolvendo dados farmacológicos, dietéticos e terapêuticos.

A maior ingestão de ácidos graxos ômega-3 aumentando o conteúdo de ácidos graxos poliinsaturados no organismo e possibilitando o aumento da auto-oxidação e da peroxidação lipídica, representa dados a serem devidamente confirmados. Existe ainda a indagação se um suplemento de antioxidantes como as vitaminas C ou E ou de removedores de radicais livres administrados simultaneamente.

# Aminoácidos

Quimicamente, os aminoácidos ou ácidos aminados são ácidos orgânicos aminados que se combinam formando proteínas específicas, apresentando uma estrutura que combina fatores ácido e base, cuja estrutura dá aos aminoácidos uma natureza anfotérica, única. O fator ácido é o grupo carboxil (COOH) e o fator base é o grupo amino (NH2) ligados a um radical que é específico para cada aminoácido e a um átomo de carbono. Certos aminoácidos possuem dois grupos ácidos (ácidos), outros têm dois grupos amínicos (básicos), podendo ainda apresentar estrutura em anel (aromáticos) ou grupos contendo enxofre.

Constituem fatores importantes na determinação do valor nutritivo de uma proteína, tendo sido a glicina o primeiro aminoácido identificado, em 1830, e a treonina o último, por W.C. Rose, em 1930, sendo, desde então, identificados como produtos metabólicos das proteínas. Esses produtos estão para a proteína como a glicose para o amido e o que provoca essa comparação é o fato de que o glicídio dá sempre moléculas iguais de oses, ao passo que as proteínas geram vários aminoácidos, o que ainda os torna mais diferentes e com funções nutritivas diversas.

Mary Rose, em sua comparação pitoresca, assinala que a molécula protéica se compõe de aminoácidos como um colar de contas e, para tornar a comparação mais feliz, refere que assim como um colar pode conter contas de coloração e tamanhos diferentes e diversas variedades, a proteína também é composta de vários aminoácidos, o que permite os mais diversos arranjos que irão caracterizar, finalmente, cada tipo de proteína.

Os aminoácidos apresentam grande importância nutricional e atuam não só como pedras de construção do edifício orgânico, mas ainda como precursores de outras substâncias. Richard W. Jackson e Alquimist de há muito já chamavam a atenção para a extrema labilidade da estrutura protéica que não tem uma arquitetura permanente, pois há compostos que desaparecem e reaparecem e se transformam uns nos outros. Autores referem que, segundo a teoria dos ciclols, os aminoácidos para formação da molécula protéica dispõem-se em ordem numa estrutura cíclica, formando ciclols, sendo as proteínas o resultado desses ciclols.

Os aminoácidos do sangue circulante e do líquido intersticial formam a combinação dos aminoácidos extracelulares disponíveis para a síntese protéica. Já a combinação dos aminoácidos intracelulares excede de modo acentuado a combinação extracelular, destinada principalmente ao seu transporte. Os aminoácidos fazem parte de soluções enterais em teores variáveis, associados a outras substâncias nutritivas.

## ESTRUTURA BÁSICA DOS AMINOÁCIDOS

Os aminoácidos apresentam uma estrutura química que combina seus dois componentes, ácido e base, o grupo carboxila (COOH) e o grupo amino (NH2) e o grupo amino de um aminoácido liga-se ao grupo carboxila de outro e esta estrutura de cadeia do aminoácido denomina-se ligação peptídica. Cadeias longas de aminoácidos que sofrem enlace dessa forma denominam-se polipeptídios.

Todos os aminoácidos que formam as proteínas participam de diversas funções orgânicas. São descritos mais de 20 aminoácidos, dois quais 20 são necessários à síntese protéica e são os seguintes, em ordem alfabética: ácido glutâmico, ácido aspártico, alanina, arginina, cisteína, cistina, fenilalanina, glicina, histidina, isoleucina, leucina, lisina, metionina, ornitina, prolina, serina, tirosina, treonina, triptofano e valina.

## CLASSIFICAÇÃO DOS AMINOÁCIDOS

Não é o mesmo o valor de todos os aminoácidos, e de seu valor desigual em nutrição e do teor em que figuram nas várias proteínas é que decorre o chamado valor biológico das mesmas, havendo variações quanto aos teores de suas necessidades. Os aminoácidos que o organismo não pode sintetizar são encontrados nas chamadas proteínas completas que contêm todos os aminoácidos, em quantidade suficiente e na proporção correta para manter o equilíbrio nitrogenado e o crescimento orgânico. As proteínas incompletas são aquelas que apresentam deficiência de um ou mais aminoácidos essenciais.

Para calcular os teores de aminoácidos, utiliza-se a determinação do valor protéico, pois o indivíduo encontra-se em equilíbrio nitrogenado quando a ingestão de nitrogênio através das proteínas acha-se aproximadamente igual à perda de nitrogênio pela urina e pelas fezes, pois a supressão de um aminoácido essencial ocasiona resultados negativos no referido balanço, assim como provoca o aparecimento de diversos quadros patológicos.

Os não-essenciais são aqueles que o organismo pode sintetizar em teores suficientes, desde que a quantidade total de nitrogênio fornecida seja adequada, e todos os aminoácidos achem-se organizados, o que é determinado pelo código genético (DNA), ácido desoxirribonucléico, que é encontrado no núcleo de cada célula.

As necessidades de cada aminoácido sofrem variações pelo seu teor insuficiente ou pela ausência de síntese, assinalando-se que esses aminoácidos devem ser adequadamente denominados de dispensáveis ou indispensáveis, de acordo com o quadro patológico em questão, em vez de essencial ou não-essencial.

| Essenciais | Não-Essenciais |
|---|---|
| Histidina | Acido glutâmico |
| Isoleucina | Acido aspártico |
| Leucina | Alanina |
| Lisina | Glicina |
| Metionina | Arginina |
| Fenilalanina | Asparagina |
| Treonina | CisteínaRCistina |
| Triptofano | Ornitina |
| Valina | Prolina |
| | Serina |
| | Taurina |

A histidina é considerada essencial nas crianças recém-nascidas e em pacientes urêmicos para melhorar a síntese renal, não estando sua essencialidade para adultos bem estabelecida. A cistina e a taurina podem ser essenciais em prematuros, que não as sintetizam de maneira adequada a partir da metionina, sendo que a capacidade do prematuro para sintetizar a tirosina tem sido questionada.

## NECESSIDADES DE AMINOÁCIDOS

| Aminoácido | Recém-nascidos (4 a 6 meses) mg/kg de peso | Adultos | Padrões de aa. para Proteínas de alto valor biológico (mg/g de proteína) |
|---|---|---|---|
| Histidina | 33 | ? | 17 |
| Leucina | 135 | 16 | 70 |
| Lisina | 99 | 12 | 51 |
| Isoleucina | 83 | 83 | 42 |
| AA. contendo enxofre (metionina-cistina) | 49 | 10 | 26 |
| AA. aromáticos Fenilalanina-tirosina) | 141 | 16 | 173 |
| Treonina | 68 | 8 | 35 |
| Triptofano | 21 | 3 | 11 |
| Valina | 92 | 14 | 48 |
| Toal de essenciais | 721 | 91 | 373 |

Obs.: Recomendação mínima: 30% para cobrir as variações individuais.

Como se observa, são nove os aminoácidos indispensáveis à manutenção do equilíbrio nitrogenado no homem, sendo variáveis os teores dos mesmos em diferentes grupos etários e condições fisiológicas, salientando-se que os recém-nascidos requerem histidina como um aminoácido essencial, assim como os pacientes urêmicos, para melhorar a síntese renal; cistina e taurina podem ser consideradas essenciais em prematuros, que não as sintetizam a partir da metionina.

No caso de a ingestão protéica achar-se baixa, a adição de pequena quantidade de aminoácidos pode ocasionar aumento da necessidade de outros. O inverso é observado com certos aminoácidos, como a metionina, que contém enxofre, em que sua redução na dieta pode ser feita pela cistina, aminoácidos não-essencial.

Os aminoácidos podem ser classificados de acordo com a sua estrutura, além de sua característica de essencialidade ou não.

## SÍNTESE PROTÉICA E ATIVAÇÃO DOS AMINOÁCIDOS

No processo de síntese protéica, os aminoácidos necessitam inicialmente sofrer ativação que os torna capazes de combinações químicas com outras substâncias, sendo a síntese realmente completada no citoplasma celular através de uma enzima específica para cada aminoácido e que se acha associada a um composto produtor de energia, o ATP (adenosinotrifosfato) ou MTP (adenosinomonofosfato). Dessa forma, o complexo formado através de três compostos, a enzima, o MTP e o aminoácido, proporciona um aminoácido ativado que encontra sua posição na molécula protéica. Qualquer aminoácido essencial ou não-essencial, não se encontrando na concentração mínima diária, pode tornar-se fator limitante na síntese protéica. Quando não utilizados para a síntese de novos aminoácidos ou outros produtos nitrogenados, tais grupos sofrem conversão em apenas um produto final de excreção, a ureia.

Outro processo importante no metabolismo dos aminoácidos é o referente ao RNA (ácido ribonucléico), um ácido nucléico replicado a partir do DNA e encontrado sob forma livre no fluido das células do citoplasma, o que parece constituir um processo de transformação específica de moléculas para cada aminoácido usado. Cada molécula cedente de RNA prende seu aminoácido específico associado e o transporta ao mensageiro que se encontra localizado no ribossoma. Os aminoácidos que foram alinhados numa sequência precisam juntar-se a cada outro pelas cadeias de anéis peptídicos para a formação de cadeias de polipeptídios, que têm a codificação específica do DNA.

O catabolismo dos aminoácidos constitui processo dos mais importantes, pois dele são produzidas várias substâncias que exercem, de um lado, ação favorável nos processos biológicos, e, de outro, proporcionam a formação de substâncias indesejáveis. Assim, se um dado aminoácido não é utilizado na síntese protéica, ele poderá sofrer dois processos; degradação ou oxidação para gerar energia. Do catabolismo dos aminoácidos são constituídos dois grupos: um, nitrogenado (NH2), e outro, o resíduo nitrogenado.

O grupo nitrogenado NH2 vai sofrer rompimento de sua porção nitrogenada, por hidrólise, o que constitui o primeiro processo de rompimento, que é realizado no fígado, tendo o nome de desaminação, ocorrendo formação de amônia que pode ser utilizada em vários caminhos: formação de purina, assim como outros produtos nitrogenados; conversão, no fígado, em ureia, que vai ser excretada pelo rim — nos mamíferos e nos peixes, pois nos répteis e nas aves é o ácido úrico a substância formada. Na dieta mista usual, em que todo o nitrogênio urinário (80 a 90%) é de origem uréica, diariamente 20 a 30% desse produto são assim eliminados.

A amônia pode combinar-se com vários glicídios derivados de resíduos de aminoácidos para formar outros aminoácidos não-essenciais. Esse processo é denominado transaminação, sendo realizado por enzimas específicas, as transaminases, atuando a piridoxina como coenzima. A amônia pode ainda ser conduzida por um aminoácido para produzir outra forma de aminoácido, a forma amino, num processo chamado desaminação, como uma molécula de ácido glutâmico pode unir-se a um radical $NH_3$, para formar glutamina.

A glutamina, monoamida do ácido aminoglutâmico, representa o mais abundante aminoácido encontrado no espaço intercelular e, juntamente com a alanina, acha-se encarregada no transporte de mais de 50% do nitrogênio protéico da periferia para os órgãos viscerais. Sua importância na integridade da mucosa intestinal é bem conhecida, sendo absorvida através do intestino; os enterócitos são utilizados como fonte de energia produzindo amônia, que é transportada para o fígado, onde se processa a síntese da ureia e a reincorporação pelo glutamato, formando a glutamina. O intestino metaboliza a glutamina, excretando amônia, que é levada para a veia porta. A glutamina é consumida em teor elevado pelos fibroblastos, linfócitos, células epiteliais e tumorais. Nos casos de doença catabólica, sua taxa encontra-se reduzida nos músculos esqueléticos e no sangue. É indicada nos casos de doença inflamatória do intestino e no prematuro, e contra-indicada na hiperamoniemia e encefalopatia.

O transporte da amônia dos tecidos periféricos, onde é formada, até o fígado constitui processo que deve ser realizado de modo a não torná-la um produto tóxico. Este composto, que é intermediário não-tóxico, sofre a ação do fígado, assim como em diversas estruturas como cérebro, havendo combinação da amônia com o glutamato, produzindo glutamina que não é tóxica, atravessando as membranas celulares, indo até o fígado, onde sofre decomposição enzimática em glutamato e amônia, sendo convertida em ureia. Os músculos esqueléticos combinam a amônia com o piruvato, formando a alanina, que sofre no fígado processamento enzimático em que o piruvato é regenerado, indo participar da neoglicogênese. No caso de o fígado achar-se impossibilitado de transformar a amônia recebida, transformada em ureia, esta atravessa a barreira hepática, indo para a corrente sanguínea, em teor superior ao normal. A síntese da glutamina representa um meio de desintoxicação e transporte da amônia produzida nas células (conforme o esquema a seguir), sendo a reação reversível, requerendo outra enzima.

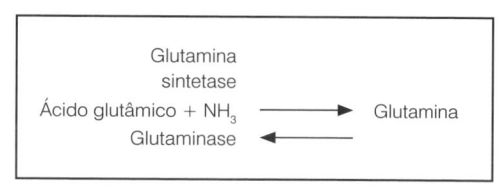

$$\text{Ácido glutâmico} + NH_3 \xrightleftharpoons[\text{Glutaminase}]{\substack{\text{Glutamina} \\ \text{sintetase}}} \text{Glutamina}$$

Do catabolismo da complexa molécula protéica resulta ainda outro produto final, que é a creatinina, derivada da glicina, arginina e metionina, que são os três aminoácidos creatinogênicos e à custa da cistina e da metionina, o enxofre, que entra no organismo, usado na construção da proteína orgânica, depende daqueles dois aminoácidos.

O metabolismo das substâncias creatínicas acha-se na dependência das glândulas de secreção interna, havendo cerca de 120g no corpo e 9g encontram-se nos músculos, estando o restante quase todo no sistema nervoso (1,5%) e apenas 0,5% em outros componentes para o fornecimento de energia.

As reações de desaminação são reversíveis, servindo para a síntese de aminoácidos e cetoácidos, pois os resíduos dos aminoácidos glicoformadores integram o caminho glicolítico a piruvato e o ciclo de Krebbs a oxalacético e a cetoglutarato.

Pesquisas recentes referem que à exceção da lisina e da treonina, os aminoácidos essenciais até poderiam sofrer síntese a partir do nitrogênio endógeno, através de precursores de cetoácidos. Restringindo-se a ingestão de nitrogênio a pequenas quantidades de lisina e treonina poder-se-ia, através dessa modificação dietética, melhorar o prognóstico de certas afecções renais e hepáticas.

As transaminases e aminotransferases exercem ação específica para certos grupos amino e cetoácidos, não sendo específicas para outros. Os grupos amino são removidos da molécula dos aminoácidos pela ação específica das transaminases, como já assinalamos, e, quando não utilizados para a síntese de novos aminoácidos ou outros produtos nitrogenados, vão sofrer conversão em ureia. Todas as transaminases possuem um grupo prostético que é o piridoxal fosfato, derivado da piridoxina, que exerce ação na integridade do processo.

Os compostos de carbono derivados da quebra de cada aminoácido individual podem ser diretamente oxidados em $CO_2$ e $H_2O$ com a produção de ATP e primeiramente convertidos em glicose. De outro lado, como a acetil-CoA e a aceto-acetil-CoA são precursores de corpos cetônicos, não podendo fornecer glícidos para a glicogênese, os aminoácidos que fornecem esses compostos são denominados cetogênicos. Assim, os metabólitos intermediários resultantes do catabolismo dos aminoácidos são na maioria glicogênicos. São 20 os aminoácidos padrões nas proteínas, apresentando esqueletos carbônicos diferentes, o que implica na existência de 20 vias catabólicas diferentes para a sua degradação, porém todas convergindo para a formação de cinco produtos derivados da atuação no ciclo do ácido cítrico e oxidados até $CO_2$ a $H_2O$, sendo os cinco produtos a acetil-coenzima A, a succinil-coenzima A, o cetoglutarato, o fumarato e o oxaloacetato.

Os aminoácidos glicogênicos são: alanina, arginina, ácido aspártico, ácido glutâmico, cistina, lisina, serina, glicina, histidina, prolina, isoprolina, metionina, treonina, valina.

Glicogênicos e cetogênicos: fenilalania, tirosina isolucina, lisina e triptofano, que originam tanto glicose quanto corpos cetônicos. A leucina é apenas cetogênica.

## FUNÇÕES

Os aminoácidos, além de seu importante papel na síntese de proteínas em vários órgãos, na neoglicogênese, na produção de corpos cetônicos e na produção de energia, também atuam como precursores para a síntese de outros compostos biológicos, como na biossíntese das purinas, que são estruturas de anéis contendo nitrogênio, sobretudo ácido nucléico, das porfirinas, da creatinina, do glutatião e dos ácidos biliares conjugados.

A fenilalanina é convertida em tirosina, que é a primeira reação de seu metabolismo, e quando a enzima fenilamina-oxidase falta, ocorre a fenilcetonúria. A tirosina constitui precursor direto para a epinefrina, norepinefrina, além da melanina.

A descarboxilação da histidina proporciona a histamina, que exerce ação estimulante sobre a função do ácido clorídrico, pela mucosa gástrica. O triptofano pode produzir a serotonina, um potente vasoconstritor e estimulante da contração dos músculos lisos.

Os aminoácidos, pelo seu catabolismo, geram corpos cetônicos através dos aminoácidos já assinalados, que representam 40% da molécula protéica.

A passagem dos aminoácidos da absorção intestinal para o sangue acha-se em equilíbrio pela sua rápida remoção pelos tecidos e órgãos, principalmente pelo fígado. As células captam os aminoácidos, processo realizado por um transporte ativo, que torna possível a concentração dos aminoácidos livres no interior das células, o que proporciona um fornecimento rápido para atender às necessidades celulares.

O chamado pool dos aminoácidos extracelulares é constituído por aminoácidos do sangue e fluido intestinal e acha-se disponível em todas as células para a síntese protéica e outras necessidades.

Considerando a variedade de aminoácidos, assim como a diversidade de sua estrutura, compreende-se a multiplicidade de processos em que eles se encontram envolvidos.

# PRINCIPAIS CARACTERÍSTICAS DOS AMINOÁCIDOS

## Alanina

Presente em muitos alimentos e usada como suplemento dietético, sendo um potente estimulante da secreção de glucagon e usada para estudo dessa secreção em pacientes com pancreatite aguda. Produto do catabolismo: piruvato. Destino metabólico: glicogênico. Na síntese da transaminação do piruvato, a alanina é removida do sangue pelo fígado, sofrendo aí o piruvato regeneração por outra transaminase. É preparada sinteticamente.

## Ácido Aspártico

Ácido monossuccínico, produto da hidrólise da asparagina (amida do ácido asparagínico e de muitas proteínas). Produto do catabolismo: aspartato. Destino metabólico: glicogênico.

## Ácido Glutâmico

A piridoxina exerce ação nos processos de descarboxilação, que é a reação que converte o ácido glutâmico a ácido γ-aminobutírico (GABA), substância encontrada na camada cinzenta do cérebro.

## Cisteína

Originária da metionina, sendo necessária a presença do co-fator piridoxina para que ocorra esta conversão. Em pacientes urêmicos, há deficiência desse fator, o que reduz a produção de cisteína e consequentemente de taurina, elevando assim a concentração de homocisteína no sangue. Ocorre naturalmente no glutatião. Constituinte de muitas proteínas, contém enxofre. Produto do catabolismo: piruvato. Destino metabólico: glicogenético.

## Cistina

Contém enxofre, sendo que 1% dos cálculos urinários produzidos são de cistina, de ocorrência rara. Componente de muitas proteínas, especialmente da queratina; pode ser reduzida, produzindo cisteína.

## Fenilalanina e Tirosina

Precursoras do aminoácido não-essencial tirosina que, juntamente com a tirosina, conduzem à formação de tiroxina e epinefrina. O metabolismo de fenilalanina e tiroxina encontra-se defeituoso em crianças prematuras que não recebem quotas adequadas de ácido ascórbico. É causadora da fenilcetonúria, que será descrita com detalhes em outro local. A conversão da fenilalanina em tirosina acha-se alterada em urêmicos devido a uma baixa atividade da fenil-hidroxilase renal. Produto do catabolismo: fumarato, acetil-CoA. Destino metabólico: cetogênico e glicogênico.

## Histidina

Aminoácido resultante da hidrólise de muitas proteínas. Por eliminação de uma molécula de dióxido de carbono é convertida em histamina. Necessita de ácido fólico para sua utilização completa e quando o ácido fólico não é disponível, um produto intermediário, o ácido formiminoglutâmico (FIGLU) é eliminado pela urina. A histidinemia constitui um erro inato do metabolismo da histidina devido à deficiência da histidinase, caracterizando-se por níveis elevados de histidina no sangue e na urina. Como sintomas clínicos, distúrbios da palavra. Deve ser evitada uma dieta rica em proteína na primeira infância. Destino metabólico: glicogênico. Produto do catabolismo: α-cetoglutarato.

## Citrulina e Arginina

A citrulina é liberada no fígado e encaminhada ao rim, onde ocorre a conversão enzimática de citrulina em arginina (ciclo da ureia).

## Leucina

Obtida do leite e do ovo, principalmente. Usada no diagnóstico da hiperglicemia idiopática infantil; a dose de tolerância nas crianças acha-se entre 400 a 1.400mg diários. Interfere no metabolismo do triptofano e do ácido nicotínico. É um dos aminoácidos, além da isoleucina e da valina, que devem fazer parte da dieta no tratamento da enfermidade por deficiência da descarboxilase (EDD), erro inato do metabolismo constituído daqueles aminoácidos essenciais. A doença é transmitida por um gene autossômico recessivo de frequência desconhecida, sendo o defeito verificado ao nascer. Produto do catabolismo: acetil-CoA, acetoacetato. Destino metabólico: cetogênico.

## Lisina

Nas dietas de alto teor protéico ocorre maior percentual de absorção do teor de cálcio, provavelmente devido à influência da lisina, arginina e serina sobre o pH intestinal e à formação de compostos solúveis cálcio-aminoácidos. Intervém, assim como outros aminoácidos, na formação do colágeno. Na velhice, há maior necessidade de certos aminoácidos essenciais, principalmente da lisina e metionina, sendo as necessidades diárias de aminoácidos para lactentes de dois a quatro meses estimadas em 88 a 103mg/hg/dia. Produto do catabolismo: α-cetoglutarato, acetil-CoA, acetoacetil-CoA. Destino metabólico: cetogênico e glicogênico.

### Metionina

Contribui para a síntese da colina. Contém enxofre. Participa na formação de constituintes não-protéicos celulares, sendo o precursor da cistina. O organismo pode sintetizar a colina, um componente da lecitina, a partir da metionina com a ajuda da cianocobalamina e da folacina. Exerce ação lipotrópica. A betaína é formada pela oxidação da colina. Produto do catabolismo: succinil-CoA. Destino metabólico: glicogênico.

### Hidroxiprolina e Prolina

Postula-se que o ácido ascórbico ativa a enzima propil-hidroxilase (incorporação de prolina numa ligação peptídica), ocasionando a agregação de três subunidades inativas para formar um composto ativo. O ácido ascórbico parece participar na síntese da hidroxiprolina em prolina, o que relaciona seu papel na formação do colágeno. Encontradas em muitas proteínas, especialmente na gelatina. Produto do catabolismo: alfa-cetoglutarato. Destino metabólico: glicogênico.

### Taurina

Na uremia também ocorre deficiência de taurina, o que eleva a concentração de homocisteína no plasma.

### Tirosina e Fenilalanina

Este aminoácido funciona no metabolismo da fenilalanina e da tirosina, exercendo nesta papel de biossíntese da tirosina hidroxilada. A tiramina, composto nitrogenado da tirosina e a interação de inibidores da MAO (monoaminoxidase) com a tiramina promove a liberação de norepinefrina nos terminais nervosos, causando súbito aumento da pressão arterial e alterações cardiovasculares. A tirosina é encontrada nos queijos envelhecidos, no fígado, peixe seco e bebidas alcoólicas fermentadas (cerveja). A tirosina acha-se amplamente distribuída na caseína. A fenilalanina-oxidase, enzima hepática, oxida a fenilalanina em tirosina. Produto do catabolismo: fumarato, acetoacetil-CoA. Destino metabólico: cetogênico e glicogênico.

### Triptofano

É metabolizado em serotonina no cérebro, onde funciona como neurotransmissor. Em pacientes urêmicos ocorre diminuição plasmática do complexo triptofano-albumina, aumentando a quantidade de triptofano livre no sangue.

### Treonima

Encontrada no leite integral, ovos e carne, cujo valor percentual é quase idêntico. Produto do catabolismo: succinil-CoA. Destino metabólico: glicogênico.

### Valina

Três aminoácidos essenciais, a leucina, a isoleucina e a valina, através de um erro inato do metabolismo, ocasionam a enfermidade por deficiência de descarboxilase. O defeito é verificado ao nascer e as anormalidades bioquímicas têm início desde que a criança começa a tomar alimentos com proteína (leite). As anormalidades caracterizam-se pela elevação dos níveis sanguíneos dos três aminoácidos citados. Produto do catabolismo: succinil-CoA. Destino metabólico: glicogênico.

# Teor de Metionina

**TEOR DE METIONINA**
(em 100 gramas de porção comestível)

| SUBSTÂNCIA ALIMENTAR 100 gramas | Metionina mg | SUBSTÂNCIA ALIMENTAR 100 gramas | Metionina mg |
|---|---|---|---|
| ABÓBORA (semente) | 0,577 | LEITE de vaca integral em pó | 0,632 |
| AMENDOIM tostado | 0,271 | LEITE de vaca descremado em pó | 0,870 |
| AMENDOIM, farinha de | 0,516 | LENTILHA | 0,286 |
| ARROZ (germe) | 0,420 | LÍNGUA de boi fresca | 0,357 |
| AVEIA | 0,191 | OVO de galinha inteiro, fresco | 0,401 |
| CARNE bovina (média) | 0,400 | OVO de galinha, clara fresca | 0,420 |
| CARNE de coelho (média) | 0,545 | OVO de galinha, gema fresca | 0,417 |
| CARNE de frango (média) | 0,500 | OVO de galinha inteiro desidratado | 1.468 |
| CARNE de porco (magra) | 0,350 | OVO de galinha, clara desidratada | 3.334 |
| CASEÍNA | 3.084 | OVO de galinha, gema desidratada | 0,799 |
| CASTANHA-DO-PARÁ | 0,941 | PEIXES (média) | 0,520 |
| CASTANHA de caju | 0,395 | QUEIJOS (média) | 0,600 |
| CORAÇÃO de boi | 0,413 | RIM de boi | 0,307 |
| CORAÇÃO de galinha | 0,403 | RIM de porco | 0,334 |
| FEIJÕES (média) | 0,200 | SOJA, grão | 0,513 |
| FÍGADO de boi | 0,463 | SOJA, farinha de baixo teor de gordura | 0,658 |
| FÍGADO de galinha | 0,520 | SOJA, farinha com médio teor de gordura | 0,625 |
| GERME de arroz | 0,420 | SOJA, farinha com alto teor de gordura | 0,528 |
| GLÚTEN comercial | 1.389 | SALAME e outros embutidos | 0,505 |
| | | SARDINHAS | 0,614 |

OBS.: Nesta relação acham-se assinalados os alimentos que apresentam teor apreciável de metionina

# Teor de Lisina

**TEOR DE LISINA**
(em 100 gramas de porção comestível)

| SUBSTÂNCIA ALIMENTAR 100 gramas | Lisina mg | SUBSTÂNCIA ALIMENTAR 100 gramas | Lisina mg |
|---|---|---|---|
| AMENDOIM cru | 1.099 | LEITE de vaca integral fresco | 0,272 |
| AMENDOIM, farinha de | 2.091 | LEITE de vaca condensado | 0,631 |
| AVEIA, grão | 0,494 | LEITE de vaca integral em pó | 2.009 |
| CARNE de boi (média) | 1.500 | LEITE de vaca descremado em pó | 2.768 |
| CARNE de coelho (média) | 1.818 | LEITE DE MULHER | 0,090 |
| CARNE de galinha (média) | 1.810 | LENTILHA | 1.528 |
| CARNE de peru (média) | 2.173 | LÍNGUA de boi | 1.364 |
| CARNE de porco (média) | 1.200 | MIOLOS de boi | 0,760 |
| CASEÍNA | 8.013 | OVO de galinha inteiro, fresco | 0,819 |
| CASTANHA de caju | 0,794 | OVO de galinha, clara fresca | 0,648 |
| CASTANHA-DO-PARÁ | 0,443 | OVO de galinha, gema fresca | 1.074 |
| CORAÇÃO de boi | 1.500 | PEIXES do mar (média) | 1.600 |
| CORAÇÃO de coelho | 1.818 | QUEIJOS (média) | 1.300 |
| CORAÇÃO de galinha | 1,810 | SOJA, grão | 2.414 |
| CORAÇÃO de peru | 2.173 | SOJA, farinha de baixo teor de gordura | 3.092 |
| CORAÇÃO de porco | 1.200 | SOJA, farinha com alto teor de gordura | 2.940 |
| ERVILHA | 1.744 | TREMOÇO | 1.447 |
| FEIJÕES (média) | 0,320 | TRIGO, grão (média) | 0,200 |
| FÍGADO de boi | 1,475 | TRIGO, germe | 1.534 |
|  |  | FEIJÃO (média) | 0,320 |

OBS.: Nesta relação acham-se assinalados os alimentos que apresentam teor apreciável de lisina.

# *Fenilalanina*

A fenilcetonúria constitui uma afecção, um erro inato metabólico do aminoácido essencial, a fenilalanina, transmitido por meio de um gene autossômico recessivo. A causa dessa anomalia reside na deficiência de enzima hepática, a fenilalanina-hidroxilase, que tem a propriedade de converter em tirosina a fenilalanina em teor que ultrapassa as quantidades consideradas necessárias à formação das estruturas protéicas.

O defeito metabólico é observado ao nascer, com o lactente parecendo normal, desenvolvendo-se a afecção através de sintomas neurológicos, como irritabilidade, hiperatividade e crises convulsivas que aparecem entre os seis e os 18 meses de idade. Não diagnosticada a afecção, a criança poderá tornar-se, em percentual elevadíssimo, em retardada mental, que pode atingir forma moderada ou grave.

As manifestações da doença têm início quando a criança começa a nutrir-se de leite, uma fonte de proteína que contém fenilalanina. No sangue, a fenilalanina acha-se em níveis elevados, atingindo até 20mg/dl (a taxa normal é de 1 a 3mg/dl), assim como a presença do ácido fenilpirúvico, havendo também presença de outros metabólitos como o ácido fenilático.

O tratamento precoce tem a capacidade de impedir ou evitar o retardamento mental, sendo que o teste de Guntrie (retirada do sangue do lactente após o início de sua alimentação e antes da alta do berçário) dá resultados qualitativos, sendo o teste complementado por outros meios que dão o teor de fenilalanina no sangue.

São descritos três tipos de fenilcetonúria: o tipo I (nível de fenilalanina mais alto); o tipo II, em que o nível é mais baixo e o tipo III, deforma transitória.

O tratamento é feito por meio de dietas de acordo com o tipo de fenilcetonúria, isto é, restrição de fenilalanina, devendo fornecer em quotas adequadas os elementos nutritivos para o crescimento e desenvolvimento da criança, incluindo os teores adequados de fenilalanina sem proporcionar excesso para metabolização pela via do ácido fenilpirúvico. As necessidades de uma criança normal em fenilalanina, na presença de tirosina, é de 47 a 90mg/kg/dia.

Alimentos pobres em fenilalanina: todos os alimentos, com exceção das gorduras e açúcares, contêm proteínas, principalmente os de origem animal, cereais e leguminosas.

### TABELA DE ALIMENTOS POBRES EM FENILALANINA
**(em média 15mg pela quantidade usada)**

|  |  |
|---|---|
| ABÓBORA cozida | 60g |
| ALFACE | 3 folhas pequenas |
| BANANA | 120g |
| BERINJELA cozida | 45g |
| BETERRABA cozida | 15g |
| CENOURA cozida | 120g |
| COUVE cozida | 15g |
| COUVE-FLOR cozida | 15g |
| ESPINAFRE cozido | 15g |
| ESPINAFRE, creme | 15g |
| FEIJÃO cozido | 60g |
| NABO cozido | 75g |
| PÊRA | 120g |
| REPOLHO cozido | 75g |
| TOMATE cru | 60g |
| TOMATE suco | 60ml |
| LARANJA suco | 160ml |
| ABACAXI cru | 180g |
| ARROZ cozido | 75g |
| FIGO, com a casca | 1 unidade |
| GOIABA crua | 1 unidade |
| LARANJA | 1 unidade |
| MAÇÃ crua | 1 unidade |
| MAMÃO | 1 fatia |
| MANGA | 1 un. peq. |
| PÊRA | 1 un. peq. |
| TANGERINA | 1 unidade |
| AVEIA cozida | 15g |
| MILHO cozido | 45g |
| BATATA-inglesa | 45g |
| MACARRÃO cozido | 25g |
| UVA | 8 unidades |

Alimentos pobres em fenilalanina: açúcar, gordura vegetal, balas, melado, refrescos gasosos, sorvetes de frutas.

# Lipoproteínas

As lipoproteínas constituem complexos lipídicos ligados às proteínas, proporcionando a principal forma de transporte de triglicerídios e colesterol no sangue. Como os lipídios são insolúveis em água, eles são transportados no sangue sob forma de grupos prostéticos com as proteínas do plasma, os quilomícrons, que conduzem parte da gordura absorvida pelo intestino para o fígado ou diretamente para os tecidos.

As lipoproteínas são constituídas por volumosas partículas globulares que contêm um núcleo oleoso de lipídios (ésteres de colesterol ou triglicerídios), circundado por uma membrana polar de fosfolipídios, colesterol livre e apoproteínas. As lipoproteínas plasmáticas contêm colesterol livre e esterificado, fosfolipídios, gorduras neutras, ácidos graxos não-esterificados e traços de outras substâncias como a vitamina E e hormônios esteróides em teores variáveis. O fígado tem papel importante no metabolismo das proteínas, além da desaminação, transaminação dos ácidos graxos, formação de proteínas plasmáticas e formação de ureia para remoção da amônia dos fluidos orgânicos, assim como de outras substâncias importantes no metabolismo geral.

As lipoproteínas são divididas em seis classes que diferem entre si com relação ao tamanho e densidade, na relativa proporção de triglicerídios e ésteres de colesterol no núcleo e na natureza das apoproteínas na superfície. Cada classe de lipoproteína é originada de um tecido ou tecidos específicos, diferindo no seu catabolismo, possuindo cada uma papel definido no transporte dos lipídios no plasma que, conforme veremos adiante, é dividido em dois componentes: um, para transporte dos lipídios endógenos, e outro, para o transporte dos lipídios exógenos.

## CLASSIFICAÇÃO

1. *Quilomícrons*: constituídos por grandes partículas que ingressam no sangue originadas dos triglicerídios dietéticos e dos que são sintetizados no fígado e transportados no sangue, ocasionando turvação no soro. A fração quilomícron é constituída praticamente por triglicerídios.
   Face a um defeito hereditário na formação da lipoproteína-lipase, que é a enzima que promove a remoção dos quilomícrons do plasma, ocorre grande elevação dos quilomícrons plasmáticos que persiste por seis a oito horas ou mais, após uma refeição rica em lipídios. Secretados pela linfa, penetram depois na corrente sanguínea através da veia subclávia esquerda. Esta elevação plasmática dos quilomícrons não é considerada um fator aterogênico, em oposição aos triglicerídios de origem endógena.
   Os quilomícrons hidrossolúveis transportam os ácidos graxos no plasma, sofrendo modificação na linfa e no sangue com a adição de apoproteínas. Suas apoproteínas são originadas do intestino delgado.
   Função: transporte dos triglicerídios da dieta. Mecanismo de sua remoção: hidrólise pela lipoproteína-lipase.

2. *Quilomícrons remanescentes*: são partículas originárias dos quilomícrons e de tamanho menor que os mesmos que, ao atingir o fígado, sofrem modificação na circulação através de um receptor que admite duas proteínas componentes, as apoproteínas E e B 48.
   Função: transporte do colesterol dietético. Mecanismo de sua remoção: receptor mediador da endocitose, no fígado.

3. *Lipoproteínas de muito baixa densidade (VLDL) ou pré-beta lipoproteína*. Contêm cerca de 60% de triglicerídios e 10 a 15% de colesterol, sendo os triglicerídios de origem endógena. Origem da apoproteína: fígado e intestino delgado.
   Funções: transporte dos triglicerídios endógenos. Mecanismo de sua remoção: hidrólise pela lipoproteína-lipase. O principal componente é o triglicerídio com razoável quantidade de colesterol.

4. *Lipoproteína de baixa densidade (LDL) ou beta-lipoproteína*. O principal componente é o colesterol. O receptor que atua nas partículas de IDL é denominado receptor de lipoproteína de baixa densidade, que une as proteínas que contêm apoproteínas E ou B 100 e assim interage em ambas as partículas IDL e LDL.
   Função: transporte do colesterol endógeno. Mecanismo de receptor-mediador da endocitose no fígado ou tecidos

extra-hepáticos. Origem das apoproteínas: IDL.
5. *Lipoproteínas de densidade intermediária (IDL)*. Penetrando no endotélio, as partículas de IDL têm dois destinos metabólicos, sendo algumas partículas removidas rapidamente pelo fígado e cerca da metade não sofrendo a remoção pelo fígado.
Função: transporte dos triglicerídios endógenos e hidrólise pela lipoproteína-lipase. Origem das apoproteínas: VLDL.
6. *Lipoproteínas de alta densidade (HDL)*. Principais componentes lipídicos: colesterol e fosfolipídios.
Função: facilita a remoção do colesterol dos tecidos extra-hepáticos. Origem das apoproteínas: fígado e intestino delgado.

## VIAS NORMAIS DE TRANSPORTE DAS LIPOPROTEÍNAS

Constituem caminhos do transporte dos lipídios que penetram da parte do fígado e de outros tecidos como o intestino, onde diversas transformações são realizadas durante o percurso até sua utilização e excreção.

### Via Endógena

Constitui importante via em que são processadas transformações e transporte das lipoproteínas de muito baixa densidade, de densidade intermediária e de baixa densidade. A via metabólica dos lipídios endógenos inicia-se após ocorrer a secreção hepática de triglicerídios e colesterol no plasma sob forma de lipoproteínas de muito baixa densidade (VLDL), sendo a secreção estimulada por elevada produção calórica que induz o fígado a reunir triglicerídios para lançá-los na circulação e armazená-los no tecido adiposo.

A lipoproteína-lipase atua nos quilomícrons e também cinde os triglicerídios da VLDL nos capilares, liberando a IDL que, após sua liberação do endotélio, tem suas partículas seguindo dois destinos metabólicos, sendo que algumas experimentam rápida modificação no fígado através de um receptor denominado mediador endocitose. O receptor que atua nas partículas de IDL é denominado receptor lipoproteínas de baixa densidade (LDL), que une as proteínas e contém apoproteínas E ou B 100, interagindo, assim, com ambas as partículas de IDL e LDL.

Cerca da metade das partículas de IDL segue dois destinos metabólicos, sendo que algumas experimentam rápida clarificação pelo fígado, porém a metade permanece na circulação, onde a maior parte dos triglicerídios remanescentes sofre renovação.

A densidade sofre aumento depois que se tornam LDL, que circula por bastante tempo no lúmen, que representando o maior reservatório de colesterol plasmático humano, cerca de 60 a 70% do total. Este colesterol é rapidamente absorvido pela lipoproteína de alta densidade (HDL), sofrendo esterificação nesse local, em que ácidos graxos de cadeia longa sofrem a ação de uma enzima plasmática.

Havendo necessidade de colesterol para satisfazer a formação de várias substâncias, como hormônios esteróides, ácidos biliares e novas membranas, o fígado ou tecidos extra-hepáticos sintetizam os receptores LDL, obtendo colesterol pelo mediador-receptor endocitose de LDL.

Os novos ésteres de colesterol formados sofrem rápida transferência de HDL para VLDL ou LDL-partículas por um transferente, a éster-colesterol-proteína, no plasma. Esta partícula completa o ciclo pelo qual a LDL libera colesterol aos tecidos, retornando o colesterol às novas partículas LDL por meio de ações combinadas de HDL, LCAT e a proteína-transferente. A etapa final desse ciclo é constituída da liberação pela LDL de colesterol para os tecidos.

### Via Exógena

Esta via destina-se ao transporte dos lipídios exógenos que inicialmente sofrem incorporação aos triglicerídios intestinais e colesterol da dieta, sob forma de grandes partículas de lipoproteínas os quilomícrons, que são secretados pela linfa, passando depois para a corrente sanguínea. Os quilomícrons ao alcançarem os capilares do tecido adiposo e muscular, sofrem hidrólise pela proteína-lipase, que se encontra nas células endoteliais.

A atuação da proteína-lipase se faz sentir no núcleo dos quilomícrons, promovendo hidrólise dos triglicerídios, liberando ácidos graxos que atingem o endotélio, integrando os adipócitos ou as células musculares e sofrendo esterificação para a formação de triglicerídios que vão sofrer estocagem ou oxidação. Nessa fase, ocorre uma transformação importante dos quilomícrons, que se realiza após a remoção dos triglicerídios, que têm seu teor reduzido, permanecendo sem modificações o teor de seus colesterol-ésteres. Produtos resultantes dessa transformação constituem os quilomícrons remanescentes que exercem papel importante no tratamento dos lipídios, pois quando eles alcançam o fígado sofrem modificação na circulação através de um receptor que engloba duas proteínas componentes dos quilomícrons remanescentes, as apoproteínas E e B-48.

Outro componente importante, o colesterol livre, apresenta vários destinos: formação de lipoproteínas endógenas que são secretadas no plasma; excreção pela bile como colesterol ou conversão em ácidos biliares.

## CLASSIFICAÇÃO DAS HIPERLIPOPROTEINEMIAS

As hiperlipoproteinemias constituem um dos fatores mais importantes na gênese de manifestações de cunho degenerativo que apresentam grande incidência de mortalidade e risco de saúde pública. Estudos populacionais revelaram que uma concentração de colesterol total ou HDL plasmática representa um maior fator de risco para a ocorrência da aterosclerose.

As hiperliproproteinemias podem ser de origem familiar ou adquirida, primárias e secundárias. As secundárias representam complicações de distúrbios metabólicos, como o diabete sacarino, a obesidade, assim como no hipotiroidismo e no alcoolismo. Apresentam cinco formas divididas em dois grandes grupos: aquelas causadas por um simples defeito genético (hiperlipidemias monogênicas) e aquelas originadas pela combinação de múltiplos fatores genéticos que atuam juntamente com a soma de insultos, denominadas hiperlipoproteinemias poligênicas. As monogênicas são inerentes a uma previsível forma mendelliana, pois cada membro da família pode ser classificado como afetado ou não-afetado.

Na hiperlipidemia multifactorial observa-se concentrações lipídicas plasmáticas de uma família inteira com tendência para teor lipídico acima do normal. De todos os indivíduos da população com hiperlipoproteinemia, a maioria apresenta o tipo multifatorial. Já os indivíduos com as formas monogênicas de hiperlipoproteinemia, têm geralmente altas concentrações de lipídios do que aqueles com o tipo poligênico.

Entre as formas secundárias de hiperlipoproteinemia, são assinaladas as encontradas no diabete: elevação da VLDL e ocasionalmente quilomícrons, ocasionados por um aumento da secreção e diminuição do metabolismo da LDL devido à supressão de receptores LDL. Na hiperlipidemia alcoólica, a VLDL encontra-se aumentada e comumente os quilomícrons, ocorrendo o aumento da VLDL em indivíduos geneticamente predispostos à hipertrigliceridemia. Na síndrome nefrótica, duas lipoproteínas encontram-se aumentadas: a VLDL e a LDL; na uremia, a VLDL pelo decréscimo do catabolismo dessas lipoproteínas; nos contraceptivos orais, a VLDL acha-se aumentada e ocasionalmente os quilomícrons. Diversos mecanismos concorrem para essas anomalias, como o aumento da secreção, decréscimo do metabolismo, desvio do colesterol biliar e fosfolipídios no sangue, aumento da secreção de VLDL em indivíduos geneticamente predispostos à hipertrigliceridemia. Os indivíduos com hiperlipoproteinemia apresentam concentração elevada de colesterol e/ou triglicerídios no plasma, cujo limite varia com o sexo e a idade.

Para o diagnóstico, o conhecimento das concentrações plasmáticas de colesterol e triglicerídios, via de regra, revela a classe de lipoproteína elevada, o que permite fazer o diagnóstico genético. Concentração alta de colesterol, na presença de taxa normal de triglicerídios, quase sempre é devida a uma concentração excessiva de LDL, o que significa ser devida a uma hipercolesterolemia patogênica (no caso de elevação da LDL, concentração de 95%). Moderada concentração de colesterol e triglicerídios comumente indica elevação de LDL e VLDL.*

Cinco formas de hiperlipoproteinemia de origem familiar ou adquirida podem ser descritas:

*Tipo I* — Incapacidade de regular os triglicerídios manifestando-se por crises repetidas de dor abdominal (tipo cólica), lesões cutâneas, papulares amareladas, hepatoesplenomegalia, lipemia vetiniana.

*Tipo II* — Aumento do colesterol plasmático, podendo manifestar-se pela presença do xantoma tendinoso ou tuberoso e aterosclerose avançada; sendo transmitido como um braço dominante.

---

\* *Concentrações de triglicerídios em torno de 200-800mg/dl com taxa normal ou próxima do normal de colesterol indicam uma simples elevação de VLDL, assim como elevações em torno de 1.000mg/dl indicam comumente a presença de quilomícrons e um dos dois somente ou em adição, uma elevação de VLDL. Uma moderada elevação de colesterol e triglicerídios indica que o indivíduo apresenta elevação de LDL e VLDL, o que se observa frequentemente na hiperlipoproteinemia familiar e menos comumente na hipercolesterolemia familiar; da mesma maneira, uma elevação combinada pode ser também um sinal de dois beta-liproteinemia familiar, o que pode ser suspeitado se o indivíduo apresentar xantoma palmar ou tuberoso.*

*Tipo III* — Aumento do colesterol plasmático e dos triglicerídios; alto índice de aterosclerose; xantoma plano, xantomas túbero-eruptivos.

*Tipo IV* — Aumento dos triglicerídios endógenos, associado à hiperuricemia e à aterosclerose coronariana; tolerância anormal à glicose.

*Tipo V* — Caracterizado pela relação alfa entre os triglicerídios e colesterol, podendo apresentar todos os sintomas do tipo I e VLDL e quilomícrons elevados.

Os tipos II e IV representam a maioria das desordens clínicas; os tipos III e V sao pouco comuns, e o tipo I é raro.

## HIPERLIPOPROTEINEMIAS

Frederickson e col. assinalam que as dosagens das lipoproteínas de per si representam melhores indicações de anormalidades da lipemia do que as análises das concentrações das frações isoladas das mesmas. Sua classificação original das hiperlipoproteinemias (HLP) em cinco tipos sofreu modificação para:

*Tipo I* — hiperquilometria (colesterol normal ou elevado mais triglicerídios muito elevados);

*Tipo II* — hipercolesterolemia (HDL aumentada);

*Tipo III (ou II b)* — hipercolesterolemia com hipertrigliceridemia endógena (tipo II b, LDL e VLDL) aumentadas e tipo III ILDL elevada;

*Tipo IV* — hipertrigliceridemia endógena (VLDL aumentada);

*Tipo V* — hipertrigliceridemia mista (quilomícrons e VLDL aumentados).

## PRINCIPAIS CARACTERÍSTICAS DAS HIPERLIPOPROTEINEMIAS PRIMÁRIAS

*Tipo I* — Incidência rara; de início na infância; colesterol normal ou elevado; triglicerídios acentuadamente elevados; quilomícrons elevados.

*Tipo II* — Comum; início na infância (casos graves); colesterol elevado; triglicerídios normais ou ligeiramente elevados; LDL aumentada.

*Tipo IIb ou III* — Relativamente incomum; adulto (em torno dos 20 anos); triglicerídios comumente elevados; colesterol elevado; IIb: VLDL e LDL aumentadas; III: ILDL aumentada.

*Tipo IV* — Comum; adulto; colesterol normal ou elevado; triglicerídios elevados; VDLD aumentada.

*Tipo V* — Incomum; início: fase adulta; colesterol elevado ou normal; triglicerídios elevados a aceleradamente elevados; VLDL e quilomícrons elevados.

## CONSIDERAÇÕES SOBRE OS FATORES DE RISCO

Considerando os conhecimentos atuais sobre a aterosclerose, a qual é multifatorial, havendo inter-relação entre os fatores que interagem no processo de instalação, velocidade de progressão e evolução clínica, grande é o número de evidências a que se deve dar ênfase como os diversos fatores de risco: antecedentes familiares positivos, aumento do nível de colesterol sanguíneo, níveis de pressão arterial, fumo excessivo, vida sedentária, ausência de exercícios físicos adequados, controle do peso do indivíduo, controle da glicemia nos diabéticos.

Numerosas populações estudadas mostraram que uma elevada concentração de colesterol total ou LDL-colesterol no plasma constitui um maior fator de risco para o aparecimento da aterosclerose. Além disso, nas desordens monogênicas, as famílias estudadas assinalaram uma maior incidência de risco de doença vascular. No entanto, no tratamento das hiperlipoproteinemias, têm sido formuladas controvérsias, principalmente porque a redução dos lipídios plasmáticos não tem sido prospectivamente demonstrada no prolongamento ou diminuição das complicações clínicas da aterosclerose. Contudo, em 1984, os resultados do Lipid Research Clinics Coronary Primary Prevention, num estudo duplo-cego, assinalaram fortes evidências que a redução das concentrações de LDL plasmáticas podem reduzir o risco de doença coronária.

A aterosclerose, de acordo com estatísticas, é rara nos povos cuja alimentação é pobre em colesterol e lipídios, sendo que as dietas ricas são fatores que contribuem para a elevação do colesterol plasmático, pois a alteração no metabolismo do colesterol é um dos fatores desencadeantes da aterosclerose, em que ocorrem modificações na camada íntima, na camada elástica interna e na camada média das íntimas. Atualmente, acha-se melhor conhecida, além da arteriosclerose lipidogênica focal, uma outra forma, a arteriosclerose difusa, esclerosante, fisiológica, não-lipidogênica, condicionada por fatores ainda não bem identificados no homem, mas demonstrados experimentalmente com a nutrição vital na funcionalidade da parede arterial.

De acordo com diversos autores, entre eles o Prof. Ismar Chaves da Silveira, acha-se assinalado que o fumo apresenta relação com a hiperlipidemia, pois das 1.200 substâncias identificadas no tabaco, pelo menos duas se revestem de importância com relação à lipidemia e aos efeitos cardiovasculares, que são a nicotina e o monóxido de carbono. A bibliografia referente ao fumo assinala que a nicotina exerce influência na lipidemia, assim como sua ação estimulante sobre o tecido ganglionar, supra-renal e cromafínico, acarretando maior produção de catecolaminas endógenas. O Prof. Chaves da Silveira assinala ainda que a nicotina estimula a adesividade plaquetária, e, combinada com o dióxido de carbono e outras substâncias do tabaco, baixa o teor sérico e leucocitário do ácido ascórbico, havendo aumento de colesterol e da probabilidade de formação de placas ateromatosas.

## FATORES DE RISCO

Estudos epidemiológicos colocam a hipercolesterolemia como um dos principais fatores de risco, assim como a hipertensão arterial, o tabagismo e o estresse, o hipotiroidismo — onde existe uma forma de hipercolesterolemia que acelera o processo de aterosclerose —, as nefroses, as obstruções biliares e o fumo. No diabete, nem sempre a hiperlipidemia o acompanha, embora seja muito grande a interdependência entre o diabete e a hiperlipidemia.

O Prof. Isaac Waissman assinala que em sua experiência é grande a associação de diabete e hiperlipidemia tipo IV e, por vezes, mesmo indivíduos sem carga hereditária, são considerados suspeitos de diabete químico, subclínico ou latente. Poderia haver no diabete um vício genético, alélico, que justificaria uma hiperlipoproteinemia do tipo II, aumento acentuado de VLDL e considerável aumento do colesterol.

Dois constituintes do sangue representam os principais fatores de risco no desenvolvimento da aterosclerose: o colesterol e os triglicerídeos, podendo a hiperlipidemia ser originada por um transtorno metabólico primário, por um transtorno metabólico secundário a alguma doença como o hipotiroidismo, diabete, nefrose, obstrução biliar ou pancreática aguda e, finalmente, pela associação com outras alterações metabólicas (hiperinsulinismo, intolerância à glicose).

## TRATAMENTO

A principal medida é de ordem dietética, evitando os chamados fatores de risco, principalmente a hipertensão arterial, a obesidade e a vida sedentária. A dieta constitui indubitavelmente o principal escopo em qualquer afecção de origem metabólica ou que intervenha nos processos metabólicos. Ela pode ser preventiva e terapêutica. Na prevenção e/ou tratamento dos vários tipos de hiperlipoproteinemia acham-se recomendadas várias medidas de ordem dietética como: ingestão energética ajustada para atingir ou manter o peso ideal; não mais de 35% das calorias totais devem ser fornecidas pelos lipídios; os ácidos graxos saturados deverão ser restringidos a 10% das calorias totais; os ácidos graxos poliinsaturados deverão compreender 10 a 11%, incluindo o ômega-3; o colesterol dietético e restringido a menos de 200mg/dia. O teor de proteínas e glicídios também devem ser considerado.

Clínicos experientes e nutricionistas não concordam que virtualmente todos os pacientes com hiperlipoproteinemia primária ou secundária possam ser tratados com uma simples dieta.

Fredrickson enfatizou a questão da dieta com relação ao diagnóstico nos estados hiperlipêmicos antes de ser realizado o exame, aconselhando que se faça dieta predominantemente de glicídios, com o teor de proteínas e lipídios mais ou menos igual.

Assinala-se que para a análise da lipemia, o sangue deve ser colhido após 12 a 14 horas de jejum. A correlação da colesterol em ia com a incidência de cardiopatia coronariana prematura mostra risco crescente com o aumento das cifras de colesterol e triglicérides.

# Triglicérides

São ésteres de glicerol com três ácidos graxos, contendo comumente uma associação de dois ou três ácidos graxos diferentes e mais raramente três ácidos graxos idênticos, sendo elevado o número de ácidos graxos encontrados nos alimentos naturais, possibilitando suas combinações grande número de triglicérides diferentes em cada tipo de lipídio. A maioria dos lipídios da dieta normal caracteriza-se por possuir 84% de triglicérides de cadeia longa (TCL), sendo o total de triglicérides da dieta de 90 a 95%.

São descritos três tipos de triglicérides: os de cadeia longa (TCL), os de cadeia média (TCM) e os cadeia curta (TCC), salientando-se a importância do posicionamento dos ácidos graxos nas moléculas, assim como o comprimento da cadeia e o grau de saturação do ácido graxo, condições que interferem sobre a digestibilidade, a absorção e o ponto de fusão das gorduras.

A eficiência da absorção dos triglicérides é de 80% ou mais, preferencialmente os ácidos graxos essenciais e sua hidrólise pelo calor ou por enzimas específicas, como as lipases, produzem glicerol, di e monoglicérides e ácidos graxos.

Os triglicérides de cadeia curta (TCC-C6), de cadeia média (TCM-C-C) e os dois de cadeia longa (TCL-12) saturados e monoinsaturados podem ser sintetizados no organismo a partir de proteínas e glicídios da dieta.

Na dieta normal, a maioria dos lipídios é constituída de triglicérides de cadeia longa, que contêm os ácidos graxos mirístico, palmítico, esteárico, araquidônico e lingnocérico, encontrados em gorduras animais saturadas (manteiga, cacau, manteiga de cacau); os de cadeia média possuem os ácidos graxos caprílico, capróico, cáprico e láurico, encontrados no coco, babaçu, amêndoa e, em pequeno teor, no leite; os triglicérides de cadeia curta contêm os ácidos acético, propiônico, e butírico, encontrados na manteiga e na fermentação de fibras vegetais por bactérias do cólon. Os triglicérides de cadeia média são mais solúveis que os de cadeia longa, apresentando pouca significação nutricional, exceto em dietas terapêuticas em síndromes de má absorção, como na cirrose biliar primária, síndrome do intestino curto, fibrose cística do pâncreas, desnutrição, além de outras indicações.

## DIGESTÃO

### Triglicérides de cadeia longa

A digestão dos triglicérides de cadeia longa difere da digestão dos de cadeia média e de cadeia curta, sendo a destes dois últimos muito semelhante. Através de ações mecânicas e químicas do estômago, a gordura alimentar é liberada sob forma de emulsão instável e grosseira. Na parte superior do duodeno são secretados os sucos digestivos que realizam a digestão dos lipídios, processo em que intervém a bile e o suco pancreático.

No intestino, a gordura, através de processo de emulsificação realizada pelos ácidos biliares e fosfolipídios da bile e ação mecânica intestinal, tem a emulsão grosseira transformada em emulsão estável e fina, sendo as gotículas de gordura constituídas por triglicérides, diglicérides e ácidos graxos, formando a chamada fase oleosa que fica dispersa no bolo do conteúdo intestinal, que constitui a fase aquosa. A digestão enzimática dos TCL ocorre na interfase óleo-água através da lipase pancreática glicerol-éster-hidrolase presente na fase aquosa sobre uma fina emulsão estável firmemente dividida, realizada no duodeno.

As gotículas de gordura emulsificadas são constituídas principalmente de triglicérides e menor parte de triglicérides e ácidos graxos, formando a fase oleosa, que se acha dispersa no bolo do conteúdo intestinal, que constitui a fase aquosa.

Os processos de hidrólise enzimática dos triglicérides de cadeia longa têm início no duodeno, na chamada fase oleosa consistindo em duas etapas importantes: hidrólise e solubilidade dos produtos finais. A lipase pancreática libera ácidos graxos esterificados nos carbonos 1 e 3 do triglicéride glicerol e os ácidos graxos livres resultantes e os 2-monoglicérides sofrem solubilização e remoção do local da hidrólise através da formação de micelas com os ácidos biliares conjugados, assim como pequenas quantidades de outros lipídios, e com o colesterol, fosfolipídios.

As micelas formadas são menores que as gotículas de triglicérides emulsificados, formando uma dispersão clara no meio aquoso dentro do lúmen, constituindo a fase aquosa ou luminal, sendo as micelas constituídas de ácidos graxos de cadeia longa e monoglicérides pela combinação com os ácidos biliares.

Na borda em escova das vilosidades intestinais, os ácidos graxos micelares e os monoglicérides são absorvidos e transportados para as células da mucosa, passando os sais biliares ao longo do intestino até sofrerem absorção pelo íleo no teor de 95%, após separação dos outros componentes, atravessando a célula mucosa e penetrando nos capilares da veia porta que os retornam para o fígado.

Os triglicérides sofrem absorção pelas células epiteliais sob forma de monoglicérides, ácidos graxos e glicerol, sendo que 2/3 ou 3/4 dos triglicérides são absorvidos como monoglicérides.

A fase intracelular da absorção dos triglicérides de cadeia longa apresenta grande importância, pois os ácidos graxos e os monoglicérides que penetram são misturados com os já presentes na célula, necessitando sofrer conversão para triglicérides antes de deixá-la.

### Triglicérides de cadeia média

Os processos de digestão e absorção dos triglicérides de cadeia média e de cadeia curta apresentam características bastante semelhantes. A lipase gástrica que praticamente não exerce ação sobre os de cadeia longa atua sobre os de cadeia média quando a ingestão lipídica total se encontra sob forma de triglicérides de cadeia média, promovendo sua cisão. No lúmen, os TCM sofrem rápida hidrólise passando a monoglicérides e a ácidos graxos através da lipase pancreática, sofrendo os monoglicérides hidrólise posterior em glicerol e ácidos graxos, antes da absorção.

Os triglicérides e os seus produtos de digestão experimentam rápida dispersão na fase aquosa intestinal, realizando-se a captação pela célula mucosa em qualquer etapa da digestão, e até os TCM intactos podem penetrar nas células no caso da hidrólise luminal processar-se de modo incompleto, como ocorre em pacientes com insuficiência pancreática. Os TCM são diretamente absorvidos pela circulação portal, sendo transportados para o fígado, onde sofrem rápida metabolização, e, quando ativados no citosol, tornam-se também dependentes do transporte da carnitina, apresentando esse aminoácido atividade na remoção dos produtos de oxidação dos lipídios (acetil-CoA e acil-CoA) para o compartimento mitocondrial, processo que constitui a lipogênese.

A síntese dos ácidos graxos da acetil-CoA é estimulada por uma alta ingestão calórica, constituindo um dos principais processos a conversão do excesso em triglicérides no tecido adiposo. Os ácidos graxos de cadeia curta podem ser sintetizados endogenamente pelas bactérias do cólon, sendo produzidos cerca de 83%, que sofrem rápida absorção pela mucosa do cólon. Os TCM e os triglicérides de cadeia curta podem entrar na célula intactos, porém em parte hidrolizados como di e monoglicérides e como ácidos graxos e glicerol, penetrando na veia porta e daí diretamente para o fígado.

Estudos realizados assinalaram a importância dos ácidos graxos de cadeia curta juntamente com a pectina no aumento da capacidade de absorção do intestino após o jejum e ressecção intestinal.

### Sumário do metabolismo dos TCM

Na absorção intestinal prescindem da presença da lipase pancreática e de sais biliares. A eficiência de sua absorção é de 80% ou mais, preferentemente os ácidos graxos poliinsaturados aos não-saturados.

São transportados pela veia porta.

— O clareamento plasmático é mais rápido. Os ácidos graxos livres não necessitam ligação plasmática com a albumina.
— Formam corpos cetônicos, para oxidação nos tecidos periféricos.
— Destinam-se principalmente à beta-oxidação.
— Na ativação mitocondrial, não necessitam do transporte de carnitina.
— Não são armazenados no fígado ou tecido adiposo.
— No lúmen intestinal são rapidamente hidrolisados a monoglicérides são veiculados pela manteiga e pela gordura de coco. Os monoglicérides e ácidos graxos pela lipase pancreática.
— Constituem fonte energética preferencial aos TCL ou à glicose, atuando no equilíbrio nitrogenado; combatem a bacteremia, por não comprometer o sistema retículo-endotelial hepático.
— São indicados na alimentação anteral e parenteral em diversas afecções, apresentando contra-indicação.

### Triglicérides de cadeia curta

Seu metabolismo é semelhante aos de cadeia média, sendo os ácidos graxos de cadeia média sintetizados endogenamente através das bactérias do cólon. Seus triglicérides são veiculados pela manteiga e pela gordura de coco. Os monoglicérides e os ácidos graxos são solubilizados para formação de micelas mistas e sais biliares.

Os triglicérides de cadeia curta, assim como os de cadeia média, penetram intactos na célula da mucosa, hidrolisados como di e monoglicérides e transportados para o fígado, que é a rota para os ácidos graxos com menos de 12 carbonos.

## SÍNTESE DOS TRIGLICÉRIDES

Tanto a síntese dos triglicérides como a sua deposição nos tecidos tem como consequência o armazenamento do excesso de energia no organismo, sendo o fígado, o tecido adiposo e a massa intestinal os principais locais da síntese dos triglicérides, ativando cada ácido graxo a acil-CoA, assim como esterificando com o glicerol, iniciando-se o processo com a alfa-glicose-fosfato, principal fonte para a síntese dos triglicérides em todos os tecidos.

O processo de síntese é estimulado no jejum após a ingestão de alimentos, quando a disponibilidade de glicose é alta. Os triglicérides do tecido adiposo, assim como as proteínas tissulares estão em um equilíbrio dinâmico com contínua quebra e ressíntese, influenciando de maneira apreciável o teor de gorduras.

## TRANSPORTE E ARMAZENAMENTO

O transporte plasmático dos triglicérides é realizado sob forma de quilomícrons, triglicérides oriundos da absorção intestinal ou como lipoproteínas de baixa densidade que deixa a célula e penetram nos linfócitos, alcançando a veia subclávia através do ducto torácico.

O transporte dos lipídios apresenta papel importante na produção de energia, sendo as principais formas de lipídios encontrados no plasma ou no soro normal representados pelos triglicérides, colesterol, fosfolipídios e ácidos graxos livres ou não-esterificados.

O tecido adiposo é o principal local de captação dos quilomícrons, existindo outros tecidos que possuem atividade enzimática, como a lipoproteína-lipase, sendo armazenados como gorduras saturadas, mono ou poliinsaturadas. Os triglicérides formados não se combinam com os quilomícrons, sofrendo dispersão em água, sendo incorporados às lipoproteínas de muito baixa densidade pelas células epiteliais, ocorrendo liberação das partículas lipoprotéicas que penetram nos lactíferos, alcançando a veia subclávia esquerda, dispersando-se depois em diversos locais para sua utilização pelo organismo.

---

Rompimento dos triglicérides:

Triglicérides + $H_2O^{lipase}$ → diglicérides + 1 ácido graxo
Diglicéride + $H2O^{lipase}$ → monoglicéride + 1 ácido graxo
Monoglicéride + $H2O^{lipase}$ → glicerol + 1 ácido graxo.

# Alimentos Ricos em Folacina

O ácido fólico é uma vitamina encontrada nos vegetais folhosos, carne, fígado, rim, frutas oleaginosas, cereais e leguminosas. A cocção dos alimentos reduz em cerca de 50% o seu teor. O ácido fólico atua no organismo através da folacina, necessária à função dos ácidos nucléicos DNA e RNA, material genético formado em todas as células, sendo necessário ao metabolismo normal das proteínas, reposição dos glóbulos vermelhos do sangue e prevenção de certos casos de anemia.

Suas necessidades orçam em 400mcg diários. Nas gestantes a cifra indicada é de 800mcg diários. O recém-nascido necessita de 50mcg por dia, até o 1— ano de vida, passando para 100mcg aos 4 anos. Dos 4 aos 6 anos, 200mcg diários e dos 7 aos 10 anos 300mcg por dia, e a partir dos 11 anos, 40mcg diários.

| Alimentos | Quantidade (100) g | Ácido Fólico (mcg) |
|---|---|---|
| ABÓBORA | | 20 |
| BATATA | | 8 |
| BRÓCOLOS | | 100 |
| CARNE de vaca magra | | 4 |
| CARNE de porco magra | | 16 |
| CENOURA | | 30 |
| ESPINAFRE | | 130 |
| FEIJÕES | | 12 |
| FÍGADO bovino | | 120 |
| LARANJA, suco | | 40 |
| LEITE de vaca | | 8 |
| MAÇÃ | | 8 |
| MILHO | | 7 |
| OVO | | 80 |
| QUEIJO | | 16 |

# Minerais

Os minerais constituem um grupo de elementos largamente distribuídos na natureza e que exercem papel dos mais importantes em diversas funções e setores do organismo humano. Mary Rose, no seu famoso livro The Foundations of Nutrition acentuava de modo pitoresco o papel exercido pelos minerais, comparando-os aos indivíduos que vivem independentemente ou agrupados numa metrópole, tendo, porém, necessidade de serviços essenciais comuns a todos como telefone, correios, transportes e outras utilidades, que mantêm a interdependência e a todos atendem de maneira adequada. Esses serviços coordenam as atividades de cada indivíduo ou grupo, facilitando a vida em comum, permitindo suas ações isoladas ou em comum, assim como proporcionando a melhor maneira de viverem em sociedade. Esse papel é também observado no organismo humano através de enzimas, coenzimas, hormônios e outras substâncias que coordenam isoladamente ou em associação o funcionamento harmônico do organismo.

O corpo humano apresenta em sua composição elementar 96% de sua parte sólida representados pelos compostos de hidrogênio, carbono, oxigênio e nitrogênio, que constituem os chamados princípios imediatos, proteínas, glicídios, lipídios e água. Os 4% restantes pertencem aos elementos minerais dos quais cerca de 2,5% são representados pelo cálcio e o fósforo, cabendo o restante ao potássio, sódio, manganês, magnésio, cloro, enxofre, zinco, flúor, cobre e outros minerais. O cálcio entra na composição elementar do organismo com 1,5% e o fósforo coopera com 1% nessa composição centesimal, cabendo aos demais minerais reunidos apenas 1,5%. O organismo humano, em condições normais, excreta diariamente cerca de 20 a 30g de minerais que necessitam de reposição imediata por meio da alimentação, para a regulação do equilíbrio orgânico.

Os minerais integram o corpo sob forma sólida, através da rigidez do esqueleto e dos dentes, assim como dos tecidos moles e os músculos, atoando ainda como co-fatores em diversos processos enzimáticos, e sob forma de sais solúveis nos líquidos orgânicos, agindo como eletrólitos, proporcionando-lhes a acidez ou a alcalinidade necessárias. São, portanto, essenciais à manutenção de várias funções de grande importância fisiológica como na contratilidade muscular, na função dos nervos, na coagulação sanguínea, nos processos digestivos, no equilíbrio ácido-básico, no transporte de oxigênio, entre outros.

Existem funções nas quais o equilíbrio de íons é da maior importância, como no caso do cálcio e do fósforo, cuja quantidade e proporção são necessárias à formação óssea e dentária, na regulação do cálcio e potássio, nos líquidos extra-celulares, para a atividade muscular normal. Outra função importante é a dos eletrólitos, nas quais os sais de sódio e potássio preponderam no controle osmótico do metabolismo hídrico, pois têm funções sinérgicas entre si, sendo que o excesso ou deficiência de um pode interferir no metabolismo do outro.

Certos minerais acham-se na dependência da inter-relação de vários sistemas; entretanto, o centro de todos eles são os fluidos e o meio eletrolítico em que todas as células são nutridas e que constituem o sistema de transporte do organismo. A homeostase constitui um termo empregado à regulação desses sistemas, com um total no organismo e particular relevo nos fluidos orgânicos.

A água representa cerca de 60% do peso do corpo e o volume do compartimento intracelular é quase duas vezes maior que o compartimento extracelular. No espaço extracelular, os principais cátions são o sódio, potássio, cálcio e magnésio e os principais ânions, o cloro, bicarbonatos, sulfatos, fosfatos, derivados de ácidos orgânicos (lactato, citrato) e proteínas.

Certos minerais podem agir como catalizadores em sistemas enzimáticos e representar partes integrantes de compostos orgânicos como o ferro, na molécula de hemoglobina, o iodo, na tiroxina, o cobalto, na cianocobalamina, o zinco, na insulina, o enxofre, na tiamina e na biotina.

Os minerais são encontrados nos reinos animal e vegetal sob diversas formas, concentrações variadas e próprias, pois modificações no seu teor, mesmo pequenas, podem tornar-se nocivas a certas formas de vida e exercer o papel de contaminadores, como o mercúrio, o arsênio, o chumbo e outros mais. Esse assunto apresenta grande importância face aos avanços tecnológicos que se vêm observando nos mais variados setores da atividade humana, como na formulação dos defensivos agrícolas, na água fornecida à população, no ar atmosférico de grandes concentrações humanas, pela contaminação contínua desses locais pelas indústrias metalúrgicas, de petróleo, de mineração, como é o caso da extração de ouro nos garimpos, pelo emprego de mercúrio nos rios próximos.

Assunto dos mais importantes é o referente ao papel e à toxicidade de certos minerais considerados elementos-traços como o boro, que exerce papel essencial em plantas, desconhecendo-se essencialidade biológica para outros minerais que têm sido encontrados sob forma de vestígio em tecidos de origem animal e vegetal. Sob o ponto de vista ambiental e nutricional, certos minerais têm demonstrado ação das mais nocivas como o mercúrio, o chumbo, o cádmio e o arsênio.

O mercúrio, sob forma de metilmercúrio, já foi encontrado em peixes, sendo o exemplo de Minamata, no Japão, dos mais recentes e trágicos. O chumbo é outro elemento que tem ocasionado perturbações as mais sérias, penetrando no organismo pelo ar, alimentos contaminados e pela tinta de pintura das paredes. O cádmio tem sido incriminado de produzir hipertensão arterial em ratos, assim como no homem, assunto ainda pouco esclarecido, descrevendo-se um surto de envenenamento pelo cádmio no Japão pelo consumo de água poluída de um rio em pacientes com deficiência de cálcio e de vitamina D. O arsênio também pode exercer ação tóxica, mesmo em pequenas quantidades, através de inseticidas.

Os minerais são encontrados nos alimentos sob diversas formas e teores em associação ou mistura com outros elementos nutritivos, sendo que alguns alimentos industrializados quase não contêm minerais. Estudos realizados revelaram que oito dos chamados elementos-traços classificados como nutrientes essenciais através de pesquisas mostram a necessidade de outros estudos que demonstrem seu papel protetor e útil ao organismo, dentro de uma limitada proporção quantitativa, assinala King.

Quanto à observação de manifestações encontradas em animais e no homem, acha-se assinalado que a deficiência de níquel tem sido encontrada em certos animais e a deficiência de estanho não foi encontrada no homem; a deficiência de vanádio foi encontrada em alguns animais.

## FATORES QUE ACARRETAM LIMITAÇÃO OU AUMENTO DA UTILIZAÇÃO DE MINERAIS NO ORGANISMO

Esses fatores podem ser divididos em dois grupos:

1. *Fatores inerentes ao organismo:*
   São aqueles que reduzem a absorção intestinal, perdas, utilização, afecções diversas, alimentos ricos em fibras, entre outros.
2. *Fatores inerentes aos alimentos:*
   Sua composição química, interações entre os minerais, preparo culinário, características do solo em que são cultivados, ação de agentes quelantes como o ácido fítico, ácido oxálico, entre outros.
3. *Interações entre minerais:*
   Diversos minerais em excesso ou déficit, estado físico e químico em que se encontram podem promover interações como:
   - Cálcio/fósforo: a relação ideal é 1:1, na idade adulta, e de 2:1 na infância.
   - Cálcio/zinco: o cálcio em excesso na dieta inibe a absorção do zinco, sendo que o zinco em teor elevado inibe a absorção do cálcio no adulto.
   - Zinco/cobre: o excesso de zinco alimentar reduz a utilização do cobre nos adolescentes e nos idosos.

### Classificação dos Minerais

| Macroelementos | Micro-elementos essenciais | Traços |
|---|---|---|
| Cálcio (Ca[20]) | Cobalto (Co[27]) | Arsênio (As[33]) |
| Cloro (Cl[17]) | Cobre (Cu[29]) | Boro (Bo[5]) |
| Enxofre (S[16]) | Cromo (Cr[24]) | Cádmio (C[48]) |
| Fósforo (P[15]) | Estanho (Es[50]) | Chumbo (Pb[82]) |
| Magnésio (Mg[12]) | Ferro (Fe[26]) | Estrôncio (Sr[3]) |
| Potássio (K[19]) | Flúor (Fl[9]) | Lítio (Li[3]) |
| Sódio (Na[11]) | Iodo (I[53]) | Mercúrio (Hg[80]) |
| | Manganês (Mn[26]) | |
| | Molibdênio (Mo[42]) | |
| | Níquel (Ni[28]) | |
| | Selênio (Se[34]) | |
| | Silício (Si[14]) | |
| | Vanádio (Va[23]) | |
| | Zinco (Zi[30]) | |

Elementos eletro-positivos:
$Na^+$   $K^+$   $Ca^{++}$   $Mg^{++}$

Elementos eletro-negativos:
$Cl^-$   $P^-$   $S^-$

**Composição dos Fluidos Orgânicos (mEq/litro)**

| Cátions | Ânions |
|---|---|
| Sódio: 135-145 | Cloro: 98-106 |
| Potássio: 3,5-5,0 | Bicarbófiato: 24-48 |
| Cálcio: 1,5-2,0 | Fosfato e sulfato: 2,0-5,0 |
| | Ânions orgânicos: 3,0-6,0 |
| | Proteínas: 15,0-20,0 |

Diversas drogas exercem efeito prejudicial em vários minerais, sendo as mais conhecidas as que atuam sobre o cálcio, o ferro, o magnésio, o potássio, o sódio e o zinco.

*Cálcio*: os convulsivantes aumentam seu catabolismo; os diuréticos, a excreção renal, assim como a gentamicina, o ácido etacrínico e o álcool.

*Ferro*: o cloranfenicol suprime a síntese de hemoglobina; o bicarbonato e a colestiramina diminuem sua absorção; os contraceptivos orais aumentam sua excreção.

*Magnésio*: diversas drogas aumentam sua excreção renal: diuréticos, gentamicina, ácido etacrínico, cloreto de amônio.

*Potássio*: aumentam sua excreção renal: diuréticos, colchicina, gentamicina, neomicina, anfotericina B, laxativos.

*Sódio*: aumentam sua excreção renal: diuréticos, clofibrato, ocitocina, ácido etacrínico. Aumentam sua excreção fecal: neomicina e colchicina. Induzem a secreção inapropriada do hormônio antidiurético: clorpropamida, vincristina, tolbutamida, ciclofosfamida.

*Zinco*: aumentam sua excreção renal: ácido etacrínico, cloranfenicol, clortalidona, contraceptivos orais.

# Arsênio (As)

Número atômico: 33
Peso atômico: 79,4

*Elemento-traço*. É um dos minerais mais antigos, tendo sido usado há 2.400 anos, na Grécia, e, em Roma, conhecido como agente terapêutico e substância tóxica. Encontrado no solo, no ar e água das fontes potáveis. Sua aplicação em herbicidas e pesticidas tem incrementado os casos de intoxicação. A ingestão média diária é de cerca de 300mcg, que são ingeridos com os alimentos e a água, sendo encontrado sob forma elementar e em estado de oxidação trivalente.

A absorção gástrica de arsênio orgânico medicinal varia em sua extensão, sendo armazenado no fígado, rins, coração e pulmões. Face o alto teor em sulfidrila contendo queratina, é encontrado nos cabelos e nas unhas. Eliminado pelas fezes, urina, saliva, leite, pele e pulmões.

Fisiologicamente, é importante na manutenção do ciclo de vida normal das hemácias, no metabolismo das proteínas e de várias enzimas. Sua deficiência pode causar diminuição do crescimento, anemia e cabelo áspero. Toxicidade: neuropatia periférica, dores musculares, náuseas, vômitos, diarreia.

# Boro (B)

Número atômico: 5
Peso atômico: 10,82

*Elemento-traço*. Absorvido no trato gastrintestinal, sendo desconhecido o mecanismo de absorção; rapidamente absorvido e excretado. Diminutos traços de boro são encontrados nos tecidos do organismo. Considerado essencial para o crescimento e nutrição de plantas.

Influencia a ação do paratormônio e, indiretamente, o metabolismo do cálcio, do fósforo, do magnésio e do colecalciferol. Sua deficiência causa retardo do crescimento. Toxicidade: rara quando a concentração de boro dietético exceder 100mcg/dia, causando náuseas, vômitos, diarreia, dermatite, letargia. Induz riboflavinúria.

Recomendação: via oral: 1,7-7mg/dia.

## Cádmio (Cd)

Número atômico: 48
Peso atômico: 112,4

*Elemento-traço*. Função fisiológica não estabelecida. Encontrado somente em estado de valência 2. Absorvido no trato gastrintestinal, inversamente proporcional ao teor de zinco e cobre na dieta. Após a absorção, o cádmio é transportado para o sangue, restrito somente às células sanguíneas e albumina. Encontrado na natureza com o zinco e o chumbo, promovendo a extração destas substâncias fenômenos de intoxicação. Descoberto em 1817, porém raramente usado até o conhecimento de sua propriedade metalúrgica, que ocorreu há cerca de 50 anos.

Sua alta resistência à corrosão, avaliada em suas propriedades eletromagnéticas e outros usos, explicam as várias aplicações do cádmio em galvanoplastia e seu uso em plásticos e pigmentos de tintas. Estudos de Schroeder referem o papel do cádmio no desenvolvimento da hipertensão no rato, sendo encontrado em pacientes com hipertensão arterial. Envenenamento com o cádmio foi observado no Japão, causado pela excessiva ingestão de alimentos contaminados pela poluição industrial, provocando a doença denominada Itai-Itai, caracterizada por múltiplas e dolorosas fraturas como resultado da osteomalácia.

Armazenado nos rins, fígado, ossos e dentes, no teor de 50%, sendo que estes órgãos também contêm metalotioneína, proteína de baixo peso molecular com alta afinidade para metais como o zinco e o cádmio. Um terço dos aminoácidos residuais no metabolismo é representado pela cisteína.

A meia-vida do cádmio no organismo é de um a três anos, o que torna tóxico, face à sua acumulação. Fumantes podem absorver 10 a 40mcg de cádmio.

Deficiência: desconhecida.

Toxicidade: diminuição do crescimento e da reprodução, hipertensão e disfunção renal e pulmonar.

## Cálcio (Ca)

Número atômico: 20
Peso atômico: 40,09

Macroelemento, quinto mineral mais abundante no organismo, atingindo 1,5 a 2,0% do peso corpóreo, sendo a quase totalidade encontrada no tecido ósseo e nos dentes (99%) e o restante (1%) no sangue e tecidos moles. Calcula-se que 80 a 90% do cálcio dos ossos acham-se sob forma de compostos da série das hidroxiapatitas. O osso contém ainda pequenas quantidades de magnésio, flúor, sódio, fósforo, entre outros minerais, substâncias orgânicas e água, sendo que 30% dos ossos são representados pela proteína osseína e 15% de água. A relação cálcio/fósforo do osso permanece fixa e igual a 2.15, dependendo das quantidades normais de vitamina D e do paratormônio, influindo as vitaminas A e C no desenvolvimento da cartilagem e dos osteoblastos.

Nos ossos, há constante deposição e reabsorção de cálcio influenciadas pelo paratormônio e a tirocalcitonina, controlando o primeiro a reabsorção do cálcio do osso, e o segundo inibindo a retirada de cálcio ósseo. A quantidade de cálcio que o osso necessita acha-se relacionada com o desenvolvimento do esqueleto, aumentando o conteúdo do corpo em cerca de 28g no nascimento para 1.200g na maturidade. As modificações do esqueleto frequentemente observadas na velhice ocorrem quando há predominância da reabsorção óssea, assim como uma diminuição na quantidade absoluta de tecido ósseo (osteoporose). No adulto normal, a absorção e a reabsorção são equilibradas, com calcificação ou mineralização e desmineralização dependentes do teor de cálcio e de fósforo no sangue, do líquido extracelular e do funcionamento normal das células da matriz.

As estruturas dentárias, como o esmalte e a dentina, são metabolicamente mais estáveis que os ossos, estando o fosfato de cálcio no dente sob forma de hidroxiapatita observada nos ossos, sendo a matriz protéica no esmalte de queratina e de colágeno, na dentina. O dente já formado não requer adição de cálcio, e as estruturas dentárias pobres em cálcio são suscetíveis a cáries no período de formação do dente.

Pesquisas realizadas no Laboratório Rorer do Brasil assinalam que um terço das mulheres de 45 a 75 anos são portadoras de osteoporose, doença causada por perturbações metabólicas que provocam o enfraquecimento e a redução da espessura dos ossos. A deficiência de cálcio é também causada por deficiência de cálcio e proteínas na alimentação.

## Absorção

Nem todo o cálcio ingerido é utilizado pelo organismo, pois cerca de 20 a 40% do cálcio da dieta são absorvidos no segmento mais proximal do intestino delgado por processo ativo, dependente da presença de vitamina D e da proteína de ligação do cálcio, envolvendo a forma solúvel ionizada (50-65%) ou ligada à albumina que vai para a corrente sanguínea por processo ativo. A absorção pode sofrer aumento durante os períodos de crescimento corporal, face à maior necessidade de nutrientes. Acha-se assinalada que dietas baixas em cálcio resultam em aumento de sua absorção fracionada.

A absorção do cálcio é influenciada por diversos fatores, como a quantidade adequada de vitamina D, o pH ácido da parte superior do trato gastrintestinal, onde existe maior acidez que na parte terminal, assim como da motilidade normal dessa parte do intestino, que diminui. Grandes quantidades de lipídios, fitatos ou oxalatos podem interferir na absorção do cálcio, assim como glicocorticóides, diminuindo sua absorção.

A vitamina D em grandes doses atua à maneira do paratormônio, retirando cálcio dos ossos e transferindo-o para os canalículos epifisários, daí resultando a hipercalcificação dos ossos e dentes. A vitamina D é necessária à deposição do cálcio na matriz dos ossos, exercendo efeito direto na calcificação do tecido ósseo. O paratormônio controla a mobilização do cálcio e a ação conjunta desses dois fatores constitui um bom exemplo de controle metabólico.

Os mecanismos do metabolismo do cálcio podem ser englobados em dois pares de balanços: absorção e excreção e deposição e mobilização. A absorção do cálcio acha-se relacionada com a ingestão de proteínas e de glicídios, pois uma grande percentagem de cálcio é absorvida quando a dieta apresenta alto teor de proteínas e o oposto ocorre em dietas baixas em proteínas, o que parece ser devido à influência de certos aminoácidos como a arginina, lisina e serina sobre o pH intestinal e a formação de complexos solúveis cálcio/aminoácidos. Uma dieta rica em proteínas promove uma absorção de 5% de cálcio apenas.

Quanto aos glicídios, a lactose parece aumentar a absorção do cálcio, principalmente no íleo, talvez pela atuação de lactobacilos produtores de ácido láctico que aumenta o pH intestinal, devendo ser salientado que a única fonte de lactose é o leite, que é uma das maiores fontes nutricionais de cálcio.

Os lipídios também exercem influência sobre a absorção do cálcio, pois seu excesso na dieta ou sua absorção reduzida acarretam um excesso de ácidos graxos livres no intestino, que vão combinar-se com o cálcio livre para a formação de cálcio insolúvel, de saponificação, sendo esse complexo excretado, o que se traduz na diminuição de cálcio utilizável pelo organismo. O cálcio circula no sangue sob forma iônica (50 a 60%) ou ligado à albumina.

O cálcio é encontrado sob diferentes formas: ligado a proteínas (35-45%), ligado a íons complexos como o citrato e o fosfato (5-15%), e sob forma iônica, os 50% restantes. A dosagem laboratorial é feita pelo cálcio total, porém a forma farmacologicamente ativa é a ionizada e as manifestações clínicas dependem desta fração.

A reabsorção do cálcio é, em geral, semelhante à do sódio em vários segmentos do néfron; entretanto, a reabsorção do cálcio e do sódio podem ser dissociadas para regular a concentração de cada íon. Por exemplo, o hormônio paratiroidiano intensifica a reabsorção do cálcio relativamente à do sódio, ocorrendo a intensificação no túbulo distal diretamente nos segmentos anexos.

## Excreção

A excreção urinária do cálcio é o resultado da quantidade filtrada e da soma total reabsorvida. Após sua utilização, é eliminado pelos rins, intestinos, suor, sendo a principal via a renal. A excreção urinária é de cerca de 150mg/dia; a fecal de 100mg/dia; pelo suor, 15mg/dia e pela bile, suco pancreático e saliva, menos de 1%.

O paratormônio é muito sensível às mudanças do cálcio livre ionizado no plasma, pois quando seu nível cai, a paratiróide lança seu hormônio, que atua em três vias para normalização da calcemia, mobilizando rapidamente o cálcio dos compartimentos ósseos, aumentando a absorção pela mucosa intestinal e promovendo a excreção renal de fosfatos. O PTH estimula e controla a reabsorção do cálcio, aparentemente por um efeito no túbulo distal, ao passo que os metabólitos ativos da vitamina D estimulam a reabsorção do cálcio nos túbulos proximais, facilitando sua excreção por estimulação da subida da calcemia, baixando o cálcio plasmático por decréscimo da reabsorção óssea e pela excreção do cálcio pela via renal, cuja reabsorção atinge até 99%.

Os hormônios influem no processo de absorção e reabsorção do osso, sendo que o PTH controla a reabsorção de cálcio do osso, e um hormônio tiroidiano, a tirocalcitonina, inibe a retirada do cálcio dos ossos. A concentração do cálcio ionizado é controlada pelo PTH e quando o nível normal da calcemia cai, a paratiróide lança seu hormônio, atuando sobre três vias, como já assinalamos. Assim, a combinação das três atividades restaura o cálcio e o fósforo a seus níveis balanceados no sangue. Cerca de 99% do cálcio ionizado filtrados pelo glomérulo são reabsorvidos nos túbulos renais.

## Funções

As concentrações de cálcio e de fósforo no sangue são pequenas em comparação com as dos ossos e dentes, apesar de eles estarem associados na estrutura do esqueleto e exercerem funções distintas em outros setores do organismo.

Cerca de 1% do cálcio do organismo é encontrado nos líquidos orgânicos sob três formas: não-difusível, difusível edifusível constituinte de um complexo orgânico. A função primordial do cálcio, assim como a do fósforo, é a da formação dos ossos e dos dentes, sendo que no esqueleto o balanço é realizado por dois tipos de células: os osteoblastos, que continuamente formam novas matrizes ósseas nas quais o fosfato de cálcio é depositado, e os osteoblastos que têm o balanço de suas atividades por absorção de tecido ósseo.

O cálcio é um constituinte do cimento inter-celular, sendo outra de suas funções importantes a coagulação sanguínea, que necessita de um nível normal de cálcio para a formação do coágulo sanguíneo, o que pode ser assim esquematizado:

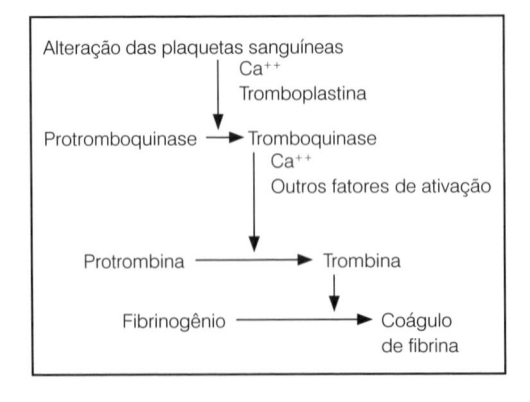

```
Alteração das plaquetas sanguíneas
                    Ca++
              Tromboplastina
                    ↓
Protromboquinase ──→ Tromboquinase
                    Ca++
              Outros fatores de ativação
                    ↓
Protrombina ──────→ Trombina
                    ↓
Fibrinogênio ─────→ Coágulo
                    de fibrina
```

O cálcio exerce papel vital na contração e relaxamento muscular, movimentando os processos bioquímicos que ocasionam a sua entrada na célula muscular; através da estimulação nervosa, coloca em movimento os processos bioquímicos que causam a ação simultânea das proteínas miosina e actina, que contraem a célula encurtando-a e espessando-a. Cada fibra muscular contém pequenas unidades contráteis denominadas miofibrilas que são compostas de miosina e actina, dois filamentos protéicos musculares. Outros minerais como o magnésio e o potássio também acham-se envolvidos no processo de contração e relaxamento muscular. A transmissão química dos impulsos nervosos é realizada pela acetilcolina liberada sob estimulação da célula nervosa, havendo necessidade da presença adequada de íons de cálcio que influem sobre a integridade do cimento intercelular.

O cálcio é um importante ativador de várias enzimas, como a adenosina trifosfatase (ATPase), que libera a energia para a contração muscular; a absorção da tiamina, através da parede do intestino delgado, requer também a presença de cálcio. A coagulação do leite no estômago é feita pela ação de uma enzima proteolítica, a renina ou labfermento que, para atuar, exige a presença de cálcio.

## Equilíbrio Cálcio/Fósforo

Há uma correlação funcional entre cálcio, potássio, sódio e magnésio necessária à manutenção da normalidade metabólica. O equilíbrio cálcio/fósforo varia durante as diversas fases da vida e da função de vários estados fisiológicos, situando-se entre 0,7-0,8, desde a primeira infância até a adolescência; no adulto, a cifra desce para 0,5, com exceção da mulher gestante e a nutriz. Não há, entretanto, uniformidade quanto aos valores de equilíbrio cálcio/fósforo entre os diversos autores.

## Hipocalcemia

Cálcio sérico abaixo de 4,5mEq (9mg/dl) (fotômetro de chama). A causa mais comum é a depleção total de cálcio do organismo pelo uso de diuréticos ou pelo trato gastrintestinal pelos vômitos, laxativos; estimulação de receptores beta-adrenérgicos; desordens primárias da função renal (a administração de grandes doses de substâncias aniônicas como ácido aminossalicílico, penicilina G, hiperaldosteronismo). Entretanto, a sua concentração plasmática pode também cair devido a alguma mudança do balanço líquido externo, e assim ocorrer uma depleção como resultado de alcalose aguda, tratamento com insulina. Os sinais proeminentes da hipocalcemia incluem a tetania, parestesias, largingospasmos, convulsões e principalmente hipersensibilidade muscular tônico-clônica.

Como causas principais de deficiência estão a privação de cálcio e vitamina D, originadas pela malabsorção ou dietas inadequadas. Esse estado acompanha-se pela diminuição do limiar de fósforo, de baixa de proteínas totais do plasma, sendo comum a hipomagnesiemia. A hipocalcemia estimula a liberação do PTH, que ocasiona mobilização do cálcio dos ossos e desmineralização. A hipocalcemia acha-se associada frequentemente à insuficiência renal avançada, assim como ao diabete, à síndrome do intestino curto, doença hepática e renal, gastrectomia, hipertiroidismo, imobilização prolongada, deficiência de vitamina D, terapia com diuréticos (furosemida) e menopausa, que diminui a absorção, assim como o álcool.

## Hipercalcemia

É resultante de uma variedade de causas: súbita ingestão de potássio por via oral ou intravenosa; acidose aguda; doença de Addison; após injeção hipertônica de manitol; nos diabéticos com insuficiência de aldosterona; pela ação do glucagon; pelo bloqueio de receptores beta-adrenérgicos; pelo uso inadequado de diuréticos poupadores de potássio. A hipercalcemia não é observada durante a insuficiência renal crônica, exceto na sua fase terminal. São descritas ainda a falsa hiperglicemia por garroteamento prolongado e pelo sangue guardado com rolha de cortiça. A hipercalcemia é encontrada ainda nas metástases osteolíticas e na tuberculose óssea disseminada.

Sinais e sintomas clínicos: náuseas, vômitos, letargia, anorexia, coma, sede, incoordenação motora, poliúria, bradicardia, hipertensão, fraqueza muscular, diminuição da função renal crônica. A hipercalcemia pode ocorrer em vários estados de diversas condições clínicas, requerendo diagnóstico diferencial e adoção de medidas adequadas. No hiperparatiroidismo, ela se acompanha de hipofosfatemia, pela diminuição da reabsorção do fósforo devido ao excessivo teor de PTH. O excesso de vitamina D constitui outra causa. A sarcoidose, entre outras granulomatoses, acompanha-se em 20% da incidência de hipercalcemia.

**Alimentos com mais de 20mg por 100g de Alimento. (Para outros alimentos consultar a Tabela)**

| | | | | |
|---|---|---|---|---|
| Abóbora, farinha | 200 | Leite condensado | 262 |
| Aipim, folhas | 303 | Leite desidratado integral | 909 |
| Alfafa | 525 | Leite desidratado desengordurado | 1.500 |
| Amêndoa | 254 | Melaço | 211 |
| Aveia, grão | 287 | Melado de cana | 591 |
| Aveia preparo instantâneo | 392 | Milho | 949 |
| Avelã | 287 | Ovo de galinha, casca em pó | 4.150 |
| Brócolos, folhas | 513 | Pablum | 780 |
| Brócolos, flores | 400 | Protenac | 792 |
| Búzio | 1.163 | Queijo cavalo | 635 |
| Caseinato de cálcio | 1.600 | Queijo Cheddar | 810 |
| Caruru | 409 | Queijo Minas | 635 |
| Couve, média | 330 | Queijo Minas frescal | 420 |
| Farinha láctea | 260 | Queijo Prato | 1.026 |
| Farinha de macambira | 1.620 | Queijo Roquefort | 315 |
| Farinha de mucunã, raízes | 740 | Quijo suíço | 1.086 |
| Farinha de peixe | 4.600 | Rim de porco | 280 |
| Farinha de soja | 300 | Sal refinado | 253 |
| Feijão, média | 320 | Tremoço amarelo cru | 1.087 |
| Flocos de cereais | 550 | Tremoço amarelo cozido | 213 |
| Folhas de mandioca | 303 | | |

## Principais Fontes de Cálcio

As melhores fontes de cálcio são os queijos, verdadeiros concentrados de leite, cujo teor em algumas variedades chega a ultrapassar 1g% e cujo cálcio é de alto valor biológico. Outras fontes são o leite, o melado e alguns vegetais. Uma excelente fonte econômica de cálcio é a casca de ovo de galinha, higienizada, dessecada em estufa ou ao sol e reduzida a pó. Seu valor biológico é igual ao do cálcio do leite, e é usada em mingaus, sopas e outras preparações culinárias.

| Recomendações (Via Oral) | | |
|---|---|---|
| | Idade (anos) | mg/dia |
| Lactentes | 0,0 – 0,5 | 400 |
| | 0,5 – 1,0 | 600 |
| Crianças | 1 a 10 | 800 |
| Adolescentes | 11 – 18 | 1.200 |
| Adultos | 19 – 24 | 1.200 |
| | 25 – 50 | 800 |
| | mais de 51 | 800 |
| Gravidez | | 1.200 |
| Lactação (1o semestre) | | 1.200 |
| Lactação (2o semestre) | | 1.200 |

## Cloreto de Sódio (ClNa)

Seu uso pelo homem data, ao que parece, de épocas pré-históricas, pois guerras foram desencadeadas para conquista de locais onde era encontrado e até animais, mesmo os herbívoros, iam buscá-lo onde quer que se encontrasse. Certos grupos nômades o desconheciam, obtendo-o, no entanto, do sangue de suas caças; ordens religiosas procuraram, em vão, privar-se de seu uso.

A uma de nossas estâncias hidrominerais deve-se a atração exercida pelo cloreto de sódio pelos animais, como a do Barreiro de Araxá. O gado de suas cercanias ou de locais distantes realizavam longas caminhadas em busca do "Barreiro" (donde o nome daquela localidade) ou "Lambedor", onde era encontrada a terra salobra, resultante da evaporação das águas minerais saturadas de sais de sódio.

O sal, sob o ponto de vista social, já foi de pagamento, derivando daí a palavra assalariado.

Gandhi, o grande idealista, colocou a obtenção do sal da água do mar pelos seus partidários como ponto de luta contra o domínio britânico na Índia.

A deficiência do cloreto de sódio e de líquidos, conhecida sob o nome desidratação, é encontrada com frequência em crianças, sendo seu combate realizado com o emprego de produtos contendo o cloreto de sódio e outros minerais, ou por processo prático e caseiro, pela administração de uma solução de água, sal e glicose, em teores adequados. O termo desidratação apresenta uma conceituação ampla, pois, além de uma alteração do equilíbrio hídrico, há, concomitantemente, modificação do equilíbrio eletrolítico. Os íons são compostos químicos que se dissociam na água, em partículas individuais (eletrólitos) — processo denominado ionização. Assim, sais, ácidos e bases são eletrólitos; os não eletrólitos, isto é, moléculas que não se ionizam, são representados pela glicose, ureia e proteínas. Cada íon, molécula dissociada de um eletrólito, pode carregar uma carga elétrica positiva ou negativa, sendo os íons positivos (cátions) encontrados nos líquidos do organismo: sódio ($Na^+$), potássio ($K^+$), cálcio ($Ca^{++}$) e magnésio ($Mg^{++}$). Os íons negativos (ânions) incluem o cloro ($Cl^-$), bicarbonato de sódio ($HCO_3^-$), fosfato ($HPO_4^-$), sulfato ($SO_4^-$), íons de ácidos orgânicos (Lactato, piruvato, acetoacetato e vários derivados protéicos). O sódio é o maior cátion no plasma e no líquido intersticial, enquanto o cloro é o maior ânion, sendo o potássio o maior cátion no líquido intracelular, e o maior ânion, o fosfato. O cloreto de sódio, como fator de retenção aquosa nos tecidos, contribui para a formação do edema. A taxa normal de cloreto de sódio no sangue oscila entre 450-500mg/dl.

### Absorção e Excreção

O cloreto de sódio é quase completamente absorvido no intestino e a excreção é realizada sob o comando do rim. Semelhante ao sódio, o cloreto de sódio é uma substância largamente conservada pela reabsorção nos túbulos renais, quando retorna à circulação plasmática, sendo sua reabsorção aumentada pela aldosterona e secundária ao controle sobre a reabsorção renal de sódio. A excreção urinária é em média de 10 a 15g diários, contendo o suor cerca de 3 a 4g%, representando também via de excreção. Em diminuta fração, elimina-se pelos intestinos. O organismo humano recebe o cloreto de sódio não só através dos alimentos que o contêm normalmente, mas sobretudo por intermédio da cota suplementar de sal de cozinha acrescentada aos alimentos.

# Cloro (Cl⁻)

Número atômico: 17
Peso atômico: 35,5

*Macroelemento* é o íon negativo que apresenta maior concentração, sendo encontrado predominantemente nos líquidos extracelulares e também dentro das células. Seu teor é tanto maior nos líquidos extracelulares quanto maior for o teor de proteínas nas células nas quais sua concentração é relativamente menor em comparação a outros íons negativos. Representa cerca de 3% do total mineral do organismo, achando-se combinado com o sódio no líquido extracelular e com o potássio nas células, mas, ao contrário dessas bases, ele pode passar livremente através das membranas celulares.

A quantidade de cloro no homem adulto normal de 70kg corresponde a 0,12% do peso corporal, ou seja, 84g. O líquido cefalorraquidiano apresenta alta concentração de cloro (124mEq ou 370mg/dl). Os cloretos estão entre os eletrólitos que intervêm na manutenção da pressão osmótica e do equilíbrio ácido-básico no organismo. Sua taxa normal no plasma é de 95-105mEq/l, sendo armazenado em pequenas quantidades na pele, tecido cutâneo e esqueleto, encontrando-se o cloro ionizado em grande teor nas secreções gastrintestinais, especialmentecomo um componente do ácido clorídrico, pois durante a digestão uma parte do cloro do sangue é utilizada para a formação do ácido clorídrico nas glândulas gástricas. Secretado, o cloro atua temporariamente com as enzimas gástricas e depois é reabsorvido na corrente sanguínea. O cálcio influencia a osmolaridade sanguínea, urinária e o balanço hídrico.

## Absorção e Excreção

O cloro é absorvido de forma rápida no trato gastrintestinal e a excreção é feita principalmente pela via renal como ânion cloreto associado a um cátion, o sódio, principalmente (170-250mEq/24 horas). Também é excretado em pequena quantidade pelas fezes, assim como pelo suor, cujo teor aumenta com a elevação da temperatura ambiente. Com o cloro também se excretam íons positivos, especialmente os de sódio, pois o destino metabólico do cloro acha-se intimamente ligado ao do sódio.

Sendo o cloro ionizado o maior componente da circulação gastrintestinal, pode ocorrer grande perda nos casos de vômitos e diarreia, levando à desidratação. A reabsorção renal é de 99%.

O cloro é encontrado sob forma de cloreto de sódio no plasma, constituindo o cloro plasmático, e nos glóbulos, cloro globular, cuja taxa é de 180mg/dia. A relação cloro plasmático/cloro globular, cujo valor normal é de 0,50, constitui o índice clorêmico de emprego clínico.

Nas acidoses fixas ou gasosas, compensadas ou descompensadas, o índice clorêmico está elevado, ocorrendo o inverso nos diversos tipos de alcalose. Há retenção de parte do cloro ingerido e as taxas médias de retenção são estimadas, aproximadamente, em 108mg, para o lactente, 277mg, para a criança em idade escolar, e 1.063mg, para o adulto. Uma elevada concentração de cloro, a hipercloremia, é característica de um déficit aquoso, e uma baixa concentração desse elemento é ocasionada por fatores que acarretam sua eliminação pela via gástrica. Tem-se excreção aumentada na administração de esteróides, adrenais ou diuréticos.

Hipercloremia: aumento da concentração plasmática do cloro, geralmente acompanhada de acidose; há necessidade de distúrbio tubular renal com incapacidade de excretar ácido titulavel e pH baixo. Mais comum em idosos e prostáticos. Há aumento do peso corporal.

Hipocloremia: redução da concentração plasmática de cloreto, frequentemente associada em alcalose e hipocalemia. Causas: perda de cloreto pelo suco gástrico por vômitos, insuficiência renal, diuréticos.

## Funções

O cloro exerce importantes funções:
1. É um dos íons mais importantes na regulação da pressão osmótica, pois o

cloro ionizado, juntamente com o sódio, mantém o balanço aquoso.
2. No equilíbrio ácido-básico, o cloro participa do fenômeno Zuntiz-Hamburger. O cloro concorre para manter duas funções fundamentais: concentração do H iônico e concentração osmótica. Participa no mecanismo de mudança do equilíbrio clorobicarbonato, realizado entre o plasma e as hemácias; o cloro ionizado exerce um papel especial na manutenção de um pH constante no sangue.
3. O cloro secretado pela mucosa gástrica como ácido clorídrico acarreta a acidez necessária para a digestão no estômago e para a ativação de enzimas, como a conversão do pepsinogênio em pepsina ativa para a digestão inicial das proteínas.

O cloro apresenta grande importância clínica na terapêutica de perturbações gastrintestinais, como nos vômitos e diarreia em que se acha diminuído, o que contribui para o agravamento das complicações da alcalose hipoclorêmica, nos estados clínicos acarretados pela desidratação, quando a reposição de cloreto de sódio e água é essencial, além de outros eletrólitos.

A doença de Cushing, causada pela hiperatividade da córtex supra-renal, ou excessivas doses de Acth ou cortisona podem produzir hipocaliemia, acarretando alcalose hipoclorêmica. O cloro elementar não tem uso médico. É usado em saúde pública no tratamento das águas destinadas ao abastecimento das comunidades; nessas águas, o teor de cloro residual deve ser de até 0,3mg/l.

Sua deficiência ocasiona alcalose metabólica. Toxicidade: acidose metabólica, cefaléia, confusão mental, hiperventilação. Causas de deficiência: doença renal crônica e falência renal aguda, diarreia, vômitos, acidose respiratória crônica, causada por mecanismo compensatório, sendo trocado pelo bicarbonato.

É usado farmacologicamente como sal, sob forma de cloretos (amônio, cálcio, magnésio, sódio, potássio).

**Necessidades (Via Oral)**

| | Idade (anos) | mg/dia |
|---|---|---|
| Lactentes | 0,0 - 0,5 | 180 |
| | 0,5 - 1,0 | 300 |
| Crianças | 1 | 350 |
| | 2-5 | 500 |
| | 6-9 | 600 |
| | 10-12 | 750 |
| Adolescentes | 13-18 | 750 |
| Adultos | | 750 |

# Chumbo (Pb)

Número atômico: 82
Peso atômico: 207,21

Elemento-traço. Função fisiológica não estabelecida. A maior parte da absorção do chumbo ocorre no trato gastrintestinal e no aparelho respiratório, variando no primeiro com a idade; adultos absorvem 10%, aproximadamente, e crianças, cerca de 40% da ingesta oral.

Pouco se sabe sobre o transporte do chumbo através da mucosa gastrintestinal, especulando-se que o cálcio pode competir como um mecanismo de transporte comum, desde que exista um relacionamento recíproco entre o conteúdo dietético de cálcio e chumbo. A absorção acha-se diminuída com a presença de cálcio, ferro, zinco e lactose na dieta.

A deficiência de ferro tem sido assinalada como aumento da absorção gastrintestinal do chumbo. A excreção é pela urina e suor. A absorção por inalação varia com a forma (vapor ou partículas), assim como a concentração. Aproximadamente 90% das partículas inaladas do ar ambiente são absorvidas. Após absorção, o chumbo inorgânico distribui-se inicialmente por vários tecidos, principalmente no epitélio tubular renal e no fígado, assim como nos ossos, dentes e cabelos, sendo que cerca de 95% se localizam nos ossos e pequenas quantidades no cérebro.

Deficiência: diminuição do crescimento; do ferro sérico, hepático e esplênico; diminuição do teor de glicose, glicérides e fosfolipídios hepáticos.

Toxicidade: diminui a reabsorção renal de glicose e aminoácidos; diminuição da capacidade de conversão renal das vitaminas D2 e D3; inibição de enzimas ATPases. Acarreta cansaço, letargia e insônia. Pode ser provocada pela inalação de gasolina.

# Cobalto (Co)

Peso atômico: 27
Número atômico: 58,94

Microelemento essencial à nutrição de certas espécies animais (carneiros e bovinos), descrevendo-se uma doença com as denominações "doença da pele áspera", "doença da costa", "marasmo epizoótico" ou "doença da Dinamarca", que ataca o gado de certas regiões da Nova Zelândia, Austrália, Flórida e outras, em que o solo é reconhecidamente pobre em cobalto. As manifestações mais frequentes da deficiência consistem em falta de crescimento, perda de apetite, anemia e emagrecimento progressivo, sendo o fígado e os rins desses animais pobres em cobalto e, ao contrário, grandes quantidades de ferro são encontradas no fígado, rins e baço dos mesmos, deles desaparecendo quando há regeneração da hemoglobina, estimulada pela administração de cobalto. Fato a assinalar é que cavalos e porcos vivendo naquelas regiões nada apresentam, o que induz a indagar se estes últimos animais necessitam de menor taxa de cobalto para suas necessidades do que os carneiros e bovinos, ou para eles o cobalto não é elemento essencial.

Em animais de laboratório, é difícil a produção experimental de deficiência de cobalto pelo fato de serem muito baixas suas necessidades. Os ratos, cães, porcos e pintos alimentados com dieta rica em cobalto apresentam uma policitemia vera, isto é, aumento do número de hemácias e do nível de hemoglobina e não por causa de uma diminuição do volume de sangue.

## Absorção e Excreção

É absorvido rapidamente pelo trato gastrintestinal.

O estudo do metabolismo do cobalto tem sido realizado graças sobretudo ao seu isótopo radioativo, usado com o traçador metabólico no rato, observando-se que 40% do cobalto administrado com os alimentos são absorvidos e os restantes 60% eliminados nas fezes.

O cobalto é encontrado somente em pequenas quantidades nos tecidos do corpo humano, sendo o fígado o local de maior armazenamento. Constitui elemento essencial da vitamina B12, na proporção de 4%, favorecendo a hematopoiese e o crescimento, e associado à formação das hemácias. Sua taxa normal, representando elemento em trânsito nas hemácias, é de cerca 1mcg/dl.

## Funções

Exerce função inibidora sobre enzimas respiratórias e aumenta a atividade de peptidases. O cobalto pode ser sua ligação com o iodo e a hormogênese tiroidiana. Além de provocar policitemia, pode causar hiperplasia da tiróide. Por ser o pâncreas relativamente rico em cobalto e níquel, foi sugerido que esses metais pudessem estar relacionados com a síntese da insulina, pois a hipoglicemia insulínica seria prolongada com a injeção de cobalto, sendo menor o efeito com o níquel. O cobalto e o níquel podem substituir o manganês na ativação da arginase.

## Fontes

Tecidos e vísceras de animais, e leite.

Deficiência: anemia perniciosa com perda de vitamina B12.

Toxicidade: não relatada no homem, pois sua quantidade na dieta geralmente está abaixo do teor para possivelmente causar efeitos tóxicos.

Recomendação: não estabelecida.

# Cobre (Cu)

Número atômico: 29
Peso atômico: 63,54

Microelemento. Essencial para diversas funções orgânicas, como a mobilização do ferro para a síntese da hemoglobina, sendo sua deficiência rara no homem, pois a quantidade nos alimentos habitualmente consumidos é adequada para prover às necessidades orgânicas em cerca de 100mg. Isso não evidencia que o cobre deva ser adicionado à dieta normal, mas profilática e terapeuticamente. Foi observada a hipocupremia na má nutrição protéico-calórica em crianças no Peru, acompanhada de anemia, neutropenia e doenças ósseas. Trabalhos recentes revelaram as mesmas manifestações em bebês prematuros alimentados exclusivamente com leite de vaca modificado, num período de dois a três meses, assim como em bebês durante prolongada alimentação parenteral.

Observações clínicas revelaram casos de indivíduos com anemia hipocrômica que não responderam à terapêutica marcial, salvo quando se lhes acrescentaram cobre. Acha-se assinalado que crianças podem apresentar um defeito genético determinado na absorção e transporte do cobre conhecido como síndrome de Menkes (cabelo enroscado), em que são observados muitos dos sintomas característicos da deficiência de cobre em animais. Essa síndrome caracteriza-se por deterioração mental progressiva, defeito na queratinização normal da pele e baixos níveis de cobre no soro e no fígado, principalmente, e associada a reduzida atividade de várias enzimas cobre-dependentes, não tendo ligação com anormalidades hematológicas.

Em animais, os estudos revelaram modificação em diversos órgãos e tecidos. Waddell, Elvehrjen, Steenbook e Hart verificaram que em ratos jovens tornados anêmicos quando submetidos a uma dieta de leite de vaca, o ferro sozinho não promovia a regeneração da hemoglobina, e a suplementação por diminutas quantidades de cobre operava a regeneração sanguínea, exercendo o manganês ação semelhante, porém menos pronunciada. Em certos animais, carneiros, cabras, porcos, cobaios e ratos com deficiência de cobre, foi observado um tipo de ataxia atribuída à citocromo-oxidase, que impede o desenvolvimento normal nos neurônios motores, tendo também sido afetada a síntese da elastina e do colágeno.

A deficiência de cobre no gado determina uma anemia severa e fatal (falling sickness, "mal de cair"), que ocorre nos rebanhos da África do Sul e também na Austrália e Inglaterra.

Baixos níveis de cobre no sangue podem ser observados no sprue, devido à sua malabsorção. Um excesso de acumulação de cobre ocorre numa rara condição herdada, conhecida como doença de Wilson, em que grande quantidade de cobre é absorvida e acumulada no fígado, cérebro, rins e córnea. A doença produz modificações degenerativas no cérebro e tecido hepático. Fumantes apresentam maior teor de ceruloplasmina e de cobre; mulheres apresentam hipercupremia, devido à estimulação da ceruloplasmina liberada pelos estrógenos.

O organismo humano contém cerca de 75 a 150mg de cobre, que se distribuem pelo fígado, ossos, coração, rins e sistema nervoso, sendo pequena a quantidade encontrada no plasma em combinação com proteínas. O fígado é o verdadeiro órgão de armazenamento do cobre, contendo o fígado do bezerro recém-nascido, oito vezes mais cobre que o do adulto, assim como crianças recém-nascidas apresentam concentrações de cobre mais altas que os adultos (87-153mg/dl para os homens e 89-137mg/dl para as mulheres). A cupremia no homem acha-se combinada no teor de 5% com a albumina, e cerca de 95% com a alfa-globulina, como ceruloplasmina (CP), identificada como ferroxidase I e ferroxidase II plasmáticas que contêm cobre, e que catalisam a oxidação do íon ferroso para férrico, possibilitando a captação de ferro pela transferrina, que é transportada aos tecidos para a síntese de compostos contendo ferro, principalmente a hemoglobina. Além dessas enzimas, são descritas três proteínas que contêm cobre: a eritrocupreína, a hepatocupreína e a cerebrocupreína. O cobre é componente das seguintes metaloenzimas: citocromo C-oxidase, que exerce importante papel na fosforilação oxidativa de muitos tecidos, principalmente músculo-esqueléticos; a monoamino-oxidase, essencial para a integridade estrutural do tecido vascular e ósseo, promovendo a maturação das proteínas do tecido conjuntivo, colágeno e elastina, da qual a mais importante amina é a lisil oxidase; a tirosinase, essencial nos processos de pigmentação, assim como na síntese da melanina; a ferroxidase I (ceruloplasmina) e a ferroxidase II, que catalisam a oxidação do íon ferroso a íon férrico; a superóxido dismutase, com importante papel de catalisadora de proteção; a dopa-B-hidroxilase, de importante ação no sistema adrenérgico, no cérebro, terminações nervosas e medula adrenal. O cobre possui ainda atividade quimioterapêutica, assim como estimulante da angiogênese.

## Absorção e Excreção

O cobre é absorvido no teor de 40 a 50% do total ingerido no estômago e no duodeno proximal, e a enzima metalotioneína intervém na sua absorção ligando-se ao cobre e outros minerais, ocorrendo a absorção por dois mecanismos: processo ativo, menor via, absorção de complexos de cobre e aminoácidos, e por via difusional, que envolve a ligação do cobre a duas frações protéicas encontradas na mucosa duodenal. O cobre é transportado para o fígado ligado à albumina e transcupreína, incorporando-se então à ceruloplasmina e várias metaloenzimas, que permite o transporte do cobre para os tecidos extra-hepáticos.

A excreção é feita pela via fecal e, em maior teor, pela bile, assim como pela urina e o suor.

Zinco e ferro exercem interações competitivas mineral-mineral com o cobre. O excesso de fibras na dieta diminui a absorção do cobre.

O cobre acha-se associado ao ferro em várias funções metabólicas importantes, como antes assinalamos.

Deficiência: provoca anemia, leucopenia, neutropenia, hipotermia e atraso do crescimento; queratinização deficiente, despigmentação capilar, degeneração da elastina aórtica; hipercolesterolemia e hiperuricemia. As causas de deficiência são: síndrome de Menkes, kwashiorkor, sprue, anemia, maior quantidade de cobre no lúmen, menor absorção de cobre.

Toxicidade: pela via oral, quando a ingestão é maior que 400mg/dia: náusea, vômitos e hemorragia gastrintestinal, diarreia, anemia hemolítica, cirrose hepática crônica, icterícia, bronquite, coma.

Mulheres apresentam hipercupremia, devido à estimulação da ceruloplasmina liberada pelos estrógenos. Fumantes apresentam maior ceruloplasmia e cobre.

**Teor de Cobre em Alimentos (mg) por 100g**

| Alimento | mg |
|---|---|
| Açúcar mascavo | 2,41 |
| Alcachofra | 0,50 |
| Amêndoa | 1,00 |
| Amendoim cru | 0,62 |
| Amendoim torrado | 1,10 |
| Arroz | 0,58 |
| Aveia | 1,00 |
| Brócolos | 0,84 |
| Cacau em pó | 4,40 |
| Caranguejo | 0,57 |
| Carne de boi média | 0,65 |
| Castanha-do-pará | 0,66 |
| Cevada | 0,50 |
| Chocolate | 1,21 |
| Cogumelos | 0,65 |
| Ervilha verde | 0,57 |
| Farinha de soja | 2,88 |
| Favas | 0,50 |
| Lentilha | 1,31 |
| Ovo de galinha, gema | 0,57 |
| Pão de centeio | 0,61 |
| Rabanete | 0,50 |

**Recomendação (Via Oral)**

| | Idade (anos) | mg/dia |
|---|---|---|
| Lactentes | 0,0 - 0,5 | 0,4 - 0,6 |
| | 0,5 - 1,0 | 0,6 - 0,7 |
| Crianças | 1 - 3 | 0,7 - 1,0 |
| | 4 - 6 | 1,0 - 1,5 |
| | 7 - 10 | 1,0 - 2,0 |
| | maiores de 11 | 1,5 - 2,5 |
| Adultos | | 1,5 - 30 |

# Cromo (Cr)

Número atômico: 24
Peso atômico: 51,996

Microelemento. O cromo acha-se relacionado com o metabolismo da glicose, possivelmente como co-fator da insulina, componente do FTG (fator de tolerância à glicose) que constitui complexo contendo Cr III em associação com os aminoácidos, glicina, cisteína e ácido glutâmico. Experiências realizadas em ratos com administração de dietas baixas em cromo promoveram os sintomas do diabete melito, que desapareceram após a administração desse mineral à água de consumo dos animais. A alta concentração de cromo nas células em estudos realizados indicam seu provável papel no metabolismo da glicose.

## Funções

O cromo aumenta o efeito periférico da insulina através da transmissão da mensagem hormonal para a célula receptora. O rato depende muito da forma orgânica do cromo FTG.

No homem adulto, o teor de cromo tecidual é de 0,02 a 0,04mcg, sendo encontrados níveis mais altos em crianças; entretanto, certas células protéicas podem conter concentrações de cromo mais altas do que as 20 partes por milhão de cromo no sangue.

Nos tecidos humanos, a concentração de cromo varia muito em diferentes regiões, na dependência de hábitos alimentares e do teor de cromo fornecido pela água.

Pesquisadores trabalhando em Jerusalém com crianças refugiadas que apresentavam grave desnutrição e incapacidade de consumir açúcar, conseguiram, após o emprego de pequenas quantidades de cromo adicionadas às dietas, que as crianças se recuperassem rapidamente. A suplementação de cromo a indivíduos jovens ocasionou aumento cinco vezes maior que o nível do estado em jejum, tendo os pesquisadores encontrado pouco ou nenhum aumento nos indivíduos idosos.

Estudos realizados com diabéticos assinalaram melhorias da tolerância à glicose após suplementação de cromo em alguns pacientes, enquanto outros não responderam satisfatoriamente. Acredita-se que nos casos de resposta favorável, talvez os pacientes estudados fossem deficientes em cromo, o que não aconteceria com os outros, o que provaria que o cromo não constitui um elemento de cura para o diabético ou um substituto para a insulina, nem seu possível relacionamento com afecções cardiovasculares. É importante no metabolismo dos lipídios e ácidos nucléicos, mantendo a integridade estrutural nuclear e regulando a expressão do gene.

Absorção: 0,5-2% do ingerido, ocorrendo no trato gastrintestinal. É transportado no sangue ligado à transferrina, sendo a sua distribuição tecidual uniforme, mas não em equilíbrio com o sangue. Fitatos diminuem sua absorção e os oxalatos a aumentam.

Excreção: pela urina (80% do cromo endógeno), e pelas fezes (excreção do cromo exógeno).

## Deficiência

Ocasiona diversas perturbações: intolerância à glicose; resistência relativa à insulina e aumento da insulina circulante; neuropatia periférica; encefalopatia metabólica; perda de peso; liberação de ácidos graxos livres prejudicada e hiperlipidemia; reduz o quociente respiratório; elevação do cromo sanguíneo (aumenta o metabolismo da glicose); hiperglicemia no jejum e glicosúria.

As manifestações de deficiência são causadas por queimaduras, trauma, administração de insulina e o exercício, os quais aumentam a excreção urinária de cromo; doença coronariana; dependência da insulina e gravidez.

Toxicidade: não relatada.

Formas de cromo: Cr II, Cr III (de menor importância biológica) e Cr VI, que é tóxico e absorvido por ingestão, inalação e contato causando câncer do intestino, dermatite e doenças respiratórias.

### Recomendação (Via Oral)

| | Idade (anos) | mcg/dia |
|---|---|---|
| Lactentes | 0,0 - 0,5 | 10 - 40 |
| | 0,5 - 1,0 | 20 - 60 |
| Crianças | 1 - 3 | 20 - 80 |
| | 4 - 6 | 30 - 120 |
| | 7 - 10 | 50 - 200 |
| | maiores de 10 | 50 - 200 |
| Adultos | | 50 - 200 |

## Fontes

Água potável 1ppm, levedo de cerveja, grãos integrais.

# Enxofre (S)

Número atômico: 16
Peso atômico: 32,06

Macroelemento essencial que penetra no organismo sob duas formas: orgânica e inorgânica. Os alimentos o contêm principalmente como constituinte dos aminoácidos metionina, cistina e cisteína e, em menor proporção, em forma inorgânica.

A forma orgânica é encontrada nas proteínas de alguns tecidos, cabelos e unhas e na mucina (salivar, gástrica e intestinal) como ácido mucoitinsulfúrico; nas glicoproteínas dos tendões, cartilagens, humor vítreo, córnea e no tecido conjuntivo, como ácido condroitinsulfúrico; no ácido taurocólico da bile; na heparina; como sulfocianeto na saliva; no glutatião; como ergotinina, composto presente nas hemácias; na tiamina; na biotina e ácido lipóico; em certos pigmentos (melanina, urocromo); na carboxilase; no tecido nervoso como sulfalipídios e nas estruturas ósseas.

Os sulfatos são encontrados geralmente nos fluidos orgânicos, estando o enxofre sanguíneo nos glóbulos e no plasma, sendo as formas inorgânicas os sulfatos de sódio, de potássio e magnésio, com o enxofre orgânico dividido em enxofre não-proteína e enxofre-proteína. As não-proteínas de enxofre orgânico incluem sulfalipídios e sulfatídios.

A sulfuremia normal é, aproximadamente, de 3 a 6mg/dl (enxofre não-proteína, enxofre inorgânico e sulfa-ésteres). Há retenção de 5mg no organismo, aumentando, com a idade, para 8mg por dia, o mesmo valendo para as crianças de 10 a 12 anos. Durante a gravidez, a retenção é de 205mg por dia.

As proteínas-enxofre são:
1. Enxofre contido em aminoácidos: metionina, cistina e cisteína.

2. Glicoproteína conjugadas de sulfato e ácido sulfúrico como a condroitina-ácido sulfúrico. Encontradas nas cartilagens e matriz óssea.
3. Queratina, uma proteína do cabelo e pele.

O nível de enxofre no plasma é de 0,07 a 0,15mEq/dl. Estudos realizados com isótopos (S 55) provaram que as plantas podem utilizar-se do enxofre orgânico na síntese dos compostos orgânicos, não o podendo fazer os animais e, dessa forma, o fornecimento de enxofre ao organismo encontra-se na dependência de três aminoácidos sulfurados: metionina, cistina e cisteína.

## Absorção e Excreção

O enxofre inorgânico é rapidamente absorvido no intestino como tal, indo direto para a circulação porta, e o enxofre contido nos aminoácidos metionina e cistina é separado da parte da proteína durante a digestão, sendo os dois aminoácidos as fontes mais importantes de enxofre para manter suas atividades. O enxofre é excretado pela urina (80%), unhas, cabelos e bile.

Como o enxofre no organismo acha-se combinado com a proteína, a quantidade excretada varia diretamente com a quantidade de proteína ingerida, assim como a diminuição das proteínas tissulares. O enxofre libertado do metabolismo das proteínas alimentares é convertido em sulfatos inorgânicos. Armazena-se nos ossos, músculos e cérebro.

Substâncias fenólicas derivadas da decomposição intestinal dos aminoácidos aromáticos fenilalanina e tirosina, e o indol e escatol, derivados do triptofano, constituem um mecanismo de detoxicação.

## Funções

O enxofre tem nítida função plástica, pois concorre para a reparação de tecidos e construção de outros; intervém, como constituinte do glutatião, no mecanismo de oxidação celular; participa dos processos de detoxicação orgânica; contribui para a estrutura da molécula de tiamina e ativação de enzimas, pois várias enzimas dependem do grupo sulfidril livre (- SH).

Um defeito hereditário raro na reabsorção do aminoácido cistina ocasiona excreção urinária de cistina (cistinúria) e repetida formação de cálculos renais formados por cistina, de coloração amarela, pelo seu conteúdo em enxofre. Um erro inato do metabolismo, que interfere não só no transporte gastrintestinal como nos túbulos renais, constitui a única causa da cistinúria e da formação de cálculos de cistina.

A cistina é pouco solúvel, precipitando-se quando em concentração elevada na urina, formando cálculos. O tratamento indicado para esse defeito, proposto por Mac Donald e Hannemann, consiste na administração de d-penicilamina, que reduz de maneira considerável a quantidade de cistina na urina de pacientes portadores desse desvio metabólico, postulando-se então que a d-penicilamina tem a propriedade de manter a cistina em solução.

Uma dieta baixa em metionina foi usada por Smith para controlar a cistinúria e a formação de cálculos desse aminoácido, associada à ingestão de líquidos em quantidade de terapia alcalinizante. Para maior detalhes, verotorde metionina e cistina em alimentos, em outro local deste livro.

## Fontes

As maiores fontes são representadas por proteínas contendo metionina e cistina.

**Teor de Enxofre de Alimentos (mais de 200mg por 100g de alimento)**

| | |
|---|---|
| Alho | 450 |
| Bacalhau | 437 |
| Camarão | 300 |
| Carne bovina | 530 |
| Carne de carneiro | 530 |
| Carne de coelho | 487 |
| Carne de frango | 300 |
| Carne de peru | 234 |
| Carne de pombo | 327 |
| Carne de porco | 270 |
| Carne de vitela | 300 |
| Coração de boi | 200 |
| Couve | 306 |
| Feijão (média) | 270 |
| Gérmen de trigo | 350 |
| Lentilha | 277 |
| Língua de boi | 200 |
| Mexilhões | 327 |
| Miolos de boi | 250 |
| Mostarda | 1.230 |
| Ovo de galinha (clara) | 692 |
| Ovo de galinha (gema) | 439 |
| Peixes de mar magros (média) | 437 |
| Peixes de mar gordos (média) | 499 |
| Peixes de água doce magros (média) | 400 |
| Peixes de água doce gordos (média) | 479 |
| Rim de boi | 200 |
| Repolho | 324 |
| Soja, grão | 300 |

## Estanho (Es)

Número atômico: 50
Peso atômico: 118,70

Microelemento. Componente do transporte de elétrons de várias proteínas; essencial ao crescimento normal. Absorvido no trato gastrintestinal, no teor de 3% da ingestão oral. A ingestão de 5 a 7mg/kg/peso pode causar branda toxicidade, provocando pneumoconiose benigna por inalação de fumo. Recomendação: 1mg, via oral. Deficiência: desconhecida.

## Estrôncio (Sr)

Número atômico: 38
Peso atômico: 87,63

Elemento-traço. Função fisiológica similar à do cálcio, atua no endurecimento de ossos e dentes. Absorção e metabolismo: armazenado no esqueleto ósseo. Deficiência: osteoporose senil. Sua toxicidade é desconhecida. Os isótopos de Sr 85 são usados para exploração óssea e o Sr 90 é usado como uma fonte pura de irradiação beta.

## Ferro (Fe)

Número atômico: 26
Peso atômico: 55,8

Microelemento dos mais abundantes na crosta terrestre, sendo apenas o silício e o alumínio mais comuns, existindo largamente em sua forma trivalente como óxido férrico ou hidróxido ou como polímeros. Nesses estados, sua atuação é limitada, exceto solubilizados por ácidos ou quelatos. Algumas plantas também possuem uma única propriedade de secretar substâncias que utilizam o ferro do solo para transporte e incorporação em enzimas contendo não-heme e heme ou para armazenamento como fitoferritina.

É essencial à formação da hemoglobina e seu corante, assim como em diversos processos biológicos. O organismo humano contém pequena quantidade de ferro, menos que 5g, teor este que não corresponde à sua importância vital, representando o sangue 7% do corpo e contendo 70% desse metal. Sua concentração sanguínea é 10 vezes maior do que a de todo o corpo e 30 vezes mais que a média de outras partes do organismo.

Depósitos de ferro no fígado, baço e medula óssea também contribuem para a concentração férrica, sendo encontradas pequenas quantidades na mioglobina do músculo; na forma de transporte, ligado à transferrina no sangue; em todas as células, como constituinte de certas enzimas, notadamente a citocromo-oxidase e catalases, assim como desidrogenases do músculo esquelético; metaloenzimas teciduais de funções respiratórias, oxidativas e de fosforilação, exercendo ação importante para o metabolismo aeróbico (transporte de elétrons para os citocromos).

Autores há que classificam o ferro em cada um desses compartimentos, respectivamente, em ferro de circulação, ferro de reserva e ferro de constituição. O ferro de circulação, no teor de 50 a 150mcg/dl, acha-se fixado no plasma, podendo ser transferido de um local para outro para utilização. Durante a transferência, ele se combina com uma das beta-globulinas do plasma, denominada transferrina.

O ferro é um constituinte necessário da hemoglobina, uma proteína conjugada, composta de quatro grupos heme contendo ferro, cada um ligado a quatro cadeias polipeptídicas, que formam a molécula de hemoglobina. O heme é responsável pela cor característica e capacidade transportadora de oxigênio no sangue, combinando-se a hemoglobina com o oxigênio nos capilares para formar oxi-hemoglobina, que é transportada na corrente sanguínea para os tecidos, quando se processa a liberação do oxigênio para tomar parte dos diversos processos oxidativos do organismo. Parte do anídrido carbônico formado é, por sua vez, transportado pela hemoglobina até os pulmões para ser eliminado, retornando com um novo suprimento de oxigênio.

A hemoglobina é, portanto, uma proteína conjugada, pertencente ao grupo das cromoproteínas, e um núcleo proteico corado, que é o heme. A globina é a fração mais importante da molécula de hemoglobina (cerca de 96% da mesma), e o núcleo prostético ou heme é, como vimos, substância complexa formada por quatro núcleos pirrólicos.

O ferro está presente na hemoglobina no estado bivalente, constituindo 0,33% da molécula, sendo o peso molecular da hemoglobina de 64.500, contendo quatro átomos de ferro por molécula, somando 1,1 mg de todo o organismo por decilitro de hemácias; cerca de 75% do ferro de todo o organismo acham-se na hemoglobina.

Outras formas de ferro essencial incluem a ferritina, a proteína de ferro armazenado, encontrada sob forma de molécula individual ou em uma forma agregada. A apoferritina tem um peso molecular de cerca de 450.000 e é composta de 24 polipeptídios subunidos. Cerca de 30% do peso de ferritina pode ser de ferro unido à ferritina, referida como uma hemossiderina, uma fração que aumenta o armazenamento de ferro. Os locais predominantes do armazenamento são o sistema retículo-endotelial e os hepatócitos, podendo ocorrer algum armazenamento também no fígado.

A transformação interna do ferro é realizada pela transferrina, que é uma beta-glicoproteína, com um peso molecular de 76.000 e duas ligaduras para o ferro férrico. O ferro é libertado da transferrina para local intracelular por meio de receptores específicos na membrana plasmática. O ferro dos glóbulos é verdadeiro ferro sanguíneo, pois o existente no plasma, no teor de 0,08 a 0,17 e, aparentemente, sob forma férrica, é ferro de transporte.

O ferro é elemento essencial das citocromo-catalase e peroxidase as enzimas metaloflavo-proteínas, incluindo a xantino-oxidase e a enzima mitocondrial alfa-glico-fosfato-oxidase. A deficiência de ferro pode afetar o metabolismo no músculo, independentemente da anemia na liberação de oxigênio; isso pode se refletir numa redução da atividade das enzimas citocromo-oxidase, por exemplo.

## Absorção, Transporte, Armazenamento e Excreção

O ferro do organismo tem dupla origem: ferro exógeno, ingerido com os alimentos, e ferro endógeno, proveniente da destruição das hemácias, que liberta cerca de 27mg do metal, que é em seguida reutilizado. O ferro dos alimentos não é inteiramente aproveitado pelo organismo, dependendo da forma sob a qual é ingerido, isto é, de sua separação das combinações químicas sob as quais se apresenta, pois para sua absorção é necessário que seja solúvel, ionizável e ultra-filtrável, que são as formas inorgânicas (cloreto ferroso, carbonato ferroso, entre outras e, secundariamente, os sais férricos: ferro reduzido e citrato de ferro amoniacal que, em pequena proporção, são convertidos em ferro ferroso no tubo gastrintestinal).

O ferro contido no ovo (gema), melado, banana e cereja é 100% aproveitado; o ferro do feijão cozido é de cerca de 80%, e o da carne, apenas 20%. O agrião e o espinafre apresentam um aproveitamento de ferro de 68%. O ferro do sangue, usado como alimento, mostra apenas uma absorção de 11%, pois a hematina, forma sob a qual o ferro está no sangue, não sofre desintegração pelos sucos digestivos. Maior absorção do ferro não-heme: ácido ascórbico, málico, carne, peixes; menor absorção: tanino, fibras, café, chá, soja e ovos, além do oxalato e fitato.

O controle fisiológico do equilíbrio do ferro é basicamente realizado pela absorção no trato gastrintestinal, tendo sido recentemente sugerido que a gastroferritina, uma proteína do suco gástrico normal, acha-se envolvida na absorção do ferro para a célula da mucosa. O ferro do interior da célula é em parte liberado para a transferritina no plasma, enquanto outra parte é transferida para a proteína apoferritina, formando-se assim a ferritina, uma forma de armazenamento do ferro que tem sido encontrada na medula óssea, fígado, rins, baço, mucosa intestinal e em todas as células retículo-endoteliais.

O armazenamento do ferro, assim como sua liberação da desintegração das hemácias, é aproveitado para a síntese da hemoglobina; dessa forma, o ferro do organismo é usado com eficiência e normalmente não é gasto ou destruído, mas conservado e utilizado várias vezes. O ferro armazena-se no fígado, baço e células como hemossiderina ou ferritina.

O ferro é excretado em quantidade muito pequena, sendo a excreção fecal de 0,65mg/dia, e a urinária, de 0,08mg/dia. Durante o ciclo menstrual, são perdidos de 0,5 a 1mg/dia como hemoglobina, e pequena quantidade é excretada pela secreção láctea.

Além de intervir como componente dos sistemas enzimáticos para oxidação da glicose, que produz energia no ciclo de Krebs, o ferro é um componente do citocromo. Diversos fatores favorecem ou facilitam a absorção do ferro, como o ácido clorídrico e os resíduos de ferritina presentes nas células mucosas, representados pelo ácido ascórbico (que favorece sua absorção, reduzindo a ação e o efeito da acidez, transformando o ferro alimentar em ferroso, forma em que ele pode ser absorvido, ainda influindo na adequada quantidade de cálcio e auxiliando a ligação de agentes como os fitatos, que, se não forem removidos, vão combinar-se com o ferro e inibir sua absorção; também os fosfatos e oxalatos são agentes que se ligam ao ferro e o removem do corpo. Assim, uma dieta com alto teor de fosfato e oxalatos age diminuindo a absorção de ferro. A gastrectomia reduz o número de células secretoras de ácido clorídrico. O meio ácido é necessário para a absorção do ferro; infecções graves diminuem a absorção ou distúrbios que causam diarreia ou esteatorréia.

## Deficiência de Ferro

A deficiência de ferro é a causa mais comum da anemia nutricional no homem, pois 80% do ferro presente no organismo acham-se relacionados na manutenção da produção de hemácias. A deficiência de ferro também pode ocorrer na população, quando apresenta hábitos alimentares defeituosos, e na alimentação de crianças, quando o desmame é feito tardiamente. Patologias que podem induzir a uma deficiência de ferro são todas aquelas síndromes afetando a absorção intestinal e, obviamente, a ocorrência de hemorragias recorrentes. A deficiência de ferro é encontrada ainda em grande proporção nos países subdesenvolvidos calculando-se em cerca de 100 milhões de atingidos. Certas condições fisiológicas podem ser consideradas como predisponentes para a ocorrência de deficiência de ferro, entre elas a hemorragia excessiva durante a menstruação, no puerpério, na lactação, nos recém-nascidos e/ ou em gêmeos, crianças e adolescentes, e no rápido crescimento corpóreo. Alguns pacientes apresentam deficiência de ferro, a despeito de ferro em tecidos não-eritróides.

A expressão anemia nutricional tem sido usada para designar as diversas naturezas de anemia que ocorrem em indivíduos cuja dieta seja inadequada em qualidade e quantidade. Mais comumente, deficiências de ferro e proteínas são as responsáveis, porém, em certas áreas geográficas e em certos indivíduos com dietas inadequadas, particularmente as do ácido fólico são proeminentes.

Cada deficiência causadora de anemia tem suas peculiaridades com relação à dieta e, para o médico, o termo anemia nutricional agora apresenta pouco valor e acarreta ligações impróprias. Possíveis causas de deficiência necessitam ser consideradas em uma base individual. Todas as origens de cada uma, mais as causas básicas (ingestão inadequada, perturbações na absorção ou utilização, ou aumento das necessidades, excreção ou perturbação metabólica dos nutrientes) devem ser consideradas. Conhecendo as fontes alimentares e o metabolismo dos nutrientes, tem-se, então, o fator essencial para determinar as causas de cada deficiência.

A anemia hipocrômica microcítica é a única manifestação clara de deficiência de ferro, podendo ser dividida em cinco grupos:

1. Anemia por um suprimento alimentar deficiente de ferro — anemia nutricional.
2. Anemia por inabilidade para formação de hemoglobina na ausência de certos fatores necessários (vitamina B12) — anemia perniciosa.
3. Anemia por hemorragias (por supressão eritrocitômica) devida a perda de sangue.
4. Presença de fatores que inibem a absorção de ferro, como fitatos, fosfatos, lesões mucosas que afetam a absorção — anemia por malabsorção.
5. Redução da cloridria gástrica necessária à liberação do ferro para absorção — anemia pós-gastrectomia.

Nos casos em que se promova suplementação e enriquecimento de ferro, este deverá se encontrar sob forma de sulfato, ascorbato, fumarato ferroso e citrato ferroso, que permitem maior aproveitamento. Em oposição, o ferro é menos aproveitado sob a forma de carbonato e complexos EDTA (ácido diamino-etilenotetra--acético), que é um agente quelante e dissociador, formando complexos solúveis em água com muitos cátions diferentes em solução. Outro fator que reduz a absorção de ferro são grandes quantidades de fibras ou substâncias formadoras de complexos insolúveis com o ferro.

Deficiência: anemia hipocrômica, microcítica, alteração da função cognitiva, parestesia, cefaléia, fadiga, redução da função leucocitária, glossite, sensação de queimação na língua, cáries.

Causas: síndromes de malabsorção, acloridria, hemorragias, fosfatos, fitatos, antiácidos, álcool.

Toxicidade: paladar metálico, cefaléia, convulsões, náuseas, vômitos, febre, suor, hipotensão e mesmo choque anafilático, hepatomegalia, esplenomegalia, hemossiderose, hemocromatose, susceptibilidade a infecções.

**Conteúdo de Ferro no Organismo**

|  | Homem mg/kg de peso | Mulher mg/kg de peso |
|---|---|---|
| Hemoglobina | 31 | 28 |
| Mioglobina e enzimas | 6 | 5 |
| Ferro armazenado | 13 | 4 |
| Total | 50 | 37 |

É contra-indicado em doenças acumulativas de ferro (talassemia, hemossiderose, hemocromatose).

A resposta à administração oral diária de ferro varia de acordo com a dose sobre o percentual de absorção e o incremento da taxa de hemoglobina no sangue:

### Fontes

Melado, farinha de peixe, flocos de cereais, brócolos, folhas, fígado de boi cru e outros.

| Dose total (mg/dia) | Absorção (estimativa) % | mg | Aumento de hemoglobina no sangue (g/dl no sangue/dia) |
|---|---|---|---|
| 35 | 40 | 14 | 0,07 |
| 105 | 24 | 15 | 0,14 |
| 195 | 18 | 36 | 0,19 |
| 390 | 12 | 45 | 0,22 |

### Recomendação

| | Idade (anos) | mg/dia |
|---|---|---|
| Lactentes | 0,0 - 0,5 | 6 |
| | 0,5 - 1,0 | 10 |
| Crianças | 1 - 3 | 10 |
| | 4 - 6 | 10 |
| | 7 - 10 | 10 |
| Homens | 11 - 14 | 12 |
| | maiores de 19 | 10 |
| Mulheres | 11 - 14 | 15 |
| | 15 - 18 | 15 |
| | 19 - 50 | 15 |
| | maiores de 51 | 10 |
| Gravidez | | 30 |
| Lactação | (1o semestre) | 15 |
| | (2o semestre) | 15 |

| | |
|---|---|
| Abóbora, sementes | 9,17 |
| Açaí, fruto | 12,20 |
| Açaí, suco | 9,30 |
| Acelga, folhas e talos | 3,55 |
| Açúcar mascavo | 4,20 |
| Aipim, folhas | 7,60 |
| Aveia, flocos | 4,50 |
| Brócolos, folhas | 15,0 |
| Carne de boi crua, média | 2,85 |
| Ervilha seca | 6,00 |
| Farinha de soja | 9,10 |
| Feijão-preto | 4,30 |
| Fígado de boi cru | 12,10 |
| Flocos de cereais | 12,50 |
| Folhas de mandioca | 7,60 |
| Gema de ovo | 5,87 |
| Marisco, carne | 12,70 |
| Melaço | 7,40 |
| Melado de cana | 22,32 |
| Repolho | 4,20 |
| Rim de boi cru | 5,70 |
| Sangue de boi fresco | 38,30 |

# Flúor (F)

Número atômico: 9
Peso atômico: 18,998

Microelemento. A descoberta, em 1803, de que fora encontrado flúor nos dentes de um elefante fóssil, fez com que se conhecesse ser ele um constituinte normal dos ossos e dos dentes, sendo o esmalte rico neste elemento. A partir de 1931 tomaram vulto os estudos sobre o seu papel metabólico, estabelecendo-se a relação de causa e efeito entre sua presença na água e o "esmalte manchado" dos dentes ou a fluorose dentária endêmica. Foram realizadas tentativas visando reduzir ao mínimo o conteúdo de flúor da água de abastecimento de vários grupos de população, que revelaram, surpreendentemente, maior incidência de cárie dentária nas crianças nascidas após a desfluoração da água. Estudos subsequentes demonstraram que pequenas quantidades de flúor reduzem indubitavelmente a incidência de cárie dentária, o que provou ser o flúor elemento essencial ao homem, relativamente à sua saúde dentária.

O excesso de flúor é, como vimos, reconhecido como causa do aparecimento de manchas permanentes no esmalte dos dentes de crianças em certas regiões do mundo, quando a água de consumo contém 1ppm ou mais. Adultos que habitualmente ingerem excessiva quantidade de flúor podem apresentar osteoporose, que é a densidade subnormal do esqueleto ósseo, em alguns casos tão leve que pode ser revelada pela radiografia, porém em outros casos é tão grave que pode ser denominada "fluorose invalidante".

Nos casos de fornecimento deficiente, há ocorrência de cáries dentárias, problema que infelizmente vem ganhando vulto em certas regiões do Brasil e em outros países, agravado pela má nutrição, manifestação essa que tem sido prevenida pela adição de flúor à água de consumo ou por aplicações tópicas de soluções com flúor nessas zonas, nos casos indicados.

O adulto normal contém flúor em pequenas quantidades, principalmente nos ossos e nos dentes, pele e glândulas tiróide, sendo a ingestão diária de flúor de pouca significação, pois acha-se na dependência de seu conteúdo na água de consumo.

O flúor encontra-se largamente distribuído na natureza, especialmente nas regiões ricas em fosfatos, alumínio e cinzas vulcânicas, variando em seu conteúdo; está presente em pequenas quantidades nas plantas e tecidos animais. O flúor penetra nas plantas através do solo e também de fonte atmosférica que inclui a combustão de carvão e manufatura de fosfatos, superfosfatos, alumínio, aço, cobre e níquel. As águas se contaminam com o flúor em quantidades elevadas ao atravessarem depósitos ricos desse mineral. É encontrado também em certos alimentos em quantidades ínfimas.

Recentemente, o flúor foi identificado como essencial ao desenvolvimento animal, pois ratos criados em um ambiente isolado e alimentados com níveis muito baixos de flúor demonstraram um aumento do crescimento quando esse mineral foi adicionado à dieta.

Existe evidência de efetividade do flúor no tratamento da osteoporose, sendo o aumento da retenção de cálcio acompanhado por redução da desmineralização do osso, processo observado em pacientes que receberam sais de flúor. Também foi evidenciado que a incidência da osteoporose na mulher e calcificação da aorta no homem sofre menor percentual em áreas onde a água de consumo apresenta alto conteúdo de flúor.

## Absorção e Excreção

O flúor é prontamente absorvido pelo trato gastrintestinal, 80 a 90% da ingesta oral, e pelos pulmões e a pele, achando-se a absorção relacionada com o grau de solubilidade do flúor; seu transporte é realizado pelo sangue, onde se encontra no teor de 5-50mcg/dl e no plasma de 5-20mcg/dl. Os ossos e o esmalte dentário o contém sob forma de fluoroapatita numa percentagem muito maior que a existente nos tecidos moles, sendo de 12 a 25%. O flúor deposita-se nos ossos e dentes quando substitui o hidroxil ferro em hidroxiapatita, formando fluoroapatita. Os dentes que contêm flúor resistem mais às cáries, sendo o osso menos suscetível de absorção.

Sua eliminação se faz pelos rins (1mg diários), e em pequena quantidade pelas glândulas sudoríparas e o tubo gastrintestinal. Cerca de 50-60% do flúor filtrado pelos glomérulos são reabsorvidos pelos túbulos renais. Em pequenas concentrações, os fluoretos inibem os processos enzimáticos responsáveis pela acidogênese e interropem a glicólise. O flúor tem uma decidida afinidade pelo fosfato tricálcico dos dentes e dos ossos, tornando mais resistente o esmalte frente ao ataque direto dos ácidos.

## Relação entre o Flúor, o Esmalte e a Cárie Dentária

Desde 1916, a fluorose dentária endêmica acha-se ligada ao consumo de flúor. Em 1931, Churchil e Smoth, nos Estados Unidos, e Velu, na França, chegaram à conclusão de que o flúor era a causa determinante do esmalte manchado. O flúor age durante o período de calcificação, donde os dentes afetados nascerem já com as lesões características, formando-se o esmalte defeituosamente, havendo perda da superfície lisa, translucidez e brilho do dente e o aparecimento de manchas ou pintas sobre as faces do mesmos, principalmente nos incisivos centrais, às vezes, um dente de coloração baça, de gesso, ou a corrosão do esmalte adquirindo aspecto confluente.

As manchas, sob influência de fatores exógenos ou endógenos, tornando-se escuras ou par-do-escuras e, com o tempo, os dentes enfraquecem e podem cair. Na Dinamarca, operários que trabalhavam em creolita (fluoreto duplo de alumínio e sódio), apresentaram um quadro de intoxicação crônica, a fluorose, com manifestações gastrintestinais, além de outras manifestações como osteosclerose em todo o sistema ósseo, estando a bacia e a coluna vertebral mais gravemente atingidas. Outra possibilidade de envenenamento pelo flúor acha-se relacionada com o emprego de inseticidas à base de flúor para fumigar frutas e vegetais.

Dean, examinando 2.832 crianças em oito subúrbios de Chicago, concluiu que o nível de 1mg de flúor por litro de água protegia-as contra a cárie dentária, havendo, portanto, uma faixa ótima de flúor na água. Atualmente, as autoridades sanitárias públicas, através de dispositivos legais, preocupam-se em reduzir as taxas de cáries dentárias observadas em crianças (o que, em alguns locais, atinge cifras elevadas) usando fluoretação adequada das águas de consumo, assim como a aplicação de fluoreto de sódio localmente e pastas dentifrícias contendo flúor. Acha-se demonstrado que o flúor é um tóxico enzimático para a atividade das fosfatases. A Portaria nº 635/75 do Ministério da Saúde, que dispõe sobre a fluoretação das águas dos sistemas de abastecimento destinados ao consumo humano, fixou o teor do íon fluoreto em 1ppm — 1mg por litro de água. Os compostos de flúor que podem ser empregados são o fluoreto de cálcio (fluotita). O fluossilicato de sódio, o fluoreto de sódio e o ácido fluorossilícico.

### Ações Farmacológicas

As ações farmacológicas do flúor, além de seus efeitos nos ossos e nos dentes, podem ser classificadas como tóxicas, pois o flúor é um inibidor de diversos sistemas enzimáticos, ocasionando diminuição da respiração celular e a glicólise anaeróbica. É também usado como anticoagulante in vitro, devido às suas ligações com o íon cálcio; ele também inibe a utilização glicolítica da glicose pelas hemácias, sendo, por isso, adicionado aos tubos de ensaio que recebem sangue para determinação da glicose. Tem sido usado na doença óssea de Paget e atualmente a eficácia terapêutica de outros agentes vem sendo avaliada. É empregado no tratamento da osteoporose, com vários estudos clínicos assinalando resultados promissores com o fluoreto de sódio (Bible DD.

Fluoride treatment of osteoporosis: a men look and an old drug, 1983).

### Funções

O flúor é essencial para o crescimento, reprodução normal e componente dos ossos e dos dentes, reduzindo a susceptibilidade a cáries dentárias e à osteoporose.

### Fontes

O conteúdo de flúor dos alimentos varia muito de acordo com o local onde é produzido. Sua maior fonte é a água potável fluorada.
Deficiência: não relatada.
Toxicidade: corrosão da mucosa gástrica; excesso sanguíneo depositado como fluoroapatita (fluorofosfato de cálcio) no osso ou fluorose dental no período de formação de dentes. Deve-se tomar precauções na administração de flúor durante a gravidez e para lactentes, que apresentam menor capacidade excretora de excesso de flúor. Dose fatal: 5 a 10g de fluoreto de sódio.

**Recomendação (Via Oral)**

|  | Idade (anos) | mg/dia |
|---|---|---|
| Lactentes | 0,0 - 0,5 | 0,1 - 0,5 |
|  | 0,5 - 1,0 | 0,2 - 1,0 |
| Crianças | 1 - 3 | 0,5 - 1,5 |
|  | 4 - 6 | 1,0 - 2,5 |
|  | 7-10 | 1,5 - 2,5 |
|  | maiores de 10 | 1,5 - 2,5 |
| Adultos |  | 1,5 - 4,0 |

# Fósforo (P)

Número atômico: 15
Peso atômico: 30,98

Macroelemento. O metabolismo do fósforo acha-se intimamente ligado ao do cálcio, sendo um mineral largamente distribuído em todas as células, fluidos orgânicos e alimentos naturais. Seu teor no organismo humano corresponde a cerca de 0,8% a 1,1% do peso corporal, ou seja, 770g. Cerca de 80% desse teor acham-se associados ao cálcio no esqueleto e nos dentes, 9% nos músculos e 1% no sistema nervoso. Assim como o cálcio, sua absorção é regulada pela vitamina D no transporte de cálcio, sendo ambos metabolizados pelo paratormônio.

O fósforo acha-se distribuído em todas as células vivas, participando como um componente essencial nas inter-relações com as proteínas, lipídios e glicídios na produção de energia e na formação e reparação dos tecidos. O hormônio do crescimento e a vitamina D também atuam na regulação metabólica do fósforo.

É encontrado no organismo sob as formas orgânica e inorgânica, ligado principalmente ao cálcio e ao magnésio, formando as combinações dos ossos e dos dentes. Sob forma orgânica é encontrado nos ésteres orgânicos, nas nucleo-proteínas, nos fosfolipídios, nas lipoproteínas (tromboplastina), nos pirofosfatos orgânicos (co-carboxilase), sendo encontrado nos músculos sob a forma de ácido fosfórico, que combinando-se com as hexoses forma uma série de ésteres (ácidos hexoses fosfóricos); combinando-se com o ácido adenílico, forma o ácido adenil-pirofosfórico e, em combinação com a creatina, forma o ácido creatino fosfórico ou fosfagênio.

Além de seu papel como constituinte dinâmico no metabolismo intermediário e na produção de energia, atua nas modificações da concentração de cálcio nos tecidos. O equilíbrio ácido-básico (tamponamento) pode ser modificado pelo fato de os íons de fósforo serem tampões no fluido intercelular e exercerem importante papel na excreção renal do íon hidrogênio.

No sangue, o fósforo encontra-se sob duas frações: fósforo inorgânico (fosfatos) e fósforo orgânico sob forma de ésteres, fosfolipídios e pequena parte representada pelos núcleos dos leucócitos, retendo o plasma a quase totalidade do fósforo inorgânico do sangue. A concentração do fósforo inorgânico varia com a idade. No plasma, a taxa é de 3,0 a 4,5mg/dl (adultos), 4,5 a 9,0mg/dl (lactentes) e 4 - 7mg/dl (crianças); na urina, representa de 300 a 1.000mg/dia.

O aumento do fósforo inorgânico sanguíneo não só se verifica por ocasião de doses excessivas de vitamina D, como ainda na insuficiência renal, no hipoparatiroidismo.

As fosfatases, enzimas da classe das esterases, apresentam grande importância no metabolismo do fósforo, hidrolizando os ésteres fosfóricos, sendo de dois tipos: fosfatase alcalina, que é a de maior interesse biológico, e a fosfatase ácida, existente no fígado, músculos, pele, próstata, mucosa gástrica. Apresentam os seguintes valores: fosfatase ácida: 0 a 7,1UI (Kind-King), fosfatase prostática até 3,7UI e fosfatase alcalina (adulto), 13 a 43UI (Roy mod.); na criança é de 56 a 156UI, ou fosfatase ácida 0,1 - 1,1 Unidades Bodansky, e alcalina, 1,5-4 Un. Bodansky, adultos.

O fósforo é constituinte necessário das células do organismo e parte dos ácidos DNA (ácido desoxirribonucléico) e o RNA (ácido ribonucléico), que determina o código genético, integrando o ATP (trifosfato de adenosina), fosfato de alta energia, sendo também um componente dos fosfolipídios envolvidos no transporte dos lipídios e ácidos graxos, exercendo papel de destaque na manutenção do equilíbrio ácido-básico. Oito por cento do fósforo orgânico contribuem para a mineralização dos ossos e dentes.

## Absorção e Excreção

O fósforo dos alimentos é encontrado sob forma inorgânica (cereais e leguminosas) e orgânica (carnes, vísceras, leite, ovos, como ésteres), nosglicídios, lipídios (fosfolipídios) e proteínas (fosfoproteínas: vitelina do ovo, caseína do leite, fitina, nas sementes de cereais). O fósforo, da mesma forma que o cálcio, não é inteiramente absorvido, sendo sua absorção, em média, de 70 a 90% da ingesta oral, ao nível do jejuno como fosfato livre. Aparentemente, é absorvido com mais eficiência que o cálcio, pois apenas 30% do fósforo ingerido são excretados nas fezes em cerca de 70%.

O transporte do fósforo para o lúmen do intestino é realizado por um processo ativo e diversos fatores intervêm no grau de sua absorção intestinal, como os fitatos, cálcio, ácidos graxos insaturados, glicídios, ferro, magnésio, alumínio e antiácidos.

A reabsorção renal é de 85-90% (4 a 8mg/minuto, sendo a absorção regulada pelo paratormônio, hormônio do crescimento e vitamina D). Excreção renal: 700-800mg/dia (aumentando com a infusão venosa), e fecal, 100-200mg/dia.

## Metabolismo

O agente regulador do metabolismo do fósforo é o paratormônio, pois sua administração aumenta a calcemia e diminui a do fósforo sanguíneo, aumentando a excreção renal de ambos; o rim mantém o nível de fósforo através da ação homeostática do hormônio. Quando o nível de fósforo sanguíneo jumenta o paratormônio, bloqueia a absorção tubular do fósforo e, dessa maneira, maior quantidade de fósforo é excretada pela urina. A concentração de fósforo no plasma é mais alta na criança que nos adultos.

## Funções

São numerosas e importantes: integra a estrutura dos ossos e dentes, dando-lhes maior solidez; participa ativamente do metabolismo dos glicídios, intervindo na transformação do glicogênio hepático em glicose, pois, sob a ação da fosfatase, o poli-holosídeo é fosforilado através do fosfato inorgânico, dando ésteres fosfóricos de hexoses; atua na contração muscular, sendo componente do ácido adeniltrifosfórico e do ácido fosfórico; acha-se presente no organismo como componente dos fosfolipídios (lecitinas, cefalinas e esfingomielinas); como componente das nucleoproteínas; da codeidrase I e II; como componente do ácido adenílico e seus derivados; como componente da fosfocreatina e das lipoproteínas (tromboplastina); como componente da glicose, formando compostos orgânicos solúveis, como o ácido fosfoglicérico; componente do ATP, fosfato de alta energia.

Os fosfatos constituem dois sistemas tampões que regulam o equilíbrio ácido-básico: um, do plasma; outro, das hemácias, sendo ambos representados pelos fosfatos mono e bimetálicos, isto é, ácidos e alcalinos.

## Distúrbios do Metabolismo do Fósforo

A osteoporose é considerada desordem primária na formação da matriz óssea; o raquitismo é consequência da deficiência de vitamina D em relação ao metabolismo do fósforo e do cálcio; a hipofosfatemia familiar é devida a um defeito na absorção do fósforo e excreção do fósforo inorgânico, e a osteíte fibrosa cística é causada primeiramente pelo incremento da secreção de PTH, que é comumente acompanhada por um aumento da calcemia, promovendo alguma depleção de fósforo no plasma.

A deficiência de fósforo acompanha-se de grande número de manifestações como dores ósseas, osteomalácia, pseudofraturas, miopatias, hipoparatiroidismo, hipoglicemia, resistência à insulina, acidose metabólica, hipocalciúria, delírio, perda da memória, anorexia, taquicardia. Suas causas residem na diminuição da ingestão dietética, jejum, vômitos, síndromes de malabsorção, alcalose respiratória, cetose diabética, maior perda por diuréticos, hipocalemia, hipomagnesemia, gota, gestação, anormalidades da vitamina D, álcool.

Toxicidade: parestesias de extremidades, confusão mental, sensação de peso nas pernas, hipertensão; a hipofosfatemia pode levar à hipocalcemia e subsequente tetania.

### Recomendação (Via Oral)

| | Idade (anos) | mg/dia |
|---|---|---|
| Lactentes | 0,0 - 0,5 | 300 |
| | 0,5 - 1,0 | 500 |
| Crianças | 1 - 10 | 800 |
| | 11 - 18 | 1.200 |
| Adultos | 19 - 24 | 1.200 |
| | 25 - 50 | 800 |
| | maiores de 51 | 800 |
| Gravidez | | 1.200 |
| Lactação | (1o semestre) | 1.200 |
| | (2o semestre) | 1.200 |

### Teor de Fósforo de Alimentos
Alimentos com mais de 300mg de Fósforo por 100g

| | |
|---|---|
| Amendoim cru | 300 |
| Aveia, grão cru | 392 |
| Aveia, flocos | 405 |
| Aveia, farinha | 380 |
| Café solúvel | 383 |
| Caju, castanha crua | 580 |
| Caju, castanha torrada | 575 |
| Beldroega | 493 |
| Caseinato de cálcio | 800 |
| Castanha-do-pará | 320 |
| Centeio em grão | 385 |
| Chocolate em pó | 447 |
| Ervilha seca | 364 |
| Farinha de amendoim | 365 |
| Farinha de aveia | 393 |
| Farinha de peixe | 3.100 |
| Farinha de soja | 914 |
| Farinha de trigo | 372 |
| Feijão-preto | 471 |
| Gema de ovo de galinha | 510 |
| Gérmen de trigo | 1.071 |
| Grão-de-bico seco | 405 |
| Levedo de cerveja em pó | 2.943 |
| Miolos de boi | 360 |
| Nozes | 380 |
| Queijo de Minas | 339 |
| Queijo prato | 765 |
| Sardinha | 312 |
| Tremoço amarelo | 357 |

# Iodo (I)

Número atômico: 53
Peso atômico: 126,9

Microelemento. Apesar de ser pequeno o teor de iodo no organismo humano, constitui elemento essencial a diversas funções bioquímicas, achando-se intimamente associado com a glândula tiróide, sendo seu teor avaliado em uma parte para três milhões de partes do peso corporal.

O iodo foi um dos primeiros microelementos a ser reconhecido como vital para o organismo, sendo o bócio conhecido desde tempos primitivos, e, como doença de carência, a partir do século XIX, pela descoberta, por Baumann, da presença de iodo na tiróide.

O total de iodo do organismo humano é de cerca de 20 a 50mg, estando assim distribuído no corpo: músculos, 50%; tiróide, 20%; 10% na pele, 6% no esqueleto e os 14% restantes espalhados em outros tecidos endócrinos e sistema nervoso central, sendo a tiróide a glândula de maior concentração.

Não obstante a quantidade mínima existente no organismo, o estudo do iodo oferece grande interesse, não só pela sua função bioquímica, como regulador essencial na produção energética, crescimento, reprodução, função neuromuscular e manutenção do metabolismo celular, e pelo fato de sua deficiência acarretar a aparição do bócio simples (ou colóide), bócio endêmico e cretinismo.

Considerando-se que a tiróide representa apenas 0,05% do peso corpóreo e os músculos a metade daquele peso, conclui-se que o teor de iodo da tiróide é elevadíssimo, contendo 2 a 25mg de iodo, de acordo com o local geográfico, o que lhe dá uma concentração de 10 a 40mg, enquanto que nos músculos é de apenas 0,03%.

Depois da tiróide, outras glândulas endócrinas contêm iodo, como os ovários, as supra-renais, as paratiróides e o lobo anterior da hipófise; sob forma de traços, é encontrado em todos os tecidos. No organismo encontra-se sob duas formas: inorgânicas, o iodeto (5%), e orgânica (95%) em duas combinações: tiroxina (T4, 90 a 95%), enquanto a triiodotironina (T3) representa apenas 5%.

O iodo liga-se às proteínas plasmáticas albumina ou pré-albumina, sendo as T3 e T4 primariamente degradadas no fígado. A porcentagem circulante é de 56% (T3) e 10% (T4), secretando a tiróide 12mcg/dia de T3 e 52mcg/dia de T4. O metabolismo do iodo é controlado por sistema biofeedback, incluindo a tiróide, pituitária (secreção do hormônio tirotrópico TSH). O teor de iodo plasmático de T3 é de 0,16 a 0,27mcg/100ml e o de T4 é de 4,3 a 9,8mcg/100ml.

## Absorção, Transporte e Excreção

O iodo da dieta é absorvido pelo intestino delgado, sendo neste local sob forma de iodeto, passando para o sangue livremente (95% como iodo orgânico e 5% como iodeto), combinado com proteínas; do sangue, vai para a tiróide, devendo ser fornecido em quantidade normal para a produção de T3 e T4. Uma terça parte é seletivamente absorvida pelas células da tiróide e os dois terços restantes são excretados pelos rins (no teor de 40 a 80%, e o restante pelo fígado, pulmões, pele e intestino como iodo inorgânico de fontes endógenas e exógenas).

Cerca de 0,3mg de tiroxina são catabolizados diariamente pelo homem adulto. O transporte do iodo é realizado no sangue combinado com as proteínas plasmáticas, albumina ou pré-albumina, sendo o transporte inibido por certos íons, como o tiocianato e o perclorato. Na tiróide, o iodo é armazenado na forma de tiroglobulina, um complexo de proteína e iodo, que é depositado nos folículos colóides; as enzimas proteolíticas degradam este composto, e a tiroxina e pequenas quantidades de triiodotironina são lançadas na circulação sanguínea. Quando a quantidade de hormônio tiroidiano diminui no sangue, a hipófise libera um hormônio estimulador da tiróide, o TSH (hormônio tirostimulante, que produz mais células pela tiróide, que aumenta de tamanho, o que resulta no bócio. A quantidade de TSH lançada pela hipófise é, por sua vez, governada pelo hormônio tiroidiano.

## Formação da Tiroxina

A glândula tiróide é fonte de dois tipos de hormônios fundamentalmente diferentes, tiroxina ou triiodotiroxina e triiodotironina, sendo a outra secreção glandular a calcitonina ou tirocalcitonina, que inibe a retirada de cálcio do osso, cujos efeitos são opostos aos do hormônio paratiroidiano.

As células membranosas da glândula tiróide apresentam afinidade específica para o iodo, possuindo a capacidade de captá-lo por um mecanismo de transporte, sendo a concentração de iodo nas estruturas, normalmente, 25 vezes maior do que sua concentração no plasma. As células da tiróide podem realizar uma concentração no plasma. As células da tiróide podem realizar uma concentração de iodo cerca de 350 vezes maior do que no sangue, e estudos com iodo 131 traçaram a inter-relação do papel do iodo com proteína na formação da tiroxina. Os hormônios tiroidianos são sintetizados e armazenados como resíduos de aminoácidos da tiroglobulina, uma proteína neutra de elevado peso molecular, secretada no folículo da tiróide, que realiza o trabalho básico de sintetizar o hormônio e o armazenamento do complexo para suprir suas necessidades; este complexo é denominado colóide. A glândula tiróide contém dois aminoácidos iodados com função hormonal ativa: a l-tiroxina (T4) e a L-triiodotironina (T3), sob a forma de ligação péptica com a tiroglobulina e que são liberados após proteólise. No plasma há duas proteínas com alta afinidade para a T4: a globulina firmemente ligada com a tiroxina (TLG), e a pré-albumina, debilmente ligada com a tiroxina. O plasma contém ainda uma pequena fração de T4 em estado menos livre.

O aminoácido tirosina, uma parte da molécula de tiroglobulina (uma glicoproteína), forma a estrutura básica que, após sucessivos estágios de iodinização, finalmente fabrica hormônio tiroxina. As etapas na síntese, armazenamento, liberação e interconversão dos hormônios tiroidianos podem ser assim assinaladas:

1. Entrada de iodo na glândula. O iodo da dieta é encontrado na circulação sob forma de iodeto, que normalmente é baixa, sendo o mecanismo de transporte inibido por várias substâncias. O sistema de transporte é estimulado pela tirotropina, assim como controlado por um mecanismo auto-regulador.
2. Oxidação e iodinização. Os resíduos da tirosina sofrem oxidação processo esse que possivelmente envolva uma sequência de oxidação dos radicais livres de iodo e o aceptor tirosil, sendo a oxidação realizada pela reação peroxidase-catalisada.
3. Formação da tiroxina e triiodotironina de iodotirosinas. As preparações de tiroxina e triiodotironina formadas na tiróide dependem dos teores relativos de mono-iodotirosina e triiodotiroxina disponíveis. Quando uma alta proporção de mono-iodotirosina favorece a formação de triiodotironina sobre a tiroxina, a deficiência de diiodotirosina pode alterar a formação de ambas tironinas. Também quando ocorre deficiência de iodo na tiróide, a proporção de tiroxina/tri iodotironina decresce de 4:1 a 3:1.
4. Secreção dos hormônios tiroidianos. O processo secretório da molécula de tiroglobulina é iniciado pela endocitose dos colóides do lúmen folicular da superfície apical das células da tiróide, através de sua proteólise. Esse processo acarreta a síntese da tiroxina e triiodotironina, que são armazenadas como partes da molécula detiroglobulinas. Hidrolizada a tiroglobulina, a mono-iodotirosina e a diiodotirosina são também libertadas e, assim, relativamente metabolizadas, sendo o iodo liberado sob forma de iodeto é reincorporado à proteína, e normalmente reutilizado no processo de formação dos dois hormônios da tiróide.
5. Quando a triiodotironina é secretada pela tiróide, cerca de 80% são sintetizados nos tecidos periféricos, sendo o teor total de produção de tiroxina estimado entre 70 a 90mcg, enquanto o de triiodotironina é de 15 a 30mcg. A enzima que acarreta a síntese é a 5'-deiodinase que é inibida por agentes de oxidação e pelas substâncias antitiroidianas (como o propiltiuracil), que parecem formar um complexo com a enzima.

## Efeitos Metabólicos

Os hormônios tiroidianos parecem estimular o metabolismo do colesterol pelos ácidos biliares e a hipercolesterolemia é uma característica apresentada pelos estados hipotiroidianos. Algumas separações de ações têm sido observadas entre os efeitos análogos à tiroxina no colesterol e calorígenos, e a D-tiroxina é, às vezes, empregada em baixo teor para reduzir o colesterol plasmático.

Os hormônios tiroidianos reforçam as respostas lipolíticas das células de gordura aos outros hormônios, como as catecolaminas, e elevadas concentrações de ácidos graxos livres são observadas no hipertiroidismo. Contrastando com outros hormônios lipolíticos, o hormônio tiroidiano não estimula diretamente o acúmulo do AMP cíclico.

Os efeitos dos hormônios tiroidianos no metabolismo dos glicídios consistem geralmente em uma acelerada utilização de glicídios, possivelmente secundária ao aumento das necessidades calóricas, que é incrementado pelo aumento da absorção intestinal de glicose, causa de altas concentrações da glicemia durante a fase inicial do teste de tolerância oral à glicose. Em estudo recente, foi demonstrado aumento da neoglicogênese em voluntários que tomaram triiodotironina (Sandler).

## Ações dos Hormônios Tiroidianos

1. Regulação do crescimento e desenvolvimento orgânico através do controle da síntese protéica, desenvolvimento do sistema nervoso, cérebro, mielinização, assim como ação em outros tecidos.
2. Ação calorígena, aumento do metabolismo basal, regulação da temperatura, homeotermia.
3. Efeitos cardiovasculares: taquicardia.
4. Efeitos metabólicos: parece estimular o metabolismo do colesterol e dos ácidos biliares.
5. Inibição da tirotropina pela hipófise.

## Degradação e Excreção

A tiroxina é lentamente eliminada do organismo, tendo uma meia-vida de seis a sete dias, podendo ser acelerada ou retardada em certos processos fisiológicos e patológicos. O fígado é o maior local da degradação dos hormônios tiroidianos, sendo a tiroxina e a triiodotironina conjugadas com o ácido glicurônico e ácido sulfúrico, principalmente o grupo fenólico hi-droxil e excretado na bile. Esta é uma circulação entero-hepática dos hormônios tiroidianos, desde que são libertados por hidrólise no intestino e reabsorvidos.

A porção do material conjugado alcança o cólon não modificado, sendo hidrolisado nesse local e excretado como compostos livres pelas fezes. No homem, 20 a 40% de tiroxina são eliminados pelas fezes. Uma importante rota do metabolismo da tiroxina é a triiodotironina; o outro composto formado pelo metabolismo periférico da tiroxina é a 3', 3', 5'-triiodotironina e a concentração deste metabólito inativo varia no plasma com a dieta e doenças, não se observando significativas consequências clínicas desta modificação. Triiodotironina e tiroxina são deio-dodinizadas em 3', 3'-diiosotironina, um metabólito inativo, que é um constituinte normal do soro sanguíneo. Após sua estimulação celular, a tiroxina sofre degradação no fígado, sendo o iodo excretado pela bile como iodo inorgânico.

## Funções do Iodo

Uma das funções mais importantes exercidas pelo iodo é a da sua participação na síntese dos hormônios tiroidianos. O metabolismo do iodo pode ser considerado como o problema central do funcionamento da tiróide e, assim, ele intervém no tamanho e desenvolvimento da glândula que vai agir sobre o metabolismo de diferentes tecidos, principalmente os que estão relacionados com o crescimento e o consumo de oxigênio, que ele acelera. Indiretamente, vários sistemas enzimáticos participam dessa ação, especialmente aqueles ligados às oxidações celulares.

A tiroxina livre com seu iodo associado é excretada na corrente sanguínea, denominando-se esta forma de transporte de PBI, cujo teste mede a quantidade de iodo da tiroxina no plasma, e uma pequena quantidade de iodo inorgânico livre também pode achar-se presente. O teste do metabolismo do iodo (PBI) apresenta grande importância clínica, sendo sua taxa normal no sangue de 4 a 8mcg/dl de soro; valores abaixo indicam hipotiroidismo e acima, hipertiroidismo.

Falsas taxas elevadas podem resultar da presença no processo empregado de outros compostos de iodo contidos em substâncias radiopacas empregadas em conjunção com raios X ou de iodo de outros medicamentos. Os diuréticos mercuriais podem proporcionar falsos resultados, como teores baixos.

Deficiência: bócio endémico, surdo-mutismo endémico; retardo neurofísico.

Causas: gravidez, exercícios, maior perda urinária.

Toxicidade, overdose cutânea pode suprimir atividade tiroidiana; quando a concentração plasmática exceder 15-25mcg/ml, a organificação do iodo sofre bloqueio (efeito Wolffchaikoff).

Iodo plasmático, T3 mcg/100ml: 0,16 - 0,27
Iodo plasmático, T4 mcg/100ml: 4,3 - 9,8.

O iodo atravessa a barreira placentária, afetando a tiróide do feto após oitava a semana de gestão.

## Fontes

São relativamente ricos em iodo as algas, os peixes marinhos, os crustáceos e os moluscos do mar, as ovas de peixe e as lentilhas. Na orla marítima, o ar é rico em iodo. De longa data já se conhecia a relação entre o iodo e a tiróide, pois esse metalóide foi descrito em 1811 por Courtois; em 1820, era usado por Coindet no tratamento do bócio e, em 1850, Chatin reconhecia zonas bocígenas pobres em iodo, nas quais preconizava para a complementação de iodo às populações de regiões deficientes, como o emprego de alimentos ricos em iodo, iodização da água de consumo, administração do iodo com intervalos periódicos sob a forma de soluções, tabletes (chocolate iodado), leite iodado e o uso de sal de cozinha iodado.

O iodo do solo é encontrado principalmente sob forma de iodetos; na água do mar, o iodo é encontrado na taxa de cerca de 0,02mcg/litro, existindo como impureza no sal não muito refinado.

No Japão, as algas e os alimentos marinhos em grande variedade constituem ótimas fontes de iodo, calculando-se em cerca de 0,5 a 1,0mg a ingestão diária de iodo, o que torna a incidência do bócio a mais baixa do mundo. No Brasil, outros fatores associados à deficiência nutritiva, tornam o bócio bem frequente em certas regiões.

A profilaxia do bócio tem sido levada a efeito em diversos países, como nos Estados Unidos. Marine e Kimball sugeriram a administração de iodo a crianças de regiões bócio-endêmicas. A adição de um composto de iodo ao sal constituiu o melhor e mais usado processo. No Brasil, a iodação do sal destinado ao consumo humano acha-se regulamentada pela Lei nº 6.050, devendo ter o sal de cozinha 10mg de iodo metalóide por quilo de sal, pelo emprego de iodeto de potássio, sendo proibido em todo o território nacional expor ou entregar ao consumo humano sal refinado ou moído que não contenha iodo de acordo com a citada lei.

**Teor de Iodo de Alimentos (mcg por 100g de Alimento)**

| Alimento | mcg |
|---|---|
| Agrião | 15 |
| Aipo, folhas e talos | 15 |
| Algas | 60 |
| Alho | 9 |
| Angu fluía | 60 |
| Arenque | 10 |
| Arroz | 3,6 |
| Atum | 30 |
| Aveia | 4 |
| Bacalhau | 20 |
| Badejo | 30 |
| Camarão | 90 |
| Caranguejo | 13 |
| Carne de boi, média | 5,3 |
| Carne de galinha | 3 |
| Fígado de boi | 5 |
| Leite de vaca | 11 |
| Ostras | 38 |
| Peixes de mar gordos, média | 30 |
| Peixes de mar magros, média | 31 |
| Sal iodatado | 7.400 |
| Salmão | 11 |
| Sardinhas | 3,5 |

**Recomendação (Via Oral)**

| | Idade (anos) | mcg/dia |
|---|---|---|
| Lactentes | 0,0 - 0,5 | 40 |
| | 0,5 - 1,0 | 50 |
| Crianças | 1 - 3 | 70 |
| | 4 - 6 | 90 |
| | 7 - 10 | 120 |
| | acima de 11 | 150 |
| Adultos | | 150 |
| Gravidez | | 175 |
| Lactação | (1o semestre) | 200 |
| | (2o semestre) | 200 |

# Lítio (Li)

Número atômico: 3
Peso atômico: 6,94

Elemento-traço. Os sais de lítio são rápida e completamente absorvidos pelo trato gastrintestinal, ocorrendo a absorção completa em cerca de seis horas; distribui-se inicialmente no fluido extracelular, acumulando-se depois gradualmente em vários tecidos. Armazena-se no tecido muscular. A concentração de gradientes através das membranas celulares é muito mais reduzida do que aquela do sódio e potássio. A passagem pela barreira cerebral sanguínea é lenta, porém, quando ocorre um estado favorável, a concentração de lítio no líquido cérebro-espinhal é de 40% da concentração plasmática. Isto não evidencia que o íon lítio não se ligue às proteínas plasmáticas.

Aproximadamente 95% de uma simples dose de lítio são eliminados pela urina. A excreção renal pode ser aumentada pela administração de diuréticos osmóticos (acetazolamida ou aminofilina). Menos de 1% do lítio ingerido é eliminado pelas fezes, assim como pela pele e saliva. Desde que o lítio é secretado no leite humano, mulheres recebendo lítio não devem amamentar.

Os sais de lítio apresentam algumas características com os do sódio e do potássio. O lítio é facilmente contrastado pelo fotômetro de chama e os métodos de absorção-atômica espectrofotométricas. Traços de lítio são encontrados nos tecidos animais, interferindo no metabolismo mineral e de catacolaminas.

Sob forma de carbonato de lítio, é usado em terapêutica na fase maníaca da psicose maníaco-depressiva. A terapêutica com o lítio é inicialmente associada de excreção de 17-hidroxicorticosteróides, sódio, potássio e água, durante esse efeito cerca de 24 horas. Nos quatro a cinco dias subsequentes, a excreção de potássio torna-se normal e a de sódio continua retardada.

Toxicidade, concentração sanguínea maior que 1,5mEq/litro.

# Magnésio (Mg)

Número atômico: 12
Peso atômico: 24,32

Macroelemento. Sem magnésio não haveria vida possível sobre a terra, não só por fazer parte da composição dos pigmentos verdes dos vegetais superiores, permitindo a utilização da energia solar e síntese das substâncias orgânicas indispensáveis à via vegetal e animal, como pelo seu papel de coenzima específica em grande número de enzimas essenciais em diversos processos metabólicos.

Durante muito tempo, o papel do magnésio nos processos vitais foi colocado em plano aquém de suas atividades em vários setores da maior importância como a agricultura, a zootecnia e a medicina humana, acarretando prejuízos. Sua carência e deficiência têm sido assinaladas em diversas partes do mundo, principalmente na agricultura e na criação de gado.

O magnésio é inalterável a seco, oxidando-se, no entanto, no ar úmido. Sua denominação vem de uma região da Tessália, a Magnésia. Quimicamente, é rico em sais duplos e em complexos inestáveis, apresentando tendência a ligar-se a seis moléculas de água que dão aos seus sais solubilidade.

O magnésio é o segundo cátion mais abundante dentro dos líquidos celulares, sendo um importante ativador de muitos sistemas enzimáticos, na transferência do fósforo, na contração muscular e na transmissão nervosa, sendo essencial para a estabilização estrutural dos ácidos nucléicos. É encontrado no organismo humano em quantidade apreciável, (cerca de 2.000mEq, no adulto) com cerca de 50% de seu teor combinados com o cálcio e o potássio nos ossos sob forma de sais fluidos orgânicos.

É encontrado no sangue no teor de 1,5 a 2,1 mEq/1, sendo 55-60% livres, 6-13% complexo e 32/34% ligados à albumina. O magnésio urinário é de 21-278mg/dia. Cerca de 80% do magnésio sanguíneo acham-se sob forma ionizada e difusível e o restante ligado com as proteínas séricas.

Os tecidos musculares contêm mais magnésio do que cálcio; o conteúdo de magnésio nos ossos raquíticos é maior que nos ossos normais. McCollum e col. observaram uma deficiência de magnésio em ratos e depois em cães, caracterizada por vasodilatação, hipersensibilidade nervosa, arritmia cardíaca, convulsões e morte. Na Holanda é conhecida uma doença do gado denominada "tetania do paston", que pesquisas mais recentes mostraram ser causada por hipomagnesemia.

## Absorção e Excreção

Em uma dieta equilibrada, cerca de 30-50% da ingesta oral são absorvidos e 55mg são excretados pela urina e fezes, sendo o magnésio absorvido na porção jejuno-ileal do intestino delgado, circulando ligado à albumina. A reabsorção renal é ativa nos néfrons e passiva no túbulo proximal. A excreção urinária é de 1,4mg/kg/dia e a fecal de 0,5mg/kg/dia. A reabsorção de magnésio é reforçada por uma reação ácida no duodeno é retardada por uma reação alcalina. A vitamina D aumenta a absorção intestinal do magnésio e, apesar disso, provoca uma hipomagnesia. O déficit muscular de potássio é um dos mais importantes sintomas da deficiência de magnésio e a aldosterona aumenta o clearance renal do magnésio como o do potássio. Certos fatores que inibem a absorção do cálcio também inibem a absorção do magnésio, como o excesso de gorduras, fosfatos ou álcalis. Nas plantas verdes, o magnésio é encontrado como constituinte da molécula de clorofila, da qual é libertado pelas secreções gástricas e intestinais no organismo humano.

Os sais inorgânicos de magnésio, especialmente quando polivalentes os ânios, atuam como purgativos e diuréticos, sendo a ação purgativa devida à baixa absorção do magnésio pelo intestino e à consequente extração da água para a luz intestinal. Sua excreção é ligeiramente influenciada pelas dietas de alto teor de fósforo, tiroxina e paratormônio. A hipermagnesemia é devida à insuficiência renal; a hipomagnesemia na má nutrição caloria/proteína acha-se bem demonstrada.

## Funções

Os íons magnésio e manganês atuam como coenzimas em todas as enzimas envolvidas na transferência de fosfato que utiliza a adenosinatrifosfato (ATP), das fosfatases alcalinas que hidrogenam os ésteres fosfóricos (glicofosfórico, hexose monofosfórico, fosfocreatinina, mononucleótides), ativando também as fosforilases, atuando, portanto, no metabolismo intermediário do fósforo e dos glicídios. O magnésio é um constituinte da carboxilase, que contém 13% de magnésio; as enzimas enolase, fosfoglicomutase e fosforilase são complexos de proteínas e magnésio. A síntese da proteína, ácidos nucléicos e lipídios requer magnésio. O magnésio exerce papel saliente na excitabilidade neuromuscular e na transmissão dos impulsos nervosos; no metabolismo dos glicídios, o magnésio inorgânico atua como uma coenzima nas células dos ribossomas, achando-se também relacionado com a cortisona na regulação do nível sanguíneo do fósforo.

O magnésio goza de vital importância na associação reversível de partículas intracelulares, como na ligação do mRNA e ribossoma magnésio-dependentes. No alcoolismo, uma síndrome de tetania foi estuda em indivíduos com alcoolismo crônico, nos quais a deficiência de magnésio se desenvolveu. A alta percentagem de indivíduos que formam cálculos renais de oxalato apresenta baixos teores de excreção renal de magnésio.

### Causas que Aumentam o Teor de Magnésio no Soro

A hipermagnesemia é devida comumente à insuficiência renal aguda e crônica. O uso de sulfato de magnésio como catártico em pacientes com função renal deficiente pode acarretar toxicidade grave, assim como a ingestão crônica de antiácidos contendo magnésio. Em queimaduras, pode atingir o teor de 3,2mg/dl. Estados de choque, em que ocorre diminuição do potássio plasmático e infecções crônicas (furunculose e outras) também aumentam o teor de magnésio.

No sangue humano, existe uma proteína magnésio, a properdina (euglobulina representando menos de 0,03% da proteína total do soro nos animais superiores e no homem), aparentemente substância não-específica, semelhante aos anticorpos, que destrói certas bactérias e vírus, lisa certos glóbulos sanguíneos e requer íons magnésio e fatores do soro que parecem complementar sua ação. Ela exerce ação de resistência e poder bactericida inespecíficos. A diminuição do cálcio e o aumento do fósforo plasmático aumentam a absorção de magnésio.

### Causas em que Há Baixa de Magnésio no Soro

Sua deficiência encontra-se comumente associada com a deficiência de cálcio e potássio, mas essa relação não se acha claramente definida. A deficiência pode ocorrer devido à diminuição da ingesta; malabsorção; gravidez a partir do terceiro mês, face à necessidade do feto em magnésio; desidratação por diarreia; vômitos; diurese provocada pelos diuréticos; poliúria; doença de Addison; raquitismo; nos indivíduos alcoólatras, em virtude da diminuição da absorção e aumento da excreção aumentam as necessidades diárias de magnésio. A terapêutica, neste caso, consiste na ingestão de lactato de magnésio.

Entre os sinais e sintomas que podem ocorrer na concentração plasmática de magnésio abaixo de 0,5mg/l, estão o tremor muscular e tetania. Sua depleção acarreta modificações no esqueleto, no músculo cardíaco e nefrocalcinose. Elevada proporção de pacientes que formam cálculos renais de fosfato, apresenta baixa excreção de magnésio.

A hipomagnesemia na má nutrição calórico-proteíca acha-se bem documentada. Durante os períodos de rápido crescimento, em recém-nascidos e crianças, a hipomagnesemia tem sido associada a baixa ingestão ou perdas excessivas de magnésio, e a baixa concentração plasmática de magnésio em recém-nascidos pode ser devida à ingestão de leite de vaca ou farinhas artificiais com alto teor de fosfato.

Causas da deficiência de magnésio. São várias: insuficiência renal aguda e crônica, diabete, hiperaldosteronismo, hiperparatiroidismo com hipercalcemia, pancreatite, desnutrição protéico-calórica, nutrição enteral prolongada, uso de cisplatina, anblibióticos nefrotóxicos (gentamicina, anfotericina, furosemida), uso abusivo de álcool. Maiores perdas na esteatorréia, vômitos, diarreia, fístulas, síndrome do intestino curto, disfunção ileal, diurese osmótica.

Sinais e sintomas clínicos: confusão mental, convulsão, ataxia, tremor, mudanças na personalidade, anorexia, náuseas, vômitos, diarreia, dores abdominais. Taquicardia, arritmia, alteração da pressão sanguínea.

Toxicidade: intervalos prolongados de P-R, QRS e onda T elevada.

Causa de deficiência: hipocalcemia transitória.

### Fontes

Leite, cereais e vegetais fornecem cerca de 2/3 do teor diário necessário. Outros alimentos com menos de 40mg, ver a Tabela.

| Recomendação (Via oral) | | |
|---|---|---|
| | Idade (anos) | mg/dl |
| Lactentes | 0,0 - 0,5 | 40 |
| | 0,5 - 1,0 | 60 |
| Crianças | 1 - 3 | 80 |
| | 4 - 6 | 120 |
| | 7 - 10 | 170 |
| Homens | 11 - 14 | 270 |
| | 15 - 18 | 400 |
| | acima de 19 | 350 |
| Mulheres | 11 - 14 | 280 |
| | 15 - 18 | 300 |
| | acima de 19 | 280 |
| Grávidas | | 320 |
| Lactação | (1o semestre) | 355 |
| | (2o semestre) | 340 |

## Apreciação de Observações

menor teor de cálcio e fósforo plasmáticos, menos absorção de magnésio;

formação de sais insolúveis na presença de maiores níveis de gordura no lúmen intestinal, maior absorção de magnésio;

maior ingestão de glicose, maior necessidade de magnésio.

**Teor de Magnésio de Alimentos**
**(Alimentos com mais de 40mg por 100g)**

| Alimento | mg |
|---|---|
| Amêndoa | 205 |
| Amendoim torrado | 150 |
| Avalã | 205 |
| Bata-inglesa | 46 |
| Berinjela | 90 |
| Carne de coelho | 48 |
| Carne de galinha | 40 |
| Carne de porco | 50 |
| Castanha europeia | 220 |
| Cevada | 96 |
| Amêndoa | 205 |
| Espinafre | 64 |
| Farinha de centeio | 150 |
| Farinha de trigo integral | 120 |
| Farinha de soja | 220 |
| Figo dessecado | 96 |
| Gérmen de trigo | 346 |
| Grão-de-bico | 560 |
| Leite de vaca em pó integral | 150 |
| Lentilha | 90 |
| Milho | 157 |
| Nozes | 130 |
| Pão de centeio | 40 |
| Pão de trigo integral | 150 |
| Peixes de mar, gordos | 122 |
| Peixes de mar, magros | 71 |
| Queijo Camembert | 48 |
| Soja, grão | 245 |
| Tâmara | 65 |
| Trigo, grão | 205 |

## Manganês (Mn)

Número atômico: 26
Peso atômico: 54,938

Microelemento. Nutricionalmente, o manganês é um elemento muito importante em vários sistemas enzimáticos, constituindo uma parte da enzima arginase relacionada com a formação da ureia, funcionando como um catalisador na síntese dos mucopolissacarídeos das cartilagens. Outra enzima que contém manganês é a piruvato-carboxilase, metaloproteína que acha-se envolvida com a utilização da glicose, assim como da superóxido-dismutase.

O manganês constitui fator importante na nutrição de plantas e animais. Usado em terapêutica sob forma de cloreto e sulfato, exerce antagonismo com o ferro e o cobalto, diminuindo a absorção do ferro, e a deficiência deste aumenta a absorção de manganês.

### Absorção e Excreção

O manganês é pouco absorvido pelo intestino (3 a 12% da ingesta oral), sendo a maior parte rejeitada pelo duodeno e eliminada diretamente pelas fezes. Transportado na corrente sanguínea ligado à proteína específica, a transmanganina, é levada do sangue para os tecidos para armazenamento, em maior teor na mitocôndria celular e no fígado. O cálcio e o fósforo da dieta diminuem sua absorção. A excreção urinária e pancreática é realizada em menor quantidade.

O corpo humano contém de 10 a 20mg de manganês distribuídos pelos tecidos, achando-se também associado com melanina. As duas vias de manganês, a via sanguínea e o manganês das mitocôndrias e o fígado acham-se em equilíbrio, sendo a maior parte em equilíbrio dinâmico.

Sua taxa no sangue é de 5-12mcg/ml (espec-trofotometria por absorção atômica). Há grande quantidade de manganês no feto durante a gravidez, assinalando-se que os níveis de manganês acham-se elevados depois de um enfarte do miocárdio.

O manganês é um fator de crescimento do rato, assim como fator essencial à manutenção normal da função de reprodução, pois ratas em carência de manganês dão à luz ratos não-viáveis e nos animais machos adultos observa-se degeneração testicular.

O manganês é também fator de proteção de frangos e perus da osteodistrofia, chamada perose (condição de formação defeituosa ou anormal), que é também determinada pela deficiência da fosfoglicomutase que transforma a fosfato-1-glicose em fosfato-6-glicose.

Em fábricas em que trabalhavam indivíduos sem máscara foram observadas manifestações tóxicas causadas pelo manganês absorvido aparentemente pelos pulmões, sendo a síndrome assemelhada a uma degeneração progressiva hepatolenticular e de certo modo semelhante à doença de Parkinson.

## Funções

O manganês é elemento relacionado com o metabolismo da tiamina, pois ratos submetidos à dieta deficiente de tiamina têm suas reservas tiamínicas esgotadas muito mais rapidamente quando se administram doses excessivas de manganês, assinalando-se que a policitemia produzida pelo cobalto não se mantém quando presente o manganês.

Estudos realizados com o manganês radioativo (Mn 56) mostraram que ele é ativo nos locais que possuem células mitocondriais, nas quais os sistemas enzimáticos atuam. No metabolismo humano, o manganês pode ser participante em coenzimas-chave nas seguintes reações: formação de ureia, podendo auxiliar a prevenção da toxicidade da amônia; no metabolismo das proteínas, ativando interconversões de aminoácidos, ativando peptidases para cindir aminoácidos específicos como a leucina; no metabolismo dos glicídios; atuando em várias reações de conversões, como no ciclo de Krebs, na oxidação da glicose e no metabolismo dos lipídios, ativando a lipoproteína-lipase, e atuando como co-fator na síntese de ácidos graxos de cadeia longa.

O manganês exerce papel importante na síntese e ativação da protrombina na presença de vitamina K e das enzimas glicosiltransferases, participando da síntese de mucopolissacarídeos e intervindo indiretamente na condrogênese e osteogênese.

É essencial para o metabolismo do colesterol, crescimento corpóreo e reprodução.

Deficiência: modificações nas estruturas celulares; deformações específicas do esqueleto.

Causas de deficiência: presença de cálcio, fosfato e carbonato, que reduzem a absorção de manganês.

Toxicidade, esquizofrenia e doença de Parkinson em pessoas expostas a ambiente de pó de manganês; anemia.

## Fontes

Nozes, grãos integrais, amêndoas, aveia, pêssego.

### Teor de Manganês de Alimentos (em mcg por 100g de Alimento)

|  | |
|---|---|
| Agrião | 4,0 |
| Aipo, folhas e talos | 0,38 |
| Alface | 0,6 |
| Ameixa fresca | 0,1 |
| Amêndoa | 2,0 |
| Aveia | 5,0 |
| Banana | 0,67 |
| Carne de boi, média | 1,50 |
| Castanha europeia | 20,0 |
| Cenoura | 0,60 |
| Chicória | 0,30 |
| Damasco | 21,0 |
| Espinafre | 0,80 |
| Feijão, média | 1,17 |
| Fígado de boi | 0,34 |
| Nozes | 0,90 |
| Pêssego | 2,50 |
| Soja | 4,10 |

### Recomendação (Via Oral)

| | Idade (anos) | mg/dia |
|---|---|---|
| Lactentes | 0,5 - 0,5 | 0,3 - 0,6 |
| | 0,5 - 1,0 | 0,6 - 1,0 |
| Crianças e Adolescentes | 1,0 - 3 | 1,0 - 1,5 |
| | 4 - 6 | 1,5 - 2,0 |
| | 7 - 10 | 2,0 - 3,0 |
| | maiores de 11 | 2,0 - 5,0 |
| Adultos | | 2,0 - 5,0 |

## Mercúrio (Hg)

Número atômico: 80
Peso atômico: 200,6

Elemento-traço. Sua função fisiológica não se acha estabelecida. Presente no sangue na concentração de 0,01 mcg/dl. Armazena-se no cérebro, rins, pulmões e cabelos. Com relação à toxicidade do mercúrio, três de suas formas químicas devem ser distinguidas: vapor de mercúrio elementar, sais mercuriais e mercuriais orgânicos. As manifestações tóxicas variam de acordo com as formas químicas.

O mercúrio elementar é o mais volátil das formas inorgânicas e a exposição humana aos seus vapores é descrita desde a Antiguidade. Em Minamata (Japão), a ingestão de peixe contaminado pelo mercúrio ocasionou envenenamento em 121 pessoas, com 46 mortos. Nos Estados Unidos, o envenenamento humano resultou da ingestão de carne, frangos alimentados com grãos tratados com fungicida organo-mineral.

## Molibdênio (Mo)

Número atômico: 42
Peso atômico: 95,94

Microelemento. O molibdênio é encontrado no organismo humano em teor diminuto sob forma limitada como co-fator essencial de enzimas envolvidas em reações de oxidação e redução. Encontrado na metaloenzima xantino-oxidase e nas enzimas aldeído-oxidase e sulfito-oxidase. A xantino-oxidase catalisa a oxidação de xantina e hipoxantina a ácido úrico. A aldeído-oxidase do fígado é uma flavoproteína que catalisa a detoxicação de purinas, pirimidinas e pterinas; a sulfito-oxidase transforma o sulfito em sulfato, sendo importante para o metabolismo da metionina e da cistina. O molibdênio catalisa a conversão do ferro férrico para ferro ferroso. Grandes quantidades de molibdênio e sulfato na dieta podem reduzir a absorção do cobre. Há algumas evidências que sugerem uma associação entre o bócio e uma alta ingestão de molibdênio.
Molibdênio sanguíneo total: 0,33-7,2mcg/dl.
Molibdênio plasmático: 0,19-1,16mcg/dl.

### Absorção e Excreção

São absorvidos 30-80% da ingestão oral no trato gastrintestinal, sendo transportado ao fígado pelos eritrócitos. Armazena-se no fígado, rins, baço, pulmões, adrenais e músculos. A excreção urinária é de 70%, atingindo 25-250mcg/dia. A excreção fecal, por intermédio da bile, representa 1/3 da excreção renal.

Deficiência: aumento da metionina plasmática e hipo-uricemia severa, taquicardia, náusea e vômitos, letargia, desorientação, coma, cefaléia, taquipnéia.

Toxicidade: acúmulo no organismo de molibdênio relacionado com hipercuprúria e consumo de dietas ricas em molibdênio.

A deficiência pode ser causada por erros inatos do metabolismo, isto é, deficiência de enzima sulfito-oxidase, ingestão excessiva de tungstênio.

| Recomendações (Via Oral) | | |
|---|---|---|
| | Idade (anos) | mcg/dia |
| Lactentes | 0,0 - 0,5 | 15 - 30 |
| | 0,5 - 1,0 | 20 - 40 |
| Crianças | 1 - 3 | 25 - 50 |
| | 4 - 6 | 30 - 75 |
| | 7 - 10 | 50 - 150 |
| | mais de 11 | 75 - 250 |
| Adultos | | 75 - 250 |

# Níquel (Ni)

Número atômico: 28
Peso atômico: 58,71

É um microelemento cuja função metabólica e modo de ação no organismo humano são pouco conhecidos. Atua como co-fatorou componente estrutural de metaloenzimas específicas. Encontrado sob forma de Ni II e Ni III. Em animais, o níquel experimentalmente mostrou-se importante para o crescimento e reprodução, para o metabolismo do ferro e do zinco e a hematopoiese. É absorvido pela via de transporte do ferro, na porção proximal do intestino delgado, competindo com o ferro na absorção por usarem o mesmo sistema de transporte. O teor de absorção é de 10%, decrescendo essa taxa na deficiência de ferro, na lactação e na gravidez. Localiza-se nos ossos, pele, músculos e fígado. Transportado pela via sanguínea e por ligantes séricos ultrafiltráveis. Excretado pelos rins e bile.

Sua deficiência pode acarretar diminuição da atividade de certas enzimas hepáticas, como a glicose-6-fosfato. Causas: uremia crônica, psoríase e cirrose hepática; quanto à toxicidade, pode acarretar reações alérgicas (asma, dermatite, no caso da ingestão oral ultrapassar 600mcg/dia sob forma de sulfato de níquel, devido a alterações cutâneas em indivíduos sensíveis ao metal). O nível sérico poderá achar-se aumentado em pacientes com infarto do miocárdio, derrame agudo e em queimaduras. Nível sérico do níquel: 0,8-5,2mcg/dl. Níquel urinário: 0,7-5,2mcg/dia.

*Recomendações*: 170-700mcg/dia, via oral.

# Potássio (K)

Número atômico: 19
Peso atômico: 39,1

Macroelemento. O potássio é um elemento mineral importante, sendo o cátion predominantemente intracelular, estando em equilíbrio nas células com os íons cloro, bicarbonato e nas hemácias com as proteínas, exercendo papel de relevo como catalisador no metabolismo energético, no metabolismo dos glicídios e no armazenamento do glicogênio e das proteínas. O potássio é cerca de duas vezes mais abundante que o sódio no organismo, mantendo o equilíbrio energético com os íons sódio, sendo necessária uma pequena quantidade de potássio no líquido extracelular para metabolismo no músculo.

A quantidade de potássio no organismo humano corresponde a 3.200mEq; no interior das células, em 125mEq, e em 4,0 a 5,5mEq no plasma, correspondendo sua quantidade a 0,25% do peso corporal de um indivíduo de 70kg de peso.

O potássio ionizado concentra-se nas células, quando fornece mais força osmótica para manter o volume hídrico necessário no interior das mesmas, sendo a maior parte do potássio celular livre. Os sistemas de transporte ativos do íon mantêm um alto gradiente de potássio através da membrana plasmática, enquanto a concentração plasmática é de 4 a 5mEq, a concentração intracelular é aproximadamente de 150mEq, com pequenas variações para um ou outro tipo de célula.

O potássio circula no sangue, no plasma, sendo principalmente encontrado nas hemácias, que contêm 0,5 a 0,6g%.

A taxa de calemia, em comparação com a concentração celular, é de maior teor que nos líquidos biológicos, ocorrendo o contrário com o sódio, que no plasma sanguíneo e nos líquidos celulares existe em maior quantidade que nos elementos figurados.

Biologicamente, a membrana das hemácias é praticamente impermeável ao potássio, como também o são os íons sódio, através da investigação da radioatividade (K42 e Na 24). Já os íons cloro, ao contrário, podem difundir-se de maneira ampla e livre, num e noutro sentido.

Invadido o organismo por radicais ácidos, migrações do íon potássio penetram no interior das hemácias, unindo-se o íon cloro ao íon potássio, permanecendo livres os íons sódio. Dessa maneira, o plasma dispõe, através desse mecanismo auxiliar, de maior quantidade de base para formar bicarbonato de sódio, reforçando, assim, a ação tampão neutralizante do sangue contra a invasão de valências ácidas. Em caso contrário, os íons cloro migram do interior do glóbulo para o plasma, onde se unem aos íons sódio, substituindo o bicarbonato. Em todo este dispositivo fisiológico, o potássio permanece nas hemácias, o que constitui o fenômeno de Zuntz-Hamburger.

Potássio sanguíneo total: 3,5-5,0mEq/l.
Potássio urinário: 65-78mEq/24h.

## Absorção e Excreção

O potássio é um raro cátion permanente que sofre absorção e secreção tubular, ocorrendo a reabsorção largamente no tubo proximal e a secreção no túbulo distal. Após a maior fração de potássio ser filtrada e reabsorvida, pois este processo é inalterável, as variações no teor de potássio excretado podem ser atribuídas ao mecanismo secretório distal.

A dieta normal contém quantidade suficiente de potássio para cobrir as necessidades orgânicas, encontrando-se nos alimentos sob forma de sais solúveis, sofrendo absorção no intestino delgado rapidamente, embora um pouco menos que o sódio. Grande quantidade de potássio também é excretada no intestino como componente de diversos sucos digestivos, sendo posteriormente reabsorvido durante o contínuo ciclo de circulação gastrintestinal da água e eletrólitos.

Passando para o sangue, é levado aos tecidos, sofrendo intercâmbio com o potássio dos músculos e com o do fígado. O potássio circula no sangue e no plasma, especialmente nas hemácias, que são ricas em potássio. O sistema de transporte do potássio ativo é mantido em alto grau através da membrana plasmática.

É um cátion que se encontra nos elementos figurados em maior quantidade que nos líquidos biológicos. Como vimos, a via de excreção principal é a renal, regulada pelo balanço ácido-básico, ingestão de sódio, volume filtrado, fatores inibidores ou potencializadores do cátion potássio. Pequena quantidade é eliminada pelas fezes e suor.

Desde que a manutenção do potássio sérico com o reduzido teor normal é vital para a atividade cardíaca, o rim guarda cuidadosamente o potássio. É interessante assinalar a habilidade marcante dos túbulos e glomérulos renais em filtrar, reabsorver, secretar e excretar potássio para manter os níveis normais de potássio constantes em face de relativamente grandes injeções de potássio.

Mudanças do equilíbrio ácido-básico se refletem nas trocas compensatórias da quantidade de potássio excretada na urina. A aldosterona, especialmente, também influencia a excreção de potássio, como uma parte do mecanismo que conserva o sódio; o potássio ionizado é eliminado em lugar do sódio ionizado, os dois minerais são trocados e uma menor quantidade de potássio é eliminada.

Foi verificado que o adulto retém, em média, 188mg; a mulher grávida e a nutriz, respectivamente, 639 e 526mg diários, e crianças em idade escolar, 209mg.

Face à sua capacidade de aumentar a excitabilidade da célula, quando em baixa, e inibi-la, quando em concentração elevada, constitui, portanto, o antagonista do cálcio em relação ao sistema nervoso central, sendo o cálcio simpaticomimético e o potássio vagotômico.

A ação do potássio ionizado se faz sentir, junto com o sódio ionizado o cálcio na regulação da excitabilidade muscular, estimulação e transmissão dos impulsos eletroquímicos e contração das fibras musculares. O metabolismo do potássio pode ser considerado patológico quando sua concentração nos líquidos extra e intracelular acha-se abaixo das cifras normais.

## Funções

O potássio exerce diversas funções em vários sistemas e órgãos, sendo as principais:

1. É um dos fatores que intervêm na regulação osmótica e equilíbrio hídrico do organismo.
2. Sob forma ionizada, concorre para a manutenção do equilíbrio ácido-básico, sendo sinérgico do sódio, atuando ambos como alcalinos, ao contrário do cloro, que age como ácido.
3. O potássio ionizado exerce papel significativo na atividade dos músculos estriados, face à sua capacidade de aumentar a excitabilidade da célula e inibi-la quando em elevada concentração.
4. O potássio atua no metabolismo dos glicídios; quando a glicose sanguínea sofre conversão em glicogênio para armazenamento, o potássio também sofre armazenamento com o glicogênio.
5. O potássio interfere na síntese protéica, sendo necessário para o armazenamento de proteína muscular. No caso da administração de aminoácidos para proporcionar a ressíntese das proteínas musculares, deve ser incluída a administração de potássio para assegurar a retenção nitrogenada.
6. Participa de três sistemas tampões das hemácias.

7. Atua na transmissão nervosa, na tonicidade muscular, na função renal e na contração da musculatura cardíaca.

## Condições Patológicas

O potássio é um mineral da maior importância em diversos processos vitais e seu metabolismo deve ser considerado patológico quando sua concentração em ambos os fluidos, extra e intracelular estão acima ou abaixo das taxas consideradas normais. Uso contra-indicado: anúria, oligúria, azotemia. Uso cauteloso na insuficiência adrenal.

Hipercalcemia: Elevação da concentração plasmática de potássio, independente do conteúdo do potássio corporal total. Resulta de uma variedade de causas: súbito aumento da ingestão de potássio pela via oral ou intravenosa; grave traumatismo tissular; radbomiolese; acidose aguda e algumas acidoses crônicas; doença de Addison não-tratada; após infusão hipertônica de manitol; ação do glucagon; uso impróprio de certos diuréticos poupadores de potássio, penicilina G potássica.

Sinais e sintomas: parestesias, paralisia muscular, confusão mental, arritmia. A solução de potássio é irritante tecidual, podendo ocorrer flebite e espasmo venoso.

Alterações no ECG: achatamento ou inversão da onda T; depressão do segmento RS-T; aumento do intervalo PR.

Alterações principais: diminuição do potássio do cloreto plasmático; aumento do sódio plasmático, aumento do pH sanguíneo.

Alterações progressivas no ECG: ondas simétricas e ponteagudas, depressão do segmento ST, alargamento de QRS, fibrilação ventricular.

Hipocalemia: Baixa concentração de potássio, independentemente do teor de potássio corporal total, associada frequentemente à alcalose e hipocloremia; entretanto, a concentração plasmática pode cair sem qualquer modificação no balanço externo, como se observa na alcalose, no tratamento com insulina e estimulação com receptores beta-adrenérgicos.

Na hipocalemia são observados sintomas como vômitos, distensão abdominal, íleo paralítico, redução ou ausência de reflexos, parestesia, dispneia, polidipsia, hipotensão, dilatação cardíaca, arritmia e coma. A hipocalemia incrementa o potencial de toxicidade da digital e outros glicosídeos.

A depleção de potássio pode ser dividida em três grupos que apresentam grande importância para a adoção da terapia adequada. O primeiro tipo é a simples depleção, que ocorre nas concentrações intra e extracelular, que são reduzidas aproximadamente na mesma extensão; no segundo tipo, os depósitos intracelulares podem sofrer excessivo abaixamento quando ela é devida a um distúrbio na função membrana, e o terceiro tipo, uma capacidade diminuída para o potássio ou pseudodepleção, que pode ocorrer quando a massa total celular é reduzida com pequena ou não modificação na composição das células residuais. Esta classificação é, por consenso, uma simplificação, mas que proporciona uma composição para uso prático. Por exemplo, uma leve diminuição pode levar a uma pseudodepleção observada em todos os três tipos, em diversos estados como a uremia, tireotoxicose, hipoxia prolongada, grave e simultânea, deficiência na função pancreática e adrenocortical. Se a depleção é muito severa, cerca de 25 a 30% dos depósitos do organismo, a integridade da membrana da célula muscular torna-se secundariamente comprometida.

## Fontes

O potássio é encontrado em quase todos os alimentos, sendo os mais ricos e utilizados a batata-inglesa, carnes, peixes, aves, leguminosas, couve, banana, laranja e outras fontes; os menos ricos são o arroz, leite, ovo, pêra e outros. Na presente tabela, o potássio acha-se assinalado em mEq por mg. Para converter mEq por mg, multiplicar pelo fator 3,9.

**Alimentos com mais de 300mEq de potássio por 100g de alimento**

| Alimento | mEq |
|---|---|
| Abacate | 347,1 |
| Acelga, folhas | 351,4 |
| Almeirão | 371,2 |
| Amendoim cru | 654,0 |
| Amendoim torrado | 740 |
| Amora | 321 |
| Ananás | 318 |
| Aveia instantânea | 352 |
| Avelã | 618 |
| Bacalhau | 603 |
| Banana-d'água | 333 |
| Banana-prata | 370 |
| Batata doce | 351 |
| Batata inglesa | 394 |
| Beterraba | 351 |
| Caldo de carne concentrado | 829 |
| Canjica | 345,5 |

| | | | | |
|---|---|---|---|---|
| Cará | 363,5 | Nescafé em pó | | 3.100 |
| Carne de carneiro | 375 | Soja, grão | | 700 |
| Castanha de caju | 620 | | | |
| Castanha europeia | 401 | **Recomendação (Via Oral)** | | |
| Cenoura | 328 | | Idade (anos) | mg/dia |
| Centeio, grão | 450 | | | |
| Chá preto, folhas | 1.810 | Lactentes | 0,0 - 0,5 | 500 |
| Chá preto, infusão | 196 | | 0,5 - 1,0 | 700 |
| Chocolate em pó | 580 | Crianças | 1 | 1.000 |
| Espinafre | 490 | | 2 - 5 | 1.400 |
| Feijão, média | 1.100 | | 6 - 9 | 1.600 |
| Grão-de-bico | 971 | | 10 - 12 | 2.000 |
| Levedo de cerveja em pó | 1.900 | Adolescentes | | 2.000 |
| Melão | 429 | Adultos | | 2.000 |

## Selênio (Se)

Número atômico: 34
Peso atômico: 78,96

Microelemento. O selênio teve a atenção despertada pela descoberta de um potente e metabolicamente ativo constituinte do composto denominado "fator 3", que foi observado como protegendo o fígado contra a infiltração gordurosa e necreose. A ação do selênio parece estar relacionada com a vitamina E, com as duas substâncias agindo sinergicamente na cura da doença hepática e de certas afecções musculares produzidas experimentalmente.

Em experiências realizadas em ratos foi demonstrado que o selênio os protege contra a necrose do fígado, assim como previne modificações degenerativas de outros tipos no fígado e músculos de carneiros, porcos, galinhas, perus, bezerros e ratos. Em pintos, estudos recentes identificaram um fator essencial para o selênio, diferente de sua ação sinergista com a vitamina E e, segundo Tappel, é um elemento indispensável ao funcionamento da glutatião-peroxidase, enzima sintetizada a partir dos aminoácidos que contêm enxofre. Sua função na porção hidrossolúvel da célula é semelhante à da vitamina E na porção lipossolúvel de proteção contra a oxidação dos ácidos graxos poliinsaturados e a consequente lesão tecidual. Essa função explicaria a observação de muitos pesquisadores de que o selênio pode substituir ou poupar a vitamina E.

O selênio impede lesões ocasionadas pelos peróxidos oriundos da oxidação dos lipídios, parecendo agir como um co-fator em sistemas enzimáticos relacionados com a oxidação celular, e talvez seu papel finalmente possa ser relacionado na nutrição humana, assim como no metabolismo de grupos sulfidrilas.

Acha-se demonstrado que em solos ricos em selênio, certos vegetais como a cebola e os grãos apresentam alto nível desse mineral. A carência de selênio em animais é prevenida com uma concentração de 1mg de selênio por grama da dieta.

No plasma, em adultos, o teor normal é de 8-15mcg/dl, e, nos neonatos e prematuros, o teor é maior: de 10 a 37mcg/dl. A atividade da glutatião-peroxidase é de 14mcg/dl. Evita a ocorrência da doença de Keshan (cardiomiopatia juvenil), alterações pancreáticas e promove crescimento corpóreo.

### Absorção e Excreção

O selênio é absorvido no trato gastrintestinal no teor de 80% ou mais da ingestão oral, ligando-se no plasma às proteínas; armazena-se em maior concentração no fígado e nos rins. A excreção fecal é menor; pela pele e pulmões é menor que 5%.

Deficiência: sinais e sintomas — mialgia, degeneração pancreática, sensibilidade muscular, maior suscetibilidade ao câncer e maior suscetibilidade dos eritrócitos. Esses sintomas são causados pela deficiência de selênio na cirrose, câncer pancreático, gástrico e colônico.

Toxicidade: o selênio exerce ação tóxica ocasionando fadiga muscular, colapso vascular periférico, congestão vascular interna, unhas fracas, queda de cabelo, dermatite, alteração do esmalte dos dentes, mucosa gástrica de coloração vermelho-tijolo, vômitos.

### Fontes

Alguns vegetais e grãos.

| Recomendação | | |
|---|---|---|
| | Idade (anos) | mcg/dia |
| Lactentes | 0,0 - 0,5 | 10 |
| | 0,5 - 1,0 | 15 |
| Crianças e | 1 - 3 | 20 |
| Adolescentes | 4 - 6 | 20 |
| | 7 - 10 | 30 |
| Homens | 11 - 14 | 40 |
| | 15 - 18 | 50 |
| | mais de 19 | 70 |
| Mulheres | 11 - 14 | 45 |
| | 15 - 18 | 50 |
| | 19 - 55 | 65 |
| Gravidez | | 65 |
| Lactação | (1o semestre) | 75 |
| | (2o semestre) | 75 |

## Silício (Si)

Número atômico: 14
Peso atômico: 28,09

Microelemento. É agente biológico no metabolismo cadeia-cruzada, contribuindo para a arquitetura e a elasticidade do tecido conjuntivo (colágeno, elastina e mucopolissacárides), necessário para a biossíntese, calcificação óssea e formação da cartilagem.

Absorvido pelo trato grastrintestinal no teor de 9 a 14mg do ingerido, a maior parte do silício não sofre absorção, sendo excretado nas fezes, dependendo sua absorção da forma de silício ingerida. Excretado pela urina, na dependência da absorção oral.

Nos tecidos, o silício está presente como silanolato (éster derivado do ácido salicílico). Pode estar envolvido no desenvolvimento da arteriosclerose, osteoartrite e hipertensão, assim como no processo de envelhecimento.

Deficiência: experimentalmente, observaram-se anormalidades ósseas e de cartilagens.

Causas: o metabolismo e a absorção do silício podem estar afetados pelas fibras, molibdênio, magnésio e flúor. Requerimento para o homem desconhecido, sugerindo-se a ingestão oral de 21-46mg/dia.

## Sódio (Na)

Número atômico: 11
Peso atômico: 23

Macroelemento. É o íon de carga positiva encontrado em maior teor nos líquidos extracelulares do organismo humano, achando-se neles em equilíbrio com o íon negativo cloro, agindo com outros eletrólitos, especialmente o potássio no líquido extracelular, para manter a pressão osmótica do sangue, plasma e fluidos intercelulares e a manutenção do equilíbrio hídrico no interior do organismo, na transmissão dos impulsos nervosos e relaxamento muscular. É importante para a manutenção do equilíbrio ácido-básico.

Seu teor no organismo gira em torno de 1% do peso corporal ou 70g para o homem adulto, sendo elemento muito espalhado na natureza, ingressando no organismo através dos alimentos, deliberadamente acrescentado à dieta com o sal de cozinha.

O organismo adulto contém 200mg de cloreto de sódio; os alimentos de origem animal contêm mais sódio que os de origem vegetal e a quantidade média fornecida pela alimentação normal é de cerca de 4g ou o equivalente a 10g de cloreto de sódio. Muitos indivíduos consomem maior quantidade por hábito, através de produtos que contêm cloreto de sódio em teor elevado ou pela adição de cloreto de sódio às preparações culinárias pelo efeito estimulante que proporciona sua ingestão.

O papel do cloreto de sódio na hipertensão arterial tem merecido inúmeros estudos em várias partes do mundo, sendo considerado um fator de risco, pois a pressão arterial nos indivíduos hipertensos respondem em certos casos à restrição de sal. O grau de restrição de sódio em mg é estabelecido em prescrições dietéticas, sendo uma ingesta de 1 a 2g moderada e em teor inferior a 1g, severa, de acordo com diversos autores.

Clinicamente, considerando-se o grau de ação diurética dos preparados empregados, a maioria das dietas contém de 1 a 3g de cloreto de sódio, de acordo com o seu papel como condimento nas preparações culinárias. Dieteticamente, as prescrições podem especificar o teor de sódio em mEq no lugar de mg, salientando que o mEq deve ser convertido em mg, pois 1mEq de sódio equivale a 23mg, o peso atômico em gramas. O cloreto de sódio contém 39,3% de sódio. Nas dietas de alto teor proteico, por exemplo, 2 a 3mg por quilo de peso, sob o ponto de vista da rapidez das preparações, tem sido preconizada; uma restrição igual ou inferior a 1mg não é compatível, devendo, nesse caso, empregar produtos dietéticos, livres de cloreto de sódio, como o glutamato monossódico, por exemplo.

O sódio e o potássio guardam normalmente entre si uma relação constante que é expressa pelo chamado quociente sódio/potássio: Na/K: 1,7, cujo valor foi realçado entre nós pela Escola de Annes-Dias, como sinal diagnóstico de insuficiência da córtex supra-renal.

## Absorção e Excreção

O sódio encontra-se na concentração de 135 a 145mEq/l no soro e cerca de 10mEq no interior das células do organismo. Sua absorção ocorre no trato gastrintestinal rapidamente, sendo os sais fosfato, tartarato e sulfato de sódio pobremente absorvidos. Acha-se presente em maior concentração no fluido extracelular (135-145 mEq/l). A diferença de concentração de sódio extra e intracelular depende do sistema enzimático Na-KATPase.

Na urina, seu teor é de 140 a 325mEq/l; controle renal de excreção ou reabsorção até 99%, diretamente proporcional à ingesta ou por ação hormonal, aldosterona e hormônio antidiurético, que aumentam a reabsorção. A deficiência de sódio em trabalhadores de minas de ouro foi motivo, entre nutricionistas e nutrólogos do Serviço de Alimentação da Previdência Social (SAPS), de estudos in loco, sendo constatada grande deficiência de sódio, apresentando os trabalhadores uma manifestação típica denominada "sambado", tendo sido recomendado, além das medidas de melhor assistência técnica, a ingestão de biscoitos contendo adequado teor de sal. Outras causas apontadas são os vômitos e a diarreia, sabendo-se que o indivíduo, mesmo em jejum, elimina sódio.

A homeostasia do sódio é regida pela aldosterona e, quando a necessidade de sódio aumenta, ocorre aumento da quantidade de aldosterona secretada, que aumenta a reabsorção do íon sódio pelos túbulos renais. Os sais de sódio e potássio não são intercambiáveis e, assim, para não se verificar alteração no balanço de água e nas concentrações dos fluidos orgânicos, há necessidade de ser mantido o equilíbrio sódio/potássio. Dessa forma, em dietética, deve haver em sua prática o equilíbrio desses dois elementos na dieta, pois o potássio existe nos alimentos em concentração maior que o sódio, e de outro lado, o organismo necessita mais de sódio que potássio, o que acarreta a utilização incompleta do sódio e desequilíbrio de outros elementos. Graças aos mecanismos de adaptação biológica do organismo e ao uso de cloreto de sódio adicionado aos alimentos, essa desproporção é corrigida. Parece que o sódio intervém nos efeitos fisiológicos da insulina, reforçando sua ação hipoglicemiante.

## Funções

Suas principais funções são:
- sob forma ionizada, o sódio é um dos principais fatores da regulação osmótica do sangue, plasma, fluidos intercelulares e do equilíbrio ácido-básico;
- é essencial à motilidade e à excitabilidade muscular;
- a permeabilidade é afetada pela bomba do sódio com o metabolismo da glicose e as trocas de sódio;
- essencial para distribuição orgânica de água e volume sanguíneo.

A deficiência de sódio pode ser aguda e menos aguda. Na aguda, são observadas manifestações como letargia, fraqueza progredindo rapidamente para convulsões e morte. Na menos aguda, fadiga, anorexia, diarreia, oligúria, hipotensão.

A deficiência é devida a várias causas como ingestão inadequada, perdas excessivas (suor, fluidos pelo trato gastrintestinal), queimaduras, sepsis, infusão excessiva de glicose intravenosa; nefrites, insuficiência adrenal, doença cardíaca congestiva; drogas: diuréticos, vincristina, clorpropamida, tobultamida, ciclofosfamida, agentes hipoglicemiantes orais.

Toxicidade: cefaléia, delírio, parada respiratória, hipertensão, eritema da pele.

### Fontes

A dieta humana contém habitualmente nos alimentos quantidade adequada para evitar, em condições normais, sintomas de deficiência, porém é hábito adicionar de 6 a 15g de cloreto de sódio diários, como cota suplementar, contendo a dieta comumente teor de sódio e de cloro acima de suas necessidades, como ocorre em alguns povos em que a hipertensão arterial é encontrada em índice apreciável entre sua população.

#### Recomendação (Via Oral)

|  | Idade (anos) | mg/dia |
|---|---|---|
| Lactentes | 0,0 - 0,5 | 120 |
|  | 0,5 - 1,0 | 200 |
| Crianças | 1 | 225 |
|  | 2 - 5 | 300 |
|  | 6 - 9 | 400 |
|  | 10 - 12 | 500 |
| Adolescentes | 13 - 18 | 500 |
| Adultos |  | 500 |

#### Alimentos de Consumo Habitual
(em mg por 100g de alimentos)

| Alimento | mg |
|---|---|
| Abacate | 46,2 |
| Abacaxi | 10,6 |
| Abóbora | 32,0 |
| Acelga, folhas | 145 |
| Agrião | 33,2 |
| Alface | 34 |
| Arroz | 20,0 |
| Bacalhau industrializado | 5.728 |
| Banana, média | 40 |
| Batata-doce | 36,0 |
| Batata-inglesa | 474 |
| Berinjela | 38,2 |
| Beterraba | 27,2 |
| Brócolos | 41,7 |
| Caju | 12 |
| Cará | 46,2 |
| Carne de boi | 133,2 |
| Carne de frango | 128,0 |
| Carne de galinha | 121,0 |
| Carne de peru | 111,0 |
| Carne de porco | 104,2 |
| Cenoura | 53,7 |
| Chicória | 14,6 |
| Chuchu | 14,6 |
| Couve | 15,0 |
| Couve-flor | 34,0 |
| Feijão | 160,0 |
| Fígado bovino | 149,5 |
| Gema de ovo | 44,1 |
| Laranja | 20,0 |
| Leite humano | 38,0 |
| Leite de vaca | 100,00 |
| Lentilha seca | 173,1 |
| Mamão | 31,8 |
| Repolho | 41,1 |
| Tomate | 42,0 |
| Uva | 37,1 |
| Vagem | 34,1 |

Teor de sódio de outros alimentos, ver tabela correspondente

## Vanádio (Va)

Número atômico: 23
Peso atômico: 50,95

Microelemento. Absorção mais ou menos 1% da ingestão oral, no trato gastrintestinal. Atua na regulação da enzima ATPase, fosfotransferases, fosfo-hidrolases e adenilatociclase; influencia o metabolismo glicídico e lipídico, exercendo papel semelhante ao da insulina, proporcionando maior tolerância à glicose. Inibe a biossíntese do colesterol e diminui a concentração plasmática do colesterol e de fosfolipídios. Circula no plasma sob forma de complexo transferrina-vanádio ou ferritina-vanádio. Reduzido na presença de ascorbato, glutatião e NADH.

Estabiliza-se contra a oxidação formando complexos com a transferrina e hemoglobina. Em animais, como nas aves, acarreta deficiência. No homem, deficiência não relatada. Toxicidade: diarreia, anorexia, retardo do crescimento.

*Recomendação*: via oral, 20mcg/dia.

# Zinco (Zn)

Número atômico: 30
Peso atômico: 65,37

Microelemento. O zinco é encontrado no organismo humano em maior teor que os chamados elementos-traço, exceto o ferro, estando seu conteúdo calculado em cerca de 1,3 a 2,3g, sendo sua concentração localizada no cabelo, pele, olhos, próstata, unhas, fígado, pâncreas, músculos, ossos e secreção das glândulas endócrinas. Seu teor no sangue é de cerca de 70-130mcg/dl. É um constituinte de muitas enzimas envolvidas em processos metabólicos, contendo a insulina-zinco. As principais enzimas são constituídas pela anidrase carbônica, a carboxipeptidase, a desidrogenase láctica e as fosfatases alcalinas.

A anidrase carbônica, presente nas hemácias, mucosa gástrica, fígado, pâncreas, córtex supra-renal e músculos, acelera a reação ácido carbônico, anidrido carbônico e água. Esta enzima atua como transportadora de dióxido de carbono, especialmente nas hemácias, funcionando também nas células dos túbulos renais na manutenção do equilíbrio ácido-básico.

O zinco é um co-fator da enzima carboxipeptidase, que remove o grupo carboxila (COOH) dos peptídeos para produzir aminoácidos. Ele faz parte da desidrogenase láctica, sendo essencial para a interconversão do ácido pirúvico em ácido láctico no processo para oxidação da glicose.

O zinco é integrante das fosfatases alcalinas, encontrando-se também nos ácidos nucléicos, não estando essa função bem identificada. Duas funções adicionais do zinco são importantes, apesar de pouco conhecido seu significado: no pâncreas, o zinco combina-se com a insulina imediatamente sob forma de zinco-insulina, servindo esse composto para armazenamento no pâncreas. O pâncreas do diabético contém cerca da metade do teor normal de zinco. As preparação de zinco-insulina são usadas para uma absorção mais lenta desse hormônio. Os leucócitos podem apresentar grande quantidade de zinco, pois pacientes com leucemia também podem apresentar cerca de menos 10% de zinco que o normal. A concentração normal de zinco no sangue é em média de 70-130mcg/dl; entretanto, nas doenças do fígado, diabete, as concentrações estão aumentadas. Na urina, a excreção de zinco é de 600-230mcg/dia.

## Funções

Componente de metaloenzimas, estabilizador de polissomos durante a síntese protéica e de membranas para a circulação de elementos celulares. Essencial para a mobilização hepática da vitamina A: atua na maturação sexual, fertilidade e reprodução, e na função fagocitária, imunitária celular e humoral.

Estudos realizados em animais revelaram que o zinco apresenta papel importante no desenvolvimento e na regulação do apetite. No homem pode ocorrer carência de zinco, pois estudos em regiões em que havia ingestão supostamente inadequada de zinco foram observados sintomas de nanismo, hipogonadismo e anemia por carência de ferro. Em outro estudo realizado nos Estados Unidos foram observados casos de aceleração de cicatrização de feridas e melhor sensibilidade do paladar; após suplementação de zinco, foi provado que a dieta desses indivíduos não continha as quantidades necessárias de zinco. Em outro estudo, 8% de 150 crianças de classe média apresentaram baixos níveis de zinco nos cabelos, isto é, abaixo de 70mcg/g, sensação gustativa prejudicada, diminuição do apetite e desenvolvimento corporal insuficiente, quadro esse que experimentou melhoria quando houve aumento da ingestão de zinco.

Uma possível relação do metabolismo do zinco em afecções hepáticas, como na cirrose, despertou o interesse de pesquisadores, sendo observado baixa nos níveis de zinco no soro sanguíneo e excreção urinária baixa. Exames anatomopatológicos realizados nesses indivíduos revelaram baixa concentração de zinco no fígado e aumento de sua taxa na excreção urinária, sendo especulado se a doença poderia aumentar a necessidade de zinco e, dessa forma, a doença poderia resultar de uma deficiente ingestão de zinco. Na Flórida, foi observada deficiência de zinco nas plantas, acarretando uma doença dos vegetais cítricos denominada little leaf disease.

## Absorção e Excreção

Absorvido passivamente no duodeno e jejuno, o zinco combina-se no plasma e, após liberar-se dos alimentos, forma complexos ligantes endógenos e exógenos com a histidina, ácido cítrico e ácido picolínico. A absorção acha-se relacionada com concentração intestinal intra-luminal. Passa para a corrente sanguínea portal por processo ativo. Combina-se no plasma e no sangue com albuminas e ácidos no teor de 55%, e com 40% a macroglobulinas, não se destinando a uso metabólico. Armazena-se no fígado, tecido muscular, unhas, pâncreas e ossos. A excreção é feita pela via urinária, cabelo, descamações da pele e sêmen.

Deficiência: diminuição do paladar, anorexia, apatia, retardo do crescimento, alopecia, hipogonadismo, hipospermia e retardamento da maturação sexual, intolerância à glicose e deficiência da imunidade.

Causas diversas: diminuição da ingestão, anorexia, desnutrição protéico-calórica; diminuição da absorção, causada por doença inflamatória intestinal, síndrome do intestino curto, doença celíaca, insuficiência pancreática, uremia crônica, dietas ricas em fibras e fitatos, álcool; outra causa importante é a diminuição da utilização como na cirrose alcoólica e fenilcetonúria, e por perdas (diarreia, anemia hemolítica, psoríase, álcool).

Toxicidade: pode ser aguda e crônica. Aguda: náuseas, vômitos, dores abdominais; crônicas: deficiência de cobre e anemia.

## Fontes

O zinco é encontrado em maior quantidade na carne, fígado, ostras, soja, ovos e leite. O pão de trigo integral, o pão de centeio, aveia, milho contribuem com o zinco para a dieta. O zinco de fontes vegetais é menos aproveitável pelo organismo.

### Recomendação (Via Oral)

| | Idade (anos) | mg/dia |
|---|---|---|
| Lactentes | 0,0 - 0,5 | 5 |
| | 0,5 - 1 | 5 |
| Crianças | 1 - 10 | 10 |
| Homens | 11 - 25 | 15 |
| | 26 - 50 | 15 |
| | mais de 51 | 15 |
| Mulheres | 11 - 25 | 12 |
| | 26 - 50 | 12 |
| | mais de 51 | 12 |
| Gravidez | | 15 |
| Lactação | (1o semestre) | 19 |
| | (2o semestre) | 16 |

### Teor de Zinco de Alimentos (mg por 100g de alimento)

| | |
|---|---|
| Abacaxi | 0,25 |
| Agrião | 0,15 |
| Alcachofra | 0,20 |
| Alface | 0,05 |
| Amêndoa | 1,00 |
| Arroz | 0,5 |
| Aveia | 5,00 |
| Banana | 0,22 |
| Batata-inglesa | 0,20 |
| Carne de aves, média | 1,30 |
| Carne de boi, média | 1,70 |
| Carne de carneiro | 1,40 |
| Carne de frango, média | 1,03 |
| Carne de porco, média | 3,50 |
| Cenoura | 0,30 |
| Espinafre | 0,50 |
| Farelo de trigo | 1,00 |
| Feijão, média | 0,08 |
| Fígado de boi | 2,00 |
| Leite de vaca | 2,00 |
| Maçã | 0,10 |
| Ostras | 1,50 |
| Ovo de galinha inteiro | 0,50 |
| Soja, grão | 2,90 |
| Trigo, gérmen | 0,35 |

# Tabela 6

## Tabelas e Estatísticas

*Cotas Dietéticas Recomendadas*
*Avaliação de Suprimento Adicional*
*Diário de Vitaminas Selecionadas e Minerais*
*Quadro de Peso e Estatura*
*Quadro de Ingestas Recomendadas de Nutrientes*

# COTAS DIETÉTICAS RECOMENDADAS, REVISÃO, 1980

As seguintes tabelas foram aprovadas pela National Academy of Sciences para distribuição. Incluem tabelas sobre: (a) necessidades energéticas recomendadas e média de pesos e alturas; (b) cotas dietéticas recomendadas para proteína, vitaminas lipossolúveis, vitaminas hidrossolúveis e minerais; e (c) avaliação segura e adequada do suprimento adicional de vitaminas selecionadas, elementos-traço e eletrólitos.

Média de Pesos e Alturas e Necessidades Energéticas Recomendadas*

| Idade Sexo | Peso kg | Altura Cm | Energia Mj | Energia Kcal | Escala Em Kcal |
|---|---|---|---|---|---|
| Lactentes | | | | | |
| 0,0-0,5 a | 6 | 60 | kg x 0,48 | kg x 115 | 95- 145 |
| 0,5-1.0 a | 9 | 71 | kg x 0,44 | kg x 105 | 80- 135 |
| Crianças | | | | | |
| 1-3 a | 13 | 90 | 5,5 | 1.300 | 900-1.800 |
| 4- 6 a | 20 | 112 | 7,1 | 1.700 | 1.300-2.300 |
| 7-10 | 28 | 132 | 10,1 | 2.400 | 1.650-3.300 |
| Homens | | | | | |
| 11-14 a | 45 | 157 | 11,3 | 2.700 | 2.000-3.700 |
| 15-18 a | 66 | 176 | 11,8 | 2.800 | 2.100-3.900 |
| 19-22 a | 70 | 177 | 12,2 | 2.900 | 2.500-3.300 |
| 23-50 a | 70 | 178 | 11,3 | 2.700 | 2.300-3.100 |
| 51-75 a | 70 | 178 | 10,1 | 2.400 | 2.000-2.800 |
| 76 + a | 70 | 178 | 8,6 | 2.050 | 1.650-2.450 |
| Mulheres | | | | | |
| 11-14 a | 46 | 157 | 9,2 | 2.200 | 1.500-3.000 |
| 15-18 a | 55 | 163 | 8,8 | 2.100 | 1.200-3.000 |
| 19-22 a | 55 | 163 | 8,8 | 2.100 | 1.700-2.500 |
| 23-50 a | 55 | 163 | 8,4 | 2.000 | 1.600-2.400 |
| 51-75 a | 55 | 163 | 7,6 | 1.800 | 1.400-2.200 |
| 76 + a | 55 | 163 | 6,7 | 1.600 | 1.200-2.000 |
| Gravidez | | | | + 300 | |
| Lactação | | | | + 500 | |

*De Cotas Dietéticas Recomendadas, Revisão, 1980. Food and Nutrition Board, National Academy of Sciences — National Research Council, Washington, D.C.

Os dados desta tabela foram reunidos a partir da observação da média de pesos e alturas de crianças, de pesos adequados de adultos para as alturas médias de homens e mulheres entre as idades de dezoito e trinta e quatro anos conforme avaliadas na população dos Estados Unidos.

As cotas energéticas de jovens adultos são para homens e mulheres executando trabalho leve. As cotas para os dois grupos de idade mais velhos, representam a média de energia necessária entre o espaço destas idades, permitindo uma redução de 2% na taxa de metabolismo basal (descansando) por década e uma redução na atividade de 200 kcal por dia para homens e mulheres entre cinquenta e um e setenta e cinco anos; 500 kcal para homens acima de setenta e cinco anos; e 400 kcal para mulheres acima de setenta e cinco anos.

A escala habitual de gasto energético diário é demonstrada para os adultos na coluna da escala e é baseada numa variação das necessidades energéticas de mais ou menos 400 kcal para qualquer idade, acentuando uma ampla escala de necessidades energéticas apropriadas para qualquer grupo de pessoas.

As cotas energéticas para as crianças até a idade de dezoito anos são baseadas na média de necessidades energéticas nas suas diferentes idades acompanhada de estudos de crescimento longitudinal.

## Tabela de Alimento e Nutrição, Academia Nacional de Ciências — Conselho Nacional de Pesquisas.
## Dietéticas Recomendadas[3], Revisão 1989
**Designado para manutenção de uma boa nutrição de praticamente todas as pessoas com boa saúde nos E.U.A.**

| Categoria | Idade (anos) | Peso[b] (Kg) | Peso[b] (lb) | Altura[b] (cm) | Altura[b] (in) | Proteína (g) | Vitaminas lipossolúveis ||||| Vitaminas hidrossolúveis ||||||| Minerais |||||||
|---|---|---|---|---|---|---|---|---|---|---|---|---|---|---|---|---|---|---|---|---|---|---|---|---|
| | | | | | | | Vitamina A (μgRE)[c] | Vitamina D (μg)[d] | Vitamina E (mg α-TEE)[a] | Vitamina K (μg) | Vitamina C (mg) | Tiamina (mg) | Riboflavina (mg) | Niacina (mgNE)[f] | Vitamina B6 (mg) | Folato (μg) | Vitamina B12 (μg) | Cálcio (mg) | Fósforo (mg) | Magnésio (mg) | Ferro (mg) | Zinco (mg) | Iodo (μg) | Selênio (μg) |
| Recém-nascidos | 0,0-0,5 | 6 | 13 | 60 | 24 | 13 | 375 | 7,5 | 3 | 5 | 30 | 0,3 | 0,4 | 5 | 0,3 | 25 | 0,3 | 400 | 300 | 40 | 6 | 5 | 40 | 10 |
| | 0,5-1,0 | 9 | 20 | 71 | 28 | 14 | 375 | 10 | 4 | 10 | 35 | 0,4 | 0,5 | 6 | 0,6 | 35 | 0,5 | 600 | 500 | 60 | 10 | 5 | 50 | 15 |
| Crianças | 1-3 | 13 | 29 | 90 | 35 | 16 | 400 | 10 | 6 | 15 | 40 | 0,7 | 0,8 | 9 | 1,0 | 50 | 0,7 | 800 | 800 | 80 | 10 | 10 | 70 | 20 |
| | 4-6 | 20 | 44 | 112 | 44 | 24 | 500 | 10 | 7 | 20 | 45 | 0,9 | 1,1 | 12 | 1,1 | 75 | 1,0 | 800 | 800 | 120 | 10 | 10 | 90 | 20 |
| | 7-10 | 28 | 62 | 132 | 52 | 28 | 700 | 10 | 7 | 30 | 45 | 1,0 | 1,2 | 13 | 1,4 | 100 | 1,4 | 800 | 800 | 170 | 10 | 10 | 120 | 30 |
| Homens | 11-14 | 45 | 99 | 157 | 62 | 45 | 1.000 | 10 | 10 | 45 | 50 | 1,3 | 1,5 | 17 | 1,7 | 150 | 2,0 | 1.200 | 1.200 | 270 | 12 | 15 | 150 | 40 |
| | 15-18 | 66 | 145 | 176 | 69 | 59 | 1.000 | 10 | 10 | 65 | 60 | 1,5 | 1,8 | 20 | 2,0 | 200 | 2,0 | 1.200 | 1.200 | 400 | 12 | 15 | 150 | 50 |
| | 19-24 | 72 | 160 | 177 | 70 | 58 | 1.000 | 10 | 10 | 70 | 60 | 1,5 | 1,7 | 19 | 2,0 | 200 | 2,0 | 1.200 | 1.200 | 350 | 10 | 15 | 150 | 70 |
| | 25-50 | 79 | 174 | 176 | 70 | 63 | 1.000 | 5 | 10 | 80 | 60 | 1,5 | 1,7 | 19 | 2,0 | 200 | 2,0 | 800 | 800 | 350 | 10 | 15 | 150 | 70 |
| | 51+ | 77 | 170 | 173 | 68 | 63 | 1.000 | 5 | 10 | 80 | 60 | 1,2 | 1,4 | 15 | 2,0 | 200 | 2,0 | 800 | 800 | 350 | 10 | 15 | 150 | 70 |
| Mulheres | 11-14 | 46 | 101 | 157 | 62 | 46 | 800 | 10 | 8 | 45 | 50 | 1,1 | 1,3 | 15 | 1,4 | 150 | 2,0 | 1.200 | 1.200 | 280 | 15 | 12 | 150 | 45 |
| | 15-18 | 55 | 120 | 163 | 64 | 44 | 800 | 10 | 8 | 55 | 60 | 1,1 | 1,3 | 15 | 1,5 | 180 | 2,0 | 1.200 | 1.200 | 300 | 15 | 12 | 150 | 50 |
| Gestantes | 19-24 | 58 | 128 | 164 | 65 | 46 | 800 | 10 | 8 | 60 | 60 | 1,1 | 1,3 | 15 | 1,6 | 180 | 2,0 | 1.200 | 1.200 | 280 | 15 | 12 | 150 | 55 |
| | 25-50 | 63 | 138 | 163 | 64 | 50 | 800 | 5 | 8 | 65 | 60 | 1,1 | 1,3 | 15 | 1,6 | 180 | 2,0 | 800 | 800 | 280 | 15 | 12 | 150 | 55 |
| Lactentes | 51+ | 65 | 143 | 160 | 63 | 50 | 800 | 5 | 8 | 65 | 60 | 1,0 | 1,2 | 13 | 1,6 | 180 | 2,0 | 800 | 800 | 280 | 10 | 12 | 150 | 55 |
| | | | | | | 60 | 800 | 10 | 10 | 65 | 70 | 1,5 | 1,6 | 17 | 2,2 | 400 | 2,2 | 1.200 | 1.200 | 320 | 30 | 15 | 175 | 65 |
| | Primeiros 6 meses | | | | | 65 | 1.300 | 10 | 12 | 65 | 95 | 1,6 | 1,8 | 20 | 2,1 | 280 | 2,6 | 1.200 | 1.200 | 355 | 15 | 19 | 200 | 75 |
| | Segundos 6 Meses | | | | | 62 | 1.200 | 10 | 11 | 65 | 90 | 1,6 | 1,7 | 20 | 2,1 | 260 | 2,6 | 1.200 | 1.200 | 340 | 15 | 16 | 200 | 75 |

[a] As cotas expressas como médias diárias ingeridas fora de hora intencionam prover variações individuais entre a maior parte das pessoas normais, como se elas vivessem nos E.U.A. sob o mesmo estresse. Dietas devem ser baseadas nas variedades de alimentação com a intenção de prover outros nutrientes que o ser humano necessite. Veja o texto para discussão detalhada das cotas e dos nutrientes não-tabelados.

[b] Pesos e alturas de adultos são as médias atuais da população dos E.U.A. de determinada idade analisada pela NHANES II. A média de peso e altura das pessoas com menos de 19 anos foi extraída de Hamill et al (1979). O uso desses valores não implica que as razoes altura-peso sejam ideais.

[c] Equivalentes do retinol. 1 retinol = 1mg retinol ou 6μg β-caroteno. Veja texto para cálculo da atividade da vitamina A das dietas com os equivalentes do retinol.

[d] Como o colecalciferol. 10μg de colecalciferol = 400U.I. vitamina D.

[e] Equivalentes do tocoferol. 1mg d-α tocoferol = 1 α E-T. Veja texto para variação das cotas e cálculo da dieta da atividade da vitamina E com as equivalentes a-tocoferol.

[f] 1 equivalente de Niacina = 1mg de niacina ou 60mg de triptofano dietético.

## AVALIAÇÃO SEGURA E ADEQUADA DE SUPRIMENTO ADICIONAL DIÁRIO DE VITAMINAS SELECIONADAS E MINERAIS*

| | Vitaminas | | | Elementos traços + | | | | | | Eletrólitos | | |
|---|---|---|---|---|---|---|---|---|---|---|---|---|
| | Vit. K | Biotina | ac. pantotênico | Cu | Mn | F | Cr | Se | Mo | Na | K | Cl |
| | ug | | | | | | | mg | | | | |
| Lactentes | | | | | | | | | | | | |
| 0,0-0,5 a | 12 | 35 | 2 | 0,5-0,7 | 0,5-0,7 | 0,1-0,5 | 0,01-0,04 | 0,01-0,04 | 0,03-0,06 | 115- 350 | 350- 925 | 275- 700 |
| 0,5-1,0 a | 10-20 | 50 | 3 | 0,7-1,0 | 0,7-1,0 | 0,2-1,0 | 0,02-0,06 | 0,02-0,06 | 0,04-0,08 | 250- 750 | 425-1.275 | 400-1.200 |
| Crianças e Adolescentes | | | | | | | | | | | | |
| 1- 3 a | 15-30 | 65 | 3 | 1,0-1,5 | 1,0-1,5 | 0,5-1,5 | 0,02-0,08 | 0,02-0,08 | 0,05-0,1 | 325- 975 | 550-1.650 | 500-1.500 |
| 4- 6 a | 20-40 | 85 | 3-4 | 1,5-2,0 | 1,5-2,0 | 1,0-2,5 | 0,03-0,12 | 0,03-0,12 | 0,06-0,15 | 450-1.350 | 775-2.325 | 700-2.100 |
| 7-10 a | 30-60 | 120 | 4-5 | 2,0-2,5 | 2,0-3,0 | 1,5-2,5 | 0,05-0,2 | 0,05-0,2 | 0,1-0,3 | 600-1.800 | 1.000-3.000 | 935-2.775 |
| 11 + a | 50-100 | 100-200 | 4-7 | 2,0-3,0 | 2,5-5,0 | 1,5-2,5 | 0,05-0,2 | 0,05-0,2 | 0,15-0,5 | 900-2.700 | 1.525-4.575 | 1.400-4.200 |
| Adultos | 70-140 | 100-200 | 4-7 | 2,0-3,0 | 2,5-5,0 | 1,5-4,0 | 0,05-0,2 | 0,05-0,2 | 0,15-0,5 | 1.100-3.300 | 1.875-5.625 | 1.700-5.100 |

\* De: Cotas Dietéticas Recomendadas. Revisão, 1980. Food and Nutrition Board — National Academy of Siciences — National Research Council.
Existindo pouca informação na qual se possam basear as cotas, estes valores não são incluídos na tabela principal das cotas dietéticas recomendadas e são dadas aqui em forma de séries de suprimentos recomendados.

+ Os elementos-traço só apresentam níveis de toxicidade quando o suprimento usual é em várias vezes ingerido, daí os níveis máximos para os elementos-traço desta tabela não devem ser habitualmente excedidos. JORNAL DA ASSOCIAÇÃO DIETÉTICA AMERICANA (VOLUME 75, DEZEMBRO 1979).

## Quadro 1 – TABELA DE PESO E ESTATURA

| IDADE | MENINOS ||||||| MENINAS |||||||
| --- | --- | --- | --- | --- | --- | --- | --- | --- | --- | --- | --- | --- | --- | --- |
| | PESO ||| ESTATURA ||| | PESO ||| ESTATURA ||| |
| | Média | Tol.- | Tol.+ | Média | Tol.- | Tol.+ | | Média | Tol.- | Tol.+ | Média | Tol.- | Tol.+ | |
| 0 meses | 3,220 | 2,52 | 3,91 | 50,740 | 47,82 | 53,65 | | 3,220 | 2,32 | 4,12 | 49,610 | 46,98 | 52,24 | |
| 3 meses | 6,120 | 4,22 | 8,03 | 61,430 | 55,14 | 67,72 | | 5,470 | 4,11 | 6,82 | 59,220 | 54,67 | 63,76 | |
| 6 meses | 8,000 | 5,64 | 10,37 | 67,180 | 59,78 | 74,58 | | 7,480 | 6,27 | 8,68 | 66,480 | 61,23 | 71,72 | |
| 9 meses | 9,330 | 7,01 | 11,65 | 71,630 | 65,14 | 78,12 | | 8,630 | 5,95 | 11,32 | 69,500 | 64,67 | 74,33 | |
| 12 meses | 10,390 | 7,71 | 13,06 | 75,750 | 70,87 | 80,63 | | 9,950 | 7,17 | 12,73 | 75,190 | 68,55 | 81,83 | |
| 18 meses | 11,380 | 8,76 | 14,01 | 81,810 | 75,99 | 87,64 | | 10,740 | 8,68 | 12,81 | 80,710 | 74,17 | 87,25 | |
| 2 anos | 12,860 | 10,81 | 14,92 | 87,440 | 79,15 | 95,72 | | 12,200 | 8,93 | 15,47 | 85,600 | 78,40 | 92,80 | |
| 3 anos | 14,710 | 11,19 | 18,23 | 95,420 | 87,94 | 102,89 | | 14,750 | 10,26 | 19,23 | 94,940 | 87,25 | 102,63 | |
| 4 anos | 16,920 | 13,18 | 20,67 | 102,540 | 94,73 | 110,35 | | 16,650 | 12,64 | 20,67 | 102,370 | 94,20 | 110,53 | |
| 5 anos | 19,040 | 13,51 | 24,58 | 107,470 | 97,79 | 117,15 | | 18,510 | 12,18 | 24,84 | 107,610 | 98,52 | 116,69 | |
| 6 anos | 20,730 | 14,93 | 26,54 | 114,480 | 105,30 | 123,66 | | 21,020 | 12,49 | 29,55 | 114,930 | 102,75 | 127,10 | |
| 7 anos | 23,350 | 17,40 | 29,30 | 120,340 | 111,14 | 129,54 | | 23,130 | 14,99 | 31,26 | 120,100 | 110,04 | 130,16 | |
| 8 anos | 25,840 | 17,03 | 34,65 | 125,610 | 115,54 | 135,68 | | 23,940 | 17,23 | 30,65 | 123,750 | 113,11 | 134,38 | |
| 9 anos | 29,030 | 17,89 | 40,10 | 132,400 | 120,27 | 144,53 | | 28,570 | 17,59 | 39,56 | 130,390 | 116,42 | 144,36 | |
| 10 anos | 31,070 | 16,92 | 45,22 | 135,330 | 121,99 | 148,66 | | 30,510 | 17,93 | 43,09 | 136,390 | 124,86 | 147,92 | |
| 11 anos | 33,550 | 20,94 | 46,16 | 139,140 | 126,34 | 151,94 | | 33,960 | 20,91 | 47,00 | 140,960 | 127,78 | 154,14 | |
| 12 anos | 38,980 | 18,66 | 59,31 | 144,640 | 129,01 | 160,26 | | 40,050 | 24,28 | 55,82 | 147,500 | 134,62 | 160,38 | |

*Estudo antropométrico de Crianças Brasileiras de 0 a 12 anos de Idade – II*
*Suplementos Anais Nestlé – E. Marcondes e Col.*
*Tol. + = Limite Máximo de Tolerância*
*Tol. - = Limite Mínimo de Tolerância*

## QUADRO 2 — INGESTAS RECOMENDADAS DE NUTRIENTES (FAO/OMS)

| Idade | Peso corpório | Enegia (1) | | Proteínas (1,2) | Vitamina A (3,4) | Vitamina D (5,6) | Tiamina (3) | Riboflavina (3) | Niacina (3) | Ácido Fólico (5) | Vitamina B12 (5) | Ácido ascórbico (5) | Cálcio (7) | Ferro (5,8) |
|---|---|---|---|---|---|---|---|---|---|---|---|---|---|---|
| | quilo-grama | quilo-calorias | mega-joules | grama | micro-gramas | micro-gramas | mili-gramas | mili-gramas | mili-gramas | micro-gramas | micro-gramas | mili-gramas | mili-gramas | mili-gramas |
| Criança | | | | | | | | | | | | | | |
| <1 | 7,3 | 820 | 3,4 | 14 | 300 | 10,0 | 0,3 | 0,5 | 5,4 | 60 | 0,3 | 20 | 0,5-0,6 | 5-10 |
| 1-3 | 13,4 | 1.360 | 5,7 | 16 | 250 | 10,0 | 0,5 | 0,8 | 9,0 | 100 | 0,9 | 20 | 0,4-0,5 | 5-10 |
| 4-6 | 20,2 | 1.830 | 7,6 | 20 | 300 | 10,0 | 0,7 | 1,1 | 12,1 | 100 | 1,5 | 20 | 0,4-0,5 | 5-10 |
| 7-9 | 28,1 | 2.190 | 9,2 | 25 | 400 | 2,5 | 0,9 | 1,3 | 14,5 | 100 | 1,5 | 20 | 0,4-0,5 | 5-10 |
| Adolescentes masculinos | | | | | | | | | | | | | | |
| 10-12 | 36,9 | 2.600 | 10,9 | 30 | 575 | 2,5 | 1,0 | 1,6 | 17,2 | 100 | 2,0 | 20 | 0,6-0,7 | 5-10 |
| 13-15 | 51,3 | 2.900 | 12,1 | 37 | 725 | 2,5 | 1,2 | 1,7 | 19,1 | 200 | 2,0 | 30 | 0,6-0,7 | 9,18 |
| 16-19 | 62,9 | 3.070 | 12,8 | 38 | 750 | 2,5 | 1,2 | 1,8 | 20,3 | 200 | 2,0 | 30 | 0,5-0,6 | 5-9 |
| Adolescentes femininos | | | | | | | | | | | | | | |
| 10-12 | 38,0 | 2.350 | 9,8 | 29 | 575 | 2,5 | 0,9 | 1,4 | 15,5 | 100 | 2,0 | 20 | 0,6-0,7 | 5-10 |
| 13-15 | 49,9 | 2.490 | 10,4 | 31 | 725 | 2,5 | 1,0 | 1,5 | 16,4 | 200 | 2,0 | 30 | 0,6-0,7 | 12-24 |
| 16-19 | 54,4 | 2.310 | 9,7 | 30 | 750 | 2,5 | 0,9 | 1,4 | 15,2 | 200 | 2,0 | 30 | 0,5-0,6 | 14-28 |
| Homem adulto (moderadamente ativo) | 65,0 | 3.000 | 12,6 | 38 | 750 | 2,5 | 1,2 | 1,8 | 19,8 | 200 | 2,0 | 30 | 0,4-0,5 | 5-9 |
| Mulher adulta (moderadamente ativa) | 55,0 | 2.200 | 9,2 | 29 | 750 | 2,5 | 0,9 | 1,3 | 14,5 | 200 | 2,0 | 30 | 0,4-0,5 | 14-28 |
| Gestação (metade final) | | + 350 | +1,5 | 38 | 750 | 10,0 | + 0,1 | + 0,2 | + 2,3 | 400 | 3,0 | 30 | 1,0-1,2 | (9) |
| Lactação (6 primeiros meses) | | +550 | +2,3 | 46 | 1.200 | 10,0 | + 0,2 | +0,4 | + 3,7 | 300 | 2,5 | 30 | 1,0-1,2 | (9) |

1 Necessidades Energéticas e Protéicas. Relato da Junta do Grupo de Conselheiros da FAO/OMS, FAO, Roma, 1.972. — 2 Como proteínas do ovo ou leite. — 3 Necessidades de Vitamina A, Tiamina, Riboflavina e Niacina. Relato de uma Junta do Grupo de Conselheiros da FAO/OMS, Roma, 1965. — 4 Como retinol. — 5 Necessidades de Ácido Ascórbico, Vitamina D, Vitamina Bl2, Folato e ferro. Relato de uma Junta do Grupo de Conselheiros da FAO/OMS, FAO, Roma, 1970. — 6 Como colecalciferol. — 7 Necessidades de Cálcio, Relato de um Grupo de Consulta da FAO/OMS, FAO, Roma, 1961. — 8 Em cada linha, o valor inferior aplica-se quando mais de 25% das calorias na dieta originam-se de alimentos animais representam menos de 10% das calorias. — 9 Para mulheres cuja ingesta de ferro por toda vida foi o nível recomendado neste quadro, a ingesta diária de ferro durante a gravidez e lactação deve ser a mesma que a recomendada para a não-grávida, mulheres não-lactentes no período do parto para mulheres cujo nível de ferro não é satisfatório no início da gestação, a necessidade é maior, e na situação extrema de mulheres sem reservas de ferro, a necessidade pode, provavelmente, não ser satisfeita sem suplementação.

A relação das espécies e variedade de alimentos de origem animal e vegetal que constam deste capítulo teve por objetivo proporcionar a identificação dos referidos alimentos sob o ponto da nomenclatura científica e da sinonímia nacional.

A presente relação foi revista à luz dos dados mais recentes, abrangendo os diversos cultivares, que somam um número expressivo.

# Adendo

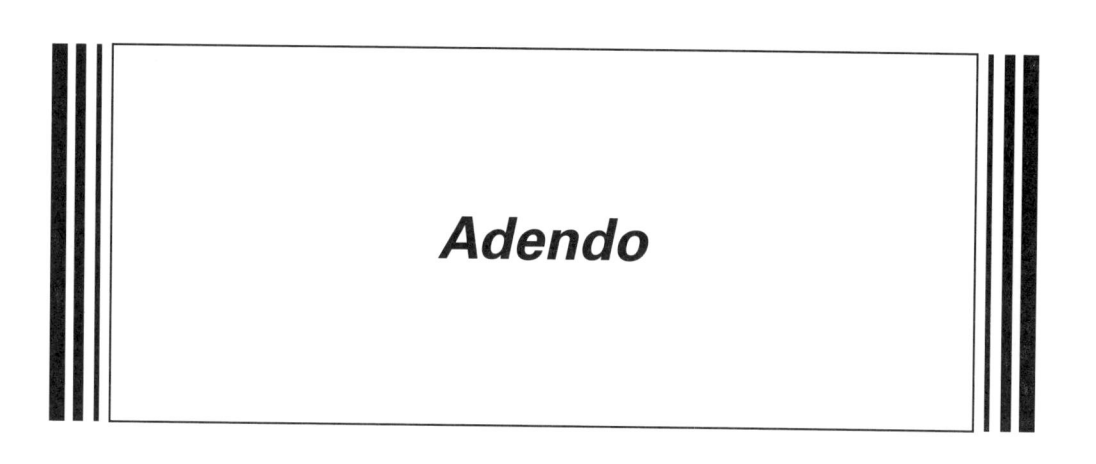

## Pesos e Medidas Caseiras

1 copo — 250 mililitros
1 xícara (média) — 100 gramas
1 xícara (café) — 50 gramas
1 colher (sopa) — 20 gramas
1 colher (sobremesa) — 15 gramas
1 colher (chá) — 10 gramas
1 colher (café) — 5 gramas.

## ALIMENTOS EQUIVALENTES E ALIMENTOS SUBSTITUTOS

## CONSIDERAÇÕES

A utilização de alimentos equivalentes esubstitutos das dietas tem por finalidade:

1. Combater a monotonia alimentar, isto é, o emprego ou uso das mesmas espécies ou variedades de alimentos nos cardápios elaborados ou nas preparações que fazem parte desses cardápios.

   Este fator representa uma das mais importantes causas para o abandono das dietas ou a recusa para determinado alimento ou preparação.

*Exemplo:* O feijão-preto pode ser substituído pelos feijões de outras colorações, o que também possibilitará a confecção de diversas preparações culinárias.

Também o feijão-preto ou de outra cor pode ser substituído por leguminosas: ervilha, lentilha, grão-de-bico, favas.

Neste caso quase são igualados os teores de proteínas, hidratos de carbono, celulose, ferro e vitaminas do complexo B.

A carne de boi pela carne de outra espécie animal ou vísceras (fígado, coração, rins, dobradinha) ou de partes ou órgãos destacados (língua, rabada) ou por carnes de peixes ou de aves, dentro da equivalência da quantidade da carne de boi em proteínas.

Nesta substituição o fator proteínas animais é atendido.

2. Atender aos hábitos alimentares de uma mesma região, de grupos sócio-econômicos e etários ou em condições fisiológicas especiais (crescimento, gravidez, lactação, exercícios físicos).

*Razões:* Em virtude de nossa extensão territorial, condições ecológicas, raciais e principalmente por fatores sócio-econômicos, ocorrem hábitos alimentares arraigados e errôneos para certas espécies e variedades de alimentos, assim como para determinadas preparações culinárias.

O conhecimento do valor nutritivo dos alimentos representa, inegavelmente, uma modalidade de orientação e educação alimentar que deve ser incentivada pelos estudiosos em nutrição para melhorar os padrões alimentares e nutricionais dessas coletividades, colaborando para a diminuição da mortalidade infantil, maior resistência às infecções e consequentemente maior produtividade no trabalho.

3. Facilitar a aquisição de espécies e variedades de alimentos nas diversas épocas do ano, principalmente para os hortigranjeiros, o que constitui fator importante sob o ponto de vista econômico, não onerando os cardápios e, pelo contrário, tornando-os mais econômicos se os alimentos de entressafra fossem adquiridos.

*Razões:* Na produção de alimentos, por diversas causas, ocorrem períodos de grande produção e escassez, principalmente dos hortigranjeiros e mesmo dos de origem animal.

Nas épocas de grande produção, as donas-de-casa poderão preparar com vegetais e frutas, principalmente produtos caseiros como picles, conservas, doces em pasta, geléias, cristalizados e uma variedade de produtos.

Os peixes costumam apresentar no mercado preços variáveis, indo dos mais caros: badejo, robalo, garoupa, cherne e outros, aos de preço intermediário como a pescada, enchova, pargo, e até os de menor preço como a sardinha, corvina, merluza.

As sardinhas grandes, médias e pequenas e aqueles de menor preço substituem nutricionalmente os tipos de pescado de maior preço.

O que torna mais elevado o preço dos peixes, dos moluscos e dos crustáceos não é o seu valor nutricional, mas a textura de sua carne, a quantidade capturada e a tradição comercial e gastronômica.

O mesmo ocorre com a carne bovina. A maioria dos consumidores prefere os chamados "pesos de primeira", isto é, os pesos provenientes dos quartos traseiros, do lombo e do chamado "filé mignon", que alcançam preço mais elevado que os "pesos de segunda".

Nutricionalmente, alguns pesos de segunda apresentam em sua composição química mais alto teor de proteínas, e principalmente substâncias extrativas que dão maior sabor às carnes e que são indicadas para a elaboração decaídos, consomes e sopas.

**ALIMENTOS EQUIVALENTES:** Constituídos por grupos de alimentos que em virtude de suas características organolépticas, estado físico, composição química, adequação culinária e dietética e adequação ao tipo de refeição, costumam ser agrupados para substituírem os alimentos considerados genericamente "padrões": carnes em geral, vegetais em geral, frutas em geral, cereais e derivados, leguminosa e gorduras em geral, leite e derivados.

Os grupos de alimentos no sistema de equivalência devem incluir alimentos básicos da dieta normal ou dietoterápica, de composição química semelhante, que podem ser referentes a um país ou a uma região, que se caracterizam pelo seu alto ou baixo valor calórico, proteico, glicídico, lipídico, celulósico, mineral ou vitamínico, que apresentam grande importância na prescrição em dietética e em dietoterapia.

Esses grupos-padrões são englobados em:

*Carnes em geral* — parte muscular magra comestível, de mamíferos, de aves, peixes, moluscos, crustáceos, quelônios e batráquios; vísceras e órgãos destacados de mamíferos e aves.

*Leite e derivados*— leite integral, semidescremado e descremado *in natura* ou em pó, creme de leite, queijos, requeijões, iogurte.

*Ovos* — de aves domésticas *in natura* ou desidratados.

*Frutas em geral* — frutas pomo, baga, drupa, hesperídio e outras.

*Vegetais em geral* — folhosos, flores, frutos e estipes ou caules.

*Cereais e derivados* — *in natura* e industrializados.

*Leguminosas ou grãos* — *in natura* ou industrializados.

*Óleos e gorduras animais e vegetais.*

*Produtos industrializados à base de carnes, leite, pescado, vegetais, frutas, cereais, e leguminosos.*

**ALIMENTOS SUBSTITUTOS:** São aqueles que têm em sua composição química pelo menos uma das principais substâncias nutritivas, em quantidade aproximada de calorias, proteínas, glicídios, lipídios minerais e vitaminas do alimento a ser substituído.

### Exemplos

*Proteínas:* A carne de boi magra pode ser substituída pela carne de outro animal (mamíferos, pescado, aves), ovos, vísceras, partes de órgãos destacados (língua, rabada), enlatados à base de carne, embutidos (salame, mortadela, salaminho e outros).

Neste exemplo a substituição recai apenas sobre alimentos de origem animal, pelas características biológicas de suas proteínas.

*Hidratos de carbono:* As opções para substituição são variadas não só em número de substitutos mas pela diversidade de suas fontes e características.

O arroz, que serve de paradigma nesse grupo pode ser substituído por outras espécies de cereais (trigo, milho), assim como de produtos deles derivados como farinhas, fubás, massas alimentícias, pão, biscoitos e outros.

Este grupo se caracteriza pelo elevado valor calórico, de hidratos de carbono e pobre em proteínas e gorduras.

*Gorduras:* Deve ser feita inicialmente uma divisão dos componentes deste grupo, não só pela sua origem mas também pelas suas características nutricionais.

Num grupo temos os óleos vegetais, como o de girassol, soja, milho, arroz, trigo, que se caracterizam pelo seu teor de ácidos graxos não-saturados (linoléico, o mais importante atualmente, linolênico, araquidônico, decenóico e undecenóico), que faz com que eles não devam ser substituídos por outros tipos de gorduras usadas na alimentação.

O outro grupo é constituído pela banha de porco em rama, ou industrializada, e a gordura de coco-babaçu.

A manteiga só pode ser substituída pelo creme de leite ou pelas margarinas (fortificadas ou não em vitaminas A e D e a adição de ácidos graxos não-saturados).

*Leguminosas:* Apresentam equivalência em sua composição química e aplicações culinárias. Feijões, lentilhas, ervilhas, amendoim e outras.

*Frutas:* A substituição deve ser procedida considerando o teor de hidratos de carbono e a sua adequação no cardápio ou aplicação culinária.

No caso de sucos de frutas: a laranja pode ser substituída pela *grape-fruit*, laranja, lima-da-pérsia, considerando nesse caso sua aplicação e o teor de vitamina C.

*Vegetais:* De acordo com o teor em hidratos de carbono, são classificados em três grupos: com 5,10 e mais de 10% de hidratos de carbono. Assim, nessa substituição, a mesma deve recair sempre para um do mesmo grupo, ou ainda pela sua utilização culinária: sob forma crua, saladas ou cozida.

## ALIMENTOS QUE NÃO NECESSITAM SER MEDIDOS OU CALCULADOS NO TOTAL

da dieta por apresentarem teor de hidratos de carbono, proteínas e gorduras insignificante ou nulo. Esse teor refere-se ao café (não-adoçado), mate, chá (nas mesmas condições), caldo de carne, picles, mostarda, pimenta em pó, cebola, alho, vinagre, aipo, salsa, sal e outros temperos ou condimentos usados em pequenas quantidades, de acordo com a receita.

Como substituto do açúcar de cana ou de beterraba atualmente temos produtos sob forma de pó, comprimidos ou em solução em que o açúcar acha-se substituído pelos ciclamatos e a sacarina, isolados ou em associação (que parece diminuir quando em associação o desagradável de um deles isolado).

Estes produtos têm o nome de edulcorantes ou adoçantes artificiais, não-glicídicos, não-calóricos, que são considerados como Produtos Dietéticos e que têm uma regulamentação específica, da qual daremos detalhes em outra parte.

## EQUIVALÊNCIA COM RELAÇÃO ÀS PROTEÍNAS DE ORIGEM ANIMAL:

A proteína constitui a substância fundamental de todos os seres vivos, em virtude de sua importância no organismo, desde o mais simples ao mais evoluído na escala zoológica.

Elas fazem parte da estrutura de cada célula do organismo, existindo proteínas que possuem funções específicas em certas células e tecidos especializados, na formação de enzimas ou fermentos, de secreções glandulares e na formação de hormônios.

As enzimas, atualmente assinaladas em grande número, exercem ação diversificada no organismo, controlando os processos digestivos desde a boca até o intestino delgado, a produção de energia, a síntese de diversos compostos e outras atividades vitais.

Face à complexidade de sua atuação, hoje em dia já existe um capítulo especializado: a enzimologia ou zimologia.

Dessa forma, sendo as proteínas os elementos principais dos tecidos orgânicos, há necessidade de sua presença na alimentação, em quantidades variáveis além de sua qualidade biológica, de acordo com diversos fatores, para construção e reparação celular e tecidual.

Nesse sentido as proteínas de origem animal são as mais importantes, devendo seu coeficiente no total de proteínas ser mais elevado nos lactentes, durante o crescimento, em certos períodos da gestação e na lactação, principalmente.

As fontes proteicas animais atualmente são escassas em diversos países e regiões do mundo, acarretando, entre outros males, retardo mental e de crescimento, como infelizmente se observa em muitos locais.

Essas fontes são encontradas no leite, queijos, requeijões, carnes em geral (de mamíferos, aves e pescado), ovos, e devem ser incluídas na dieta no teor mínimo de 30% do total de proteínas da dieta.

E os 70% restantes? Devem ser fornecidos pelas proteínas de fontes vegetais (leguminosas: feijões, soja, favas, ervilhas, lentilhas), castanha-do-pará, castanha-de-caju, cereais (milho, trigo e seus produtos: pão, massas alimentícias, biscoitos.

Hoje em dia, em muitos locais, por iniciativa de governos e instituições como a FAO, OMS e outras, diversos alimentos que fazem parte dos hábitos alimentares dessas regiões acham-se enriquecidos de proteínas como as da soja, milho, amendoim, algodão, girassol, trigo, gergelim e de proteínas de origem animal como as de peixes.

Por que as proteínas são tão importantes? Porque elas são constituídas por compostos mais simples, os aminoácidos, dos quais se conhecem mais de vinte, sendo que oito deles são considerados essenciais, isto é, que o organismo não pode sintetizar em quantidade necessária para as suas atividades específicas.

Esses aminoácidos são: lisina, valina, leucina, isoleucina, triptofano, metionina, treonina e fenilalanina, descrevendo-se mais dois, a histidina e a arginina, que são considerados essenciais apenas até determinada idade.

**Exemplos:** A carne de boi ou de vaca pode ser substituída pela de outros animais mamíferos: cabrito, ovelha, carneiro, porco, coelho, baleia.

Pela carne de aves: frango, galinha, pato, peru, ganso, perdiz, pombo.

Peixes de água doce e salgada de carne branca, escura e rosada.

Moluscos: mariscos, mexilhões, polvo, lula.

Crustáceos: camarão, siri, caranguejo, lagosta, lagostim.

Quelônios de água doce e salgada: tartaruga.

Répteis: jacaré.

Batráquios: rã.

Além dessas fontes acrescente-se as vísceras: fígado, rins, coração, tripas, órgãos e partes destacadas de animais: língua, rabada.

Ovos: de galinha doméstica, pata, perua, gansa, codorna.

Embutidos: salames, mortadela, linguiça, salaminho, salsicha e outros.

Produtos industrializados: carne-seca ou charque ou jabá, presunto, bacalhau e outros peixes salgados, dessecados e prensados.

**EQUIVALENTES DE CARNE:** 100 gramas de carne de boi ou de vaca crua e limpa (parte comestível) equivalem, sob o ponto de vista nutricional de proteína animal, a:

Carne de baleia, magra ............................ 125g
Carne de cabrito, magra ........................... 115g
Carne de carneiro, magra ......................... 123g
Carne de cordeiro, magra .......................... 98g
Carne de ovelha, magra ............................ 130g
Carne de porco, magra .............................. 115g
Carne de vitela, magra ................................ 95g
Carne de porco-do-mato, magra ............. 120g
Carne de quati, magra ............................... 145g
Carne de tatu, magra ................................... 70g
Carne de veado, magra ............................... 95g
Carne de paca, magra .................................. 95g
Carne de frango, magra ............................. 100g
Carne de galinha, magra ............................. 90g
Miúdos de galinha ........................................ 85g
Carne de ganso, magra ................................ 98g
Carne de pato doméstico, magra ............... 98g
Carne de pato selvagem, magra ................. 88g
Carne de perdiz, magra ............................... 80g
Carne de peru, magra ................................. 100g
Carne de pombo, magra .............................. 98g
Carne de preá, magra .................................. 75g
Bacalhau salgado, seco e prensado .......... 25g
Baleia, carne salgada ................................. l27g
Charque ou carne-seca ou jabá ................. 47g
Chouriço ...................................................... 110g
*Corned-beef* ............................................... 135g
Farinha de carne .......................................... 27g
Farinha de peixe .......................................... 25g
Gelatina em pó com açúcar ....................... 210g
Gelatina preparada ................................. 1.310g
Gelatina simples em folhas, dessecada ...... 25g
Geléia de mocotó superconcentrada ....... 215g
Geléia de mocotó dietética, sem açúcar .. 205g
Língua de boi defumada .............................. 90g
Linguiça de porco fina crua ....................... 180g
Presuntada ................................................. 200g
Presunto cru ou fresco .............................. 150g
Presunto cozido .......................................... 110g
Presunto magro defumado .......................... 80g
Presunto gordo defumado ......................... 100g
Salame ........................................................... 80g
Salsicha crua .............................................. 130g
Salsicha de lata .......................................... 150g
Coração de boi ........................................... 125g
Coração de galinha .................................... 100g
Coração de porco ....................................... 125g
Fígado de boi .............................................. 100g
Fígado de galinha ......................................... 90g
Fígado de porco .......................................... 100g
Patê de fígado de porco ou de ganso ...... 140g
Patê de língua de boi ................................. 150g
Rabada de boi (só a carne) ...................... 130g
Camarão fresco .......................................... 100g
Camarão seco ............................................... 50g
Siri ou caranguejo fresco .......................... 120g
Polvo fresco ................................................ 180g
Lula fresca .................................................. 130g
Mariscos (só a carne) ................................ 270g
Tartaruga do mar ....................................... 105g
Tartaruga do rio ......................................... 100g
Tracajá ........................................................ 135g
Rã, perna .................................................... 130g
Ovo de galinha fresco (3 1/2 ovos) ......... 175g
Ovo de codorna fresco .............................. 160g

Ovo de tartaruga fresco .............................. 175g
Clara de ovo de galinha desidratada ........ 12,5g
equivalente a 100g de clara fresca
Gema de ovo de galinha desidratada ....... 46,0g
equivalente a 100g de gema fresca
Ovo inteiro de galinha desidratado ........... 37,3g
equivalente a 100g de ovo inteiro ou dois ovos

**LEITE E DERIVADOS:** No que respeita ao teor de proteínas e de cálcio:

200 mililitros de leite de vaca, fresco e integral equivalem a:

| | |
|---|---|
| 120 | mililitros de leite de búfala integral |
| 140 | mililitros de leite de cabra fresco integral |
| 30 | gramas de leite de vaca integral, em pó |
| 70 | gramas de queijo prato |
| 67 | gramas de queijo-de-minas fresco |
| 150 | gramas de queijo-de-minas frescal |
| 75 | gramas de queijo cobocó |
| 75 | gramas de queijo provolone |
| 70 | gramas de requeijão |
| 250 | gramas de ricota fresca |
| 100 | gramas de iogurte simples. |

Estes alimentos são caracterizados pelo teor de proteínas de alto valor biológico, além de vitaminas do complexo B: tiamina, riboflavina, niacina, sendo que o leite e os queijos contêm as vitaminas A e D, minerais como cálcio (uma das melhores fontes), fósforo, entre outros.

**VEGETAIS:** Representam o grupo de alimentos que se caracteriza pelo grande número de espécies e variedades, assim como pela diversidade de formas, cores, aromas, sabores e modalidades de utilização culinária e industrial.

Constituem fonte de celuloses, carotenos (provitamina A), vitaminas do complexo B e a vitamina C ou ácido ascórbico do qual representam uma das principais fontes juntamente com as frutas.

Existem espécies que são produzidas o ano inteiro, variando de preço em razão das épocas de safra ou das fontes de abastecimento, outras, por ocasião da entressafra, têm o seu preço aumentado como é o caso do chuchu, tomate, couve-flor, brócolos, alface, o que se justifica pela variação das épocas de plantio e de colheita nas zonas produtoras.

Sob o ponto de vista dietético, a alimentação diária deverá conter pelo menos duas espécies de vegetais, uma sob forma cozida e outra crua. Característica importante é representada pela diversidade de cores que proporcionam ao conjunto de preparações: aspecto, eupéptico. Permitem a elaboração de grande número de preparações que proporcionam, sendo componentes obrigatórios nos regimes hipocalóricos e pobres em glicídios ou ricos em celulose, como ocorre nas dietas para obesos e diabéticos, graças ao seu poder de saciedade.

Dividem-se, em acordo com a planta ou parte da planta utilizada na alimentação, em:
- *Raízes:* Cenoura, nabo, aipim, batata-doce e outras.
- *Tubérculos:* Batata-inglesa
- *Bolbos:* Alho, cebola.
- *Caules ou estipes ou estípites:* Palmito, aspargo.
- *Folhas:* Em grande número: alface, couve, bertalha, chicória, acelga, escarola e outras.
- *Flores e inflorescência:* Couve-flor, brócolos.
- *Legumes ou frutos:* Caracterizam-se pelo seu teor em hidratos de carbono variável indo de 5 até 12,5%, como no chuchu maduro.

Berinjela, tomate, chuchu, pepino, quiabo e outros.

A composição desses vegetais varia bastante não só quanto à espécie e variedade como também com o solo e os processos de adubação e enxertia.

Prestam-se à elaboração caseira de grande número de produtos como conservas, pastas, extratos, molhos, picles e outros.

Costumam ser classificados sob o ponto de vista dietético e dietoterápico considerando principalmente o seu teor em hidratos de carbono e calórico, em três grupos:

**VEGETAIS DO GRUPO A** — Teor de hidratos de carbono máximo 5%. Face seu baixo valor calórico podem ser consumidos em quantidades apreciáveis.

Fornecem celulose, carotenos, vitaminas do complexo B, ácido ascórbico e diversos minerais como o cálcio, magnésio, ferro, sódio, potássio, manganês entre outros.

Classificam-se em folhosos ou verduras e legumes.

**FOLHOSOS:** Acelga, agrião, aipo inteiro, alface (repolhuda, romana, comum), almeirão, azedinha, bertalha, caruru ou bredo, chicória, couve (comum, couve-de bruxelas, repolhuda), couve-flor, escarola, brócolos (folhas), espinafre, mostarda, (folhas), nabiça (folhas), repolho, serralha, taioba (folhas).

**LEGUMES 5%** de hidratos de carbono: Padrão: 12 gramas de hidratos de carbono.

| | |
|---|---|
| Abóbora | 100 gramas |
| Aspargo cru ou de lata | 5 unidades |
| Berinjela | 300 gramas |
| Cogumelos crus ou em conserva | 4 colheres das de sopa |
| Jiló | 4 unidades |
| Maxixe | 10 unidades |
| Nabo cozido | 1 unidade média |
| Palmito em conserva | 130 gramas |
| Pepino | 1 unidade média ou 300 gramas |
| Rabanete | 4 unidades |
| Tomate maduro | 300 gramas |

**VEGETAIS DO GRUPO B:** Padrão: 12 gramas de hidratos de carbono.

Representam um grupo que se caracteriza pela variedade de espécies.

No sentido de facilitar seu emprego em dietética e em dietoterapia eles serão relacionados no teor de 12 gramas de hidratos de carbono:

| | |
|---|---|
| Abobrinha verde | 200g |
| Beterraba hortense crua (a de cor vermelha, pois existem mais duas variedades: a açucareira e a forrageira: | 120g |
| Cenoura | 110g |
| Chuchu | 140g |
| Ervilha (a vagem, somente) | 200g |
| Feijão verde | 150g |
| *Petit-pois* | 70g |
| Vagem | 150g |
| Vagem corda ou metro | 200g |

A cenoura constitui boa fonte de carotenos; o chuchu além dos hidratos de carbono não apresenta outro componente nutritivo digno de nota; a beterraba goza da fama de ser boa para a anemia por apresentar coloração vermelha, que se assemelha ao sangue. Não tem essa propriedade. A ervilha, o *petit-pois*, as vagens são boas fontes de vitaminas do complexo B e a abobrinha verde, tão de agrado de certos povos, é um vegetal de pouco uso entre os brasileiros,

**VEGETAIS DO GRUPO C:** São vegetais que possuem mais de 10% de hidratos de carbono.

São caracterizados pelo seu poder de saciedade, sobressaindo-se entre eles a batata-doce que possui apreciável teor de caroteno e de vitamina C.

Face à variedade do teor de hidratos de carbono, foram agrupados em 12 gramas desse componente.

| | |
|---|---|
| Aipim ou macaxeira | 32 gramas igual a 1 pedaço pequeno |
| Batata-doce | 40 gramas igual a 1/2 batata |
| Batata-inglesa | 70 gramas igual a 1 batata pequena |
| Cará | 75 gramas igual a 1 pequeno pedaço |
| Inhame | 80 gramas igual l pequeno pedaço. |

## FRUTAS

Destacam-se pelo grande número de espécies e variedades, sendo que o Brasil é o país que possui maior número de espécies, muitas oriundas de outras regiões e de clima frio e temperado como a maçã, a pêra, o pêssego, a uva e outras; as de clima quente constituem o maior número, existentes no Norte e no Nordeste principalmente, sendo que muitas delas são nativas, apresentando nomes indígenas como a bacaba, o buriti, a pupunha e outras.

Apresentam composição química variável no teor de hidratos de carbono e de gorduras. Podem ser classificadas em frutas aquosas ou sumarentas ou carnudas, em virtude de proporcionarem suco; amidonadas, que são aquelas ricas em hidratos de carbono como as bananas, a castanha-portuguesa, o pinhão, a fruta-de-conde, ata ou pinha e outras; as oleaginosas constituídas pelas nozes, amêndoas, avelãs, coco-da-baía, castanha-do-pará, coco-catolé, coco-de-tucum, abacate.

Sob o ponto de vista botânico, são classificadas frutas pomo, hesperídio, drupa, baga e diversas assim como frutas verdadeiras e falsas frutas de acordo com a parte da flor ou de seus elementos acessórios que se desenvolvem.

Excelentes fontes de carotenos e principalmente da vitamina C ou ácido ascórbico através da uvaia, do caju, da manga, das laranjas e de uma infinidade de frutas. Contêm ainda vitaminas do complexo B (abacate), minerais (ferro, manganês, zinco, sódio, potássio, cloro, principalmente).

Classificadas num grupo contendo 12 gramas de hidratos de carbono, temos:

| | |
|---|---|
| Abacate | 200 gramas igual a meio abacate médio |
| Abacaxi | 95 gramas igual a 1 fatia média |
| Açaí, polpa | 33 gramas |
| Ameixa amarela | 60 gramas igual a 1 grande |
| Ananás | 90 gramas igual a 1 fatia média |
| Bacaba | 190 gramas |
| Bacuri | 50 gramas |
| Banana-d'água | 55 gramas igual a meia banana |
| Banana-maçã | 45 gramas igual a 1 banana pequena |
| Banana-ouro | 45 gramas igual a 1 banana pequena |
| Banana-prata | 55 gramas igual 1 banana pequena |
| Buriti, polpa | 555 gramas |
| Cajá-manga | 100 gramas igual a 1 pequeno |
| Caju amarelo ou vermelho | 140 gramas igual a 1 médio |
| Caqui | 80 gramas igual a 1 pequeno |
| Carambola | 150 gramas igual a 1 média |
| Cereja | 55 gramas igual a 6 unidades |
| Castanha-do-pará | 160 gramas igual a 6 unidades |
| Castanha-portuguesa | 30 gramas igual a 3 unidades |
| Cidra | 100 gramas igual a meia fruta média |
| Condessa ou biribá | 90 gramas igual a 1 pequena |
| Cupuaçu | 80 gramas |
| Damasco | 100 gramas igual a dois pequenos |
| Figo | 80 gramas igual a 1 pequeno |
| Fruta-pão | 80 gramas igual a 1/4 de fruta |
| Goiaba amarela | 145 gramas igual a 1 pequena |
| Goiaba branca | 100 gramas igual a 1 pequena |
| Goiaba vermelha | 140 gramas igual a 1 pequena |
| *Grape-fruit* | 100 gramas igual a 1/2 de uma fruta |
| Graviola | 80 gramas |
| Ingá | 55 gramas |
| Jabuticaba | 100 gramas 8 a 10 unidades |
| Jaca | 120 gramas |
| Jambo | 120 gramas |
| Jenipapo | 60 gramas |
| Laranja-lima | 100 gramas 1 pequena |
| Laranja-natal | 100 gramas 1 pequena |
| Laranja-pêra | 120 gramas 1 pequena |
| Lima-da-pérsia | 100 gramas 1 pequena |
| Maçã doce | 80 gramas metade de 1 maçã pequena |
| Maçã ácida | 90 gramas metade de 1 maçã pequena |
| Manga polpa | 90 gramas |
| Mamão | 80 gramas 1 talhada fina |
| Maracujá | 120 gramas |

| | |
|---|---|
| Marmelo | 40 gramas |
| Melancia | 175 gramas 1 fatia fina |
| Melão | 185 gramas 1 fatia pequena |
| Nêspera | 120 gramas 3 pequenas |
| Morango | 90 gramas 8 morangos pequenos ou 4 grandes |
| Pêra | 85 gramas |
| Pêssego | 100 gramas 1 médio ou 3 pequenos |
| Pupunha | 60 gramas |
| Romã | 100 gramas 1 pequena |
| Sapoti | 60 gramas 1 pequeno |
| Tangerina | 120 gramas 1 pequena |
| Toranja | 100 gramas |
| Uva | 70 gramas 10 a 12 bagos |

Para obtenção de equivalentes quanto ao modo de usar a fruta, pode-se constituir grupos como: de laranjas, tangerinas, lima-da-pérsia, para obtenção de sucos; de banana, fruta-pão, como de frutas secas; de jaca, graviola, fruta-de-conde ou ata ou pinha e de condessa, quanto às características polposas e de sabor.

**CEREAIS E DERIVADOS:** São caracterizados por representarem alimento de hábito em muitos países, como o arroz que é o cereal de maior cultura geral e de maior consumo em certos povos) o milho no Brasil e no sul dos EUA e outros países; o centeio nas regiões frias da Europa.

**Espécies:** arroz, aveia, centeio, cevada, trigo, adiai e milhete ou painço, milho.

Na presente relação tomamos como padrão o arroz cozido, 50 gramas, que correspondem a duas colheres das de sopa e contendo 12 gramas de hidratos de carbono, que é o seu teor quando cru.

Ricos em hidratos de carbono, principalmente sob forma de amido, pobres em proteínas e de baixo valor biológico, assim como de gorduras, com exceção do gérmem, com o qual se obtém óleos comestíveis (milho, arroz).

Pobres em vitaminas e em cálcio com exceção do arroz-miúd-do-peru ou quinua.

Apresentam, após a cocção, grande rendimento e poder de saciedade.

| | |
|---|---|
| Aveia em flocos crua | 15 gramas igual 12 gramas de hidratos de carbono |
| Canjica crua | 16 gramas igual 12 gramas de hidratos de carbono |
| Centeio cru | 17 gramas igual 12 gramas de hidratos de carbono |
| Cevada crua | 17 gramas igual 12 gramas de hidratos de carbono |
| Milho amarelo cru | 17 gramas igual 12 gramas de hidratos de carbono |
| Milho branco cru | 17 gramas igual 12 gramas de hidratos de carbono |
| Milho verde cru | 20 gramas igual 12 gramas de hidratos de carbono |
| Milho verde em conserva | 63 gramas igual 12 gramas de hidratos de carbono |
| Milho, amido de | 16 gramas igual 12 gramas de hidratos de carbono |
| Milho, creme de | 16 gramas igual 12 gramas de hidratos de carbono |
| Milho, fécula de | 14 gramas igual 12 gramas de hidratos de carbono |
| Milho, flocos de | 15 gramas igual 12 gramas de hidratos de carbono |
| Milho, farinha de | 14 gramas igual 12 gramas de hidratos de carbono |
| Milho, fubá de | 15 gramas igual 12 gramas de hidratos de carbono |
| Maisena | 15 gramas igual 12 gramas de hidratos de carbono |
| *Corn-flakes* | 15 gramas igual 12 gramas de hidratos de carbono |
| *Cream-craker* | 15 gramas igual 12 gramas de hidratos de carbono |
| Espaguete cozido | 60 gramas igual 12 gramas de hidratos de carbono |
| Macarrão cozido | 60 gramas igual 12 gramas de hidratos de carbono |

**PÃES E SIMILARES:** Constituem produtos de hábito, principalmente no desjejum, para a elaboração de sanduíches assim como certos tipos de pão, como o pão de Graham, o integral e o chamado pão "para diabéticos" ou o pão de glúten.

Nos regimes para diabéticos ou para emagrecimento, em virtude do hábito pelo pão, costuma-se prescrever o pão de Graham, o integral, o de centeio ou de glúten em equivalência como o pão branco. Isto por parte do nutricionista. Mas o doente, muitas vezes, não segue as prescrições e ingere esses tipos de pão em muito maior quantidade. Outro erro consiste no paciente preferir torradas em vez do pão, o que não é a mesma coisa, pois a aplicação do calor produz modificações nos hidratos de carbono do miolo ou da miga, dextrinizando-os em parte e também vai ocorrer diminuição de cerca de 1/3 da água do pão usado.

Isto sob o ponto de vista psicológico deve ser evitado. Atrás de uma torradinha, mais outra e outra mais...

**PADRÃO:** Pão francês, 18 gramas de hidratos de carbono equivalentes a 35 gramas desse pão.

| | |
|---|---|
| Pão de centeio claro | 33 gramas igual 1 fatia média |
| Pão de centeio escuro | 39 gramas igual 1 fatia média |
| Pão de forma | 30 gramas igual 1 e meia fatias |
| Pão de Grahan | 38 gramas igual 1 fatia média |
| Pão integral | 50 gramas igual 1 fatia e meia |
| Pão italiano | 33 gramas igual 1 fatia pequena |
| Pão de milho | 38 gramas igual 1 fatia pequena |
| Pão de glúten | 62 gramas igual dois fatias finas |
| Bolachas "água e sal" | 25 gramas igual dois fatias finas |
| Bolachinhas salgada | 23 gramas igual 10 bolachinhas |
| Biscoitos de glúten a 40% | 75 gramas igual 1 fatia média |

Os hidratos de carbono ou glicídios representam a principal fonte de energia para o organismo humano sendo fornecida por diversos alimentos como os cereais e seus derivados (farinhas, féculas, pães, biscoitos e outros), por raízes, tubérculos, frutas, leguminosas e açúcares, entre as principais fontes.

Seu teor no valor calórico total da dieta varia de acordo com o número dessas calorias, sendo em média de 50 até 70%, como ocorre em certas regiões do mundo em que eles constituem quase que a fonte exclusiva. São fornecidos principalmente sob forma de amido que prepondera entre os cereais assim como outras espécies: glicose, frutose, maltose e lactose (único açúcar de origem animal, encontrado no leite, assim como o glicogênio que se armazena no fígado).

A glicose, o açúcar encontrado no sangue, vai fornecer energia para o organismo; além dessa propriedade eles exercem ação de poupança sobre as proteínas, podendo também transformar-se em gordura, quando em excesso na alimentação.

A celulose que faz parte dos vegetais, é um hidrato de carbono que se caracteriza por não ser atacado por nenhuma enzima digestiva, mas apenas pela ação de certos microrganismos, exercendo ação sobre a motilidade gástrica.

**LEGUMINOSAS OU GRÃOS:** Destacam-se em sua composição química pelo apreciável teor de proteínas (de baixo valor biológico, com exceção das proteínas de soja e em menor escala do amendoim), apresentando em média cerca de 40 a 50% de hidratos de carbono. Pobres em gorduras com exceção do amendoim (40%) e do soja (20%).

Excelente fontes de vitaminas do complexo B, principalmente da riboflavina e da niacina, da qual o amendoim constitui grande fonte, assim como de diversos minerais, entre os quais avultam o ferro e o manganês.

No Brasil são encontrados grande número de espécies e variedades, principalmente do feijão e do soja, sendo que do feijão mais de 50 variedades são descritas.

O feijão representa um dos principais alimentos da dieta em muitas regiões no Brasil, e a principal fonte de proteína vegetal, junto com as do milho.

*Leguminosas:* ervilha, feijão, grão-de-bico, amendoim, lentilha, soja, fava.

Como padrão das demais leguminosas: feijão cozido: 80 gramas contém: 12 gramas de hidratos de carbono e cerca de 6 gramas de proteínas.

| | |
|---|---|
| Amendoim torrado | 50g |
| Ervilha fresca cozida | 100g |
| Ervilha seca cozida | 70g |
| Favas cozidas | 70g |
| Grão-de-bico cozido | 70g |
| Lentilha cozida | 46g |
| Soja cozida | 95g |
| Soja, brotos de | 120g |

Equivalem a 80 gramas de feijão cozido.

**ÓLEOS VEGETAIS COMESTÍVEIS:** Os óleos vegetais comestíveis industrializados apresentam teor de gordura muito semelhante e podem ser substituídos nas mesmas quantidades por outros. Isso sob o ponto de vista de quantidade.

Mas sob o ponto de vista dietético e dietoterápico, o mesmo não ocorre, pois existem diferenças quanto ao teor dos ácidos graxos que eles contêm, assim como seu papel nutricional, de acordo com o seu teor de ácidos graxos não-saturados ou insaturados, como os ácidos araquidônico, linoléico, linolênico (o mais importante atualmente), decenóico, undecenóico e dodecenóico.

Nas gorduras de origem animal e vegetal são encontrados ácidos graxos saturados como o palmítico, mirístico, láurico, esteárico; os monoinsaturados: oleico e palmitoléico, principalmente.

Os ácidos graxos polinsaturados tendem, em certos casos, reduziro nível de colesterol sanguíneo, enquanto os ácidos saturados tendem a aumentá-lo. Estes ácidos, entre os quais os de cadeia longa e seus triglicerídios, apresentam a característica de se encontrarem sob forma sólida, nas gorduras que os contêm, à temperatura ambiente, apresentando assim ponto de fusão mais alto, sendo encontrados em maior teor nas gorduras de origem animal.

Os óleos vegetais, ao contrário, com exceção do óleo de coco-babaçu, contêm apreciável quantidade de ácidos graxos polinsaturados e dessa forma, ponto de fusão mais baixo, assim como diversos índices bromatológicos diferentes.

Na indústria emprega-se a hidrogenação, adição de átomos de hidrogênio e gorduras insaturadas, que vai aumentar o grau de saturação e a transformação da gordura em estado líquido, óleo, em gordura sólida. É o que ocorre com as chamadas gorduras hidrogenadas, das quais a margarina é um exemplar.

Todos os óleos e gorduras podem ser usados na alimentação?

Esta indagação pode ser respondida sob três pontos de vista: o científico, o econômico e o de hábito.

Considerando que atualmente não existe quase diferença de preço entre os diversos tipos de gorduras usadas no preparo de alimentos, restariam apenas dois pontos, o científico e o do hábito.

Entre esses dois pontos existem diferenças fundamentais: os óleos, que são verdadeiras gorduras, e o outro tipo representado pelos hidrocarbonetos, derivados do petróleo e que são empregados na elaboração de certos produtos farmacêuticos usados em terapêutica como lubrificantes intestinais.

Estes últimos apresentam o grave inconveniente de serem indigeríveis e impedirem a absorção de vitaminas lipossolúveis como a A, D, E e K, assim como de outras substâncias.

Sob o ponto de vista científico, indagar-se-ia: E o papel exercido por elas no organismo humano? São necessárias?

Sim, pois elas exercem papel dos mais importantes. São as maiores fontes de energia, pois enquanto as proteínas e os hidratos de carbono produzem quatro calorias por um grama, o álcool sete calorias por um mililitro, as gorduras apresentam valor energético de nove calorias por um grama. Representam depósitos de energia, de defesa contra o frio, formam uma espécie de coxim protetor sob a pele, são modeladoras das formas externas, grande poder de saciedade, são essenciais para a absorção das vitaminas lipossolúveis.

E o seu emprego na alimentação?

Varia bastante com os climas, hábitos alimentares, poder aquisitivo, modo de preparo dos alimentos (frituras, assados, tempero de saladas, maioneses).

Atualmente as gorduras assim como outras fontes alimentares são incriminadas de acarretar maior susceptibilidade para as doenças cardiovasculares, como o açúcar, recomendando-se o emprego de alimentos selecionados, pobres em gorduras saturadas e em açúcares, sob forma mais próxima do alimento *in natura*.

Entre os óleos vegetais mais usados na alimentação humana, por ordem decrescente em ácidos graxos polinsaturados expressos em ácido linoléico: óleo de girassol, de milho, soja, arroz, algodão, óleo de olivas e óleo de coco babaçu.

**GORDURAS ANIMAIS E VEGETAIS:** Representadas pela banha, toucinho, sebo, margarina (que na sua elaboração leva, obrigatoriamente: gorduras e óleos animais de bovino, suíno, ovino ou caprino, isoladamente ou em associação com dois deles, óleos vegetais comestíveis ou qualquer combinação de dois ou mais deles, sendo ainda obrigatório o emprego de produtos lácteos como leite, creme de leite ou qualquer combinação dos dois.

As gorduras animais, e de certos vegetais, atualmente de baixo consumo, em virtude da divulgação de que fazem aumentar o colesterol sanguíneo e a diversificação da produção de óleos vegetais, têm concorrido para a redução crescente da banha, da manteiga e da gordura de coco-babaçu, que além desses fatores apresentam ainda preço em constante elevação.

A manteiga, apesar das limitações dietoterápicas que lhes são assinaladas, é uma gordura de apreciável valor dietético, pelas suas características organolépticas, apesar da avançada tecnologia que a margarina vem experimentando para desbancá-la.

A gordura de coco-babaçu e não de coco-da-bahia como ainda erroneamente se acredita, é um tipo de gordura que sob alguns aspectos é útil para confecção de certas preparações culinárias, pastéis por exemplo.

Atualmente o óleo de soja vem sofrendo restrições por cientistas, de que não deve ser reutilizado após a fritura pela possibilidade de exercer ação cancerígena o que não ocorreria com a banha ou a gordura de coco-babaçu.

### Equivalentes das Gorduras

Manteiga ou margarina: 1 colher das de sobremesa igual a 8,6 gramas de gordura. *Bacon* com muita gordura: 15 gramas. Maionese: 12 gramas.

Creme de leite gordo: 22 gramas ou duas colheres das de sobremesa.

Requeijão em pasta: 35 gramas.

Óleo vegetal: duas colheres das de café.

Essa equivalência se aplica apenas sob o ponto de vista do teor de gordura, pois o valor nutricional deles difere muito, não se podendo comparar a manteiga e o creme de leite, o requeijão com o *bacon* ou com o óleo vegetal.

## PRODUTOS DIETÉTICOS

Constituem um grupo de produtos elaborados por laboratórios terapêuticos e por indústrias alimentares. São fabricados em larga escala em diversos países, representando um ramo importante e diversificado da indústria alimentar e farmacêutica.

Pelo Decreto nº 79.094, de 5 de janeiro de 1977, serão registrados como Produtos Dietéticos os destinados à ingestão oral, desde que não enquadrados nas disposições do Decreto-lei nº 986, de 21 de outubro de 1969\*, e respectivos regulamentos, cujo uso e venda dependam de prescrição médica, tendo como finalidades principais: Artigo 71:

I — Suprir necessidades dietéticas especiais.
II — Suplementar e enriquecer a alimentação habitual com vitaminas, aminoácidos, minerais e outros elementos.
III — Iludir as sensações de fome e de paladar, substituindo os alimentos habituais nas dietas de restrição.

Artigo 72. Só serão registrados como dietéticos os produtos constituídos por:

I — Alimentos naturais modificados em sua composição ou características, quando destinados à finalidade dietoterápica.
II — Produtos naturais, ainda que não considerados alimentos habituais, contendo nutrimentos ou adicionados deles.
III — Produtos minerais ou orgânicos, puros ou associados, em condições de contribuir para a elaboração de regimes especiais.
IV — Substâncias isoladas ou associadas, sem valor nutritivo, destinadas às dietas de restrição.
V — Complementos contendo vitaminas, minerais e outros nutrientes em quantidades ou limites a serem estabelecidos pela Câmara Técnica competente do Conselho Nacional de Saúde.\*\*
VI — Outros produtos que, isoladamente ou em associação, possam ser caracterizados como dietéticos pela Câmara Técnica competente do Conselho Nacional de Saúde.

Artigo 73. Os produtos dietéticos serão apresentados sob as formas usuais dos medicamentos, observados a nomenclatura e as características próprias aos mesmos, e, eventualmente, sob as formas de alimento.

Artigo 74. Para assegurar a eficiência dietética mínima e evitar que sejam confundidos com os produtos terapêuticos, o teor dos componentes dietéticos que justifique a sua indicação em dietas especiais deverá obedecer a padrões universalmente aceitos e constantes da relação elaborada pela Câmara Técnica competente do Conselho Nacional de Saúde.

Parágrafo único. Não havendo padrão estabelecido para o fim de que trata este artigo, a concessão de registro ficará sujeita, em cada caso, ao prévio pronunciamento da Câmara Técnica competente do Conselho Nacional de Saúde.

Além das formas de apresentação referidas nos artigos 72 e 73, os alimentos dietéticos costumam ser apresentados sob forma de so-

---

\* O Decreto lei no 986, de 21/10/69, institui NORMAS BÁSICAS SOBRE AUMENTO.

\*\* *A Resolução Normativa no 2/78 acha-se assinalada na parte referente às Vitaminas.*
\*\*\*

pas, doces em pasta, geléias, gelatinas, compotas, pudins, biscoitos, chocolates, sacarina e ciclamatos, isoladamente ou em associação***, balas, bombons, gomas-de-mascar, dropes, *waffers,* cervejas, condimentos, massas alimentícias de glúten, vitaminadas, aprotéicas, mel, ovos desidratados: clara, gema e ovo inteiro, patês, filés de peixe (em latas), queijos, torradas, pães, iogurtes, vegetais em conserva, xaropes, manjares, refrigerantes, coberturas, cereais diversos, leites em pó descremados, vinhos e margarinas.

Estes produtos se distinguem pelo seu baixo valor calórico, baixo ou nulo teor de hidratos de carbono, de gorduras, de colesterol, de proteínas, de glutes de cloreto de sódio, de purinas, principalmente, destinando-se a diversos regimes dietoterápicos.

Podem ser adicionados de aditivos e adjuvantes da tecnologia de fabricação, permitidos pela legislação específica, tais como flavorizantes, corantes, espessantes, umectantes, estabilizantes e outros mais e de vitaminas e minerais, de aminoácidos, de ácidos graxos polinsaturados.

No Brasil existem fábricas e laboratórios especializados na elaboração desses produtos assim como casas especializadas na venda não só de produtos de proveniência nacional como estrangeira, destacando-se entre outras a DIEPLAN — PRODUTOS DIETÉTICOS PLANIFICADOS S.A., cuja loja acha-se situada na rua Garcia D'Ávila, 121, Ipanema, e a casa "MIXTA", na travessa Ramalho Ortigão, Centro, Rio de Janeiro.

---

*** *O teor de sacarina em produtos dietéticos acha-se fixado na quantidade máxima de 150mg diários, por pessoa e o de ciclamados de 3,5 gramas diários individualmente. Estes produtos devem trazer na rotulagem uma recomendação fixando a porção máxima do produto a ser ingerida nas 24 horas, de modo a não exceder as quantidades acima assinaladas.*

# Sinonímia Brasileira

ABACATE — Aguacate, agnataca, manteiga vegetal, lauro-abacate.
ABACAXI — Abacaxi-branco, ananás.
ABIU — Abiu, abi, abi-yba.
ABÓBORA — Jirimum, jerimum, jirimu, jeremum, abóbora-amarela, abóbora-moranga, abóbora-muranga, abóbora-amarela-de-100-libras, abóbora caravelas, abóbora-rainha, abóbora-turbante, abóbora-melão, abóbora-enxuta, abóbora-guiné, abóbora-mocota, abóbora-branca-de-maio, abóbora-de-coroa.
ABÓBORA-DE-CHEIRO — Abóbora-cheirosa, abóbora-japonesa, abóbora-pescoço-torto, abóbora-napoies, abóbora-saco-de-viagem, abóbora-almíscar, abóbora-catinga, abóbora-melão, abóbora-da-itália.
ABÓBORA-MORANGA — Abóbora-muranga, muranga, abobora-carneira, abóbora-de-porco, abóbora-porqueira, abóbora-de-carneiro.
ABRICÓ — Abricó-amarelo, abricó-do-mato.
ABRICÓ-DO-PARÁ — Abricote, abricó-das-antilhas, abricó-selvagem, abricó-de-São-Domingos.
AÇAFRÃO — Açaflor.
AÇAFROA — Açafrão-bastardo, açafrão-espúrio, sultana, gengibre-amarelo, cúrcuma, açafrão-da-terra, batatinha-amarela, mangarataia, mangaratiá.
AÇAÍ — Palmito, palmito-jussara, jiçara, juçara, uaçaí.
ACARÁ — Cará.
ACARI — Acarari-amarelo, acari-cachimbo, acari-espada, acari-roncador, acari-chicote, acari-laranja, cari, cari-preto, acari-pintado, acari-mole.
ACELGA — Celga, selga, roleso, beterraba-branca, beterraba-campestre.
AÇÚCAR-CANDE — Açúcar-pedra, alfênico.
ADLAI — Capim-de-nossa-senhora, capim-miçanga, capim-de-contas, biurá, lágrimas-de-Job, lágrimas-de-santa-maria, arroz-adlai, biuri, capiá.
AGRIÃO — Agrião, agrião-comum, agrião-de-água.
AGUAPÉ — Golfo, golfão, golfinho, gigóia, santa-lúcia, santa-luzia, flor-d'água, lírio-d'água. AGUAPÉ-BRANCO — Golfo-de-for-branca, lírio-da-lagoa, mururé, orelha-de-burro, lis-da-lagoa.
AGULHA — Timucu, peixe-agulha, carapiá, acarapindá, petimbuaba, agulha-branca.
AGULHÃO-DE-VELA — Agulhão-bandeira, bicudo, guebuçu.
AIPIM OU MANDIOCA — Aipi, macaxeira, mandioca-doce, mandioca-mansa, mandioca-manteiga.
AIPO — Celeri, aipo-odorante, aipo-d'água, ache, aipo-dos-pântanos, aipo-salsa-dos-pântanos.
ALBACORA — Albacora-branca, albacova, alvacora, alvacora-branca, atum-branco, cororocoatá, germo, alvacória.
ALCACHOFRA — Alcachofra-hortense, alcachofra-de-comer, cfnara, cardo-hortense.
ALCAPARRA — Alcaparra.
ALFACE — Alface-das-hortas, alfaça.
ALFACE-REPOLHUDA — Alface, repolhuda, alface-romana, alface-maçã-de-ouro.
ALFACE-ROMANA — Alface-orelha-de-mula.
ALFAFA — Alfafa, alfafa-verdadeira, alfafa-de-provença, alfafa-de-flor-roxa, luzerna, melga-dos-campos, alfafa-cultivada.
ALFAVACA — Manjericão-cheiroso, alfavaca-cheirosa, alfavaca-de-cheiro, basilicum-grande, erva-real, manjericão, manjericão-de-mocho, manjericão-grande, quioiô.
ALHO — Alho-manso, alho-comum, alho-hortense.
ALHO-PORRO — Alho-macho.
ALMECEGA — Almecega-da-praia, almíscar.
ALMEIRÃO — Chicória-amarga, chicória-selvagem, chicória-de-campo, radite.
AMARANTO — Celósia-branca, crista-de-galo, veludo-branco, bredo-roxo, brecho-vermelho, caruru-grande, caruru-da-mata.
AMEIXA-AMARELA — Ameixa-do-canadá, ameixa-do-japão.
AMEIXA-DO-JAPÃO — Nêspera-do-japão.
AMEIXA-DO-PARÁ — Ameixa-da-bahia, ameixa-da-terra, ameixa-do-brasil, ababuí, ameixa-de-espinho.
AMEIXA-RAINHA-CLÁUDIA — Abrunho, brunho, ameixa-caranguejeira.
AMÊNDOA-EUROPÉIA — Amêndoa.
AMÊNDOA-TROPICAL — Noz-da-praia, chapéu-de-sol.
AMENDOIM — Mandubi, mendobi, mindobi, manduí, amendoim-comum, amendoim-verdadeiro, mandobi, amendof, jinguba.
AMORA-BRANCA — Silva-branca.

AMORA-PRETA — Amora-do-mato.
ANANÁS — Nanás, ananás-silvestre, ananás-do-mato, pita, Caraguatá.
ANÇARINHA-BRANCA — Argentina, potentila.
ARAÇÁ — Araçá-vermelho, araçá-de-coroa, araçá-pedra, araçá-da-praia, araçá-de-comer, araçá-do-campo, araçá-pêra, araçá-do-mato, araçá-piranga, araçá-rosa.
ARARUTA — Aru-aru.
ARATICUM — Anona, graviola, araticum-de-comer, araticum-manso.
ARATICUM-APÊ — Condessa, pinha, coração-de-boi.
ARDÍSIA — Ardísia.
ARENQUE — Sardinha-cascuda, sardinha, sardinha-cascadura.
ARRAIA — Raia, raia-viola, arraia-viola, guitarra, cação-viola.
ARROZ-MIÚDO-DO-PERU — Quínoa, quínua.
ASPARGO — Espargo, aspárago, melindre.
ATUM — Atum, atum-verdadeiro, albacora-azul.
AZEDINHA — Trevo-azedo, três-corações, pé-de-pombo, trevo.
AZEDINHA CRESPA — Azeda-rasteira, azeda-comum-das-hortas.
AZEITONA — Azeitona.
BABAÇU — Babaçu, coco-de-babaçu, aguaçu, ouaçu, baguaçu, bauaçu, coco-de-macaco, coco-de-pindoba.
BACABA — Bacaba-y, bacadinha, coqueiro-bacaba.
BACALHAU — Bacalhau.
BACURI — Barcariúba, ibacopari, ibacuri, pecouri-grande, pacuru, ubacuri.
BADEJO — Abadejo, abadiva, serigado, garoupa, sirigaita, serigado-mero, serigado-focinhudo. BAGA-DA-PRAIA — Guajabara, uva-brava, uva-silvestre, zuquia-do-mato.
BAGRE — Guri, jundiá, mandi.
BAIACU — Sapo-do-mar, baiacuará.
BALEIA — Baleia, rorqual.
BAMBU — Bambu-da-índia.
BANANA — Banana, pacova.
BANANA-D'ÁGUA — Banana-nanica, banana-da-china, banana-de-italiano, d'água, catarina, chorona, casca-verde, cambota, tatu, petiça, farta-velhaco, banana-comprida.
BANANA-DA-TERRA — Banana-pacova, banana-comprida, banana-caiena, banana-caturra-galega.
BANANA-OURO — Ouro, dourada, bananinha, imperador, inajá, pisango-real.
BARBADO — Barbudo, parati-barbado.
BARDANA-MAIOR — Pegamassa, erva-dos-pergamassas, bobô.
BATATA-AIPO — Mandioquinha, batata-salsa, batata-do-barão, batata-suíça, batata-cenoura, aipo-do-peru, batata-fiúza.
BATATA-BAROA — Mandioquinha-salsa, batata-baronesa, cerafólio-de-raiz, cerafólio-tuberoso.
BATATA-DOCE-AMARELA — Jetica, batata-da-ilha, batata-da-terra, jetuca, munhata, batata-do-japão.
BATATA-INGLESA — Batatinha, papa, batata-do-reino, batata-rosa, batata-portuguesa.

BATA-TESTA — Camapu, timbó-do-rio-de-janeiro, catapu, erva-noiva-do-peru juá, saco-d'água, alquequenque.
BEIJU — Mal-casado, tapioca, beijuaçu, beijuguaçu, beijucica, beijuxica, beijucuruba, beiju-membeca, beiju-moqueca, biroró, sarapó, miapiata.
BEIJUPIRÁ ou BIJUPIRÁ — Bejupirá, bijupirá, cação-de-escamas, beiupirá, chancarona, peixe-rei, canado, pirambiju, pirambeju, beijopirá, chacarona, parabeiju, parambeiju, torambiju, parandiju.
BELDROEGA — Beldroega-pequena, caaponga, orapro-nobis, berduega, berdorrega, porcelana, beldroega-verdadeira.
BERINJELA — Brinjela.
BERTALHA — Bretalha, baiano.
BETERRABA — Betarraba.
BICUDA — Guebuçu, zé-buçu, milonga.
BIQUARA — Cambuba, negra-mina, abiquara, corcoroca.
BIRU-MANSO — Beri, imbiri, meru, araruta-bastarda.
BODIÃO — Bodiano, budião-batata, bodião-batata, gudião, godião, bobo.
BONITO — Bonito-de-barriga-pintada, Bonito-barriga-listrada.
BREDO — Bledo, caruru-de-porco, bredo-verdadeiro.
BROTO DE ABÓBORA — Cambuquira, grelo-de-abóbora.
BRÓCOLOS — Brócolis, brócolo, couve-brócolos, brocos, grelo.
BUCHA — Bucha-dos-campista, bucha-dos-paulistas, bucha-de-coco, bucha-de-pescador, fruta-dos-paulistas, buchinha, guimbombô-grande, esfregão, esponja-vegetal, pepino-bravo, gonçalinho, pepino-do-pará.
BURITI — Boriti, muriti, moriti, miriti, carandaguaçu, muritim, meriti.
BURIÁ — Yataí, butiá-verdadeiro.
BÚZIO — Búzio.
CABAÇA — Cabaça-amargosa, cabaça-purunga, cocombro, cuitizeira, taquera cabaceira-amargosa, abóbora-de-carneiro, cabaça-verde, porongo.
CABELUDA — cabeludeira, cabeludinha.
CABRITO — Bode.
CACAU — Cacau-del-monte.
CAÇÃO — Sebastião, cação-angolista, bodinho, tolo, joão-dias, cação-torrador, cação-sebastião, cação-fiúza, cação-de-bico-doce.
CAFÉ — Café.
CAGAITA — Cagaiteira.
CAIETÉ — Caeté, caeté-mirim, bananeirinha.
CAIMITO-BRANCO — Abiu-do-pará.
CAJÁ-MANGA — Acajá, taperibá, taperebá, taperebá-do-sertão, acaiaçu, cajá-açu, cajarana, taperibá-açu.
CAJÁ-MIRIM — Taperebá, cajá-pequeno, acajá.
CAJÁ-VERMELHO — Ciriguela, ceriguela, siriguela.
CAJU — Acaju, anacardo-do-ocidente, caju-manso, acajuíba.
CALABURA — Pau-de-seda.
CALAMAR — Mãe-do-camarão.
CAMAPU — Joá, juá-de-capote, mata-fome, maracujá-em-pó, juapoca.
CAMARÃO — Poti.

CAMBOATÁ-BRANCA — Camboatá-brava, mama-de-porco, paricá, pau-de-espeto.
CAMBUCÁ — Cambucazeiro.
CAMURIPIM — Camarupim, camurupi, canjurupim, cangurupi, camuripim, camaripim, pirapema, perna, camuripema, canjupiri, parapema, cangoá, pomboca, larga-escama, cangurupim, perapema, tarpão.
CANA-DE-AÇÚCAR — Cana.
CANDIRU — Candiru-piranga, candiru-açu, candiru-vermelho, candiru-caju.
CANELA — Canela-da-índia, Canela-de-cheiro, canela-verdadeira.
CANHANHA — Frade, sargo, guatucapá-juba, mercador, salema, sambuio, sabulho, guatupajuba.
CANJICA — Curau, coral, papa-de-milho, mungunzá, canjiquinha.
CANOPI — Canopi.
CAPIM — Capim-comum.
CAPUCHINHA-TUBEROSA — Sapatinho-do-diabo.
CAQUI — Kaki, caqui-chocolate.
CARÁ — Caratinga, arraz, inhame.
CARÁ-CARATINGA — Cará-de-folha-colorida, cará-liso, cará-sem-barba, cará-de-pele-branca, inhame-cará.
CARÁ-INHAME — Cará-liso, cará-chinês, cará-branco, cará-da-guiné.
CARÁ-TREPADEIRA — Cará-moela, cará-sapateiro, inhame-casco, cará-do-ar, batata-do-ar, batata-de-rama.
CARAGUATÁ-ACANGA — Pinguim, curana, craguatá, caroatá, caroá croá.
CARAMBOLA — Carambola.
CARANGUEJO-DO-RIO — Caranguejo-do-rio, caranguejo-de-água-doce, guaiaúna, goiaúna.
CARANGUEJO-DO-MAR — Guaiamum, guaiamu, goiamum, goiamu, fumbamba.
CARAPEBA — Acarapeba, cara-suja, mulatinha, carapeva, acarapeva.
CARDO — Cardo-de-coagular, cardo-do-coalho, coalha-leite, alcachofra-brava, alcachofra-de-são-joão, mandacaru, jamacaru.
CARDO-ANANÁS — Cardo-anana, pitaiaiá, cardo-da-praia.
CARDO-OURO — Cardo-amarelo, cardo-santo, papoula-de-espinho.
CARDOSA — Sardinha-verdadeira, maromba, sardinha-do-reino, sardinha-maromba, charuto, sardinha-de-lata, sardinha-charuto, peixe-mãné, peixe-mirim.
CARNE-DE-SOL — Carne-de-vento, carne-do-sertão.
CARPA — Carpa.
CARURU — Caruru, bredo-macho, bredo-malabar, bredo-verdadeiro, caruru-de-porco, caruru-miúdo, bredo-nabaça.
CARURU-AZEDO — Azedinha, caruru-da-guiné, quiabo-azedo, quiabo-de-angola, quiabo-róseo, quiabo-roxo, quiabo-azedo, rosela, vinagreira, azeda-vermelha, orvalhinha, cuxá, azeda.
CASTANHA-DO-PARÁ — Castanha-do-maranhão, amêndoa-da-américa, castanha-maranhense.
CAVALA — Cavala-verdadeira, cavala-perna-de-moça, cavala-preta, guarapucu.

CEBOLA — Cebola-de-cheiro, cebola-de-todo-ano, cebola-roxa, cebola-cabeça-branca, cebola-do-reino, cebola-pêra, cebola-gigante, cebola-vermelha.
CEBOLINHA — Cebola-branca, chalota-das-cozinhas, echalota, alho-de-escalão.
CENOURA — Cenoira, cenourinha.
CENTEIO — Centeio.
CEREJA — Cereja-da-europa.
CEREJA-DO-PARÁ — Cereja-das-antilhas.
CEVADA — Orge.
CHÁ — Chá-da-índia, chá-preto, chá-verde, chá-japonês.
CHARQUE — Carne-seca, carne-de-sol, carne-velha, jabá, iabá, ceará.
CHERIMÓLIA — Anona-do-chile, coração-de-rainha, graviola, graveola.
CHERNE — Chernete, chernote, cherne-pintado, serigado, serigado-do-cherne, serigado-tapoã, chema, cherna-preta, queimado, mero-preta.
CHICÓRIA — Almeirão, escarola, endívia, chicória-preta, chicória-frisada.
CHOCOLATE — Chocolate
CHOCALHO OU CASCAVEL — Cascavel, chocalho-de-cascavel, xique-xique, guiso-de-cascavel, maracá.
CHUCHU — Caxixe, maxixe-francês, machuchu, machucho, chocho.
CIDRA — Cidra.
COBIÓ-DO-PARÁ — Cúbios.
COCO-BABAÇU — Auçu, aguaçu, baguaçu, banaçu, coco-de-macaco, coco-de-palmeira, coco-pindoba, ouaçu, guaguaçu, palha-branca.
COCO-CATOLÉ — Anajá, anajá-mirim, gariroba, guariroba, guariroba-do-campo, palmito-amargoso.
COCO-DA-BAHIA — Coco-da-praia, coco-da-índia.
COCO-DE-CATARRO — Coco-baboso, coco-de-espinhos, bocaiuva, mecaíba, mocajuba, mucujá, mucaiuba.
COCO-TUCUM — Tucum, coco-de-ticum, coco-de-natal, marajá.
CODORNIZ — Codorna.
COENTRO — Coentro-das-hortas.
COGUMELO — Champinhão.
COLA — Obi, coleira, orobó, jero, ervilha-de-pombo.
COLORAU — Urucu, urucum.
COMINHO — Cuminho.
CONDESSA — Coração-de-boi, pinha, biribá, fruta-de-condessa.
CONGRO — Safio-grande, corongo, muriongo, congro-negro.
CORCOROCA — Cocoroca, corcorosa, crocoroca, boca-de-fogo.
CONGRO-ROSA — Congro, congro-róseo, corongo.
CORVINA — Corvinota, corvina-marisqueira, corvina-pequena, corvina-brasileira, corvineta, peixe-gô, cururuca, corvina-de-linha, murucaia, curuca, dentuda, cucuruca, cqruruquira.
COUVE — Couve-manteiga, couve-repolhuda, couve-crespa, couve-palmito, couve-de-folhas.
COUVE-CHINESA — Couve-chiria, repolho-chinês.
COUVE-DE-BRUXELAS — Couve-bruxelas, couve-de-sabóia, couve-de-olhos-repolhudos.

COUVE-FLOR — Couve-flor.
COUVE-NABO — Turnepo, nabo-redondo.
COUVE-RAPA — Couve-rabão.
CRUÁ — Coruá, croá, curubá, melão-caboclo, crauá, morango.
CRUZ-DE-MALTA — Mururé, erva-aquática, erva-de-bicho, mãos-de-sapo, negreuira, salsa-do-brejo.
CUIERA — Cuitá, cuia, cuitê, cabaceira, coité, cijeté.
CUMANDATIÃ — Feijão-da-índia, feijão-lablad, cumandá-açu, fava-cumandália, guar, mangalô, feijão-mangalô.
CUMARI — Aiará, coqueiro-tucum, curuá-tucumã-piranga.
CUNCUNDA — Barrigudinho, guru, cospe-cospe, bobó, peito-de-moça.
CUPUAÇU — Cacau-da-nova-granada, cacau-do-peru.
CURIMÃ — Cambira, tainha, tainhota, tapuji, tamatarana, tapiara, urichoca, sauna, curumã, tanhota, uriacica, sajuba, virote, tainha-urichoca, saúba.
CURUBÁ — Guatindiba.
DAMASCO — Abricoque, albaricoque.
DENTE-DE-LEÃO — Taraxaco.
DENDÊ — Coco-de-dendê.
DOURADO — Pirajuba, guaraçapema, dourado-do-mar, macaco, dalfinho, grassapé.
DURIÃO — Durião.
ENCHOVA — Enchovinha, anchova, anchova-baeta, peixe-chuva, anchoveta.
ENGUIA — Caramuru, miroró, mororó, tororó, moréia-verde, moréia, aramuru, muçum.
ERVA-DOCE — Anis, funcho.
ERVA-MOURA — Caraxixu, maria-preta, pimenta-de-galinha, guaraquinha, erva-do-bicho, aguaraguia, caaxixá, bracainha, araxixu.
ERVILHA — Ervilha.
ERVILHACA — Ervilha-branca.
ESCAROLA — Endiva, endívia, chicória.
ESCORCIONEIRA — Escorcioneira.
ESPADA — Peixe-espada, catana, embira, imbira, juvira.
ESPINAFRE — Orenção, orenço, espinafre-japonês.
ESPINAFRE-CHINÊS — Estrela-de-ouro, espinafre-pequeno, pampilho-das-searas.
ESPINAFRE-DA-NOVA-ZELÂNDIA — Beldroega-de-folha-grande.
ESPINAFRE-DAS-FILIPINAS — Beldroega-grande, carne-gorda.
ESTURJÃO — Esturião.
FAVA — Feijão-fava, faveira, fava-do-brejo, fava-ordinária.
FAVELEIRO — Favela, faveleira, angico-de-minas, angico-vermelho-do-campo, brincos-de-saguim, orelha-de-negro, soja-chinesa, feijão-japonês.
FEIJÃO-ADZUKI — Feijão-da-china, feijão-rajado, feijão-mungo, feijão-japonês, soja-chinesa.
FEIJÃO-AMARELO — Feijão-amarelinho.
FEIJÃO-ARROZ — Feijão-arroz.
FEIJÃO-BRANCO — Feijão-branco.
FEIJÃO-ESPADA — Feijão-espada.
FEIJÃO-DA-ÍNDIA — Cumandatiá; mangalô, feijão-mangalô, feijão-lablad.
FEIJÃO-DE-PORCO — Fava-de-quebranto.
FEIJÃO-FRADINHO — Feijão-da-china, feijão-de-vaca, feijão-macassar, feijão-de-corda, caupi, feijão-miúdo, feijão-de-vaca.
FEIJÃO-LIMA — Feijão-fava, feijoa, fava, fava-de-lima, mangaçô-amargo, fava-de-belém, feijão-farinha.
FEIJÃO-MACASSAR — Feijão-macassa, macassa.
FEIJÃO-MANTEIGA — Manteiguinha.
FEIJÃO-VERMELHO — Feijão-vermelho.
FIGO — Figo-da-europa.
FRAMBOESA — Framboesa-vermelha, amora-vermelha, silva-vermelha, sarça-idéia.
FRUTA-DE-CONDE — Pinha, ata, anona, condessa, araticum, pinha-alta, pinha-da-bahia, pitaiá, coração-de-boi, milolô, araticutiaia.
FRUTA-PÃO — Pão-dos-pobres.
FUNCHO — Erva-doce, rucnho, funcho-de-florença.
GALO — Galo-branco, galo-peixe-galo, galo-da-costa, galo-do-morro, galo-de-rebanho, galinho, aracorana, doutor, zebucaí, fralda-rota, peixe-galinha, galo-verdadeiro, galo-legítimo, galo-de-testa.
GAROUPA — Garoupa-verdadeira, piracuca, garoupa-preta, garoupa-criôula.
GENGIBRE — Mangarataia, mançaratiá, itapitanga.
GERGELIM — Sésamo, gingelim, gerzelim, zirzelim.
GIRASSOL — Mirassol.
GLICÉRIA — Glicéria.
GOIABA-AMARELA
GOIABA-BRANCA — Araçá-goiaba, araçá-açu, guaiaba, guaiava.
GOIABA-VERMELHA
GRÃO-DE-BICO — Chicharo, evança, gravança, homos.
GRAPE-FRUIT— Grêpe, pampelemussa, pomelo, toranja.
GRAVATA — Caroatá, Caraguatá, coroatá, croá, curuá.
GRAVATA-AÇU — Caraguatá-piteira.
GRAVATÁ-DE-GANCHO — Guaraguatá.
GRAVIOLA — Araticum-de-comer, araticum-manso, cherimólia, araticum-do-grande, graviola-do-norte, jaca-ata, coração-de-rainha, jaca-de-pobre.
GROSELHA-BRANCA — Groselha-espinhosa, pitanga-branca.
GROSELHA-PRETA — Groselha-preta.
GROSELHA-VERMELHA — Groselha-vermelha.
GROSELHA-DA-ÍNDIA — Ginga, guija, vinagreira.
GRUMIXAMA — Cumbixaba, gurumixana, grumixaba, ibaroiboti, grumuxama.
GUABIROBA — Guavirova, guabiraba, gabiraba, guabirobeira, araçá-rasteiro; guabiroba-lisa, cinco-folhas, ipê-do-córrego.
GUAJURU — Abajeru, najuru, ajuru, gajuru, apoiaba, gajuru, gariju, guariju, guajeru, najuru, abojeru, ameixa-algodão, cajeru, goajeru, abjeru, aguru, ariu.
GUANDO — Feijão-guando, feijão-andu, fava-guiné, fava-sete-camadas, guandu, fava-crista, andu, ervilha-de-sete-anos, cuando, ervilha-do-congo.
GUARANÁ — Guaraná.
HORTELÃ — Hortelã-das-cozinhas, hortelã-comum, hortelã-romana.
INGÁ — Abaremo, abaramotemo, ingá-doce, ingá-de-comer, engá, ingá-de-água-de-flor. guabo.
INHAME — Inhame-taiá, inhame-chinês, inhame-são-tomé, inhame-d'água, quiçaré, taiá-japonês, coió-rosa, inhame-branco.

JABUTICABA — Jaboticaba, jabuticaba-de-sabará, jabuticaba-do-mato, jabuticaba-murta.
JACA — Jaca-de-pobre, biribá-verdadeiro, jaca-dura, jaca-mole, jaca-manteiga, jaca-da-bahia.
JACARÉ — Jacaré-de-papo-amarelo, ururá, ururau, jacaré-tinga, jacaré-açu.
JACUNDÁ — Guenza, maria-guenza, joana-guenza, michola, cabeça-amarga, mixome.
JACUTUPÉ — Feijão-batata, feijão-jacutupé, jacatupá, jocotupá.
JAMBO — Jambo-verdadeiro.
JAMBO-ROSA — Jambo-amarelo, jambo-cheirpso, jambo-comum, jambo-da-índia, jambo-moreno, jambo-verdadeiro.
JAMBO-VERMELHO — Jambo-encarnado, jambo-chá, jambo-da-índia.
JAMELÃO — Jalão, jambolâo, fruta-azeitona.
JAMBU — Jambuaçu, agrião-do-pará, agrião-do-brasil, abecedária, jamborana.
JATAÍ — Jabotá, pão-de-ló-de-mico, jatóva, jutaí.
JATOBÁ — Jataí, jataí-açu, jataíba, jataí-pororoca, jataí-d'anta, jatobá-de-porco, jataí-roxo, jutaí, jutaí-café, jutaí-catinga, jutaí-peba, olho-de-boi.
JENIPAPO — Jenipá, jenipapo-manso, jenipapinho, jenipaba.
JILÓ — Jiló.
JUÁ — Melancia-das-praias, jurubeba-do-campo, joá, juá-fruta.
JUJUBA-CHINESA — Jujuba-da-china, jujuba-açofrita, anágega-menor, macieira-de-anágega.
JUNCA — Capiscaba-mirim.
JURUBEBA — Juá-bravo, jumbeva, juribeba, jurumbeba, juvena, jouveva, jurubeba-verdadeira.
LABAÇA — Língua-de-vaca.
LAGOSTA — Lagosta-comum, lagosta-de-espinho, lagosta-verdadeira.
LAGOSTIM — Ástago, pitu, lagosta-sapateira, lagosta-japonesa, sapateira, cavaquinha.
LAMBARI — Lambari-comum, lambariguaçu, alambari, lambari-baianinha, lambari-taquari, lambari-catarina, lambari-banana.
LARANJA-DA-BAHIA — Laranja-do-cabula, laranja-umbigo, laranja-sem-caroços, laranja-umbigada.
LARANJA-DA-CHINA — Laranja-doce, laranja-caipira, laranja-sina.
LARANJA-DA-TERRA — Laranja-amarga, laranja-azeda, laranja-de-sevilha, laranja-branca, laranja-bigarada.
LARANJA-LIMA — Laranja-docinha, laranja-serra-d'agua, laranja-açúcar, laranja-do-céu, laranja-celeste, laranja-mimo, laranja-ilhoa, laranja-mel, laranja-parati.
LARANJA-PÊRA — Laranja-de-natal, laranja-de-abril, limão-de-natal, laranja-capeta, laranja-apanázia, laranja-sabará, laranja-ouro, laranja-ácida.
LARANJA-SELETA — Laranja-seleta-rio, laranja-paulista, laranja-campista, laranja-monjolo, laranja-coco, laranja-folha-murcha, laranja-rosa, laranja-cavalo, laranja-flor, laranja-russa.
LARANJINHA-JAPONESA — Kinkam, kunquat.
LENTILHA — Lentilha.
LENTILHA-D'ÁGUA — Nabadau, golfo, flor-d'água, golfinho, alface-d'água, santa-luzia, santa-lúcia.
LIMA-DA-PÉRSIA — Lima, lima-de-bico, lima-comum.

LIMÃO — Limão-amargo, limão-comum, limão-azedo, limão-de-molho, limão-de-botica, limão-silvestre, limão-china, limão-rosa, limão-paulista, limão-mirim, limão-taiti.
LIMÃO-CAIANA — Limão-caiena, bilimbi, bilimbino, carambola-amarela, limão-de-caiena.
LIMÃO-GALEGO — Limão-verdadeiro, limão-bergamota, limão-balão, limão-boi, laranja-sanguínea.
LIMÃO-FRANCÊS — Limão-cravo, laranja-vinagreira.
LINGUADO — Linguado-da-areia, aramaçá, uramaçá, aramacaçá, peixe-língua, língua, pescada-real.
LISA — Tainha, tainha-verdadeira, tainha-de-corso, tainha-curimã, tainha-de-corrida, tainha-de-entrada, tainha-pau, cambira, cacatão, cacetão, cambão.
LÓTUS — Loto, lótus.
LOURO — Louro.
LÚCIO OU SOLHA — Solha, soia, linguado, aramaçá, aramatá, aramaçá, arumaçá, arumacá.
LULA — Calamar.
MAÇÃ — Maçã-branca, maçã-doce, maçã-ácida.
MACAMBIRA — Macambira-de-flexa, macambira-de-pedra.
MACAÚBA — Coco-de-catarro, coco-baboso, coco-de-espinho, bocaiuva, macaíba, macaúba, macajuba, mucajá, mucaiá, mocajá, mocajuba.
MALAGUETA — Comarim, pimenta-malagueta, pimenta-de-comari, pimenta-madeira, pimentinha, pimenta-branca, pimenta-lambari.
MALVA — Malva-das-boticas, malva-grande, malva-silvestre, malva-de-casa, malva-das-hortas, malva-selvagem, malva-maior.
MAMÃO — Ambapaia, papaia.
MAMÃO-DO-MATO — Mamão-bravo, mamão-rana, mamota, ibirupu, chamburu.
MANDACARU — Urumbeva, jamacaru.
MANDIOCA — Vide aipim.
MANDIOQUINHA — Vide batata-baroa.
MANJUBA — Manjuva, alerta, pitatinga, pitatainga, xangô, ginga.
MANGABA — Manga.
MANGABA — Mangabeira, mangabinha-do-norte.
MANGALÔ — Vide cumandatiá.
MANGARITO — Mangará-mirim.
MANGOSTÃO — Mangostão.
MAPARÁ — Mapurá, mandi-peruano, oleiro, laulau, peixe-gato, olho-de-gato, mapará-de-cameta, bico-do-mato, braço-de-moça, braço-de-mulata, sarda-braço-de-moça, surubim-bico-de-pato.
MARACUJÁ — Maracujá-grande, maracujá-amarelo, maracujá-comprido, maracujá-mamão, maracujá-melão, maracujá-comum.
MARACUJÁ-DE-ESTALO — Maracujá-de-cacho.
MARACUJÁ-GRANDE — Maracujá-açu, maracujá-melão, maracujá-comprido, maracujá-comum.
MARACUJÁ-MIRIM — Maracujá-suspiro, maracujá-roxo, maracujá-pérola, maracujá-preto, maracujá-suspiro, maracujá-de-ponche.
MARACUJÁ-VERMELHO — Maracujá-encarnado, maracujá-mirim.
MARIMBA — Pinta-no-cabo.
MARISCO — Mexilhão, ostra-de-pobre.
MARMELO — Marmelo-da-europa.

MASTRUÇÃO — Mastruz, menstruz, menstruão, menstrusto, ambrósia, erva-santa, erva-de-santa-maria.
MATE — Congonha, erva-mate, chá-do-brasil.
MAXIXE — Maxixola, pepininho, cornichão-antilhano, maxixe-bravo, maxixe-do-mato, maxixeiro, maxixo, pepino-castanha, pepino-de-burro, pepino-de-espinho.
MEDRONHO — Medronho.
MELANCIA — Angúria.
MELANCIA-DA-PRAIA — Babá, arrebenta-cavalo.
MELÃO — Melão.
MELÃO-DE-SÃO-CAETANO — Fruta-de-cobra, fruta-de-negros, erva-de-lavadeira, cacateira, carmelo.
MERLUSA — Merlúcia, pescada-portuguesa.
MERO — Garoupa, garoupa-senhor-de-engenho, sirigaita, badejo, serigado-mero, serigado-focinhudo.
MILHETE OU PAINÇO — Milho-branco, milho-de-angola, milho-da-costa, milho-painço, painço-comum.
MILHO — Abati, avati.
MORANHA — Vide abóbora-moranga.
MORANGO — Frutinha.
MORÉIA — Moréia-comum.
MOSTARDA — Mostarda-preta.
MUCUNÃ — Mucuna.
MURICI — Murici-do-campo, murici-pitanga, muruchi.
MURICI-DO-CAMPO — Muruci-da-mata, muruci.
NABIÇA — Saramago, rabanete-de-cavalo.
NABO — Túrnepo-branco, couve-nabo, cabeça-de-nabo.
NAMORADO — Namorado.
NÊSPERA — Nêspera-do-japão, ameixa-amarela, ameixa-do-canadá, ameixa-do-japão.
NIQUIM — Beatriz, beatinha, mangangá-de-espinho, mangangá-niquim, niquim-da-pedra, moreiatim, miquim, sarrão, tinga, mamangaba, saltão-mangangá.
NOPAL — Palma-doce, palma, palmatória-doce.
NOZ-DE-COLA — Noz-de-cola.
NOZES — Nozes.
OEA — Oca.
OITI — Oiti-da-praia, oiti-cagão, oiti-mirim, oiti-grande, guali.
OLHO-DE-BOI (vegetal) — Mucuna-do-mato, longona, olho-de-dragão.
OLHO-DE-BOI (peixe) — Arabaianaurubaiana, olhete, pitangola, tapiranga, tapireçá, constante.
ORA-PRO-NOBIS — Jumbeba, beldroega-pequena, mata-velha, groselha-branca.
ORÉGÃO — Orégão, ouregão, manjerona-selvagem, orégano.
OSTRA — Ostra-americana.
OVEVA — Ubeba, pirucaia, obeba, camanguá, boca-torta, cabeça-dura, relógio, corvina-boca-torta, pescada-boca-torta, boca-mole, uveva.
PACA — Paca.
PACU-BRANCO — Pacutinga, anduiá, bureva, buneva, duiá.
PALMA — Palma-doce, palmatória-doce.
PALMATÓRIA — Palma-santa, palmatória-espinhosa.
PALMITO — Açaí, pinã, palmito-doce, jussara, palmito-jussara, pati.

PALOMBETA — Palometa, carapau, folha-de-mangue, juvá, vento-leste, arriba-saia, favoleta, caicó, favinha.
PALPO — Pamplo, pampo-cabeça-mole, piraroba, semenduara.
PAPA-TERRA — Papa-terra-de-assobio, papa-terra-de-mar-grosso, pescada-cachorro, judu, betara, carametara, sambetara, tambetara, tremetara, caramutava, corvina-cachorro, imbetara, pirá-siririca, tembetara, chupa-areia-embetara, pomba-de-cachorro, sinhará.
PARGO — Roncador, sargo, pagro, pargo-rosa, pargo-olho-de-vidro, pargo-róseo, calunga.
PARGO-VERMELHO — Pargo, vermelho, pargo-cachucho.
PARREIRA-BRAVA — Parreira-do-mato.
PASTINAGA — Pastinaca.
PATO — Pato-doméstico.
PATO-SELVAGEM — Pato-selvagem.
PECAN — Pecan.
PEIXE-ESPADA — Juvira, tuvira, ituí, tuí, tuvi.
PEIXE-GALO — Galo, galo-bandeira, galo-de-penacho, alfaquim, capão, testudo, faqueco, galo-pena, galo-penacho, galo-proa-de-bote, galo-verdadeiro.
PEIXE-REI — Aterina.
PEIXE-SERRA — Serra, sororoca, serra-pinima, escalda-mar, cavala-pinima, sarda.
PEPINO — Pepininho, pepino-castanha, pepino-de-burro, pepino-de-espinho, maxixe-bravo, maxixola, cornichão-antilhano, maxixe-bravo, maxixe-do-mato, maxixo.
PEQUI — Piqui, pequiá, pequi-bravo, pequiá-pedra, piquiá, amêndoa-de-espinho.
PÊRA — Pêra.
PERDIZ — Inhambuapé, inhampupé, inhapupê, nhampupê, napopé, napupé.
PERU — Peru.
PESCADA — Pexota, merluza, pescada-portuguesa.
PESCADINHA — Pescada-branca, pescada-perna-de-moça, pescadinha-baiana.
PÊSSEGO — Pêssego.
PIAU — Piau-verdadeiro.
PIMENTA — Pimenta.
PIMENTA-CAMAPU — Camapu, pimenta-camapu, balãozinho, joá-de-capote, bata-besta.
PIMENTA-CUMARI — Pimenta-apuã, cumarim, comarim, quecimirim.
PIMENTA-MALAGUETA — Pimenta-de-comari, pimenta-cumari, pimenta-madeira, pimenta-branca, pimenta-lambari, malagueta, comarim, pimentinha.
PIMENTA-PITANGA — Pimenta-de-cheiro, pimenta-sino, pimenta-murici, pimenta-cabacinha, pimenta-marupi.
PIMENTA-DO-REINO — Pimenta-branca, pimenta-da-índia.
PIMENTÃO — Pimentão.
PIMENTÃO-DOCE — Pimentão-quadrado, pimenta-doce.
PIMENTÃO-MIÚDO — Pimenta-do-diabo, pimenta-urariquena.
PINHÃO — Pinheiro-do-paraná.
PIRAJUCA — Piraboca, quara, piragiga.
PIRAMUTABA — Piramutá, barbado, barba-chata, mulher-ingrata, piramutaná.

PIRARUCU — Arapaima, bodeco, piracu, anato, piranrucu, tubarão-de-maria.
PISTACHO — Alfóstigo, pistacha, pistácia.
PUTANGA — Pitanga-comum, pitanga-da-praia, pitanga-vermelha, pitanga-ubá.
PITOMBA — Pitomba-da-mata, pitombo, olho-de-boi.
PITU — Camarão-de-água-doce, lagostim.
POLVO — Polvo.
POMBO — Pomba, pomba-santa-cruz, pomba-amargosa.
PORCO — Porco.
PRATIQUEIRA — Parati, filhote-de-tainha, parati-olho-de-fogo, solé, mondego, paratibu, pratibu, caíca, tainha-chata, tainha-de-olho-amarelo.
PREÁ — Preá, bengo.
PUPUNHA — Pupunha, pupunha-marajá, pirajá-pupunha.
QUIABO — Quimbombô, quigombô, gombrô, quingombô, abelmosco, quiabo-chifre-de-veado, calalu, quimbombô, quibombô.
QUATI — Quanti-de-bando, quati-de-vara, quatimundei.
QUÍNUA — Quinoa, espinafre-do-peru.
RÃ — Rã-verdadeira, jia.
RABANETE — Nabo-chinês.
RÁBANO — Rabão.
RÁBANO-BRANCO — Rábano-comprido.
RÁBANO-SILVESTRE — Rábão-rústico, rábano-bastardo, armorácia.
RAIA — Arraia, raia-viola, viola, arraia-viola, guitarra, cação-viola.
REPOLHO — Repolho.
REPOLHO-CHINÊS — Couve-chinesa, repolho-chinês, couve-da-china.
RINCHÃO — Gervão-verdadeiro.
ROBALO — Camurim, peixe-branco, camuri, camori, camorim.
RODOVALHO — linguado, língua, peixe-língua, catraio.
ROMÃ — Romã.
RUIBARBO — Ruibarbo, rabarbaro, rapôncio.
RUTABAGA — Rutabaga.
SAGU — Sagum.
SALMÃO — Salmão.
SALSA — Cheiro-verde, salsa-hortense.
SAPOTA — Sapota-branca, uiqué.
SAPOTI — Sapota, sapoti.
SAPUCAIA — Castanha-sapucaia, sapucaia-pequena, sapucaia-mirim, sapucaiu.
SARNAMBI — Cernambi.
SARDINHA — Sardinha-verdadeira, maromba, sardinha-do-reino, sardinha-maromba, sardinha-de-lata, sardinha-charuto, cardosa, peixe-maré, peixe-mirim.
SAUNA — Sauna-de-olho-preto, sauna-olho-de-fogo, sauna-rolha, parati, pratiqueira, solé, mondego, paratibu, pratibu, caica, sardinha-chata, tainha, sassaiúba.
SAVELHA — Saboga, savoca, savaleta, coitadinho, levanta-a-saia, saravé, sardela.
SERRA — Serra-pinima, serra-pina, sororoca, cavala-pintada, escalda-mar, sarda.
SERRALHA — Serralha-do-brasil.
SIRIGUELA — Ceriguela, ciriguela.

SIRI — Siri-azul, siri-corredor, siripuã, caxangá, puã.
SOIA — Linguado, aramaçá, aramatá, aramaçá, arumaçá, arumacá.
SOHA — Feijão-soja, feijão-chinês.
SORGO — Milho-zaburro, sorgo-de-alepo.
SURUBIM — Piracambucu, surubim-rajado, pirambucu, cambucu, bagre-rajado.
TAINHA — Tainha-verdadeira, tainha-de-corso, tainha-curimã, tainha-seca, tainha-de-corrida, tainha-de-entrada, cambira, tainha-pau, cacetão, cacatão, cambão.
TAIOBA — Taiá, tarro, jarro, talo, taiova, inhame-da-taioba, taiá-açu, taiarana, inhame-taiá, inhame-d'água, coió-rosa, quiçaré, taiá-japonês.
TÂMARA — Dáctil.
TAMARINDO — Tamarino, tamarina, jubaí.
TANGERINA — Mexerica, mixirica, mimosa, mexerico, pokan, bergamota, tangerina-cravo, laranja-cravo, tangerina-do-rio, vergamota, laranja-mimosa.
TAPERIBÁ-DO-SERTÃO — Taperebá, acajá, cajá-mirim, cajá-pequeno.
TARTARUGA — Tartaruga-do-mar, tartaruga-de-pente, tartaruga-verdadeira, capitani, zé-prego, aiaçá.
TATU — Tatu-bola, tatuapara, apara, apar, mataco.
TINGA — Mangangá-de-espinho, mangangá, beatinho, beatriz, ninqui, ninguim-da-pedra, miquim, sarrão, tinga, mamangaba, saltão-mangangá.
TILÁPIA — Tilápia.
TINTUREIRA — Esqualo, cação-tintureiro, tintureiro.
TIRAVIRA — Congro-real, tira-vida, tiriviri, viúva.
TOMATE — Tomate.
TOMATE-CEREJA OU SILVESTRE — Tomate-silvestre, tomate-cereja.
TORANJA — Pomelo, turíngia, toranja-melancia, pomo-de-adão, bombalina.
TRACAJÁ — Tracajá-cabeçada, cabeçada,
TRAÍRA — Dorme-dorme, maturaqué, rubafo, robafo, taraíra, tariúva, traíra-verdadeira, tararira, tarieira, traviera, conguaçu.
TRALHOTO — Quatro-olhos, tarista, tralhote, tarioto, tariote.
TREMOÇO-AMARELO — Tremoço-amarelo-doce, tremoão-de-flor-amarela, lupino.
TRIGO — Trigo.
TRIGO-SARRACENO — Trigo-mourisco, trigo-vermelho, trigo-negro, fagópiro, sarraceno.
TRILHA — Salmonete, saramonete, salmão-pequeno, salmonejo, trilha, pirametara, sabonete.
TRUTA — Truta.
TRUFA — Túbera.
TUCUM — Ticum, iu, marajá-piranga, marajá, coco-de-tucum, coco-de-ticum, coco-de-natal.
TUCUMÃ — Avara, tucumã-piranga, coco-de-tucumã.
TUTIRIBÁ — Cutiribá, cutitiribá, curiti, cuitá-tiribá, oito-tetuba, uititiribá.
UBARANA — Ubaramaçu, uberana, uburana, obarai ubarana-comum, ubaramaçu, ubarana-cabo-de-machado, albaramá, tijubarana, urubarana, obaranaçu.
UCHU — Uxhi.
UMBU — Imbu, acaia, ameixa-da-espanha, ambu.
URUCAUM — Urucum roeu.

UVA — Uva.
UVA BAGA-DA-PRAIA — Uva-baga-da-praia.
UVAIA — Uvalha, ubaia, uvaia-do-campo, ibacaba.
VAGEM — Bage, bagem, feijão-verde.
VAGEM-CORDA OU METRO — Feijão-de-vaca, feijão-de-corda.
VEADO — Veado-pardo, veado-mateiro, veado-vermelho, suaçupita, guatapará, catingueiro, guaçupita.
VERMELHO — Acarapitanga, carapitanga-dentão, vermelho-do-fundo, caranha, acaraaia, caraputanga, cherne-vermelho, papa-terra-estrela.

VIEIRA — Penteola, leque, pente.
VINAGREIRA — Cuxá, carumá-da-guiné, caruru-de-angola, rosela, caruru-azedo, azedinha, quiabo-azedo, quiabo-róseo, quiabo-roxo, azeda.
VIOLA — Raia-viola, viola, arraia-viola, guitarra, cação-viola.
VOADOR — Peixe-voador.
XERELETE — Xarelete, xererete, xaréu-pequeno, xaréu-dourado, cavaca, solteira, flaminguete, chumberga, guarajuba, garajuba, guaraçuma, solteira, guaricema, guarecima.
XIXARRO — Xixarro-pintado.

# Nomes Científicos

ABACATE — Persea americana, Mill.
ABACAXI — Ananás comosus, L., Merril.
ABIU — Pouteria caimito, Radke.
ABÓBORA — Cucurbita máxima, Duch.
ABÓBORA-BRANCA — Lagenaria vulgaris, Serv.
ABÓBORA-DE-CHEIRO — Cucurbita moschata, Duch. Poir.
ABÓBORA-MORANGA — Cucurbita pepo, Lin.
ABRICÓ — Mimusops elengi, Lin.
ABRICÓ-DO-PARÁ — Mammea americana, Lin.
AÇAFRÃO — Crocus sativus, Lin.
AÇAFROA — Curcuma longa, Lin.
AÇAÍ — Euterpe oleracea, Lin.
ACARÁ — Geophagus spp.
ACARI — Loricaria typus, Bleck.
ACELGA — Beta vulgaris, L., var. cycla.
ADLAI — Coix-lacryma-Jobi, Lin.
AGRIÃO — Roripa nasturdiuma-aquaticum, (L.), Hayek.
AGUAPÉ — Heteranthera reniformis, R. Br.
AGUAPÉ-BRANCO — Nymphaea elegans, Lin.
AGULHA — Strongylura timucu, Walb.
AGULHÃO-DE-VELA — Istiophorus americanus, Pacep.
AIPIM — Manihot duicis, Pax.
AIPO — Apium graveolens, Lin.
ALABACORA — Thunnus alalunga, Gmelin.
ALCACHOFRA — Cynara scolymus, Kin.
ALCACHOFRA-DE-JERUSALÉM — Helianthustuberosus, Lin.
ALCAPARRA — Capparis Spinosa, Lin.
ALFACE — Latuca sativa, Lin.
ALFACE-REPOLHUDA ou CAPITATA — Latuca sativa, var. capitata, Lin.
ALFACE-ROMANA — Latuca sativa, var. romana, Lin.
ALFAFA — Medicago sativa, Lin.
ALFAVACA — Ocimum basilicum, Lin.
ALGAROBA — Prosopis juliflora, D.C.
ALGAS MARINHAS — Graciliaria spp.
ALHO — Allium sativum, Lin.
ALHO-PORRO — Allium porrum, Lin.
ALMECEGA — Schinus Weinmaniaefolius, Engl.
ALMEIRÃO — Cichorium intybus, Lin.

AMARANTO — Amaranthus tricolor, Lin.
AMEIXA-AMARELA — Prunus domestica, Lin.
AMEIXA-DO-JAPÃO — Eriobotrya japonica, Lin.
AMEIXA-DO-PARÁ — Ximenia americana, Lin.
AMEIXA-RAINHA-CLÁUDIA — Flacourtia Ramontchi, L'Her.
AMÊNDOA-EUROPÉIA — Amygdalus communis, Lin.
AMÊNDOA-TROPICAL — Terminal ia catappa, Lin.
AMENDOIM — Arachys hipogea, Lin.
AMORA-BRANCA — Morus alba, Lin.
AMORA-PRETA — Morus nigra, Lin.
ANANÁS — Bromelia ananás, Lin.
ANÇARINHA-BRANCA — Chenopodium albus, Lin.
ARAÇÁ — Psidium cattleyanum, Sabine.
ARARUTA — Maranta arundinacea, Lin.
ARATICUM — Annona muricata, Lin.
ARATICUM-APÊ — Annona reticulata, Lin.
ARATICUM-DO-BREJO — Annona glabra, Lin.
ARDÍSIA — Clupea harengus, Lin.
ARRAIA — Rhinobatis percellens, Welb.
ARROZ — Orysa sativa, Lin.
ARROZ-MIÚDO-DO-PERU — Clenopodium quinua, Walb.
ASPARGO — Asparagus officinalis, Lin.
ATUM — Thunnus thynnus, Lin.
AZEDINHA — Oxalis reppens, Thunb.
AZEDINHA-CRESPA — Rhumex crispus, Lin.
AZEITONA — Olea europoea, Lin.
BABAÇU — Orbignia martiana, B. Rodr.
BACABA — Oenocarpus multicaulis, Sprucce.
BACALHAU — Gadus morrhua, Lin.
BACURI — Attalea phalerata, Mart.
BADEJO — Acanthistius brasilianus, Cuv. & Val.
BAGA-DA-PRAIA — Coccoloba uvifera, Lin.
BAIACU — Lagocephalus laevigatus, Lin.
BALEIA — Balaenoptera borrealis, Lin.
BAMBU — Bambusa arundinacea, Willd.
BANANA — Musa sapientum, Lin.
BANANA-D'ÁGUA — Musa cavendischii, Lamb.
BANANA-DA-TERRA — Musa paradisíaca, Lin.
BANANA-MAÇÃ — Musa chinensis, Sweet.

BANANA-OURO — Musa sapientum, Lin.
BARBADO — Polynemus virginicus, Lin.
BARDANA-MAIOR — Arctium lappa, Lin.
BATATA-AIPO — Arracacia xanthorrhyza, Bancroft.
BATATA-BAROA — Chaerophyllum bulbosum, Lin.
BATATA-DOCE-AMARELA — Convolvulus batata, Lin. var. xantorrhyza.
BATATA-DOCE-BRANCA — Convolvulus batata, Lin. var. leucorrhyza.
BATATA-DOCE-ROXA — Convolvulus batata, Lin. var. porphyrorhyza.
BATATA-INGLESA — Solanum tuberosum, Lin.
BATE-TESTA — Physalis peruviana, Lin.
BEIJUPIRÁ — Rachycendron canadus, Lin.
BELDROEGA — Portulacea oleracea, Lin.
BERINJELA — Solanum melongena, Lin.
BERTALHA — Basella rubra, Lin.
BETERRABA — Beta vulgaris, var. esculenta, Salisb.
BICUDA — Sphyraena picudilla, Poey.
BIQUARA — Haemulon parrai, Desm.
BIRU-MANSO — Canna edulis, Ker-gawe.
BODIÃO — Sparisoma frondosum, Agass.
BOI — Bos taurus, Lin.
BONITO — Katsuwonus pelamys, Lin.
BREDO — Amaranthus graecizans, Lin.
BRÓCOLOS — Brassica oleracea, Lin., var. itálica, Plenck.
BUCHA — Luffa cylindrica, Roen.
BURITI — Mauritia vinifera, Mart.
BUTIÁ — Cocos eriospatha, Rod.
BÚZIO — Strombus spp.
CABAÇA — Lagenaria vulgaris, Ser.
CABELUDA — Eugenia tomentosa, Camb.
CABRITO — Capra hircus, Lin.
CACAU — Theobroma cação, Lin.
CAÇÃO — Mustelus canis, Mitch.
CAFÉ — Coffea arábica, Lin.
CAIETÉ — Canna brasiliensis, Rose.
CAIMITO-BRANCO — Chrysophyllum caimito, Lin.
CAJÁ-MANGA — Spondias cytherea, Lin.
CAJÁ-MIRIM — Spondias mombim, Lin.
CAJÁ-VERMELHO — Spondias purpúrea, Lin.
CAJU — Anacardium occidentale, Lin.
CALABURA — Muntigia calabura, Lin.
CAMARÃO — Penaeus brasiliensis, Latr.
CAMAPU — Physallis angulata, Lin.
CAMBUCÁ — Marlierea edulis, Ndz.
CAMURUPIM — Tarpon atlanticus, Val.
CANA-DE-AÇÚCAR — Saccharum officinarum, Lin.
CANDIRU — Hemicetopis candiru, Lin.
CANELA — Cinnamomum zeilanicum, Breyn.
CANHANHA — Archosargus unimaculatus, Bloch.
CANOPI — Melicocca bijuga, Lin.
CAPIM — Gramínea.
CAPUCHINHA-TUBEROSA — Tropeolum tuberosum, R. e P.
CAQUI — Diospyrus ebenaster, Betz.
CARÁ — Dioscorea spp.
CARÁ-CARATINGA — Dioscorea spp.

CARÁ-INHAME — Dioscorea alata, Lin.
CARÁ-TREPADEIRA — Dioscorea bulbifera, Lin.
CARAGUATÁ-ACANGA — Bromelia pinguim, Lin.
CARAMBOLA — Averrhoa carambola, Lin.
CARANGUEJO DO RIO — Trichodactylusfluvialis, Lat.
CARANGUEJO DO MAR — Cardisoma guanhumi, Lat.
CARAPEBA — Diapterus rhombus, Cuv.
CARDO — Cynara cardunculus, Lin.
CARDO-NANÁS — Hylocerus undatus, B. e R.
CARDO-OURO — Argemone mexicana, Lin.
CARDOSA — Sardinella brasiliensis.
CARPA — Carpioide meridionalis.
CARURU — Amaranthus graecizans, Lin.
CARURU-AZEDO — Hibiscus sabdariffa, Lin.
CASTANHA-DO-PARÁ — Bertholletia excelsa, HBK
CAVALA — Scomberomosus cavala, Cuv.
CAVALO — Equus caballus.
CEBOLA — Allium ceppa, Lin.
CEBOLINHA — Allium fistulosum, Lin.
CENOURA — Daucus carota, Lin.
CENTEIO — Secale cereale, Lin.
CEREJA — Prunus cerasus, Lin.
CEREJA-DA-JAMAICA — Malpighia glabra, Lin.
CEREJA-DO-PARÁ — Malpighia punicifolia, Lin.
CEVADA — Hordeum vulgare, Lin.
CHÁ — Camélia sinensis, (L.), Kuntze.
CHAMEADOREA — chameadorea graminifolia-chameadorea, Wendt.
CHERIMÓLIA — Anona cherimolia, Mill.
CHERNE — Epinephelus niveatus Cuv. & Val.
CHICÓRIA — Cicllorium endivia, Lin.
CHOCALHO OU CASCAVEL — Crotalaria verrucosa.
CHUCHU — Sechium edule (Jacq.) SW.
CIDRA — citrus medica, var, macrocarpa, Risso.
COBIÓ-DO-PARÁ — Solanum sessilliflorum.
COCO-BABAÇU — Orbignia martiana, Barb. Rod.
COCO-CATOLÉ — Syagrus comosa, Barb. Rod.
COCO-DA-BAHIA — Cocos nucifera, Lin.
COCO-DE-CATARRO — Acrocomia sclerocarpa, Mart.
COCO-TUCUM — Bactris setosa, Mart.
CODORNIZ — Nothura maculosa maculosa, Tem.
COENTRO — Coriandrum sativum, Lin.
COGUMELO — Agaricus spp.
COLA — Cola acuminata, Barb. Rod.
COLORAU — Bixa orelana, Lin.
COMINHO — Cuminum cyminum, Lin.
CONDESSA — Rollinia deliciosa, Saford.
CONGRO — Conger orbignyanus, Val.
CONGRO-ROSA — Genipterus blacodes — Bloch & Schn.
CORCOROCA — Haemulon steidachneri, Jord. & Gilb.
CORVINA — Micropogon fournieri, Desm.
COUVE — Brassica oleracea, Lin., var. acephala.
COUVE-CHINESA — Brassica pekinensis, (Lour.) Rupr.
COUVE-DE-BRUXELAS — Brassica oleracea Lin., var. gemmifera, Lin.
COUVE-FLOR — Brassica oleracea botrytis, Lin.
COUVE-NABO — Brassica oleracea, Lin., var. congulodes.

COUVE-RAPA — Brassica oleracea, Lin., var, caulerapa, DC.
CRUA — Sicana odorífera, Naud.
CRUZ-DE-MALTA — Jussiara repens, Lin.
CUIEIRA — Crescentia cujete, Lin.
CUMANDATIÃ — Dolichos lablad, Lin.
CUMARI — Capsicum microcarpum, Lin.
CUNCUNDA — Bathygobius soporator, Val.
CUPUAÇU — Theobroma bicolor, Humb e Bompl.
CURIMÃ — Mugil cephalus, Lin.
CURUBÁ — Passiflora millisima.
DAMASCO — Prunus armeniaca, Lin.
DENDÊ — Eleaeis guineensis, Lin.
DENTE-DE-LEÃO — Taraxacum officinale, Webwr.
DOURADO — Coryphaena hippurus, Lin.
DURIÃO — Durio zibethinus, Murray.
ENCHOVA — Pomatosus saltatrix, Lin.
ENGUIA — Gymnothorax moringua, Cuv.
ERVA-DOCE — Pimpinella anisum, Lin.
ERVA-MOURA — Solanum nigrum, Lin.
ERVILHA — Pisum sativum, Lin.
ERVILHACA — Vicia sativa, Lin.
ESCAROLA — Cichorium endivia, Lin.
ESCORCIONEIRA — Scorzonera hispânica, Lin.
ESPADA — Trichiurus lepturus, Lin.
ESPINAFRE — Spinacia oleracea, Lin.
ESPINAFRE-CHINÊS — Chrysanthemus segetum, Lin.
ESPINAFRE-DA-NOVA-ZELÂNDIA — Tetragonia tetragonioides (Pall.), Kuntze. ESPINAFRE-DAS-FILIPINAS — Tetragonia spansa.
ESTURJÃO — Arsipenser sturio, Lin.
FAVA — Vicia faba, Lin.
FAVELEIRO — Jatropa physacalanta, Muell.
FEIJÃO-ADZUKI — Phaseolus angulatus (Willd), Wight.
FEIJÃO-AMARELO — Phaseolus vulgaris, Lin.
FEIJÃO-ARROZ — Phaseolus calcaratus, Roxb.
FEIJÃO-BRANCO — Phaseolus vulgaris, Lin.
FEIJÃO-ESPADA — Canavalia ensiformis, D.C.
FEIJÃO-DA-ÍNDIA — Dolichos lablad, Lin.
FEIJÃO-DE-PORCO — Canavalia ensiformis, Lin.
FEIJÃO-LIMA — Phaseolus limensis, Lin.
FEIJÃO-MANTEIGA — Phaseolus vulgaris, Lin.
FEIJÃO-FRADINHO — Vigna sinensis, Lin.
FEIJÃO-MACASSAR — Vigna sinesis, Lin.
FEIJÃO-VERMELHO — Phaseolus coccineus, Lin.
FIGO — Ficus carica, Lin.
FRAMBOESA — Rubus idaeus, Lin.
FRUTA-DE-CONDE — Annona squamosa, Lin.
FRUTA-PÃO — Artocarpus altilis, (Parf) Fosberg.
FUNCHO — Foeniculum vulgare, Hill.
GALO — Vomer seppinis, Mitch.
GAROUPA — Epinephelus gigas, Lin.
GENGIBRE — Zinziber officinale, Roscoe.
GERGELIM — Sesamum orientale, Lin.
GIRASSOL — Helianthus annuus, Lin.
GLICÉRIA — Glyceria fluitans, R. Barb.
GOIABA-AMARELA — Psidium guajava, Lin.
GOIABA-BRANCA — Psidium guajava, var. pyrifera, Lin.
GOIABA-VERMELHA — Psidium guajava, var. mifera, Lin.
GRÃO-DE-BICO — Cicer arietinum, Lin.
*GRAPE-FRUIT* — Citrus paradisi, Macf.
GRAVATA — Bromelia spp.
GRAVATÁ-AÇU — Agave americana, Lin.
GRAVATÁ-DE-GANCHO — Bromelia karata, Lin.
GRAVIOLA — Annona muricata, Lin.
GROSELHA-BRANCA — Ribes grossularia, Lin.
GROSELHA-PRETA — Ribes nigrum, Lin.
GROSELHA-VERMELHA — Ribes rubrum, Lin.
GRUMIXAMA — Myrtus grumixama, Vell.
GUABIROBA — Campomanesia spp.
GUAJURI — Chrysobalanus icaco, Lin.
GUANDO — Cajanus cajan, Lin.
GUARANÁ — Paulinia cupana, Lin.
HORTELÃ — Menta piperita, L.
INGÁ — Inga affinis, D.C.
INHAME — Colocasia esculenta, (Lin.) Shott.
JABUTICABA — Myrciaria caulifloia, Berg.
JACA — Artocarpus integrifolia, Kin.
JACARÉ — Caiman spp.
JACUNDÁ — Crenicla lacustris, Castel.
JACUTUPÉ — Pachyrhyzus erosus, (Lin.) Urban.
JAMBO — Sygygium jambo (L.) Alston.
JAMBO-ROSA — Eugenia jambos, Lin.
JAMBO-VERMELHO — Sygygium malacence, (Lin.) Merril e Perry.
JAMBU — Spillanthus acmella, Murr.
JAMELÃO — Eugenia jambolana, Lamb.
JATAÍ — Hymenaea altíssima, Ducke.
JATOBÁ — Humenaea courbaril, Lin.
JENIPAPO — Genipa americana, Lin.
JILÓ — Solanum gilo, Radi.
JUÁ — Zizyphus joazeiro, Mart.
JUJUBA-CHINESA — Zizyphus jujuba, Miller.
JUNCA — Cyperus esculentus, Lin.
JURUBEBA — Solanum paniculatum, Lin.
LABAÇA — Rhumex crispus, Lin.
LAGOSTA — Palinurus argus, Lat.
LAGOSTIM — Penaeus membranaceus, Lin.
LAMBARI — Astyanax fasciatus, Cuv.
LARANJA-DA-BAHIA — Citrus aurantium, var. brasiliensis.
LARANJA-DA-CHINA — Citrus aurantium, Lin. var. sinensis, Galles.
LARANJA-DA-TERRA — Citrus aurentium, Lin., var. amara, Lin.
LARANJA-LIMA — Citrus aurantium, Lin., var, lumia, Lin.
LARANJA-PÊRA — Citrus aurantium, Lin., var. pyriformis, Lin.
LARANJA-SELETA — Citrus aurantium, Lin., var. depressus, Risso.
LARANJINHA-JAPONESA — Fortunella japonica (Thunb) Swingle.
LENTILHA — Lens esculenta, Moench.
LENTILHA-D'ÁGUA — Lemna minor, Lin.
LIMA-DA-PÉRSIA — Citrus aurantifolia (Christm.) Swingle.
LIMÃO — Citrus limon, Burn.
LIMÃO-CAIANA — Averrhoa bilimbi, Lin.
LIMÃO-GALEGO — Citrus medica, var. limon, Lin.

LIMÃO-FRANCÊS — Triphasia aurantiola, Lour.
LINGUADO — Syacium papillosum, Lin.
LISA — Mugil brasiliensis, Agass.
LÓTUS — Nelumbo nucifera, Gaertn.
LOURO — Laurus nobilis, Lin.
LÚCIO OU SOLHA — Esox lucius, Lin.
LULA — Loligo brasiliensis, Lin.
MAÇÃ — Malus silvestris, Mill.
MACAMBIRA — Bromelia laciniosa, Mart.
MACAUBA — Acrocomia sclerocarpa, Mrt.
MALAGUETA — Capsicum frutescens, Lin.
MALVA — Malva silvestris, Lin.
MAMÃO — Carica papaya, Lin.
MAMÃO-DO-MATO — Carica cardamacensis, Lin.
MANDACARU — Cereus peruvianus, Mill.
MANDICA — Vide AIPIM.
MANJUBA — Anchovia clupeoides, Sw.
MANGABA — Honcornia specciosa, Muell. Arg.
MANGALÔ — Vide CUMANDATIÃ.
MANGARITO — Xanthosoma sagittifolium (Lin.) Schott.
MANGOSTÃO — Garcinia mangostana, Lin.
MAPARÁ — Hypophtalmus edentatus, Spix.
MARACUJÁ — Passiflora alata, Dryand.
MARACUJÁ-DE-ESTALO — Passiflora ovalis, Lin.
MARACUJÁ-GRANDE — Passiflora alata, Dryand.
MARACUJÁ-MIRIM — Passiflora edulis, Sims.
MARACUJÁ-VERMELHO — Passiflora incarnata, Lin.
MARIMBA — Diplodus argenteus, Cuv. & Val.
MARISCO — Mytilus edulis, Lin.
MARMELO — Cydonia oblonga, Mill.
MASTRUÇO — Chenopodium ambrosioides, Lin.
MATE — Ilex paraguariensis, St. Hil.
MAXIXE — Cucumis anguria, Lin.
MEDRONHO — Rhedia madruno, H.B.K.
MELANCIA — Citrulus lanatus, (Thunb), Mansf.
MELANCIA-DA-PRAIA — Solanum arrebenta, Vell.
MELÃO — Cucumis melo, Lin.
MELÃO-DE-SÃO-CAETANO — Momordica charantia, Lin.
MERLUSA — Merlucius merlucius, Hubbsi.
MERO — Acanthistus brasilianus, Cuv. & Val.
MILHETE OU PAINÇO — Panicum milliaceum, Lin.
MILHO — Zea mays, Lin.
MORANGA — Vide ABÓBORA-MORANGA.
MORANGO — Fragaria vesca, Lin.
MORÉIA — Muraena helena, Lin.
MOSTARDA — Brassica nigra, (Lin.), Koch.
MUCUNÃ — Dioclea malacarpa, malacarpa.
NABIÇA — Raphanus raphanistrum, Lin.
NABO — Brassica napus, Lin.
NAMORADO — Pseudopersis numida, Mir. Rib.
NÊSPERA — Eriobotrya japonica, (Thunb.), Lin.dl.
NIQUIM — Scorpaena brasiliensis, Cuv. & Val.
NOPAL — Nopales cochenillifera, Salm. Dick.
NOZES — Juglans regia, Lin.
NOZ-DE-COLA — Cola acuminata, B. Rod.
OEA — Oxalis tuberosa, Molina.
OITI — Licania tomentosa; Bth.
OLHO-DE-BOI (vegetal) — Nephelium longana, Camb.

OLHO-DE-BOI (peixe) — Seriola lalandi, Cuv. & Val.
ORA-PRO-NOBIS — Pereskia aculeata, Mill.
ORÉGÃO — Origanum vulgare, Lin.
OSTRA — Ostrea virginica, Gmelin.
OVEVA — Larinus breviceps, Cuv. & Val.
PACA — Agouti paca paca, Lin.
PACU-BRANCO — Glamidium albecens, Lutk.
PALMA — Nopalea cochenillifera, Salm-Dick.
PALMATÓRIA — Opuntia monacantha, Haw.
PALMITO — Euterpe oleracea, Mart.
PALOMBETA — Chlorocombrus chrysurus, Lin.
PAMPO — Trachinotus carolinus, Gmelin.
PAPA-TERRA — Menticirrhus americanus, Lin.
PARGO — Pagrus pagrus, Lin.
PARGO-VERMELHO — Lutjanus purpureus, Poey.
PARREIRA-BRAVA — Cissampelos parreira, Vell.
PATO — Anas boschas domesticus, Lin.
PATO-SELVAGEM — Anas boschus, Lin.
PECAN — Juglans pecan, Lin.
PEIXE-ESPADA — Eigenmannia virescens.
PEIXE-GALO — Selene vomer, Lin.
PEIXE-REI — Apareidon davisi, Fowler.
PEIXE-SERRA — Scomberomosus maculatus, Mitchell.
PEPINO — Cucumis anguria, Lin.
PEQUI — Cariocar brasiliensis, Camb.
PÊRA — Pyrus communis, Lin.
PERDIZ — Rhyncotus rufescens rufescens, Temp.
PERU — Maleagrisgallopavo, Lin.
PESCADA — Merluccius merlucius, Hubsi.
PESCADINHA — Cynoscion leiarchus, Cuv. & Val.
PÊSSEGO — Prunus pérsica, (L.), Batsh.
PIAU — Leporinus piau, Fowl.
PIMENTA — Capsicum spp.
PIMENTA-CAMAPU — Physalis pubescens, Lin.
PIMENTA-CUMARI — Capsicum frutescens, Lin.
PIMENTA-MALAGUETA — Capsicum frutescens, Lin.
PIMENTA-PITANGA — Capsicum annumm, var. cerasiforme, Mill.
PIMENTA-DO-REINO — Piper nigrum, Lin.
PIMENTÃO — Capsicum annuum, Lin.
PIMENTÃO-DOCE — Capsicum annumm, Lin. var. grossum, Sendt.
PIMENTÃO-MIÚDO — Capsicum annumm, Lin. var. abreviatum, Sendt.
PINHÃO — Araucária angustifolia, (Bert.) Kuntze.
PIRAJICA — Kyphosus sectatrix, Lin.
PIRAMUTABA — Brachyplatystoma vaillanti, Cuv. & Val.
PIRARUCU — Arapaima gigas, Cuv.
PISTACHO — Pistacia vera, Lin.
PITANGA — Eugenia pitanga, Kk.
PITOMBA — Talasia esculenta, Raldk.
PITU — Macrobraquium carcinus, Lin.
POLVO — Octopus vulgaris, Lin.
POMBO — Columba spp.
PRATIQUEIRA — Mugil curena, Cuv. & Val.
PORCO — Susscrofa, Lin.
PREÁ — Cavia aperea, Erxl.
PUPUNHA — Guilielma speciosa, Mart.
QUATI — Nasua nasua, Lin.

QUIABO — Hibiscus esculentus, Lin.
QUÍNUA — Chenopodium quinoa, Willd.
RÃ — Rana palpies, Spix.
RABANETE — Raphanus sativus, Lin. var. radicula.
RÁBANO — Raphanus sativus, Lin.
RÁBANO-BRANCO — Raphanus sativus, Lin. val. longipinatus.
RÁBANO-SILVESTRE — Armoracia lapathifolia, Lin.
RAIA — Rhinobatis percellens, Walb.
REPOLHO — Brassica oleracea, Lin., var. capitata.
REPOLHO-CHINÊS — Brassica chinensis, Lin.
RINCHÃO — Valerianoides jamaicence, Kuntze.
ROBALO — Sciaena wieneri Sarv.
RODOVALHO — Paralichthys brasiliensis, Ranz.
ROMÃ — Púnica granatum, Lin.
RUIBARBO — Rheum palmatum, Lin.
RUTABAGA — Brassica campestris, Lin.
SAGU — Metroxyllum sagu, Kon.
SALMÃO — Salmo salar, Lin.
SALSA — Petroselinum crispum, (Mill.) Nym.
SAPOTA-BRANCA — Lucuma mammosa, Gaertn.
SAPOTI — Manilkara zapota, (L,), Van Royen.
SAPUCAIA — Lecythis lanceolata, L.
SARNAMBI — Mesodesma metriodes.
SARDINHA — Sardinella brasiliensis.
SAUNA — Mugil curema, Cuv. &Val.
SAVELHA — Brevoortia spp.
SERRA — Scomberomosus maculatus, Mitchill.
SERRALHA — Sonchus oleracea, L.
SIRIGUELA — Spondias purpúrea, L.
SIRI — Callinectes sapidus, Rathburn.
SOJA — Bothus ocellatus, Agass.
SOJA — Clycine max, (L.) Mer.
SORGO — Sorghum saccharatum, Pres.
SURUBIM — Pseudoplatystoma fasciatum, L.
TAINHA — Mugil brasiliensis, Agass.
TAIOBA — Colocasia esculenta, (L.), Schott.
TÂMARA — Phoenix dactilifera, L.
TAMARINDO — Tamarindus indica, L.
TANGERINA — Citrus reticulata, Blanco.
UVAIA — Eugenia uvalha, L.
VAGEM — Phaseolus vulgaris, L.
VAGEM CORDA OU METRO — Vigna sinensir, Endi., var. sesquipedalis, Korn.
VEADO — Mazama americana, Erxl.
VERMELHO — Lutjanus aya, Bloch.
VIEURA — Pecten spp.
VINAGREIRA — Hibiscus sabdariffa, L.
VIOLA — Rhinobatins percellens, Walb.
VOADOR — Exocoetus volitans.
XERELETE — Carans chrysos, Mitch.
XIXARRO — Trachurus spp.

# Bibliografia

1. Abyko Y, e col. Enymatic conversion of pantotheny alcool to pantothenic acid. J. Vitamin. 15, 59-69, 1969.
2. Anderson K W. Am. J. Gastroenterology, 81: 893, 1986.
3. Ariacey-Nejad MP & Balachi, M. Thiamine metabolism in man. Am. J. Clin. Nut. 23, 764-778, 1970.
4. Babayan V K. Médium chain triglycerides and strutured lipids. Lipids, 22: 47,1989.
5. Baker EM & Hammer, DC. Ascorbate sulfate A urinary metabolite of ascorbi acid in man. Science, 1973, 826-827, 1971.
6. Bang H O, Dyeberg & Nielsen AB. Lipid metabolism and ischemia heart disease in Greenland Eskimos. Am. J. Clin. Nutr. 28: 958, 1975.
7. Bang H O, DyebergJ & Nielsen A B. Lipid metabolism and ischemic heart disease in Groeenland Eskimos. Adv. Nut. Res. 3: 1, 1980.
8. Baptista V, Vitaminas e antivitaminas. Ed. Mário M. Ponzini e Cia. São Paulo, 1 942.
9. Bastos Da Silva L e col. Estudo sobre um surto coletivo em Porto Novo do Cunha, MG IBGE, 1949.
10. Batloouni M. Ácidos graxos ômega-3 e cardiopatia isquêmica. Arq. Bras. Cardiol. 54/4:175-180. Abril, 1989.
11. Bernstein LH et al.Theabsorption and malabsorption of folie acid and its polyglutamates Am. J. Med. 48, 570-579 — 1970.
12. Bieri JG & Mc Kenna MC Expressing dietary values for fat-soluble vitamins. Vitamin Am. In Recommended Sllowance, 9ª ed. National Academy of Sciences. Wash. 1980.
13. Billiar T, Svingen B&CoulanderC L. Diet high infish oil suppresed Kupffercell prostanoid prodution with preserving L1 response to endotoxin. Surgery, 1988.
14. Blackburn G L, Grant J P & Young V R. Aminoacids--metabolism and medicai applications. John Wrigth Inc. Boston, Bristol, London, 1983.
15. Brian LG, Morgan. The Food & Drugs. Interaction Guide Publisyed by Simon and Scuster. Nova lorque, 1986.
16. Brush MK, Hinman WF & Halliday EG. The nutritive value of canned foods. V. Distribution of water soluble vitamins between solid and liquid portion of canned vegetables and fruits. The Journ. of Nutrition, vol. 2. Aug. 10, 1944.
17. Bsu TK, Clinical Implications of Drug Use, Vol. I e II — C.R.C. Press, 1980;
18. Burkitt D P. Epidemiology of câncer of the colon and rectum câncer. 28 : 3 -13, 1971.
19. Burkitt D P & Mesner P. Geriatrics. 34: 33, 1975.
20. Burkitt D P. Am. J. Gastroenter. 79: 249, 1984.
21. C. Zaesilenn MD. Vitamins in the Field of Medicine. Edif. — Roche, 1982.
22. Calloway D H. J. Am. Dietet. A. 64: 1 57, 1974.
23. Cardoso HT. Estudo sobre, óleos de fígado de cação. Memóriasdo Ins. Osw. Cruz. Tomo 39, fase. 3. Imp. Nacional — R.J. Dez. 1943.
24. Carlson L A & Bottinger L E. Serum tryglicerides to be or not to be a factor risk for ischaemic disease? Atherosclerosis, 39, 287-291, 1981.
25. Cohn VH, Chapter 77. Fat-soluble vitamins. III. — Vitamins K and E. 1973.
26. Cone MV & Nettesheim P. Effects of vitamin A on, ethil-holantrene-induced squamous metaplasic in early tumors in the respiratory tract of rats. J. Câncer Inst. 50— 1599-1604, 1975.
27. Connor W E & Connor S L. The dietary treatment of hyperlipidemia racional technique and efficacy. Mad Clin. North Amer. 66-485-518, 1982.
28. Dan L W et al. Nutrição enteral e parenteral na prática médica. Liv. Edit. Atheneu. RJ, São Paulo, 1990.
29. Dan L W et al. Nutrição enteral e parenteral na prática clínica. Liv. Atheneu, 75-79. 1990.
30. DeLucaecol.Thesotryofvitamin D. Actavitamínica. (Milan), 25,153-159,1971.
31. Dehmer G J et al. Redução da taxa de reestenose precoce após angioplastia coronariana por uma suplementação dietética de ácidos graxos n-3. Reimpresso do New England Journal of Medicine. 31 9: 733-740 (Sept. 22) 1988.
32. Dictionaire Encyclopédique des Sciences Medicales 3ª series. Tomo 8, SCL-SEP. Paris, pág. 35:527, 1880.
33. Di Sorbc MD & Phelps D5. Piridoxine deficiency influences the behavior of glucocorticoid-receptor complex. J. Biol. Chem, 255, 38-66-3870, 1980.

34. Dutra de Oliveira G E, Santos A C & Wilson F D. Nutrição básica. Edit. Sarvier, 1982, São Paulo.
35. Dutra De Oliveira J. Fisiopatologia Complexo B — Ed. Laborterápica, São Paulo, 1943.
36. Dyeberg, Bang H O & Hjorne N. Fatty acid composition of the plasm lipids in Greenland Eskimos. Am. J. Clin. Nut. 43: 752, 1986.
37. Dyeberg J & Bang H O. Haemostatic function and platelets polynsaturated fatty acids in Eskimos. Lancet, 433-5, 1979.
38. Dyeberg J & Bang H O. A hypothesis on the development of acute myocardial infarction in Greenlanders. Scand. J. Clin. Lab. Inv. 161: 7-13, 1982.
39. Elvehjen CA. "Future studies in Nutrition" In "As Novas aquisições no domínio das vitaminas". Serviço Científico Roche, nº 2, 1948.
40. Felig, P. Amino acid metabolism in man. Ann. Rev. Biochem. 44-493, 1975.
41. Food and Nutrition Board, National Research, Council. Fat-soluble vitamin. Vitamina A. In "Recommended Dietary Allowances. 9ªed. Nat. academy of Sc. Wash., 1980.
42. Frazer JW & Flowe BH. D-pantothenic acid in management of paraliticileus. JAMA, 169, 1047-1051, 1959.
43. French SW, Pangamic acid Vit. B15. Its composition and determination in pharmaceutical dosage forms. Com. Med. Ass. Medical, vol. 94, 1185; 1966.
44. Friedman and Gilmans. Basis of Therapeutic Seventh ed., Macmilan Publising Company 1985.
45. Gebaner H. Pathologisehc verânderugen milz und leber von albino rattens nach vitamin B12 — Gaben un Kobalt fútterung — Vit. Horm. 6, 98-108, 1954.
46. Ghutis JJ. Am. J. Clin. Nut. 18:452, 1966.
47. Goldstein J L & Brown M S. The low-density lipo--protein pathway and its relation to atherosclerosis. Ann, Rev. Biochem, 897-930, 1977.
48. Goodman and Gilmans. Seventh ed. Macmillan. Publising Company — 1980.
49. Goodwight S H, Harris W S & Connor W E. The effect of dietary W-3 fatty acids on platelet, com-position and function in man: a prospective, controlled study. Blood, 58: 880, 1981.
50. Green J Vitamin E and the biological antaxidant theory. Ann. N.Y. Acadeyny Sc. 29-44-203, 1972.
51. Gyögy P and Langer BH. Biotin XI-Deficieny effects in and requirements of man. JAMA 169, 1047-1051, 1959.
52. Harrison HE & Harrison HC. The renal excretion of inorganic phosphate in relation to the action of vitamin D and parathyroid hormone. J. Clin. Invest. 20, 47-55, 1941.
53. Herbert V. Toxicity. IV Vitamin A suplements in health food user. Am. J. Cl. Nut. 36, 1982.
54. Herbert V et al. Oral contraceptives and raid ascorbic. Am. J. Cl., 1975.
55. Hornstra G et al. Dietery fat-induced changes in the formation of prostanoids of 2 and 3 series in relation to arterial thrombosis (rat) and atherosclerosis (rabbit), Adv. Prostaglandin Throboxane Leucotriene. Res. 12 - 193-202, 1983.
56. Horwitt MK & Bailey P. Cerebellar Pathology in an infant resenbling chick nutritional encephalomacia. Arch. Neur. Chicago, 1, 312, 314, 1959.
57. Howald H, Segesser B & Körner WF. Ascorbic acid and athletic performance — 2an. Conference of vitamin C: — New York, 9, 12-15, 1974 — Ann. N. Y. academy Sc.
58. Illingworth D R, Harris WS & Connor W E. Inibition of low densisity lipoproteins synthesis by dietary o,ega-3 fatty acids in man. Arteriosclerosis, 4: 270, 1984.
59. Jenkins D J A, Deeds A R, Newton C et al. Effect of pectin, guargum, and wheat fiber on serum cholesterol. Lancet L: 116-117. 1975.
60. Jennekens FGI, Hipervitaminose A. — Presse Medicale, 74, nº 56, 1966.
61. Kagawa Y Nishizawa & Suzuki M. Eicosapolyenoic acidsof serum lipidsof Japanese islanders with low incidence of vascular diseases. J. Nutr. Sci. Vitaminology, 28: 241, 1982.
62. Kahn P e col. — Preclinical and clinical toxicology of selected retinoids — Vol. II. Academy Press. Nova Iorque, 287-326 — 1984.
63. Kane J P Malloy L M. Treatment of hypercholesteralemia. Med. Clin. North Am. 66: 537-570, 1982.
64. Kinsell L W et al. Dietary considerations with regard totype of fat. Am. J. Clin. Nut. 15: 198, 1964.
65. Kodicek E et al. The story of vitamin D. Acta vitam. 25, 153-159, 1971.
66. Krause & Mahan. Alimentos, nutrição e dietoterapia. Liv. Roca Ltda. São Paulo, 1985.
67. Kritchevisky D. Fiber, lipids and atherosclerosis. Am. J. Clin. Nut. 31: 865-1 74, 1978.
68. Kritchevsky D, Tepper S A & Goodman G T. Diet Nutrit. Intake and metabolism in population at high and low risk for cólon câncer. Am. L. Clin. Nut. 40: 921-926. 1984.
69. Kromhout D, Bosschieter E B '& Coulander C L. Relação inversa entre o consumo de peixe e a mortalidade em vinte anos de doença coronariana. New England Journal of Med. 312, 1217-1224 (May), 1985.
70. Kromhout D et al. The inverse relationship between fish consumption and 20-year mortality for coronary heart disease. N. Eng. J. Med. 321: 1205, 1985.
71. Kuschi L Lew R A Stare F J etal. N. England. J. Med. 312: 811, 1986.
72. Lair G T, Ribeiro & Burkett SL. Arq. Bras. Cardiol, 1989.
73. Leslie RE. Pesquisas de vitamina C em verduras cruas e cozidas realizadas no Laboratório do SAPS. Sep. do Supl. cient. Bol. SAPS. Ano I, 1945, R.J.
74. Li T. Factor in fluencing vitamin B6 requerimint in alcoolism, In Human requeriments. National Academy of Sc. Wasy. D.C. 1978.
75. Lipid Research Clinics Program. Lipid and lipoprotein analysis; manual of laboratory operations. Dep. of Health Education and Welfare. 75-628, 1974.
76. Lipid Research Clinics Program. The lipid research clinics coronary primary prevention heart disease. JAMA, 251, 351-364, 1984.

77. MacLavor A C et al. Intestinal obstrution cecal bezoar: A complication of fiber containing tube feedings nutrition. 6. 1989.
78. Maltson F H et al. Effect of dietary cholesterol on serum cholesterol in man. Am. J. Clin. Nut. 25: 569, 1972.
79. Martindale. The Extra Pharmacopéia, 28ª ed., The Phamaceutical Press, 1982.
80. Mattoso IV. Síntese biológica da difosfotiamina. Tese de concurso — J. Com. Rodrigues & Cia., 1943.
81. Mc Intyre & Isselbacher K J. Role of small intestine in cholesterol metabolism. Am. J. Cli. Nut. 26: 647, 1973.
82. McDonald I. Interrelation between the influences of dietary carbohydrates and fats on fasting serum lipids. An. J. Clin. 20: 345, 1967.
83. Mello Franco AA. O índio Brasileiro e a Revolução Francesa. R.J. 1937.
84. Miller C J. High density liproteins and atherosclerosis. Ann. Rev. Biochem. 31, 97-108, 1980.
85. Mitchel H S et al. Nutrição. 1ª ed. Editora Pana-mericana, 1978.
86. Mitchell H S et al. Nutrição. 16ª edição, 1976.
87. Mitchell; Rynbergen; Andersen and Dibble — Nutrição. Interamericana, 1978.
88. Moon RC & Itri LM. Retinoids and Câncer. The retinoids. Vol. II. Ac. Press. Inc. N. Your, 327-371, 1984.
89. Moraes Filho J & Bettarello A. Rev. Med. Bras. 21, 303, 1975.
90. Moura Campos FA. Problemas Brasileiros de Alimentação. Bib. Bras. de Al. Prêmio Nac. de Alim., SAPS, 1944.
91. Nestel P J. Fish oil attenate cholesterol indicederise in lipoprotein cholesterol. Am. J. Clin. Nut. 43: 752, 1986.
92. Newton DL, Henderson WR & Sporn MB. Struture-activity relationships of retinoids in hamster traqued organ culture. Câncer Res. 40.3114-3425, 1980.
93. O'Brien DF. The Chemistry of Vision. Science, 218, 1982.
94. Ong De & Chiytil F Retinoic acid binding protein in rat tissue Partical purification and comparison to rattissue retinol-binding protein. J. Biol. Chem. 250, 6113-6119, 1975.
95. Paula Castro L & Savassi, PR. Controvérsias em Gastroenterologia, 26. 277-283. Liv. Atheneu, 1990.
96. Perrone HC, Shoe N & Ioporosky J. J. Gastroent. 93: 522, 1988.
97. Pinkus H & Hunter R. Biometric analysis of the effect oral vitamin A in human epidermis.
98. Pupo A A. Rev. Ass. Med. Brasil. 32: 197. 1986.
99. Reiser R. Satured fat in the diet and serum cholesterol concentration. A critical examination of the literature. Am. J. Clin. Nut. 26: 524, 1973.
100. Ribeiro A & Botelho T. Alimentação e bem-estar social. Serv. de Alim. da Prev. Social (SAPS), 53-80.1953.
101. Rietz P, Wiss O & Weber F. Metabolism of vitamin A and the determination of vitamin A status, vitam. and Horm., 32, 239, 249, 1974.
102. Rifkind B M & Segal P. Lipid research clinics reference values for hiperlipidemia an. JAMA, 250, 1869-1872, 1983.
103. Rivers JM. Oral contraceptive and acid ascorbic. Am. J. Cl. Nut. 1975.
104. Rivlin RS. Riboflavin metabolism. N. England. J. Med. 1970.
105. Rose W. C. Physiology. Rev. 18: 109, 1938.
106. Rosenthal G. Interations of acid ascorbic and warfarin. JAMA, 215, 1975.
107. Sanders A Vickers M & Haines A P. Effect in blood lipids and harmostasis of a supplement of cod-liver oil, rich in eicosapentaenoic and dodesahexanonoic acid in healthy yonung men. Clin. Sci. 61: 317-24, 1981. .
108. Schachter D & col. — Metabolism of vitamin D1, Preparation of radioactivily vitamin D and its intestinal absorption in the rat, J. Cl. Inv. 43, 787-796, 1964.
109. Sinclair H M. The diet of Canadian Indians e Eskimos. Proc. Nut. Soc. 1 2: 69, 1953.
110. Solá J E. Manual de dietoterapia do adulto. Liv. Atheneu, 6ª ed, 1988.
111. Sue R W. Nutrition and diet therapy. The C.V. Mosby Company. Saint Louis, 1969.
112. Syndestryker VP & col. Observation on the "egg white injury" in man. J. Am. Med. 1188-1199, 1942.
113. Thompson H et al. Effects of treatment with coengine A a-lipoid acid, diphosphopyridine nucleotid and cocarboxilase on endogenous hepátic. coma. Hci. Med. Acta 33, 492-504, 1967.
114. Tomasulo PA & Kater RM. H-Imparirement of absorption in alcoolism. Am. J. Clin. Nut., 21, 1341-1344, 1968.
115. Trowell H C. Dietary fiber redefined. Lancet. 1: 967, 1976.
116. Vane J R & McGiff J C. Possible contribuition of endogenous prostaglandins to the control of blood pressure. Circ.Res. 36-37 (Supp.l): 68-75. 1987.
117. Waitzberg DL et al. Nutrição enteral e parenteral na prática clínica. Livraria Atheneu, 1990.
118. Waitzberg D L, Silva M C G B, Teixeira da Silva ML. Estado atual do emprego de triglicérides de cadeia média em nutrição enteral e parenteral. G.E.D. 5: 103-111, 1986.
119. Whitehead VM & Cooper BA. Absorption of unaltered folic acid from the gastrointestinal tract in man. — Clin. Res.: 15, 290, 1969.
120. Williams SR. Nutrition and diet therapy. The C. V. Mosby Company, 1969.
121. Witting LA. The role of polyunsatured fatty acids in determining vitamin E requeriments. Ann. N.Y. Acad. Sc., 192-198, 1972.
122. Zepplin M & Elvehjen CS. Effects of refrigeration on retention of acid ascorbic in vegetable. Food Research, vol. 9 mar. april, 1944.